〔 …食物蔬食逆轉15大致死疾病

食療聖經

Michael Greger, MD
麥克·葛雷格 醫師

Gene Stone
金·史東 合著

謝宜暉、張家綺／譯

How NOT to DIE

Discover the Foods Scientifically Proven to Prevent and Reverse Disease

為什麼這本書值得你擁有……

蔬食是最健康的飲食方式，這樣的訊息正在廣為流傳。麥克．葛雷格醫生為我們介紹了突破性的科學——簡單的蔬食選擇，幫我們活得更健康更幸福。書中講解了吃哪些食物能防止疾病死亡因子，也說明了以水果、蔬菜、根莖類、粗糧和豆類為基礎的飲食，如何能挽救你的生命。

——布萊恩．溫德爾（Brian Wendel），餐叉勝過手術刀（Forks Over Knives）創辦人

一種看待營養和健康的新方式，麥克．葛雷格向人們展現如何挽救自己的生命。

——瑞普．艾索斯頓（Rip Esselstyn），*The Engine 2 Diet* 作者

終於，有專業醫生將如何對抗疾病和延長壽命的最新科學研究整合在一起。書中說明正確的營養如何能預防疾病並改變我們的基因，讓我們活得更健康更長久。這是一本革命性著作。

——凱西．弗萊斯頓（Kathy Freston），*Quantum Wellness* 作者

麥克·葛雷格醫生在 NutritionFacts.org 和本書中，以營養和健康的最新科學為號召，告訴我們如何治療和預防疾病。

——喬·傅爾曼（Joel Fuhrman）醫生，*Eat to Live* 作者

不管你正在做什麼，趕快停下來去買這本書！麥克·葛雷格醫生不僅放了爆多的證據，證明蔬食會拯救你的生活，他還畫出藍圖來實現這一切。葛雷格醫生告訴我們，普通人要怎樣做才能吃得好，又不會被一些可避免的胡說八道撂倒。

——惡漢廚房（Thug Kitchen）

謹將此書獻給我最愛的祖母——
法蘭西絲．葛雷格（Frances Greger）女士
她的心臟病給了她見證蔬食力量的機會，
也促成我走上學醫之路。

目次

第2章　如何不死於肺部疾病　065

第3章　如何不死於腦部疾病　080

第4章—如何不死於消化道癌　105

第5章—如何不死於感染　124

第9章　如何不死於血液性癌症　216

第10章　如何不死於腎臟疾病　228

第25章—哪些香草和香料值得你擁有？　433

第26章—全穀物類該怎麼吃　454

*本書凡標上[ ]者的數字均為原書註釋標號，全部統一置於書末方便查詢。

【推薦序】掌握「吃的智慧」，傳承給後代子孫

生機食療資深傳道人　歐陽英

許多疾病都肇因於不潔的食物（例如各種加工食品、各種含「生長激素」的肉品等等），使人體不斷地積累廢物與毒素，以至於傷肝敗腎，內臟機能日漸衰弱！或者三餐偏向葷多素少、飲食油膩，吃過量的酸性食物（例如雞、鴨、鵝、豬、牛、羊等等），導致體質變酸，抵抗力下降，百病叢生！

「身體」分分秒秒都在守護我們的生命，我們也必須分秒守護著「身體」！

「生病」是一種罪過，「不生病」是一種責任。生病不是只有自己一個人痛苦，還會連累到全家人陪著你痛苦，時刻為你擔心受怕，甚至還要將大把的血汗錢雙手奉送給醫院，只求換回原本平安的自己！

只要平常沒有戒心「胡亂吃」、「什麼都吃」，一旦生病，人生的「彩色」就瞬間變成「黑白」了！

在充斥污染的生活環境中，到底該如何自保？「肉食」與「蔬食」兩相比較，當然是「蔬食」比較少污染，低風險；避開農藥、化肥、添加物的污染，選擇天然純淨的「蔬食生活」，的確是明哲保身之道。

堅持「蔬食生活」的，只有兩種人：一種是「養生」的人，一種是「修行」的人。

本書是麥克・葛雷格醫師與金・史東兩人本著慈悲心，發大願，用心蒐集許多賢人達士吃蔬果獲得健康的寶貴經驗，並透徹分析其中的食養邏輯、食材營養成分及運用方法，真是一本懷有救世使命的食療寶典，足以幫助人間減少病痛之苦，讓每個家庭都能吃出健康，離苦得樂！

期盼大家都能熟讀這本書，先讓自己從飲食中獲益，守住健康，不再生病，然後進一步分享給至親好友。尤其重要的是，要總結這個「吃的智慧」傳承給後代子孫，善盡我們教育後代、保護後代的責任！

【作者序】這條路任重道遠，前景卻日漸光明

一切要從我祖母說起。

當醫生用輪椅把祖母送回家等死的時候，我還只是個孩子。她被診斷為心臟病末期，做過很多次心臟繞道手術，外科醫生已經束手無策了——每次開心手術留下的疤痕，都增加了下一次手術的難度，最後，醫生終於沒有其他選擇。我祖母只能坐在輪椅上，強忍著胸部的劇烈疼痛，而醫生老實告訴她，他們能做的都做了，她活不過六十五歲。

我想對許多人而言，讓他們成為醫生的理由，可能都是因為他們曾經目睹死亡慢慢逼近，卻只能眼睜睜看著摯愛的親人從受苦到步入死亡。但對我來說，學醫的理由，卻是因為親眼看著祖母的病情慢慢好轉。

祖母出院後，開始認命地等著走完人生最後一程。沒過多久，電視節目《六十分鐘》（*60 Minutes*）播出了一段關於納森．普里特金（Nathan Pritikin）的報導。普里特金是倡導早期生活形態醫療的先驅，因為逆轉末期心臟病而聞名。他剛在加州創建了一家醫療中心。我的祖母決定賭一把，她不辭長途跋涉成為這家醫療中心的第一批病人之一。該院採取的是住院療程，每個住院病人都要吃蔬食，然後開始分級運動療法。祖母入院時是用輪椅被推進去的，出院時卻是自己用雙腳走出來的。這事我永遠都忘不了。

在普里特金的傳記《普里特金：美國心臟病權威》（*Pritikin: The Man Who Healed America's Heart*）一書中，也收錄了我祖母的病歷。書中稱她是其中一個「生命垂危的病人」：

> 住在佛羅里達州北邁阿密的法蘭西絲．葛雷格（Frances Greger），坐著輪椅來到聖塔芭芭拉，加入了普里特金的其中一個早期療程。葛雷格女士患有心臟病、心絞痛，雙腳不良於行；她的情況很糟糕，每次勉強走路時，都必須忍受胸部和腿部的劇烈疼痛。然而，治療不到三週後，她不僅不需要坐輪椅，還能每天步行十英里。[1]

在我小時候，這件事對我的唯一意義，就是我能夠再跟奶奶一起玩了。但這些年來，我逐漸明白，這件事所代表的意義。當時，醫學界甚至不相信能逆轉心臟病。醫生治療心臟病時，只能用藥物盡量減緩病情惡化，用開刀來治療動脈阻塞，試著緩解症狀。但不論怎麼做，病情還是一如預期會逐漸惡化，直到死亡。然而，現在我們已經知道，一旦我們停止攝取會讓動脈堵塞的飲食，身體就可以開始展開自癒過程，很多情況下，甚至不需要藥物或手術治療，動脈就通暢了。

我祖母在六十五歲時被醫療宣判死刑，但因為健康的飲食和生活方式，讓她繼續在這個世界上跟六個孫子一起又度過了三十一年的歲月。她曾被醫生告知，只剩下幾個星期的生命，後來卻一直健康地活到了九十六歲。她近乎奇蹟般的康復，不僅激勵了她的孫子從醫，也給了她足夠的健康和時間，看著他從醫學院畢業。

當我成為醫生時，一些醫學界的巨擘，像是非營利性的預防醫學研究所（Preventive Medicine Research Institute）的所長兼創辦人狄恩．歐尼斯（Dean Ornish），已經完全證明普里特金的成果為真。運用最新的高科技——心臟正子電腦斷層掃描[2]、定量冠狀動脈攝影[3]及放射性核種心室造影[4]，歐尼斯醫生和他的同事發現，飲食習慣和生活方式這種幾乎不涉及科技的方法，無疑才是逆轉健康頭號殺手心臟病的途徑。

歐尼斯醫生和同事的相關研究，多次發表在最負盛名的醫學期刊上。然而，令人沮喪的是，直至今日，治療心臟病的醫療手段幾乎沒有任何改變。為什麼？為什麼醫生還是繼續開處方藥、繼續開刀，只顧著緩解心臟病的症狀，而不是設法阻止病人一步步走向死亡，反而寧願相信死亡是這種病不可逆的最後結果。

這敲開了我的覺醒之路。我眼睜睜地看著這個令人心灰意冷的現實，但真相是：除了傳統的醫療，還有科學以外的其他力量可以幫我們對付疾病。由於美國醫療保險系統的有償服務模式，醫生藉由處方藥和療程賺錢，一切按件計酬，而非注重醫療品質，花時間向患者講解健康飲食的好處，無法獲得給付。假如連醫生也在追求業績，那麼就可能產生誘因讓他們動不動就用藥物來治療生活方式導致的疾病。

倘若現行的報銷模式無法改變，我預期美國的醫療保健和醫學教育就不可能大幅改革。[5]在美國，只有四分之一的醫學院提供專門的營養課程。[6]我還記得，在申請醫學院時，第一次面試是在康乃爾大學，面試官特別強調：「營養學對人體健康完全無益。」他自己還是一名小兒科醫生呢！當時我就知道，我還有一段漫長的路要走。現在回想起來，唯一問過我家人飲食狀況的醫學專業人士，只有我們家的獸醫。

一開始，我申請到了十九家醫學院，最後我選擇了塔夫斯大學（Tufts University），因為他們最自豪的就是擁有全美國醫學院最多的營養學培訓課程——總共有二十一個小時，儘管這還不到全部課程的一%。

在我的醫療生涯中，曾經接受過大型藥廠無數次的招待，吃喝玩樂、大啖牛排，但卻從來沒有接過花椰菜商家的請客電話。這也是你在電視上只會看到新藥的各種訊息，卻看不到賣地瓜廣告的原因。基於同樣的理由，食物對於健康和長壽的突破性影響，可能永遠都不會有機會向大眾披露，理由當然是無利可圖。

即使是醫學院那少得可憐的二十一小時營養學課程裡，也完全沒有提到可以靠飲食來治療慢性病，更別提逆轉疾病了。由於家人的親身經歷，我是唯一知道這方法可行的人。

在受訓期間，一直困擾著我的問題是：如果治癒心臟病的方法被忘在兔子洞裡，那麼有沒有可能其他疾病的療法也被埋沒在醫學文獻中呢？我把查明這件事，當成了我這輩子的使命。

我在波士頓的大部分時間，幾乎都待在哈佛大學醫學圖書館的地下室，挖掘塵封已久的資料。等到我開始執業後，不管我在門診時看多少個病人，即便我的一席話能夠改變全家人的生活，但仍然覺得這只是杯水車薪。因此，我繼續踏上長征之路。

在美國醫學生協會（American Medical Student Association）的協助下，我的目標是，每隔兩年，就在全國各個醫學院辦一次演講，期能影響整個新世代的醫生。我不想再有任何一位醫生，在沒有配備「食物力量」這項工具的情況下就從學校畢業。如果我的祖母不應死於心臟病，每個人的祖父母也一樣。

有段時間，我一個月就排了四十場演講。一早開始，鎮上的扶輪社有個早餐會談，午餐時在醫學院進行簡報，然後晚上則在社團發表演講。

我幾乎生活在車上，鑰匙鏈上只有一把車鑰匙。最後，我在世界各地總共辦了一千多場的演講。想當然耳，東奔西跑的人生是無法持續下去的。為此，我失去了婚姻。越來越多的演講邀約超過了我的負荷，因此，我開始把所有的年度研究成果，轉錄成一個DVD系列：《最新臨床營養學》（*Latest in Clinical Nutrition*），整整錄了驚人的三十卷。從過去到現在，我從這些DVD所獲得的每分錢，都直接用於慈善事業；演講收入和出書版稅也一樣，包括你現在正在看的這本書。

如同錢對醫學的負面影響，在我看來，錢對營養學的破壞更是變本加厲，似乎每個人都有獨家的騙人萬應藥或神奇道具。成見根深柢固，而數據往往被精挑細選來支持先入為主的觀念。

當然，我也有自己應該被約束的偏見。即使我原本的動機是健康，但多年下來，我已經變成了相當程度的動物愛好者。我家裡養了三隻貓和一隻狗，而在我的職業生涯中，也花了很多時間在美國人道協會（Humane Society of the United States）服務，擔任這個慈善機構的公共衛生和畜牧部主任。因此，就和許多人一樣，我關心食用動物的福利，但首先最重要的，我是一名醫生。我的主要職責，一直都是照顧病人，以及準確地提供現有的最佳醫學證據。

在臨床診療上，我或許能幫助數百人；而四處旅行演講，或許能教育數千人。但關乎生死的重要資訊，卻必須要傳達給數百萬人知道。加拿大的慈善家傑西．拉許（Jesse Rasch）認同我的願景，加入了我的行列，願意免費把基於實證的營養學提供給每個人。他與夫人茱莉的基金會，把我所有的作品全部上線，催生了NutritionFacts.org。現在，我可以穿著睡衣在家裡工作，讓更多人接收到我想傳達的資訊，人數比起我馬不停蹄地滿世界跑時還要多得多。

如今，NutritionFacts.org已經是個能夠自給自足的非營利組織了，有超過一千支短片，幾乎涵蓋了每個你所能想到的營養話題，而且每天我都會持續張貼新影片和文章。網站上的一切，都是隨時免費提供給所有人。沒有廣告，沒有企業贊助。這單純只是一份出於愛的奉獻。

我在十多年前開始這項工作時，認為守護健康的答案是培訓教員，以及教育專業人士。但隨著資訊普及化，醫生不再是健康知識的守門員，能壟斷所有資訊。我意識到，凡是牽涉到安全簡單的生活方式處方時，直接賦予個人力量，可能會更有效果。在最近關於醫生門診的全國調查中，大約只有五分之一的抽菸者被告知要戒菸。[7]但就像你不必等醫生親口告訴你才戒菸，你也不用等誰告訴你，就可以開始吃得更健康。然後，我們就可以攜手努力，向我的醫界同事們展現健康生活的真正力量。

現在，我住得離世界上最大的醫學圖書館——美國國家醫學圖書館很近，騎腳踏車就能到。光是去年，營養醫學文獻就新增了兩萬四千多篇論文；而我現在擁有一個研究團隊、一群很棒的助理和志工，幫我從堆積如山的新資訊中，挖掘出有用的資料。這本書不只是又一個讓我可以分享資訊的平台，也是我期待已久的機會，能讓更多人分享一些實用的建議，在日常生活中實踐這種改變人生、**挽救生命**的科學。

我相信，祖母會以我為榮。

【前言】預防、阻止並逆轉危害生命的主要殺手

或許，世界上根本沒有「老死」這件事。有個研究解剖了四萬兩千多具屍體，結果發現，其中活過百歲的那些大體，百分之百都是死於疾病——即便他們大多數在去世之前，都被認為身體很健康（包括他們的醫生也這麼認為），但沒有一個是真正「老死」的。[1]最近，年齡也被認為是一種疾病[2]，但是人的身體不會因為成熟而死亡。人會死都是因為生病，而最常見的原因就是心臟病。[3]

在美國，大多數的死因都是可以預防的，而且跟我們所吃的東西息息相關。[4]飲食習慣是早逝和失能的首要原因。[5]由此可見，飲食習慣理應列入醫學院最重要的課程，不是嗎？

但事實並非如此。根據美國最新的全國性調查顯示，只有四分之一的醫學院提供營養課程，比三十年前的三七％更少。[6]雖然多數民眾都認為醫生是「非常可靠」的營養資訊來源[7]，但七個受訪的醫學院畢業生裡，就有六個認為醫生並沒有受到足夠的訓練可以應對患者的飲食諮詢。[8]而一項研究也發現，一般人有時還比他們的醫生了解更多的基本營養知識，因此結論是：「原本醫生應該比病人具有更豐富的營養學知識，但研究結果卻顯示，實情未必如此。」[9]

為了解決這個情況，加州議會通過了一項法案，強制醫生至少得在未來四年內，完成至少十二小時的營養學訓練。令人意外的是，加州醫學協會（California Medical Association）以及其他主

流醫學團體，包括加州家庭醫師學會（California Academy of Family Physicians），都強烈反對該法案。[10]於是該法案重新修正，將原本的至少十二小時降為七小時；據說日後還會修改到零。

加州的醫療委員會確實有一個執業要求：準醫生必須完成對末期病患的疼痛管理和臨終照顧的十二小時訓練課程。[11]這種對於預防病痛和減緩病痛的差別心態，或許就是現代醫學的寫照：不是「一日一蘋果，醫生遠離我」，而是「一日一醫生，蘋果遠離我」。

早在一九〇三年，愛迪生就曾經預言：「未來的醫生將不再開藥，而是指導他的病人如何用飲食照顧身體，以及如何預防疾病和致病原因。」[12]遺憾的是，我們只需要花幾分鐘時間去看看各種醫藥廣告誠惶誠恐地告訴觀眾：「請諮詢你的醫生。」就知道愛迪生的預言並沒有成真。一項包含數千個病人就診經驗的研究發現，平均來說，一般醫生跟病人談營養攝取的時間大約只花了十秒鐘。[13]

但是你一定會說，我們現在已邁入二十一世紀了耶！難道不能想吃什麼就吃什麼，只要在健康出問題時再吃藥就好了？有太多病人，甚至於我的醫生同事似乎都是這麼想的。全球在處方藥上的支出，每年超過一兆美元，而美國就占了三分之一的市場。[14]為什麼我們要花這麼多錢買藥？許多人認為，我們的死亡方式取決於先天的基因：五十五歲得高血壓，六十歲心臟病發作，而或許在七十歲罹患癌症……但科學表明，對於大多數的主要死因而言，基因的風險往往只占一〇到二〇％。[15]比如說，你將在本書中讀到：心臟病和癌症一類的主要健康殺手，在世界各地的不同族群之間，發生率高低竟然有百倍之差。但是，當人們從低風險國家移民到高風險國家時，他們的發病率幾乎都會隨著新環境升高。[16]新的飲食習慣，帶來了新的疾病。

因此，一個住在舊金山的六十歲美國人，大約有五％的機會在五年內發作心臟病，但假如他搬到日本去住，並開始採用日本人的飲食和生活方式，那麼他五年內心臟病發的風險就會下降到只有一％。反之，日裔美國人在四十多歲時，心臟病發的風險與六十多歲的日本人相仿。美國的生活方式，讓他們的心臟整整老化了二十年。[17]

美國明尼蘇達州的梅奧診所（Mayo Clinic）是世界著名的醫療機構，據該院估計，有將近七〇％的美國人服用至少一種的處方藥。[18]然而，儘管在美國用藥人口多於不用藥人口，時時還有最新最貴的藥物湧入市場，但美國人並沒有比其他國家的人活得更久。在平均壽命上，全球前三十四個自由民主的經濟體中，美國大約落居第二十七或二十八名，連中歐的斯洛維尼亞人都比美國人更長壽。[19]此外，活得比平均壽命要長的那些年歲裡，也不是都健康有活力的。早在二〇一一年，發表在《老年醫學期刊》（*Journal of Gerontology*）的一篇論文，就可以看出發病率和死亡率之間令人不安的分析結果。現在的美國人，有比前一代活得更長壽嗎？技術上而言，沒錯。但這些多出來的歲月是健康的嗎？不是的。而且更糟的是，我們實際上活得健康的時間，反而比過去更少了。[20]

我的意思是：一九九八年，一個二十出頭的年輕人可以預期自己大概可以再活五十八年；到了二〇〇六年，一個二十出頭的年輕人會預期自己可以再活五十九年。問題是，在一九九〇年代，在活著的那些歲月裡，可能有十年必須忍受慢性疾病；而到了二十一世紀，要跟心臟病、癌症、糖尿病和中風為伍的歲月，可能提早了三年，也就是說你要跟這些病痛糾纏十三年。因此，感覺上是進一步、退三步。研究人員進一步指出，我們少活了兩個「功能年」（Functional year），意思是說有兩年的時間，我們無法再進行基本的生活行為，像是走一小段路、持續站或坐兩個小時而無需躺下休息，或者不用輔助器材就能站立。[21]換句話說，我們活得更長，但也病得更久。

由於患病率提高，我們的孩子甚至可能會死得更早。發表在《新英格蘭醫學期刊》（*New England Journal of Medicine*）一篇名為〈二十一世紀美國預期壽命的潛在下降趨勢〉（A Potential Decline in Life Expectancy in the United States in the 21st Century）的特別報告指出：「現今所觀察到的平均壽命穩定上升現象，可能很快就會走到盡頭。平均而言，現在的年輕人可能活得更不健康，甚至可能會比他們的父母壽命更短。」[22]

在公共衛生學院裡，學生學到預防醫療有三個階段。首先是初級預防，以心臟病來說，就是試圖防止具有心臟病風險的人第一次心臟病發作。這個階段的預防醫療，可能就是開出史他汀類（Statin）的處方藥來降低高膽固醇。第二階段的次級預防，則是處理已經發病的狀況，並試圖阻止病情惡化：防止第二次心臟病發作。要做到這一點，醫生可能會在治療中加入阿斯匹靈或其他藥物。在預防醫療的第三階段，重點是要幫助病人管理長期的健康問題，因此醫生可能會建議採取心臟康復計畫，以防止身體健康進一步惡化和病痛。[23]在二〇〇〇年，有人提出了第四階段。這個新的「第四級」預防是什麼呢？就是減少前三階段所有從藥物和手術造成的併發症。[24]但人們似乎忘了早在一九七八年，世界衛生組織就率先提出第五個概念——根本性預防（primordial prevention）。數十年後，美國心臟協會終於接受了這個概念。[25]

根本性預防，被認為是一種防止慢性病的危險因子在整個社會蔓延的策略。這意味著不僅要預防慢性病，還要防止導致慢性病的危險因子。[26]例如，與其試圖防止高膽固醇的人心臟病發作，為什麼不從一開始，就幫他或她避免（導致心臟病發作的）膽固醇越來越高呢？

考慮到這一點，美國心臟協會提出了健康生活的「簡單七要素」：不抽菸、不過重、有活力（定義：每天至少做相當於走二十二分鐘的運動）、健康飲食（例如吃大量蔬果）、具有低於平均值的膽固醇、具有正常血壓，以及具有正常血糖值。[27]美國心臟協會的目標是，到二〇二〇年可以把心臟病死亡的人數減少二〇%。[28]假如超過九〇%的心臟病發作，可以用改變生活方式來避免[29]，為什麼要把目標訂得這麼保守呢？但即使目標訂成二五%，也被「認為是不切實際的」。[30]美國心臟協會的悲觀態度，可能與一般美國飲食的驚人真相有關。

由美國心臟協會發行的期刊，刊登了一份針對全美各地三萬五千個成年人健康行為的分析報告。大多數的參與者不抽菸，約半數達到了每週的運動目標，還有大約三分之一的人在其他類別的健康行為都達到標準——除了飲食習慣以外。針對他們的飲食習慣進行評分（分數從零到五），看他們是否滿足最低標的健康飲食習慣，例如攝取符合建議量的水果、蔬菜和全穀物，或者一週喝不到三罐汽水等等。猜猜看，有多少人在健康飲食上能在五分裡拿到至少四分呢？大概只有一%。[31]或許，如果美國心臟協會能在二〇二〇年實現「極具野心」[32]的二〇%目標，這個結果就能達到一．二%。

醫療人類學家★已經確認了幾個人類疾病的主要時期，從最開始的大流行與饑荒期（Age of Pestilence and Famine，大致在工業革命時期結束），到我們現在所處的階段——退化及人為疾病期（Age of Degenerative and Man-Made Diseases）。[33]這種轉變，反映了上個世紀的死因變化。在一九〇〇年的美國，三大頭號死因都是感染性疾病：肺炎、肺結核和腹瀉疾病。[34]如今的主要死因，大致上都是生活形態病：心臟病、癌症和慢性肺病。[35]

★編按：醫療人類學（Medical anthropology）是社會人類學與文化人類學的分支，檢視各個社會與文化對於衛生、健康照護等議題的組織方式，以及受這些議題的影響。（資料來源：維基百科）

這個轉變，只是因為抗生素讓我們活得夠久，所以有機會罹患退化性疾病嗎？並非如此。這些慢性病的流行之所以會發生，是伴隨著飲食結構的劇烈變化。最好的證明，就是檢視過去幾十年裡開發中國家的發病率，因為他們的飲食習慣已經迅速西化。

一九九〇年，在世界各地，大多數的健康壽命都因為營養不足而減損，例如營養不良的兒童因腹瀉疾病而死亡。但現在，最大的病因卻是高血壓——一種營養過剩的疾病。[36]慢性病的流行，部分原因是由於全球幾乎普遍都轉變為以動物性來源及加工食品為主的飲食；換句話說，我們吃了更多的奶、蛋、肉、油、汽水、糖和精製穀物。[37]中國或許是個最好的研究例子。在中國，由於飲食習慣悖離傳統蔬食，與飲食有關的慢性病發生率急劇上升，比如肥胖症、糖尿病、心血管疾病和癌症。[38]

為什麼我們會懷疑疾病和這些飲食習慣的改變有關呢？畢竟，迅速工業化的社會，同時經歷了許多不同的變遷。科學家又是如何解析出特定食物的影響呢？為了考慮不同膳食成分的個別影響，研究人員在一段時間內追蹤特定一群人的飲食和疾病情形。以肉類為例，為了解增加肉類攝取量對發病率的可能影響，研究人員研究了曾經吃素的人。這些素食者後來開始一週至少吃一次肉，罹患心臟病的機率增加一四六％、中風機率增加一五二％、糖尿病機率增加一六六％，而體重增加的機率則多了二十三倍。從素食轉變到雜食後的十二年間，吃肉讓這些人的平均壽命減少了三．六年。[39]

不過，即使是素食者，如果吃了很多加工食品，罹患慢性病的機率也會很高。以印度為例，每人平均肉類攝取量的增加率雖然相對較小，但糖尿病、心臟病、肥胖症和中風發生率的增加速度卻遠超過預期。飲食中「全食物蔬食」減少被認為是主要原因，包括以白米和其他精製碳水化合物來取代糙米，以及包裝零食和印度傳統主食（包含小扁豆、水果、蔬菜、全穀物、堅果和種子）速食產品的普及[40]。一般而言，會促進健康的食物和會增加疾病的食物，兩者的分界線可能並非以植物性與動物性來劃分，而是跟是否是全食物蔬食有關。

為此，飲食品質指標（dietary quality index）就應運而生了，反映的是從營養豐富、未經加工的植物性食物所獲得的熱量百分比[41]，分數從零到一百。得分越高，隨時間能減掉的體脂肪就越多[42]，腹型肥胖[43]、高血壓[44]、高膽固醇和高三酸甘油酯[45]的風險就越低。在比較一百名患有乳癌的婦女與一百七十五名健康女性的飲食後，研究人員的結論是，在全食物蔬食的飲食指數上得分較高的人，乳癌罹患率可降低九〇％以上。[46]

遺憾的是，大多數美國人所獲得的分數剛好過十而已。至於典型的美國飲食，在一百分中的得分是十一。根據來自美國農業部的估計，美國人的熱量有三二％來自於動物性食物、五七％來自於加工過的植物性食物，而只有一一％來自於全穀物類、豆莢類、水果、蔬菜和堅果。[47]這意味著，如果是十分制的計分，美國人的飲食習慣只能拿到一分。

我們面對飲食的態度，就像沒有明天一樣。而事實上，如果我們繼續這樣吃，的確有真實數據來支持這個說法。一個名為「死囚營養：對最後一餐的奇妙結論」（Death Row Nutrition: Curious Conclusions of Last Meals）的研究中，五年間分析了數百名美國死囚對最後一餐的要求。事實證明，營養成分與美國人一般吃的沒有多大差異。[48]如果我們繼續像最後一餐一樣地吃下去，很快的，就會吃到真正的最後一餐。

有多少比例的美國人，完全符合美國心臟協會建議的「簡單七要素」？在一千九百三十三位男女受訪者中，大多數人符合了兩個或三個，但幾乎沒有任何人能做到全部七個簡單健康要素。

事實上，只有一個人可以自豪地說，他做到了全部七項建議。[49]在將近兩千人中，居然只有一個。正如最近美國心臟協會前任會長的回應：「這值得我們停下來想一想。」[50]

事實上，就算只做到以下四個健康生活形態的簡單要素，就可能對預防慢性病有很大的影響：不抽菸、不肥胖、每天運動一個半小時，以及吃得更健康（攝取更多蔬果和全穀物，少吃肉類）。研究發現，僅僅這四個要素，就涵蓋了七八％的慢性病風險。如果你從零開始，並設法完成這四個要素，就可以削減九〇％以上罹患糖尿病的風險、八〇％以上心臟病發的風險、五〇％中風風險，以及降低至少三分之一的整體癌症風險。[51]對於某些癌症，比如第二大癌症殺手大腸癌，有高達七一％的案例顯示，透過簡單的飲食和生活方式的改變，是可以預防的。[52]

或許，該是我們停止把遺傳當替罪羊的時候了，開始把重點放在超過七〇％我們所能控制的努力上。[53]每個人都擁有改變的力量。

所有健康的生活方式，都能轉變為長壽的人生嗎？美國疾病控制與預防中心花了六年的時間追蹤大約八千名二十歲以上的美國人，結果發現，有三個主要的行為對死亡率有非常大的影響：不抽菸、攝取健康飲食和足夠的運動，可以顯著降低早死的風險。美國疾病控制與預防中心的定義相當寬鬆：所謂的「不抽菸」只是指**當前**不抽菸；「健康飲食」，是指符合很遜的國家飲食指南條件的前四〇％；而「足夠的運動」，則是指平均每天至少做二十分鐘中等強度的運動。在三個條件裡，至少能做到一件的人，在六年的追蹤期間內死亡風險降低了四〇％；在三個要求中做到兩個的人，死亡可能性減少了一半；至於那些三個要求都做到的人，在這段時間裡，死亡的可能性減少了八二％。[54]

當然，人們有時會謊報他們的飲食狀況。如果這些研究是根據人們的自我評量，那麼準確性究竟有多高呢？有一項關於健康行為和壽命的類似研究，不只是根據人們自己所說的，也記錄他們吃得多健康，研究人員還測量了受試者血液中的維生素C濃度。血液中的維生素C濃度，被認為是「攝取植物性食物一個很好的生物指標」。結果仍得出同樣的結論。那些有健康生活習慣的人，死亡風險下降的程度相當於年輕了十四歲。[55]這就像把時間倒轉了十四年，不是靠藥物或者《回到未來》裡的時光機，而是僅僅靠著更健康的飲食和生活習慣就能達成。

讓我們來談談老化的事。每個細胞都有四十六股DNA（去氧核醣核酸）盤繞形成染色體，而每個染色體的末端都有稱為端粒（telomere）的一個小蓋子，用來保護DNA不會解體或磨損。你可以把它看成是鞋帶末端的塑膠片。然而，每經歷一次細胞分裂，這個小蓋子就會損耗一點。當端粒完全消失時，細胞就會死亡。[56]簡單來說，端粒就像生命的「保險絲」[57]：從你出生開始，端粒就開始磨損，而當它消失，你也就亡故了。事實上，法醫可以從血跡採集DNA，根據端粒有多長來粗估當事人的年紀。[58]

這聽起來像很棒的《CSI犯罪現場》的素材，但我們可以做些什麼來減緩這個保險絲燒完的速度？這裡的想法是，假如你可以讓不斷運行的細胞時鐘變慢，或許可以減緩老化的過程，讓自己更長壽。[59]那麼，如果你想避免端粒燃盡，該做些什麼呢？這個嘛，抽菸會讓端粒損失的速度變快三倍[60]，因此第一步很簡單：戒菸。但你每天吃的食物，也可能影響你失去端粒的速度。攝取水果[61]、蔬菜[62]以及其他富含抗氧化物的食物[63]，都跟端粒的延長和保護息息相關。相反的，精緻穀物[64]、汽水[65]、肉類（包括魚類）[66]和乳製品[67]的攝取量，則會讓端粒縮短。假如你只吃全食物蔬食，對加工食品和動物性食物敬而遠之，會發生什麼事？有可能會減緩細胞老化嗎？

答案就在瑪土撒拉樹★所發現的一種酶。瑪土撒拉樹是一棵長在加州懷特山脈（White Mountains）的狐尾松，是目前世界紀錄最長壽的生物，現在正要迎接它的第四千八百個生日。在埃及金字塔開始建造之前，這棵狐尾松已經活了好幾百歲了。我們在狐尾松的根部發現了一種酶，歷經了幾千年的高峰期，而且真的能重建端粒[68]，科學家將之命名為端粒酶（telomerase）。一旦研究人員知道要尋找的是什麼，他們就發現到人體細胞裡也有這種酶。因此，我們要問的是，要如何才能提高這種抗衰老酶的活性？

為了尋找答案，狄恩．歐尼斯醫生找了最早發現端粒酶的伊麗莎白．布萊克本（Elizabeth Blackburn）博士合作，她因為發現端粒酶而獲得二〇〇九年諾貝爾醫學獎。在美國國防部部分資助的研究中，他們發現，三個月全食物蔬食的營養以及其他健康生活習慣的改變，能夠顯著提高端粒酶的活性，而且這是有史以來，唯一能夠做到這點的介入治療方式。[69]這項研究結果，發表在世界上最負盛名的醫學期刊之一。同期的編輯評論認為，這個具有里程碑意義的研究「應該能鼓勵人們採取健康的生活方式，來避免癌症或戰勝癌症，以及防止跟老化有關的疾病。」[70]

所以，歐尼斯醫生和布萊克本博士，是否成功地用健康的飲食和生活方式來減緩老化呢？最近，一項為期五年的後續研究發表了，其中測量了受試者的端粒長度。在對照組（受試者沒有改變自己的生活方式）中，他們的端粒一如預期，隨著年齡增長而萎縮。但在健康生活組中，端粒不僅沒有縮短，還**變長**了。五年後，他們的端粒平均變得比開始研究時更長，顯示了健康的生活方式可以提高端粒酶的活性，**逆轉**細胞老化。[71]

隨後的延伸研究顯示，端粒延長的原因，不只是因為健康生活組多做運動或成功減肥而已。透過限制熱量和更劇烈的運動來減肥，並不能增進端粒的長度，因此，看起來發生作用的部分是飲食的「質」而不是「量」。只要人們還是維持相同的飲食習慣，不論他們吃多少、減掉多少體重，或者有多努力運動，在一年之後仍然沒有看到任何好處。[72]相較之下，採用蔬食的人，只花一半的時間運動，短短三個月就減掉了相同的體重[73]，而端粒也顯著獲得了保護。[74]換句話說，逆轉細胞老化的，不是減重，也不是運動，而是飲食。

有些人擔心，提高端粒酶的活性，理論上會增加癌症風險，因為已知腫瘤會劫持端粒酶，並用它來確保自己不死。[75]但是，我們將會在第十三章裡看到，歐尼斯醫生和他的同事運用了相同的飲食習慣和生活方式，在某些情況下制止並明顯**逆轉**了癌症的發展。我們也將看到，同樣的飲食習慣是如何逆轉心臟病的。

那麼，其他的主要死因呢？事實證明，更加偏重蔬食有助於預防、治療或逆轉全部的十五大主要死因。本書中，我會以一章一病的方式，完整探討下頁表中的十五大主要死因。

當然，也有處方藥可以幫助其中一些病症。例如，你可以服用史他汀類藥物來控制膽固醇，降低心臟病發作的風險；服用不同的藥物和注射胰島素來治療糖尿病；以及服用許多利尿劑和降血壓藥物來控制高血壓。但是，只有一種飲食有助於一致性的預防、抑制，甚至逆轉這些主要死因。不同於藥物，沒有一種特定飲食專門用來改善肝功能，也沒有另一種特定飲食專門用來改善腎功能。有利於心臟健康的飲食習慣，也有利於大腦健康，以及肺部健康。**同樣**的飲食，有助於防止癌症，也有助於預防第二型糖尿病，以及十五大死因名單上的所有其他原因。藥物只針對特定功能發揮作用，因此也可能會產生危險的副作用，只是用來治療疾病產生的症狀；相反的，健康的飲食可以一次惠及所有器官系統，還會帶來有益的副作用，從根本治療疾病。

★瑪土撒拉（Methuselah）是舊約中最長壽的人物，據說活了九百六十九年。這棵世上最老的古樹就是以此命名。

研究發現，能夠最有效預防和治療許多慢性病的一種飲食，就是全食物蔬食。全食物蔬食是一種鼓勵攝取未精煉的植物性食物，並避免攝取肉類、蛋類、乳製品及加工食品的飲食模式。[92]本書中，我並不是在提倡素食或全素食；我提倡的是一種以科學證據為基礎的飲食習慣，而目前最佳的科學對照顯示，我們吃的全食物蔬食越多，對身體越好——不但能獲得這些食物的營養素，也取代了較不健康的食物選擇。

絕大多數求診的原因，都是生活形態病，也就是說，這些病都是可以預防的。[93]我們醫生都被訓練成不治療疾病的

美國的十五大死因

	每年死亡人數
1. 冠狀動脈心臟病 [76]	375,000
2. 肺部疾病（肺癌 [77]、慢性阻塞性肺病和氣喘 [78]）	296,000
3. 先賣個關子，你會很驚訝！（見第十五章）	225,000
4. 腦部疾病（中風 [79] 和阿茲海默症 [80]）	214,000
5. 消化道癌（大腸直腸癌、胰臟癌、食道癌）[81]	106,000
6. 感染（呼吸道和血液）[82]	95,000
7. 糖尿病 [83]	76,000
8. 高血壓 [84]	65,000
9. 肝病（肝硬化和肝癌）[85]	60,000
10. 血液癌症（白血病，淋巴癌和骨髓瘤）[86]	56,000
11. 腎臟病 [87]	47,000
12. 乳癌 [88]	41,000
13. 自殺 [89]	41,000
14. 攝護腺癌 [90]	28,000
15. 帕金森氏症 [91]	25,000

根本原因，而是給予患者終身的藥物來控制致病的風險因子，比如高血壓、高血糖和高膽固醇，然後再去治療這些藥物所控制的後果。這種做法就像在水一直滿出來的水槽邊拖地，卻不關閉水龍頭一樣，當然怎麼樣都拖不乾。[94]當水一直不斷湧出，最開心的就是製藥公司了，因為在你的餘生裡，他們可以每天都賣給你一卷新紙巾。正如哈佛大學公共衛生學院營養系主任華特．威利特（Walter Willett）博士所說的：「根本的問題是，絕大部分的用藥策略，並沒有解決西方國家人們不健康的根本原因，而這並非藥物本身的缺陷。」[95]

從根本原因去治療，不僅更安全、更便宜，而且效果更好。那麼，為什麼大部分的醫生不這麼做呢？不僅是因為他們沒有受過這樣的訓練，也因為這樣做得不到報酬。除了病人，沒有人會從生活形態醫療中獲得好處，因此，它不是醫療培訓或臨床診療的主要部分。[96]這就是當前醫療系統的運作方式。醫療系統設計成以金錢獎勵處方藥物和療程，而非治療成果。在歐尼斯醫生證明了心臟病可以不經藥物或手術就被逆轉後，他認為這項研究將會對主流醫療方式產生意義深遠的影響。畢竟，他找到了有效治癒我們頭號殺手的方法！但他錯了。不是錯在他對飲食與疾病逆轉的重要發現上，而是錯估了製藥界對臨床醫療有多大的影響力。正如歐尼斯醫生自己所說的，他「意識到對臨床醫療而言，報銷方式是比研究結果更強而有力的決定因素。」[97]

雖然有既得利益者（例如加工食品業和製藥業）拚了命對抗研究結果，以維持現狀，但還是有一種企業會從維護顧客的健康獲益，那就是保險業。全美最大的管理式健保組織凱薩醫療機構（Kaiser Permanente），在其官方醫學期刊上發表最新的營養資訊，教導機構裡近一萬五千名醫生，健康的飲食或許「最好以蔬食方式達成，也就是鼓勵全食物蔬食，並避免攝取肉類、蛋類、乳製品，以及所有經提煉和加工的食品」。[98]

「絕大多數狀況下，醫生忽略了良好營養可能帶來的潛在益處，就迫不及待地開立處方，而沒有給患者一個機會用健康飲食和運動的生活方式來矯正他們的疾病……醫生應該考慮建議所有的病人採取蔬食，特別是那些患有高血壓、糖尿病、心血管疾病和肥胖症的患者。」[99]醫生應該給病人一個機會，首先用蔬食營養來矯正自己的疾病。

凱薩醫療機構向醫生更新最新的營養資訊，有個主要的缺點：這種飲食療法可能會太有效。假如病人在服藥同時，也開始採行蔬食，那他們的血壓或血糖可能會降得太低，以至於醫生可能需要及時調整藥量，甚至完全停藥。諷刺的是，飲食療法的「副作用」，可能就是不再需要服藥。這篇文章以耳熟能詳的說法結尾：我們還需要進一步研究。言下之意就是：「還需要進一步研究，來找到辦法讓蔬食成為新的常態醫療方式……」[100]

要達成愛迪生在一九〇三年的預言，我們還有很長的路要走。但我希望這本書可以幫你了解，大多數死亡和殘疾的主要原因，都是可以預防，而非不可避免的。就像家族疾病的主要原因，很可能只是家族中共同的**飲食**傾向所致。

在大多數的主要死因中，屬於飲食一類的非遺傳因素就占了至少八〇％或九〇％。正如我前面所說的，這個論點是基於心血管疾病和主要癌症的發生率，在世界各地有五倍到一百倍差距的此一事實。而移民研究顯示，這樣的地理分布差距不僅僅是遺傳因素。當人們從低風險地區遷居到高風險地區後，他們罹患疾病的風險，幾乎都會上升到與新居住地的患病率相仿。[101]還有，在同個世代內急劇變化的發病率，突顯了外在因素才是主要的病因。一九五〇年代，大腸癌在日本的死亡率不到美國的五分之一（包括日裔美國人）。[102]但現在，日本的大腸癌罹病率和美國一樣糟，部分被歸因於肉類攝取量增加了五倍。[103]

研究顯示，出生即分開的同卵雙胞胎會因為不同的生活方式，而罹患不同的疾病。美國心臟協會資助的最新研究，比較了近五百對雙胞胎的生活方式和動脈狀態。研究發現，飲食和生活方式的影響，很明顯勝過基因。[104]你從父母身上各得到五〇％的基因，因此，如果父母中有一方因為心臟病發而去世，你就知道你繼承了一些容易罹患心臟病的風險因子。但即使是擁有完全相同基因的同卵雙胞胎，也可能會出現這樣的情況：一個因心臟病發而早逝，但另一個卻有乾淨的動脈而活得健康長壽。這樣的差異，完全取決於所選擇的飲食和生活方式。因此，即使你的父母**都**因為心臟病去世，你仍然能夠自己用正確的飲食方式，吃出一顆健康的心臟。你個人的命運，無須取決於你的家族病史。

只因為你有與生俱來的不良基因，並不代表你不能將它有效關閉。正如你將會在乳癌和帕金森氏症兩章中讀到的，即使生來就具有高風險基因，你仍然有驚人的力量能夠控制自己的醫療命運。表觀遺傳學是最新的熱門研究領域，專門研究這種控制基因活動的機制。皮膚細胞、骨細胞、腦細胞或心臟細胞的外觀和功能都不一樣，但我們每個細胞都具有相同的互補ＤＮＡ。讓這些細胞有不同表現的原因就在於，它們各自打開或關閉了不同的基因。這就是表觀遺傳學的威力：相同的ＤＮＡ，但導致了不同的結果。

容我舉個例子來說明表觀遺傳學的效應，可以有多驚人的效果。讓我們來看看蜜蜂。蜂后和工蜂的基因完全相同，但蜂后一天能產下兩千個卵，而工蜂卻沒有生育功能。蜂后可以活到三年，工蜂則可能活不過三個星期。[105]兩者之間的區別，就是飲食。當蜂巢的蜂后瀕臨死亡，其中一隻幼蟲就會被保育蜂選出來餵食一種稱為蜂王漿的分泌物質。吃了蜂王漿的幼蟲，用來使蜂后基因沉寂的酶就會被抑制，於是新蜂后就此誕生了。[106]蜂后與其他工蜂具有完全相同的基因，但由於所吃的食物不同而產生了不同的基因表達，導致了她的生活和壽命都有顯著的改變。

癌細胞可以用表觀遺傳學跟我們對抗，它會讓腫瘤抑制基因沉默，使之無法停止癌症的發展。因此，即使你與生俱來有很好的基因，癌症總會找到一個辦法將它抑制。已經有許多化療藥物被開發，用來恢復我們身體的自然防禦力，但由於它們的毒性很強，因此在使用上備受限制。[107]然而，在整個植物界中廣泛分布的一些化合物，包括豆莢類、青菜和漿果，天生就與這些化療藥物具有相同的效果。[108]例如，將綠茶滴在大腸癌、食道癌或攝護腺癌細胞上，就能重新活化被癌症抑制的基因。[109]這種現象不僅出現在培養皿中，在吃了一杯綠花椰菜芽三個小時後，癌症用來綁架我們防禦系統的酶就會在血液中成功被壓制[110]，效果與化療藥物相當，甚至更好[111]，而且不具有毒性的副作用。[112]

那麼，假如我們吃的是純植物性食物呢？在「以營養和生活方式調節基因表達」（Gene Expression Modulation by Intervention with Nutrition and Lifestyle）的研究中，歐尼斯博士和同事讓攝護腺癌患者進行三個月密集的生活方式改變，包括採取全食物蔬食的飲食，然後在改變前後分別採集了他們的活體檢驗。在沒有任何化療或放療的情況下，總共有五百種不同的基因表達出現對健康有益的變化。短短幾個月內，防止疾病的基因表達增加了，而促進乳癌和攝護腺癌的癌症基因則被抑制。[113]

不管父母遺傳給我們怎樣的基因，我們的飲食都可以改變這些基因對健康的影響。這種改變的力量，主要掌握在我們手中，以及我們的餐盤裡。

本書主要分為兩大部分，第一部是「慢性病防身術」，重點在探討「為什麼」；第二部是「今天要怎麼吃？吃什麼？」，重點在於「怎麼做」。在第一部中，要告訴你「為什麼」要吃得健康，探討在預防、治療及逆轉美國十五大主要死因上，飲食所扮演的角色。接著在第二部中，我們要來說的是「怎麼做」才能吃得健康，以更實際的角度來仔細說明健康飲食。比如說，在第一部裡，我們會明白**為什麼**豆莢類和青菜是地球上最健康的食物之一。然後，在第二部裡，我們就要來看，要**怎麼做**才能把最健康的食材料理成最好的餐點——我們將探討相關的議題，像是每天該吃多少青菜，以及最好的料理方式有哪些。我們在第一部會了解到，為什麼每天至少吃九份蔬果非常重要，然後在第二部會幫你決定，你要購買的是有機或傳統的農產品。此外，我會盡可能回答每天收到的所有問題，然後提供買菜和膳食計畫的實用祕訣，盡量把蔬食變得容易，讓你和家人都能受益。

除了寫更多的書，我還打算盡我所能繼續在醫學院演講，並在各大醫院和會議上發表。我會繼續努力點燃火花，讓其他醫生將治癒的專業擺在首位：幫助人們變得更健康。有太多醫生的醫療工具箱裡缺少了這些工具，但這些威力強大的介入措施，可以讓許多患者重新拾回健康，而不只是減緩疾病的惡化速度。我會繼續努力去試著改變醫療體系，但是身為讀者的你，不需要等到這些改變發生後才開始行動。你可以按照後續章節所提出的建議，現在就開始改變自己，也改變你的人生。健康的飲食比你想像得更容易，而且不用花大錢，還可能剛好挽救了你的性命。

part 1

慢性病防身術

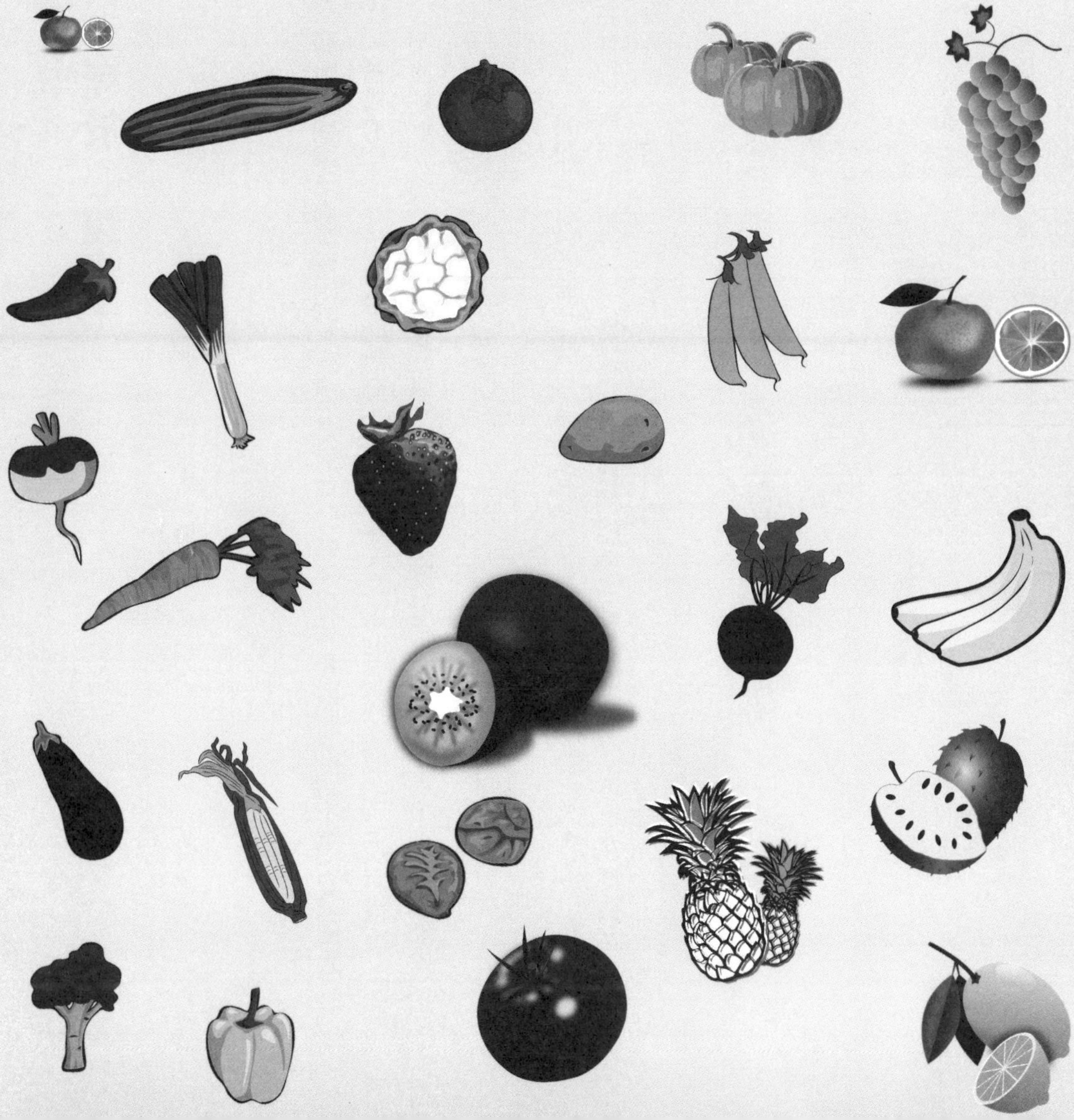

第1章　如何不死於心臟病

讓我們想像一下：假設恐怖份子製造出的生物武器無情肆虐，每年奪取將近四十萬名美國人的生命。這等於每八十三秒就有一人死亡，無時無刻，年復一年。每天的頭條新聞都是疾病橫行，全日在各大媒體放送。果真如此，我們將會整軍待發，並集合全國最頂尖的醫療人才，一起來找出方法，治癒這種恐怖的生物瘟疫。總之，我們將會不惜一切代價，來制止恐怖份子的行動。

幸好，我們並沒有真的因為可預防的威脅，每年損失成千上萬的人……但是，真的沒有嗎？

事實上，我們有。這種特殊的生化武器，或許不是恐怖份子散布的病菌，但是每年殺死的美國人，數量比我們過去在所有戰爭的總死亡人數還要多。我們能夠消滅它的地方，不是在實驗室，而是在超市、廚房和餐廳裡。這個生化武器所到之處，我們需要的不是疫苗或抗生素；我們只要一支叉子就夠了。

這究竟是怎麼一回事？如果這種流行病規模如此龐大，卻又這麼容易預防，為什麼我們沒有多做一點呢？

我說的這個恐怖殺手，就是冠狀動脈心臟病。透過美國人的日常飲食習慣，它幾乎影響了每一個人。

頭號殺手：動脈粥狀硬化斑塊

美國的頭號殺手，是另一種不同的恐怖份子：就是沉積在你動脈管壁裡的脂肪，一種稱為「動脈粥狀硬化斑塊」的東西。對於大多數習慣傳統飲食的美國人，斑塊會在冠狀動脈（如花冠般環繞心臟的血管，因此稱為冠狀，負責將充氧血送入心臟）中累積。這種斑塊沉積，稱為「動脈粥狀硬化」★，是由富含膽固醇的黏性物質，在血管中堆積所造成。這個過程歷經數十年，在動脈裡慢慢累積，使血液流動的路徑變窄。當人們要使力時，由於到達心肌的血液循環受到限制，可能會導致胸痛和壓迫感，這種症狀稱之為心絞痛。如果斑塊破裂，就會在血管內形成血栓。突如其來的這種血管阻塞可能引發心肌梗塞（俗稱心臟病發作），造成部分心臟損害，甚至壞死。

一想到心臟病，你可能會想起那些忍受多年胸痛和呼吸短促，最終去世的親朋好友。然而，對於突然死於心臟病的大多數美國人而言，他們最初的徵兆，也可能成為最後的症狀。[1]這就是所謂的「心因性猝死」，患者會在症狀發作後的一個小時內死亡。換句話說，有時在你知道自己是高風險群之前，就為時已晚了。你可能在前一刻還覺得無病無痛，然後在下一個小時，就與世長辭。這就是為什麼事先防治，對心臟病來說這麼重要，甚至要趕在你知道自己患病之前。

病人常會問我：「心臟病不就是身體老化的自然結果嗎？」我當然明白，為什麼大家會有這樣的誤解。畢竟，在平均壽命的年限裡，我們的心臟即便跳動了數十億下，從來不曾罷工過。

大量證據顯示，世界上曾經有許多地區，根本不存在冠狀動脈心臟病這個頭號殺手。例如，

★ 動脈粥狀硬化的英文 atherosclerosis，是由希臘文的 *athere*（粥）和 *skleros*is（硬化）二字組成。

在著名的中國—康乃爾—牛津專案（又稱為中國研究）中，研究人員調查了數千名中國農民的飲食習慣，以及慢性疾病的發生率。其中人口五十萬的貴州省，在三年的研究期間，完全沒有一個六十五歲以下的人死於冠狀動脈疾病。[2]

一九三〇和四〇年代，在非洲整個撒哈拉以南的教會醫院網絡裡，西醫們注意到，在許多已開發國家折損人口的慢性疾病，基本上不存在於大部分的非洲大陸。在非洲東部有數百萬人口的烏干達，冠狀動脈心臟病據說「幾乎不存在」。[3]

難道是因為這些非洲國家的人罹患其他疾病而早死，沒來得及活到罹患心臟病的年紀嗎？並非如此。研究人員比較了烏干達與美國同齡去世的死者屍體解剖後發現，在密蘇里州聖路易斯（Saint Louis）所解剖的六百三十二具屍體中，有一百三十六人曾經發作過心臟病；但在六百三十二個同齡的烏干達人中，卻僅僅只有一人曾發作過心臟病，遠比美國人少了一百多倍。這些醫生非常驚訝，因此又另外檢查了烏干達的其他八百具屍體。在解剖了一千四百多具屍體後，研究人員發現，其中只有一具屍體的心臟有微小且已經癒合的損傷，意味著這個心臟病不是致死元凶。從過去到現在，在工業化國家裡，心臟病一直是頭號殺手。而在非洲中部，心臟病卻如此罕見，致死率不及千分之一。[4]

移民研究則指出，這種對心臟病的抵抗力，不是因為非洲人的基因特殊。當人們從心臟病的低風險地區移民到高風險地區後，由於適應了新家園的飲食和生活習慣，心臟病的發病率就直線上升。[5]在中國的農村地區和非洲，心臟病發病率非常低，這要歸功於居民體內非常低的膽固醇含量。儘管中國和非洲的飲食差異很大，但卻有個共通點：主要都是植物性食物，比如穀物和蔬菜。由於吃進了很多纖維，以及攝取很少的動物性脂肪，這些人的平均總膽固醇含量都低於一百五十毫克／分升（150 mg/dL）[6,7]，數值接近採取現代蔬食的人。[8]

這一切代表什麼？這代表了罹患心臟病，或許是選擇的結果。

如果你看過發明牙刷之前一萬年的人類祖先牙齒，就會發現，終生不曾用過牙刷、牙線的他們，幾乎沒有蛀牙。[9]這是因為當時沒有糖果這玩意兒。現代人之所以會蛀牙，是因為他們從含糖零食中所獲得的樂趣，勝過了躺在牙醫診療椅上的花費和不適感。當然，我偶爾也會放縱一下自己——因為我有很好的牙齒保險！但是，如果我們所說的不是牙齒上的牙菌斑，而是動脈裡堆積的粥狀硬化斑塊呢？如果我們談論的，不只是刮刮牙垢的問題，而是生與死呢？

不管是我們自己，或是我們所愛的人，心臟病都是剝奪性命的首要死因。如上所述，這端視我們決定採取哪種飲食與生活方式。難道我們不該因為可預見的後果，而學著有意識地去做出選擇？就像我們不想蛀牙而主動避開含糖食物一樣，我們當然也可以避開一些會阻塞動脈的反式脂肪、飽和脂肪和富含膽固醇的食物。

現在，就讓我們來看看，冠狀動脈心臟病在我們體內的發展過程，並如何以簡單的飲食選擇在任何階段及早防範、制止，甚至逆轉心臟病的發生。

心臟病的源頭在兒童時期

一九五三年發表在《美國醫學協會期刊》的一項研究，完全改變了我們對心臟病發展的認識。研究人員對韓戰陣亡的三百具美軍遺體進行一系列解剖，平均年齡大約為二十二歲。令人震驚的是，有七七％的士兵身上，已經出現冠狀動脈粥狀硬化的明顯證據；其中，甚至有些人九〇％以上的動脈都已經阻塞。[20]這個研究「明白指出，早在冠狀動脈心臟病出現臨床症狀的年紀之數年前、甚至是數十年前，冠狀動脈就已經出現粥狀硬化的病變了。」[21]

不久後，一項針對三到二十六歲意外死亡罹難者的研究發現，幾乎在所有美國小孩的體內，都能找到脂肪斑紋（fatty streak），這是動脈粥狀硬化形成的第一階段。[22]等到了二、三十歲時，這些脂肪斑紋可能就會全部變為成熟的斑塊，就像在那些韓戰中陣亡的年輕美國大兵體內所見到的一樣。而到了四、五十歲時，這些斑塊就會開始追殺我們了。

對於任何超過十歲讀到上述資訊的人，問題不在於你是否想吃得更健康來**防止**心臟病，而是你是否希望**逆轉**心臟病——因為你很可能已經患病了。

究竟這些脂肪斑紋是多早開始出現的呢？動脈粥狀硬化甚至在出生之前就已經開始了。義大利的研究人員檢視了流產死胎，以及出生後不久即夭折的早產兒動脈；而事實證明，假如母親的低密度脂蛋白膽固醇（LDL cholesterol，俗稱壞膽固醇）偏高，胎兒很可能就有動脈病變。[23]這個發現顯示，動脈粥狀硬化可能不是開始於童年時期的營養性疾病，而是早在母親懷孕期間就已經種下病根了。

孕婦要避免抽菸和飲酒，已經成為普遍的共識。而為了下一代的健康，吃得更健康，也從來都不嫌太早。

《美國心臟病學期刊》（*American Journal of Cardiology*）的主編威廉·羅伯茲（William C. Roberts）認為，動脈粥狀硬化斑塊堆積的唯一致命風險因素就是膽固醇，尤其是血液中升高的ＬＤＬ膽固醇。[24]事實上，ＬＤＬ之所以被稱為「壞」膽固醇，就是因為它是膽固醇沉積到動脈中的載具。上千個年輕事故受害者的屍體解剖顯示，血液中膽固醇的值與動脈中粥狀硬化的量有關。[25]為了有效降低ＬＤＬ這種壞膽固醇，你需要大幅降低三樣東西的攝取量：(1)**反式脂肪**，存在於加工食品、天然肉品及乳製品之中；(2)**飽和脂肪**，主要存在於動物性食品及垃圾食品中；以及(3)**膳食膽固醇**，見於動物性食品，特別是雞蛋。[26]

注意到了嗎？壞膽固醇的三個助攻手，也就是我們頭號殺手的首要風險因素，都源自於動物性產品及加工垃圾食品。這或許解釋了採取全食物蔬食（whole plant foods）的大部分人口，為什麼能避免心臟病的蔓延。

魚油只是騙人的萬應藥嗎？

魚油膠囊已經成長為價值數十億美元的產業，這部分要歸功於美國心臟協會的建議：心臟病高危險群應向醫生諮詢是否應補充 ω-3（omega-3）魚油。[10]現在，我們每年消耗的魚油總量，已超過十萬噸。[11]但科學證據是怎麼說的？魚油對預防和治療心臟病所聲稱的種種好處，難道只是傳說？一篇發表在《美國醫學協會期刊》（*Journal of the American Medical Association*）的系統回顧和整合分析，檢視了所有最佳的隨機臨床試驗，用以評估 ω-3 脂肪酸對於壽命長短、心因性死亡、猝死、心肌梗塞和中風的影響。該研究不僅包含了補充魚油的效果，也包含了建議人們多吃富含脂肪魚類的影響。他們有什麼發現？整體而言，研究人員在總體死亡率、心臟病死亡率、心因性猝死、心肌梗塞或中風等方面，並沒有發現魚油的保護效益。[12]

那麼，對於曾經發作過心臟病，想努力預防下一次心臟病發的人來說呢？研究人員仍然沒有發現任何預防益處。[13]

所以，究竟我們是從哪裡得到這樣的概念，認為魚和魚油中的 ω-3 脂肪酸對身體有好處？普遍認為，愛斯基摩人就是因為 ω-3 脂肪酸而免於心臟病，但是，這似乎也只是個未經驗證的傳說而已。[14]然而，一些早期的研究，卻顯示出充滿希望的結果。例如，一九八〇年代著名的魚油臨床研究「飲食與再栓塞試驗」（Diet and Reinfarction Trial, DART）的試驗發現，在兩千人中，那些接受建議食用脂肪魚類的人，死亡率降低了二九％。[15]這個結果令人印象深刻，也難怪這項研究獲得了很多關注。但人們似乎忘記了後續的DART-2試驗中，結果卻正好相反。由同一組研究人員繼續進行的DART-2試驗，是一個規模更大的研究，研究對象多達三千人。但這一次，接受建議食用脂肪魚類的受試者，特別是那些服用魚油膠囊的人，心因性猝死的風險卻比較高。[16,17]

研究人員彙整所有的研究結果，得到的結論是：在日常臨床治療中，不再有任何正當理由攝取ω-3脂肪酸。[18]那麼當病人按照美國心臟協會的建議，詢問是否該補充魚油時，醫生應該怎麼做呢？就如西奈山（Mount Sinai）心血管研究部的脂質與代謝科主任所說的：「鑑於這個研究結果，以及其他負面的綜合分析，我們（醫生）的職責應該是停止強力推銷魚油給所有病人……」[19]

笨蛋，問題是膽固醇！

羅伯茲醫生不僅是《美國心臟病學期刊》超過三十年的資深主編，也是貝勒心血管協會（Baylor Heart and Vascular Institute）的常務董事，先後發表過一千多篇的科學論文和十多本心臟病學的教科書。他是這個領域的權威。

在羅伯茲醫生的文章〈笨蛋，問題是膽固醇！〉（It's the Cholesterol, Stupid!）一文中，他認為冠狀動脈心臟病只有一個真正的危險因素：膽固醇。[27]你可能是個肥胖、有糖尿病、抽菸、成天窩在沙發上看電視的懶骨頭，但他認為，只要你血液裡的膽固醇含量夠低，這樣**仍然**不足以造成動脈粥狀硬化。

最理想的ＬＤＬ膽固醇值大概是五十到七十毫克／分升（50-70mg/dL），顯而易見的，這個數值越低越好。這就是你出生時的膽固醇值，也是大部分沒有心臟病的人口所測得的數值；此外，在降脂實驗中，一旦膽固醇降到這個數值，動脈粥狀硬化的過程就會停下來。[28]七十mg/dL的ＬＤＬ值，代表總膽固醇值大約為一百五十mg/dL★，低於著名的佛萊明罕心臟研究（Framingham Heart Study，一個為了確定心臟病危險因子的跨世代計畫）報告中，無冠狀動脈心臟病死亡的膽固醇值。[29]因此，總膽固醇值的目標應該低於一百五十。羅伯茲醫生寫道：「如果能夠達到這樣的目標，西方世界的這個大禍害基本上就已經消除了。」[30]

遺憾的是，美國人的平均膽固醇值遠大於一百五十毫克／分升，大約在兩百左右。假如你的驗血結果顯示，總膽固醇值為兩百毫克／分升，醫生可能會向你保證，你的膽固醇值正常。但是，在一個死於心臟病是常態的社會裡，擁有「正常」的膽固醇值可能不是一件好事。

想要真正免於心臟病，你至少需要讓你的ＬＤＬ膽固醇低於七十毫克／分升。羅伯茲醫生指出，想要讓全美國人實現這樣的低ＬＤＬ膽固醇，只有兩種方法：一是讓一百多萬個美國人終生服用藥物，一是推薦他們採用全食物蔬食為主的飲食習慣。[31]

結論就是，要嘛用藥物控制，要嘛改變飲食。所有的健康保險對於降膽固醇的史他汀類（Statins）藥物都有給付，所以假如一輩子都可以單純地每天吃藥控制，為什麼還需要改變飲食

★總膽固醇和高密度膽固醇的比值（TC/HDL ratio）應小於五。理論上，所有人都應該維持新生兒的低膽固醇水準，以預防動脈粥狀硬化。

呢？不幸的是，我們將在第十五章看到，這些藥物並不如人們預期的理想，它們可能會導致不良的副作用。

吃薯條配立普妥，你傻了嗎？

降膽固醇的史他汀類藥物立普妥（Lipitor）成為有史以來最暢銷的藥物，在全球創下一千四百多億美元的銷售額。[32]這類藥物在醫學界的使用相當普遍，美國衛生當局甚至還提倡應該像氟化物一樣，把它們加到公共供水系統中。[33]某份心臟醫學期刊甚至提出一個半開玩笑的建議，要速食餐廳提供「史他汀」口味的番茄醬包，以抵銷不健康飲食帶來的風險。[34]

對於那些心臟病高危險群的人來說，如果不願或不能主動改變飲食來降低膽固醇，史他汀類藥物的益處通常大於風險。不過，這些藥物確實有副作用，可能損害肝臟或肌肉就是其一。有些醫生之所以會對這些用藥患者定期進行血液檢查，就是要監測肝毒性。此外，我們還可以驗血，檢測是否存在著肌肉分解的產物，但是活體檢驗顯示，即便身上出現史他汀類藥物損傷肌肉的證據，血液檢測的結果可能仍是正常的，而且也不會表現出肌肉痠痛或乏力的症狀。[35]肌力強度和功能的衰弱，有時和這些藥物有關，對年輕人而言可能沒什麼大不了，但這會增加老年人跌倒和受傷的風險。[36]

最近，還有其他問題受到關切。二〇一二年，美國食品藥物管理局頒布對史他汀類藥物的新規定，要求必須加上安全標示，警告醫生和患者這類藥物對大腦可能產生副作用，比如記憶喪失和混亂。另外也發現，史他汀類藥物可能會增加罹患糖尿病的風險。[37]二〇一三年，一項涵蓋數千名乳癌患者的研究報告指出，長期使用史他汀類藥物，可能會讓女性罹患浸潤性乳癌的風險加倍。[38]由於婦女的主要死因是心臟病而非癌症，所以史他汀類藥物的益處可能仍然大於風險。但話說回來，如果你可以自然就降低膽固醇，為什麼要冒任何風險呢？

蔬食在降低膽固醇的作用上，已經顯示出與第一線的史他汀類藥物一樣有效，且不具任何風險。[39]事實上，健康飲食帶來的「副作用」往往是好的——**減少**癌症和糖尿病的風險，還能**保護**肝和腦。這些，我們會在稍後繼續探討。

心臟病不可逆轉？大錯特錯

越早開始健康的飲食習慣越好，但有可能會太晚嗎？生活形態醫療（lifestyle medicine）★的先驅，比如納森・普里特金（Nathan Pritikin）、狄恩・歐尼斯（Dean Ornish）與卡爾德威爾・耶瑟斯汀（Caldwell Esselstyn Jr.），參照亞洲及非洲免除心臟病風險的蔬食習慣，讓心臟病晚期患者也採取相同的飲食。他們希望，足夠健康的飲食能夠阻止病情持續發展及進一步惡化。

出乎意料的，神奇的事情發生了。

這些病患的心臟病開始逆轉，患者的情況都在慢慢**變好**。當他們一停止會堵塞動脈的飲食習慣後，身體就有能力開始分解掉一些已經沉積的斑塊。即使在某些罹患嚴重的三條冠狀動脈血管疾病的患者身上，不需藥物或手術治療，動脈竟然也開始暢通了。這個現象顯示，他們的身體一

★生活形態醫療是一門利用改變生活形態來減少疾病風險和負擔的科學方法，例如改善營養、鍛鍊身體、減輕壓力、多休息、戒菸酒等等。生活形態醫療是從根本預防和治療許多慢性疾病的推薦方法。資料來源：American College of Preventive Medicine, Lifestyle Medicine Initiative http://www.acpm.org/?page=LifestyleMedicine

直想要痊癒，只是從來沒有得到機會。[40]

我想跟大家分享一個所謂「醫學上心照不宣的祕密」[41]：在適當條件下，人體是有自癒能力的。比如說，你的小腿重重地在茶几上撞了一下，即便你什麼都沒做，身體也會發揮魔力，紅腫疼痛及瘀青的情況沒多久就能自動消除。但是，如果你不斷撞擊到同一個部位，會發生什麼事呢？當然，傷處就永遠沒有復原的機會了。

你可以去看醫生，抱怨小腿疼痛。你的醫生可能會說：「別擔心！」然後開止痛藥給你。等你回到家，小腿依舊每天都要碰撞幾次，但吃了止痛藥，你感覺**好多了**。謝天謝地，我們有現代醫療！這種情況，可以類比我們吞硝化甘油來預防或治療心絞痛。醫藥能夠有效減輕症狀，但無法進行任何根本上的治療。

只要你有心，身體會努力重獲健康。但是，如果你繼續照三餐傷害自己，就會中斷身體的自癒過程。想想以下這個抽菸與得肺癌的例子，這是我在醫學院學到最令人驚奇的事之一：如果你能在十五年內戒菸，罹患肺癌的風險和終生不抽菸的人相近。[42]這是因為在這段期間，你的肺部還有可能清除掉所有累積的焦油，最終，幾乎能回到從不吸菸的狀態。

我們的身體想要健康。在你抽菸生涯的每個晚上，當你睡著時，這個自癒過程都在重新啟動，直到……轟！你點燃了第二天早上的第一支菸。就像你會在每次吞雲吐霧時傷害你的肺，你吃的每一口食物也都在傷害你的動脈。你可以選擇用溫和的方式，用**比較小**的錘子來敲打自己，但是究竟為什麼要自討苦吃呢？你可以選擇停止傷害自己，不再作繭自縛，讓身體的自癒過程帶你重回健康。

內毒素會殘害你的動脈

不健康的飲食習慣，不僅會影響你的動脈結構，也會影響動脈功能。動脈不只是血液流動的被動管道，它們也是動態的活器官。近二十年來，我們已經知道，單單一餐速食（原本研究用的是滿福堡加蛋）就可在一小時內讓你的動脈硬化，使動脈正常放鬆的能力減半。[43]而在這種發炎狀態開始消退的五、六個小時後，午餐時間到了！你可能又會再度用另一批有害的食物來重擊你的動脈，許多美國人都因此滯留在慢性低度發炎的危險地帶。不健康的餐點所造成的體內損害，不是在幾十年後反擊，而是就在此時此刻，就在食物吃下肚的幾小時內。

起初，研究人員認為，動物性脂肪或動物性蛋白是罪魁禍首，但最近他們注意到一種被稱為「內毒素」（endotoxins）的細菌毒素。在某些食物中，例如肉類，即使經過烹調，似乎仍藏著不論死活都會引起發炎的細菌。內毒素不會被烹調的溫度、胃酸或消化酶破壞，因此在食用動物性產品後，這些內毒素可能就進入了腸道中。然後，內毒素應該是透過腸壁吸收的飽和脂肪被運送到你的血液中，引起動脈發炎。[44]

這或許能夠解釋，為什麼心臟病患者在採取水果、蔬菜、全穀類和豆類所組成、以蔬食為主的飲食後，症狀會以驚人速度得到緩解。歐尼斯醫師發表的報告中顯示，連續幾個星期的蔬食後，不論有沒有運動[45,46]，這些患者的心絞痛發生率都減少了九一％。這種快速解決胸痛問題的方法，在身體清除動脈斑塊之前就已經發生，表明了蔬食不只有助於清理血管，還能提高動脈的日常功能。相反的，在對照組中，遵循醫囑服藥的患者，心絞痛發作次數**增加**了一八六％。[47]他們情況會惡化並不令人意外，因為他們繼續攝取會在第一時間殘害動脈的不良飲食。

幾十年來，我們已經明白改變飲食習慣的驚人力量。例如，早在一九七七年就發表於《美國心臟期刊》（*American Heart Journal*）上，名為〈心絞痛與純素飲食〉（Angina and Vegan Diet）的這篇論文。純素飲食完全只吃植物，不吃肉類、乳製品及雞蛋。醫生們所舉的幾個例子，情形都和F. W.先生（通常用英文縮寫來保護病人隱私）相仿。F. W.先生六十五歲、患有嚴重的心絞痛，嚴重到讓他每走九到十步，就不得不停下來休息，甚至還曾痛到沒辦法走到家門口的郵箱前。但當他開始採行純素飲食，短短幾天，心絞痛的毛病就改善了。而在短短幾個月內，據說他就能去爬山，完全不感到疼痛了。[48]

還不打算開始吃得更健康嗎？那麼，你可能會需要這一類治療心絞痛的新藥物，比如Ranolazine（市售藥名為Ranexa）。製藥公司的高層建議將這個產品用在「無法遵照指示改變基本飲食結構，來實現純素飲食」[49]的人身上。服用這種藥物，每年的花費超過兩千美元，但副作用相對較少，並且有效……從技術上來說。在最高劑量時，Ranexa能夠延長運動時間三十三・五秒。[50]超過半分鐘喔！但看起來，選擇服用這種藥物的人，似乎不像能馬上就去爬山。

用巴西堅果來控制膽固醇？

一份巴西堅果，是否能比史他汀類的藥物更快降低你的膽固醇，甚至在吃後一個月還能維持效果？這是我見過最瘋狂的發現之一。巴西（不然還能是哪裡？）的研究人員為十名男女性受試者，分別提供了含有一到八顆巴西堅果的一餐。令人驚訝的是，相較於完全沒有吃堅果的對照組，僅僅四顆巴西堅果，幾乎立即改善了膽固醇值。在吃了巴西堅果後僅僅九個小時，ＬＤＬ壞膽固醇的數值就大幅降低了二十點。[51]即使是藥物，作用都沒有那麼快。[52]

接下來才是真正瘋狂的部分：三十天後，研究人員再次測量這些受試者的膽固醇。雖然只吃了一份巴西堅果，而且已經過了一個月，這些人仍然維持著同樣的低膽固醇值。

在一般情況下，如果醫學文獻中的研究結果太好，好到不像是真的，就像巴西堅果的研究，醫生們會等著看到重複驗證的結果後，才會改變他們的臨床診療，並開始向病患建議新方法。特別是這項研究只有十名受試者，而結果似乎也太匪夷所思，令人難以置信。但是，因為這種介入治療的方式便宜又方便，且無害健康——每個月只需要吃四顆巴西堅果，那麼依我看來，做法可以反過來。我認為合理的方法是直接採用新療法，直到出現反面事證為止。

然而，巴西堅果雖然好，但不是吃越多越好。巴西堅果含有高量的礦物質硒，每天吃四顆，實際上可能就已經達到人體每日所能容忍的臨界值。不過，如果你只是一個月吃四顆，大可不必擔心。

跟著錢走的假醫學

研究顯示，冠狀動脈心臟病可以用蔬食逆轉，不管生活方式有沒有其他更健康的改變。幾十年來，這些研究都已經在一些世界上最負盛名的醫學期刊上發表過。然而，為什麼這些新知還沒有轉變成公共政策呢？

一九七七年，美國參議院「營養與人類需求專責委員會」（Senate Committee on Nutrition and Human Needs）就嘗試要這麼做。這個委員會有個更廣為人知的名稱——麥高文委員會（McGovern Committee），他們發布了《美國的飲食目標》（*Dietary Goals for the United States*），報告中建議美國人應該減少動物性食物，提高植物性食物的消費。一位哈佛大學營養學系的創始成員回憶說：「肉、奶和蛋的生產商都很不高興。」[53]這是相當含蓄的說法。實際上，由於受到來自業界的巨大壓力，不僅「減少肉類消費」的目標從這份報告中被刪除，甚至連整個參議院營養委員會都被解散。幾位著名的參議員，據說就是因為支持這份報告而落選。[54]

最近幾年才被揭露，美國官方飲食指南諮詢委員會（Dietary Guidelines Advisory Committee）的許多成員，與業界都有利益掛勾，小至糖果公司，大到像麥當勞的健康生活方式委員會及可口可樂的健康飲料研究院這類的大型企業組織都有。一名官方委員會的成員，甚至在參與撰寫正式的《美國人飲食指南》（*Dietary Guidelines for Americans*）之前，還曾擔任過蛋糕預拌粉製造商鄧肯．漢斯（Duncan Hines）的品牌代言人，以及知名酥油公司克里斯科（Crisco）的官方品牌代言人。[55]

正如一位評論家在《食品與藥品法期刊》（*Food and Drug Law Journal*）中指出的，歷年來，飲食指南諮詢委員會的報告內容：

完全不討論關於吃肉影響健康的科學研究。假如委員會確實討論過這項研究，他們將無法對吃肉的建議自圓其說。因為研究顯示，肉類會增加罹患慢性病的風險，而這違背了飲食指南的目的。因此，委員會必須完全忽視這項研究，才能夠得出一個與之牴觸的結論。[56]

那麼，醫學界呢？對於飲食力量的研究結果，為什麼我的同事們還沒能完全接受呢？遺憾的是，醫學史上有很多醫療機構都不乏拒絕合理科學的例子，只因它違背了當時主流的傳統思維。針對這種情形，甚至還創造出一個專有名詞：「番茄效應」★。《美國醫學協會期刊》創造出這個新詞，反映番茄一度被認為有毒的事實，儘管有大量相反的證據，但數百年來，北美洲人仍然對番茄心生畏懼。[57]

大多數的醫學院，沒有將任何一門營養課程列為必修。這已經夠糟糕了[58]，更糟的是，主流醫學組織還積極遊說，**反對**為準醫生加開營養教育課程。[59]當美國家庭醫師協會（American Academy of Family Physicians, AAFP）被他們新的榮譽合作企業可口可樂請調去支援患者的健康飲食教育時，學會的執行副會長為了平息爭議，試圖解釋這樣的結盟並非沒有先例。畢竟，他們曾經和百事可樂、麥當勞也有過一段時間的合作關係。[60]在此之前，他們甚至和菸草商菲利普莫里斯（Philip Morris）有財務上的關係。[61]

但這種說法似乎沒能平息輿論。因此AAFP的執行長引述了美國飲食協會的政策聲明：「食物沒有好壞，只有好或壞的飲食習慣。」沒有不好的食物？真的嗎？過去香菸業者也曾散播過類似的論點：抽菸本身不是壞事，壞的只有抽菸過量。[62]這種「過猶不及」的觀念，聽起來是不是很熟悉？

美國膳食協會（American Dietetic Association, ADA），就是負責製作一系列營養成分表並附上健康飲食指南的機構。該協會也有企業合作關係。至於這些成分表是誰寫的呢？食品業者付給ADA每張成分表兩萬美元的代價，直接參與起草過程。因此，我們會從美國蛋業聯盟了解到蛋的知識，還有從青箭科學研究所了解到嚼食口香糖的好處。[63]

★番茄效應（Tomato Effect）一詞，是由兩位醫學教授在協會期刊中提出的，主要是他們看到太多醫生和醫學人士礙於當代主流學說的見解，而把很多有實際療效的東西屏除在外。

二〇一二年，美國膳食協會更名為「營養和飲食協會」（Academy of Nutrition and Dietetics），但並未改變它一貫的政策。每年，該協會仍繼續從加工垃圾食品、肉類、乳製品、碳酸飲料和糖果公司收取數百萬美元的贊助。而作為回報，協會讓這些企業提供正式的教育研討會，來教導營養師該對他們的客戶說什麼。[64]當你聽到某些人的頭銜是「註冊營養師」，他們就是在這裡註冊的。慶幸的是，營養師社群內部所發起的運動，已經開始抵制這樣的趨勢，比如成立「營養師職業操守」（Dietitians for Professional Integrity）這樣的組織。

那麼，醫生個人的做法又是如何？為什麼不是我所有的同事都會告訴他們的病人不要再吃速食呢？醫生常見的藉口，是診療時間不夠，但最重要的原因是，醫生之所以不給高膽固醇患者健康飲食的建議，是因為他們認為患者可能會「產生與飲食建議有關的被剝奪恐懼」。[65]換句話說，醫生察覺到，患者會覺得飲食諮詢剝奪了他們所有吃垃圾食物的享受。話說回來，你能想像一個醫生說：「的確，我很想建議我的患者戒菸，但是我知道他們有多麼愛抽菸」嗎？

美國責任醫療醫師委員會（Physicians Committee for Responsible Medicine）的主席尼爾．巴納德（Neal Barnard）醫師，最近在美國醫學協會的期刊中發表了一篇引人注目的文章，描述醫生是如何從抽菸的旁觀者（甚至是推動者），轉變為對抗香菸的領導者。醫生們意識到，假如他們自己的手指上不再有菸漬，就能更有效地輔導病人戒菸。

如今，巴納德醫生說：「蔬食對身體的好處，程度相當於戒菸。」[66]

第2章　如何不死於肺部疾病

我所見過最糟糕的死法，就是死於肺癌。我曾經在波士頓的一間公立醫院實習。顯然的，如果有人死在牢裡，會讓監獄的統計數據看起來很糟，因此那些病入膏肓的囚犯，都會被送到我所服務的醫院，度過他們最後的日子——即使我們對他們的病情已經無能為力。

我還記得，那是個夏天，但囚犯病房裡沒有空調。我們醫生可以躲到涼爽的護士站，但被銬在床上的囚犯，只能平躺在那棟磚砌高樓的頂層，忍受著高溫。當他們戴著腳鐐，被押到我們面前的大廳時，地上都留下了一條條汗水的痕跡。

那天晚上，我已經值班三十六個小時。當時，我們每週工作一百一十七個小時。在這樣的狀況下，我們沒有因為誤診而害死更多的人，真是個奇蹟。整個晚上，值班的只有兩個人——我，以及一個更愛躺著領一千塊薪水的兼職醫生。所以大部分時間，我必須獨自照顧那裡的數百名患者，還有其中一些情況最嚴重的病人。那晚，就是其中一個這樣的晚上，在睡眠不足、半夢半醒間，我接到了電話。

在此之前，所有我見過的死法，要不是在到達以前就已經死亡，要不就是在我們試圖拚命搶救，而且幾乎總是失敗後，死於心搏停止。

但這次不一樣。

這個病人睜大了眼睛，大口喘氣，他被銬住的手不斷地在床上亂抓。癌症把他的肺灌滿了液體。他正在被肺癌淹死。

就在他拚命捶打、絕望懇求時，我的腦袋開啟了醫學模式，搜尋所有可能的治療方案和醫療程序，但卻沒有什麼是我能做的。病人需要嗎啡，但嗎啡放在病房的另一頭，而我從來沒能及時取得讓他使用。我在監獄裡不太受歡迎，因為我曾經舉報過守衛毆打生病的囚犯，而受過死亡威脅。因此，他們絕不會讓我快速地通過閘門。我懇求護士試著去拿一些，但她也沒能及時趕回。

病人的咳嗽已經變成了喀喀聲。我對他說：「一切都會沒事的。」隨即我想著，對快要窒息而死的人說這句話，是多麼愚蠢啊！這只是在他整個人生裡，長久以來被其他權威人士自以為施恩的另一個謊言罷了。無能為力之下，我從醫生變回普通人。我握著他的手，而他用盡所有力氣抓住我，拉著我靠近他布滿淚痕、驚慌失措的臉。「我在這裡，」我說，「我就在這裡。」我們四目相接，直到他在我面前窒息而死。這感覺，就像眼睜睜地看著有人被折磨至死一樣。

現在，做個深呼吸。然後想像一下，不能呼吸會是什麼感覺。我們都需要好好照顧肺。

不想以後窒息而死，請先戒菸

美國排名第二的殺手，就是肺部疾病，每年奪取約三十萬條生命。就和我們的頭號殺手心臟病一樣，大部分的肺部疾病都是可以預防的。肺部疾病有很多種，但致命的主要有三種類型，即肺癌、慢性阻塞性肺病（ＣＯＰＤ）及氣喘。

肺癌是癌症中的頭號殺手。每年約有十六萬人因肺癌死亡，其中絕大多數都是抽菸的直接後果。然而，事實上，健康的飲食習慣可以幫助減少抽菸對DNA的不良影響，還可能有助於預防肺癌擴散。

慢性阻塞性肺病每年約害死十四萬人，有兩個主要的類型：其一是破壞肺泡壁的肺氣腫；其二是濃痰堵塞發炎造成氣管襯膜變厚，而引發慢性支氣管炎。雖然目前還沒有辦法治癒慢性阻塞性肺病所造成的肺部永久性疤痕，但富含蔬果的飲食，可能有助於減緩病情發展，並改善一千三百萬名患者的肺部功能。

最後一項是氣喘，每年可奪走三千條性命。這是兒童最常見的慢性病之一，但大部分透過健康飲食就能預防。研究顯示，每天多吃蔬果，不僅可以降低兒童氣喘的發病人數，也能減少氣喘病人發作的次數。

在美國，每年被診斷出肺癌的病例約有二十二萬個，而每年導致的死亡人數，比大腸癌、乳癌和胰臟癌的致死人數加起來還要多。[1]在任何時候，都有將近四十萬名美國人活在肺癌的陰影下。[2]然而，肺癌與心臟病有個很大的不同點：至今還沒有充分證據可以認定堵塞動脈的飲食是造成心臟病的直接結果，但人們已經普遍認識到，抽菸是目前肺癌最常見的肇因。根據美國肺臟協會（American Lung Association）的資料顯示，肺癌致死的案例中，抽菸比例高達九〇％。男性抽菸者罹患肺癌的機率，是非抽菸者的二十三倍；而女性抽菸者罹患肺癌的機率，則是非抽菸者的十三倍。抽菸不只是傷害自身的健康，每年都有數千人死於二手菸。假如非抽菸者經常暴露在香菸的煙霧中，罹患肺癌的風險比一般人高了二〇％到三〇％。[3]

現在，菸盒上的警示標語到處都是，但有很長的一段時間，抽菸與肺癌之間的關聯性卻被有權有勢的利益集團所掩蓋，情形就像現在特定食物和某些主要死因之間的關聯性也被壓下來一樣。舉例來說，在一九八〇年代，美國最大的菸草商菲利普莫里斯推出了惡名昭彰的白袍計畫（Whitecoat Project），聘請了一些醫生來發表別人代為捉刀的研究報告，意圖否定二手菸與肺部疾病的關係。這些論文篩選了各式各樣的科學報告，隱瞞和歪曲二手菸危害健康的鐵證。這種洗白手段，加上香菸業者聰明的行銷活動（其中還包含了卡通化的廣告），促使各個世代的美國人對他們的產品上癮。[4]

假如你明知道所有證據和警語，但目前還在抽菸，你能跨出最重要的一步，就是戒菸。就是現在，請立即行動。戒菸的好處是立竿見影的。根據美國癌症協會的資料顯示，就在戒菸二十分鐘後，心跳速率和血壓都立刻下降了；在戒菸幾週內，血液循環和肺功能會改善。然後，戒菸短短幾個月內，「清道夫」細胞會開始再生，幫助清潔肺部、去除痰液，以及降低感染風險。在戒菸一年內，與抽菸有關的冠狀動脈心臟病風險，會下降到只有抽菸者的一半。[5]正如我們在第一章所看到的，只要我們不持續傷害身體，我們的身體其實是有奇蹟般的自癒能力的。同樣的，簡單的飲食改變，也有助於逆轉香菸煙霧中的致癌物質對身體所造成的傷害。

綠花椰菜的保肺之道

首先，了解香菸對肺部的毒害作用是非常重要的。香菸煙霧中含有削弱人體免疫系統的化學物質，使我們更容易感染疾病，並妨礙身體摧毀癌細胞的能力。同時，香菸煙霧會破壞細胞的ＤＮＡ，增加最初癌細胞形成與蓬勃發展的機會。[6]

為了測試健康飲食對於防止ＤＮＡ損害有多大的作用，科學家通常會以長期抽菸者為研究對象。研究人員召集了一群老菸槍，要求他們攝取比一般美國人多二十五倍的綠花椰菜，也就是每天要吃一顆綠花椰菜。研究結果顯示，相較於沒吃綠花椰菜的抽菸者，這群抽菸者血液裡的ＤＮＡ突變，在十天裡少了四一％。難道是因為綠花椰菜提高了肝臟解毒酶的活性，在致癌物質到達抽菸者的細胞之前，就幫身體先排除了嗎？並非如此。研究人員從受試者的身體提取ＤＮＡ，並將之暴露在已知會損害ＤＮＡ的化學物質裡，從吃綠花椰菜的受試者身上所提取的遺傳物質，損傷明顯較少。這意味著吃綠花椰菜一類的蔬菜，能使我們在次細胞層級（subcellular level）更有復原能力。[7]

不過，你千萬不要誤以為，這樣的結果代表了只要在抽一包萬寶路之前，先吃一顆綠花椰菜，就能完全去除香菸煙霧的致癌作用。這樣是行不通的。但是，假如你正試著戒菸，綠花椰菜、白花椰菜和高麗菜這類的蔬菜，可能有助於防止香菸對身體的進一步傷害。

花椰菜家族（十字花科）的優點，可能還不止於此。雖然乳癌是美國女性最常見的體內癌，但肺癌其實才是她們的頭號殺手。確診後的女性乳癌患者，有八五％的五年存活率，但是肺癌的比率卻恰恰相反：八五％的女性肺癌患者，在確診後活不過五年。這些人的死因，九〇％都是轉移，也就是癌症擴散到身體的其他部位。[8]

綠花椰菜所含的某些化合物，可能有抑制這種轉移擴散的潛力。在二〇一〇年進行的一個研究中，科學家將一層人體肺癌細胞放在培養皿裡，並且從中間切開了一大片；但僅僅二十四小時內，癌細胞就已經蔓延連接在一起；三十個小時之內，中間的縫隙已經完全密合了。但是，當科學家把一些十字花科蔬菜的化合物滴在癌細胞上面後，卻阻止了癌細胞的蔓延。[9]雖然吃綠花椰菜能否幫癌症患者延長生命，還在臨床試驗階段，但引進健康的飲食仍是百利無一害，可以跟你所選擇的任何治療方式併行不悖。

一根菸就抵銷了羽衣甘藍的效益

研究人員發現，有「青菜女王」之稱的羽衣甘藍（Kale）★，有控制膽固醇的作用。研究人員讓三十個有高膽固醇毛病的人，每天飲用三到四口的羽衣甘藍汁，持續三個月。這樣的份量等於吃了三十磅的羽衣甘藍，或者大約等於一般美國人將近一個世紀的攝取量。結果如何？他們既沒有變成綠巨人，當然也不會開始進行光合作用。

羽衣甘藍發揮了作用，壞膽固醇大幅減少了，好膽固醇也增加了[10]，程度相當於跑了三百英里。[11]在研究結束時，大多數受試者血液中的抗氧化活性也上升了。但奇怪的是，有少數人的抗氧化活性還是一樣。果然，這些人都有抽菸的習慣，研究人員認為這是因為香菸產生的自由基耗盡了抗氧化物。因此，當你看到抽菸習慣消耗掉八百杯羽衣甘藍的抗氧化效果時，你就該知道你要戒菸了。

薑黃的致癌物阻斷效應

讓咖哩粉呈現特有金黃色的印度香料薑黃，也可以幫助防止某些抽菸引起的ＤＮＡ損害。自一九八七年以來，美國國家癌症研究所（National Cancer Institute）已經測試了超過一千種不同化合物的「化學預防」（防癌）活性。★★其中只有幾十種通過臨床試驗，但最有希望的，就是薑黃中亮黃色的色素——薑黃素。[12]

癌症化學預防劑可以根據對抗的是癌症發展的哪個階段來分類：致癌物阻斷劑和抗氧化劑有助於防止初始觸發的ＤＮＡ突變；而抗增生劑則可以阻止腫瘤的生長和擴散。薑黃素的特殊之處，就是它同時具備了這三種功能，也就是說，薑黃素的抗癌作用，既可能預防癌症，還能阻止癌細胞生長。[13]

研究人員進一步探究薑黃素對各種致癌物質讓DNA變異能力的影響，發現針對幾種常見的致癌物質而言，薑黃素確實是有效的抗突變劑。[14]但是，這些實驗都是「在玻璃中」進行的，亦即只能證明對試管實驗有效。畢竟，將人類暴露在可怕的致癌物質中，以觀察他們是否會得癌症，這種活體實驗是不道德的。然而，有人想出了一個好主意，他們找來了一群已經讓致癌物質進入血液的人——抽菸者！

檢測人體內DNA突變化學物質的一種方法，就是把尿液滴入長滿細菌的培養皿裡。就像地球上所有生命一樣，細菌也把DNA當成它們共通的遺傳語言。不出所料，嘗試了這種實驗的科學家發現，非抽菸者的尿液導致的DNA突變非常少——畢竟，流經他們生理系統的致癌物質本來就比抽菸者少很多。但是，一旦抽菸者攝取了薑黃素後，DNA突變率的下降幅度卻能高達三八%。[15]他們不是吞薑黃素錠，而是在一般食品店都可買到的香料薑黃，而且每天吃不到一茶匙的量。當然，薑黃並不能完全緩解抽菸的影響。即使受試者吃了一個月的薑黃，檢測抽菸者的尿液，可以得知對DNA的損害能力還是超過了非抽菸者。但把薑黃穩定納入飲食的抽菸者，可以減少一些對身體的傷害。

薑黃素優秀的抗癌作用，超過它防止DNA突變的潛在能力。這似乎也有助於調節計畫性細

★羽衣甘藍不是台灣常見的葉菜類，這種皺葉深綠色蔬菜跟花椰菜一樣，也是十字花科家族的一員，國外視之為排毒抗癌聖品，通常都打成蔬果精力湯飲用。

★★化學預防（Chemoprevention）是指利用天然物或藥物來預防、逆轉或延遲癌症的發生及發展。

胞死亡（programmed cell death），這是一種細胞主動性的「自殺」行為，透過預先排定的「細胞凋亡」★過程，讓位給新的細胞。從某種意義來說，每隔幾個月，身體就會透過飲食所提供的材料來自我重建。[16]然而，有些細胞待了太久而不受歡迎，這就是所謂的癌細胞。癌細胞通過某種方式關閉了自殺機制，因此在預定凋亡的時候，它們不會「捨身就義」。正因為癌細胞不斷地茁壯與分裂，最終就會形成腫瘤，逐漸擴散到整個身體。

那麼，薑黃素是怎麼影響這個過程的呢？薑黃素似乎具有將自殺機制重新編寫回到癌細胞身上的能力。所有的細胞都含有所謂的死亡受體，能夠觸發自殺程序，但是癌細胞卻可以關閉自己的死亡受體。然而，薑黃素似乎能夠活化死亡受體。[17]薑黃素還可以直接活化癌細胞中稱之為「凋亡蛋白酶」（caspases）的「行刑酶」，從內部砍斷癌細胞的蛋白質來摧毀癌細胞。[18]薑黃素與大多數的化療藥物不同：癌細胞在一段時間後，會對化療藥物產生抗藥性；但薑黃素同時影響了細胞死亡的多種機制，讓癌細胞更難逃過被摧毀的命運。[19]

薑黃素已經在體外實驗中被發現能有效對抗各種不同的癌細胞，包括乳癌、腦癌、血癌、大腸癌、腎臟癌、肝癌、肺癌和皮膚癌。基於目前還未完全清楚的原因，薑黃素似乎會放過非癌細胞。[20]可惜的是，薑黃素尚未進行過預防或治療肺癌的臨床試驗，但由於攝取烹調劑量的薑黃對人體沒有任何壞處，我會建議你設法把這種香料加進你的日常飲食。在本書第二部，我會提供你一些膳食建議。

暗藏的風險：飲食上的二手菸

雖然大多數的肺癌都因為抽菸所致，但大約有四分之一的病例卻發生在從未抽菸的人身上。[21]其中有些病例是因為二手菸所致，而另一個肇因可能是另一種潛在的致癌因子：油炸時所產生的油煙。

當脂肪被加熱到油炸溫度，無論是豬油等動物性脂肪或是植物油，都會釋出具有誘變性質（能夠導致基因突變）的有毒揮發性化學物質。[22]這種情況，甚至在未達到「冒煙點」的溫度之前就已發生。[23]因此，要降低罹患肺癌的風險，必須油炸處理食物時，廚房務必通風良好。[24]

罹癌風險還可能跟烹調什麼食物有關。一項針對中國婦女的研究發現，每天炒肉的抽菸者罹患肺癌的機率，比每天炒其他食物的抽菸者要高出近三倍之多。[25]研究人員認為，這是因為高溫烹調肉品時會產生一種稱為異環胺（heterocyclic amines）的致癌物質（詳見本書第十一章）。

肉品產生的油煙，其不良影響很難跟吃肉本身的不良影響劃分清楚。但最近一項針對孕婦進行的燒烤研究，試圖要釐清這兩者的差異。多環芳香烴碳氫化合物（PAHs，一百多種不同化學物質的合稱），是存在於香菸煙霧中的致癌物質之一，烤肉時也會形成這種化合物。研究人員發現，不僅懷孕晚期吃烤肉，嬰兒出生時的體重會較輕，孕婦只是暴露在烤肉油煙中，也可能會生出體重不足的嬰兒。吸入烤肉油煙，也與嬰兒頭部較小有關，而頭部大小是腦容量的指標。[26]空氣污染的研究顯示，懷孕期間暴露在多環芳香烴碳氫化合物的環境下，會對腹中孩子未來的認知發展產生不利影響（亦即低智商）。[27]

即使只是住在餐廳隔壁，也可能對健康造成危害。科學家曾經評估那些住在中國、美國餐館及燒烤店排煙口附近居民的罹癌風險，結果顯示暴露在這三種類型餐館的油煙下，會導致居民接

★細胞凋亡的英文 apoptosis，由希臘文的 *ptosis*（意思是墮落或死亡）及 *apo*（遠離）組成。

觸到超過安全範圍的PAHs，而其中又以中國餐館最糟糕。研究人員認為，這是用煎炸方法烹煮太多魚料理所致[28]，因為煎魚的油煙中含有高濃度的PAHs，會破壞人體肺細胞的DNA。[29]研究人員總結認為，鑑於過高的罹癌風險，只要每個月超過一兩天住在中國餐館排煙口附近，就有健康上的顧慮。[30]

那麼，香氣誘人、滋滋作響的炸培根呢？炸培根所產生的油煙中，含有一種致癌物質叫亞硝胺。[31]雖然所有肉類都可能會釋出有致癌之虞的油煙，但像培根這樣的加工肉類可能是最糟的：加州大學戴維斯分校所做的一項研究發現，培根產生的油煙所造成的DNA突變，比起在溫度相近下炸牛肉餅所產生的油煙，要高出四倍。[32]

那麼，素肉製成的天貝培根（tempeh bacon）呢？天貝是一種發酵類的豆製品（原料大都是黃豆），用來製作各種肉類的替代品。研究人員從炸培根、炸牛肉及炸天貝培根所產生的油煙中，比較對DNA突變的影響。結果發現，培根和漢堡所產生的油煙會導致DNA突變，但天貝培根產生的油煙不會。儘管如此，吃油炸食品仍然不是個好主意。雖然吸入天貝培根的油煙，沒有檢測到DNA變化，但油炸過的天貝培根本身還是會產生一些DNA突變（比牛肉少四十五倍，比培根少三百四十六倍）。研究人員指出，這些發現或許可以解釋為何廚師在呼吸系統疾病和肺癌的發病率較高，而素食者總體的罹病率卻較低。[33]

如果你萬不得已要炸培根或炒雞蛋，使用開放的後院空間來降低自己暴露在油煙中的程度，是更安全的選擇。研究顯示，相較於戶外，在室內油炸東西時，沉積到肺中的微粒數量要多了十倍之多。[34]

氣道受阻的慢性阻塞性肺病

慢性阻塞性肺病（Chronic Obstructive Pulmonary Disease, COPD），比如肺氣腫和慢性支氣管炎，是一類使人難以呼吸，並隨著時間而加重的慢性呼吸系統疾病。除了呼吸短促，COPD還會引起劇烈咳嗽、過多生痰、呼吸有喘鳴聲和胸悶等症狀。在美國，COPD的患者超過了兩千四百萬人。[35]

抽菸無疑是造成COPD的主要誘因，但還有其他的可能因素，例如長時間暴露於污染的空氣中。遺憾的是，目前還沒有徹底治療COPD的方法，但有個好消息是：健康的飲食可能有助於預防COPD，以及防止病情惡化。

回溯五十年前的數據顯示，攝取大量蔬果與良好的肺部功能有正相關性。[36]僅僅每天多吃一份水果，就可能降低二四％COPD的死亡風險。[37]相反的，來自於哥倫比亞大學和哈佛大學的兩份研究發現，攝取培根、臘腸、火腿、熱狗、香腸和義大利香腸等醃製肉品，可能會增加COPD的風險。[38,39]研究認為，煙燻或鹽醃肉品中的亞硝酸鹽防腐劑，就跟香菸煙霧產生的亞硝胺一樣，會對肺部造成傷害。[40]

那麼，假如你已經患病了，該怎麼辦？有助於預防COPD的食物，是否同樣能用於治療呢？一項在二〇一〇年發表的劃時代研究結果，給了我們一個答案。超過一百位COPD的患者隨機被分為兩組，一半被要求提高蔬果攝取量，另一半則維持他們的平常飲食。在後續三年中，後者的病情一如預期地持續惡化；相反的，前者（攝取更多蔬果的那一組）的病況則停止發展。他們的肺功能不僅沒有變差，實際上還**改善**了一些。研究人員認為，這可能是由於蔬果抗氧化和抗炎作用的結合，以及減少食用肉類（被認為是助氧化劑）的緣故。[41]

不管是哪種機制起了作用，包含更多全食物蔬食的飲食，的確有助於預防並阻止這個頭號殺手的發展。

氣喘治不好？醫學上的一大迷思

氣喘是一種呼吸道慢性發炎的疾病，特徵是氣管腫脹變窄的反覆發作，導致呼吸短促、咳嗽，以及呼吸有喘鳴聲。氣喘在任何年齡都有可能開始發作，但通常出現在兒童時期。氣喘是兒童最常見的慢性疾病之一，患病率逐年增加。[42]在美國，有二千五百萬人患有氣喘，其中有七百萬名是兒童。[43]

最近，一項突破性的研究顯示，氣喘的發生率在世界各地有顯著的差距。「兒童氣喘及過敏的國際研究」（International Study of Asthma and Allergies in Childhood）是有史以來對氣喘最全面的調查，在近百個國家追蹤了一百多萬名兒童。該研究發現，氣喘、過敏和濕疹的患病率，在全球不同國家有二十倍到六十倍的差異。[44]比如說，鼻結膜炎（眼睛癢和流鼻涕）在兒童中的盛行率，在印度只有一%，而在其他國家卻能高達四五%，為什麼？[45]雖然像空氣污染和抽菸率這些因素可能扮演了部分角色，但最重要的關鍵不是跑到肺裡的東西，而是吃到肚子裡的食物。[46]

在偏重澱粉類、穀類、蔬菜及堅果等食物的地區，青少年比較不可能出現呼吸有喘鳴聲、過敏性結膜炎，以及過敏性濕疹的慢性症狀。[47]每天吃兩份以上蔬菜的兒童，患有過敏性氣喘的機率只有一半。[48]根據研究，一般而言，氣喘和呼吸道症狀的盛行率，在多吃天然蔬食的人口中明顯偏低。[49]

動物性來源的食物，已知會提高氣喘風險。一項針對十萬多名印度成年人的研究發現，每天或偶爾吃肉的人，比那些飲食中完全排除肉類和蛋的人，更容易被氣喘纏上。[50]蛋類（及汽水）也跟兒童氣喘發作有關，也同樣會誘發其他的呼吸道症狀（比如呼吸有喘鳴聲、呼吸短促和運動誘發的咳嗽）。[51]將蛋和乳製品完全從飲食中排除之後，僅僅八週就能明顯改善氣喘兒童的肺部功能。[52]

飲食影響氣管發炎的機制，或許跟呼吸道中一層薄薄的黏液有關。這種液體會利用蔬果中所獲得的抗氧化物，來做為對抗自由基（會造成呼吸道過敏、收縮和生痰）的第一道防線。[53]測量呼出的氣體可以發現，偏向蔬食的飲食確實明顯降低了氧化副產物。[54]

反過來說，如果氣喘患者減少蔬果的攝取量，肺部功能會不會降低呢？澳洲的研究人員曾經做過這樣的嘗試，兩週內氣喘患者的症狀就明顯惡化了。有趣的是，該研究所使用的低蔬果飲食定義是每天不能吃超過一份的水果和兩份的蔬菜，而這正是典型的西方飲食。換句話說，實驗中用來傷害肺部功能、加重氣喘病情的飲食，實際上就是標準的美國飲食。[55]

那麼，增加水果和蔬菜的攝取量能夠改善氣喘嗎？研究人員重複上述實驗，但這次他們將蔬果的攝取量增加成每天七份。這個在日常飲食中添加更多蔬果的簡單舉動，最終成功地讓受試者的氣喘發作率減少了一半。[56]這就是健康飲食的力量。

如果抗氧化物就是答案，那麼乾脆吃抗氧化劑的補充錠不是更好？畢竟，吞一顆藥丸要比吃一整顆蘋果更省事。原因很簡單：補充錠似乎沒有效果。研究一再表明，抗氧化劑補充錠對呼吸道疾病和過敏性疾病，沒有任何有利的影響；重點在於攝取全食物而不是吞單一成分或萃取物的藥丸。[57]例如，哈佛護士健康調查（Harvard Nurses' Health Study）發現，從堅果飲食攝取高單位維生素E的女性，比不吃堅果的女性減少了近半數的氣喘風險；但那些服用維生素E補充錠的女性卻沒有受益。[58]

以下兩組的健康情況，你認為哪一組會比較好？是每天吃七份蔬果的氣喘患者，還是吃三份蔬果外加等同於十五份蔬果劑量的維生素藥丸的那一組？事實證明，藥丸似乎完全沒有幫助。當受試者增加了**實際**蔬果的攝取量後，肺功能和氣喘控制才明顯獲得改善。這個結果強烈建議，攝取全食物是首要之務。[59]

如果每天多吃幾份蔬果就能有這樣顯著的效果，那麼讓氣喘患者採用全蔬食飲食又會如何？瑞典的研究人員在一組嚴重氣喘的患者身上，測試這種嚴格蔬食的效果。這些患者已經使用最好的藥物治療，但病況仍然沒有好轉：其中有三十五人是經過確診的長期氣喘患者；二十個人在過去兩年中曾因急性氣喘發作，接受過入院治療；一名患者曾經接受過二十三次的緊急靜脈注射，另一名病人有住院治療超過百次的病史，還有一名甚至曾在氣喘發作後心跳停止，必須進行心肺復甦及使用呼吸器。[60]這些都是非常嚴重的案例。

在堅持蔬食的二十四位患者中，有七〇%的人病情於四個月後獲得改善，九〇%的人在一年內獲得改善。而這些人在轉換成蔬食之前，多年來病情都不曾得到改善。[61]

在採用健康蔬果飲食的短短一年內，除了兩名患者，其他人都減少了氣喘藥物的劑量，或者徹底擺脫類固醇等藥物。一些客觀的檢測數值，比如肺功能和身體運作能力都提升了；同時，在主觀感受上，有些患者表示他們的病況有了長足的改善，讓他們感覺似乎「擁有了一個全新的人生」。[62]

由於沒有對照組，因此有些好轉可能是安慰劑效應，但健康飲食的好處在於它只會帶來好的副作用。這些受試者除了在氣喘控制上獲得改善之外，平均還減掉了十八磅，而且膽固醇和血壓值都變得更好。從風險效益的角度來看，蔬食絕對值得一試。

最致命的肺部疾病，在臨床表現及預後方面相差很大。如前所述，抽菸無疑是肺癌和慢性阻塞性肺病的主要誘因，但是像氣喘之類的疾病通常在兒童時期就開始發展，並且可能有一系列的促成因素，例如出生時體重過輕或頻繁的呼吸道感染。當然，戒菸仍然是預防肺部疾病的最有效方法，但透過食用防護性的健康蔬食來促進身體的防禦能力，仍是強有力的自保之道。對嚴重氣喘患者有幫助的食物，也可用來預防其他三種肺部疾病。

如果你已經是百萬名患有肺部疾病的美國人之一，戒菸並改變你的飲食，還是可以改變現況的。生活得更健康、吃得更健康，永遠不嫌太晚。人體的復原能力是驚人的，你的身體最需要的是你的幫助。在飲食中加入富含抗癌化合物和抗氧化物的蔬果，就能加強呼吸系統的自我防禦能力，也能讓你呼吸得更順暢自如。

在臨床診療時，每當我忙到沒空去處理患者抽菸或不良的飲食習慣時，我就會回想起在波士頓見到的那個病人恐怖的死狀。沒有人應該這樣死去。沒有人，我如此深信著。

第3章　如何不死於腦部疾病

我的外公死於中風，外婆死於阿茲海默症。

小時候，我很喜歡去長島的外婆家。我們住在西岸，所以我可以坐飛機，有時甚至是自己一個人過去！外婆非常寵溺我，總想著帶我去買玩具，不過，我這個書呆子卻只想去圖書館。回到外婆家時，我手上抱著一堆外借的書，她會讓我坐在大沙發上（當然要先脫鞋）看書和畫畫。然後，她會拿給我一些藍莓瑪芬，那是她用占了大半個廚房桌面的那台大型電動攪拌機做出來的。

到了後來，外婆開始失智。那時我正在讀醫學院，但我學到的新知識卻完全無用武之地。她變了。從前那個親切可靠的外婆不知到哪兒去了，她現在會向人扔東西、開口就罵人。看護給我看她的手臂，手臂上有我那個曾經和藹可親的外婆留下的牙齒印。

這就是腦部疾病最可怕的地方。完全不同於腳上、背部，甚至是其他重要器官的毛病，腦部疾病攻擊的是你的**自我**。

最嚴重的兩個腦部疾病：其一是中風，每年因此喪命的美國人近十三萬名[1]，其二是造成近八萬五千人死亡的阿茲海默症。[2]大多數的中風，可以想成是「大腦梗塞」，就像心肌梗塞的道理一樣，只不過在你動脈中破裂的斑塊，切斷的是流向大腦的血液，而非心臟。至於阿茲海默症，更像是心智梗塞。

阿茲海默症對於患者和照顧者而言，都是肉體和精神上負擔最沉重的疾病之一。中風會迅速且沒有任何預警的奪去性命，但阿茲海默症不同，是一種更緩慢、更難以捉摸的功能衰退，病程長達數月或數年之久。中風是在動脈形成膽固醇斑塊，阿茲海默症的斑塊是在腦組織發生，是一種稱為類澱粉蛋白（amyloid）的不可溶纖維性蛋白質，與喪失記憶及最終失去生命有關。

雖然中風和阿茲海默症在病理上並不相同，但有一個關鍵因素將兩者連結在一起：越來越多的證據顯示，健康的飲食可能有助於防止這兩者發生。

腦中風的預防與保健

九〇％的中風[3]，是流向腦部的血液被阻斷，讓受阻動脈供給的部分腦缺氧壞死。這就是所謂的缺血性中風（ischemic stroke，源自拉丁文 *ischaemia*，意思是「局部缺血」）。另有一小部分的中風是出血性中風（hemorrhagic stroke），是由於血管爆裂，血液流入腦中所造成。中風所造成的傷害，取決於腦部的哪個部位被剝奪氧氣（或出血），以及缺氧狀態持續了多久。出現短暫中風的人，可能只需要與四肢的無力感對抗；而那些嚴重中風的人，則可能會癱瘓、失語，或者因為中風發生過於頻繁而死亡。

有時，小血管阻塞只持續了一下子，時間短到不足以被注意到，但這樣短暫的阻塞時間卻足以殺死腦部的一小部分。這些所謂的不自覺型中風（silent stroke）會多次發作，逐漸降低認知功能，長久下來會造成病人失智、失能及癡呆等嚴重後果。[4]大範圍中風能夠瞬間喪命，而小中風則會在幾年之間慢慢殺死你；我們的目標，則是同時減少這兩者的風險。如同心臟病，健康的飲食可以降低膽固醇和血壓，同時改善血流及抗氧化能力，以降低中風的風險。

纖維、纖維、纖維，重要的事要說三遍

採取高纖飲食，除了眾所周知對腸道健康有好處以外，似乎還能減少大腸癌[5]、乳癌[6]、糖尿病[7]、心臟病[8]、肥胖症[9]，以及早逝的風險[10]。目前有多項研究顯示，高纖飲食也有助於防止中風。[11]遺憾的是，能做到攝取建議最低纖維量的美國人不到三%。[12]這意味著大約九七%的美國人，日常的飲食習慣都缺纖維質。想當然耳，纖維質只集中出現在一種飲食裡：全食物蔬食。加工食品的纖維量少，而動物性食物則完全沒有纖維質。因為動物由骨頭支撐身體，而植物則靠纖維質來支撐。

顯然的，不需要吃太多纖維質，就能減少中風的風險。只要一天增加七克的纖維質攝取量，就能降低七%的中風風險。[13]中風形式及程度會因人而異，證據顯示，這跟他們攝取多少纖維質有關。在飲食裡添加七克纖維質很容易做到，只要吃一碗加了漿果的燕麥片或是吃一份烤豆子。

那麼，纖維質為何能保護大腦呢？我們目前還不是很清楚。我們只知道，纖維質有助於控制膽固醇[14]和血糖[15]，而這有助於減少阻塞腦部血管的斑塊數量。高纖飲食還可以降低血壓[16]，從而減少腦出血的風險。但是，你不必等到科學家查明確切的機制後，再按照這些知識來行動。正如《聖經》所言：「神的國如同人把種子撒在地上……這種子就發芽漸長，那人卻不曉得如何這樣。」假如農夫要等到他了解種子發芽的生物學理論後，才願意播種，那他要撐多久呢？因此，何不直接行動，多吃未加工的植物性食物，來獲得攝取纖維質的好處。

吃得更健康，從來都不嫌早。雖然中風被認為是老人病（只有大約二%的中風死亡案例，發

生在四十五歲之前）[17]，但中風的危險因子可能從兒童時期就開始累積了。最近剛發表的一項研究結果，花了二十四年追蹤數百名兒童的狀況，從國中時期一直到成年。研究人員發現，早期的低纖維質攝取量與大腦動脈硬化的成因有關，而動脈硬化正是中風的關鍵危險因子。這些被追蹤的人在十四歲的青少年時期，從日常飲食攝取的纖維量多寡，對動脈健康造成了明顯的差異。[18]

我必須再次強調，纖維質攝取量不需要很多。兒童時期，每天多吃一顆蘋果、多吃四分之一杯花椰菜，或者多吃兩大匙的豆子，就能對日後的動脈健康有好處。[19]如果你**真的**想主動出擊，最先進的科學建議你可以每天至少吃二十五克的水溶性纖維[20]（通常存在於豆類、燕麥、堅果和漿果中）以及四十七克的非水溶性纖維（主要存在於糙米和全麥等全穀物類中），來減少中風的風險。當然最好的做法是採取更健康的飲食，那麼纖維質的攝取量就遠超過絕大多數衛生當局所認定的建議攝取量。[21]我希望，政府有關單位不要再用他們自以為民眾「可做到」的標準來愚弄我們[22]，他們只需要實實在在地告訴我們，科學是怎麼說的，之後要怎麼做就讓我們自己決定。

植物需要鉀，你也需要

選擇一種植物（任何植物都可以）把它燒成灰。將這些灰燼丟進一鍋水裡煮沸，然後撈掉灰燼，最終會留下一些白色的殘餘物質，這些物質稱為碳酸鉀或鉀肥★。碳酸鉀已經被使用了數千年，用來製造從肥皂、玻璃到肥料和漂白劑等所有東西。但直到一八〇七年，一位英國化學家才發現，這種「植物鹼」包含了一種尚未被發現的元素，他稱之為 pot-ash-ium，也就是鉀。

★鉀肥的英文是 potash，即 pot（鍋）加上 ash（灰）。

我提起這段歷史，只是為了強調，在飲食中，鉀的主要來源是植物。我們身體裡的每個細胞，都需要鉀才能運作，而我們需要從飲食中獲取鉀。在人類歷史長河的大部分時間裡，吃了許許多多的植物，每天從中攝取了上萬毫克的鉀。[23]但如今，能符合每日推薦攝取量四千七百毫克的美國人，甚至不到**二%**。[24]

主要原因很簡單：未經加工的植物性食物，我們吃得不夠多。[25]鉀和中風有什麼關係呢？在重新看過鉀跟兩個健康的頭號殺手（心臟病和中風）之間關係的所有一流研究後，最後得出這樣的結論：每天增加一千六百四十毫克的鉀攝取量，能讓中風的風險降低二一%。[26]事實上，這樣的攝取量還不足以把美國人的鉀攝取量提高到應有的水準，但已經足以大幅降低中風的危險了。想像一下，如果你將全食物蔬食的攝取量提高兩倍或三倍，可以降低多少中風的風險？

雖然市場上一直標榜香蕉的鉀含量很高，但實際上，香蕉並沒有特別豐富的礦物質。根據美國農業部當前的數據庫，香蕉甚至沒有被列入頭一千個鉀含量最高的食物之列。事實上，香蕉排在了第一千六百一十一位，就排在賀喜（Reese's）花生醬巧克力後面。[27]因此，你每天必須吃十幾根香蕉，才能達到鉀的最低建議攝取量。

究竟哪些食物才真正富含鉀呢？最常見也最健康的全食物蔬食來源，大概就是綠色蔬菜、豆類和番薯了。[28]

促進血流量的柑橘類

喜愛吃柳橙的人有福了：攝取柑橘類水果已知能降低中風風險，效果甚至超過蘋果。[29]你說，我不該拿不相干的柳橙和蘋果來比較？★但我剛已經這樣做了！關鍵就是稱為橙皮苷（hesperidin）的這種生物類黃酮素，似乎能增加整個身體（包括大腦）的血流量。科學家使用一台稱為「都卜勒通量計」（doppler fluximeter）的儀器，可以透過雷射光束從皮膚測量血流量。科學家先將受試者接上這台儀器，同時給他們喝了相當於兩杯柳橙汁的橙皮苷溶液，測量結果發現，他們的血壓下降了，整體的血流量也增加了。此外，當受試者喝的是柳橙汁而不是橙皮苷溶液時，血流量增加了更多。換句話說，柳橙比起橙皮苷，降低中風風險的效果更好。[30]當我們談到食物時，整個一起吃的效果往往比起部分分開吃更好。

柑橘類水果對血流量的正面影響，不需要用到儀器就能看得見。在一項研究中，科學家找來了一些因為氣血不順，而有畏寒、長期手腳冰冷症狀的女性，把她們安置在一間冷氣房裡。實驗組的女性，每天喝含有真正橙汁的營養素溶液，而給對照組喝的是安慰劑（人工調味的柳橙汁）。實驗後一組因為血流量減少，而變得越來越怕冷。在研究過程中，她們指尖的溫度下降了將近華氏九度（攝氏五度）。而飲用真正的橙汁溶液的前一組，因為血流量保持平穩，指尖變冷的速度只有安慰劑那組的一半（研究人員還讓兩組女性把手放進冰水裡，實驗組的體溫回復速度也比對照組要快了一半）。[31]

所以，在滑雪前吃幾顆柳橙，能讓你的手指和腳趾不會凍僵。四肢末梢暖和的感覺當然不錯，但更棒的是，吃更多的柑橘類水果還能降低中風的風險。

★美國俚語有一句compare apples and oranges，意思是風馬牛不相及，即把毫不相干的人或物硬湊在一起比較。

睡多睡少都不好：睡眠時間與中風的關係

睡眠不足或睡太多，都會增加中風的風險。[32]那麼，到底睡多久才算不夠？睡多久又算太多呢？

日本的科學家率先對這個問題提出研究結果。他們花了十四年的時間，追蹤近十萬名中年男女的睡眠狀況。相較於每晚平均睡七小時的人，每天睡四小時以下或睡十小時以上的受試者，中風死亡的可能性大約高出一半。[33]

最近一項針對十五萬名美國人的研究，則更徹底地檢視了這個問題。研究發現，睡眠時間在六個小時以下或是九個小時以上的人，都有更高的中風機率。而那些風險最低的人，每天大約睡七到八個小時。[34]在歐洲[35]、中國[36]和其他地方[37]的研究也已經證實，每天睡七到八個小時似乎可將中風風險降到最低。我們還不能確定，這樣的結果是否有因果關係，但在我們了解更多之前，還是好好睡個覺吧！

身體的自衛隊：抗氧化物

國家科學獎章是美國科學成就的最高榮譽，令人尊敬的生物化學家厄爾・史達德曼（Earl Stadtman）曾獲此殊榮，他說過：「老化是一種病。人類的壽命，只是反映了細胞被自由基所損害的程度。當損害累積到讓細胞無法再正常生存時，它們就放棄存活了。」[38]

一九七二年，現在被稱為「粒線體老化理論」（mitochondrial theory of aging）的這個概念首度問世。[39]這個理論認為，自由基會破壞人體細胞的能源站——也就是稱為粒線體的這個胞器，而導致細胞的能量和功能隨著時間而衰減，這就是老化的主要原因。這個過程有點像是幫你的iPod電池重複充電的過程；每充電一次，電池的容量就會變得越來越少。

但究竟自由基是什麼，還有我們能對它做些什麼呢？

以下我先試著簡單來說明一下「氧化磷酸化」（oxidative phosphorylation）這種代謝途徑：植物從太陽獲取能量。你把一株植物放在陽光下，透過稱為光合作用的過程，葉片中的葉綠素會吸收陽光的能量，並傳輸到稱為電子的微小組成物質。

一開始，植物只擁有低能量的電子；而利用太陽的能量充電，就能把它們變成高能量的電子。憑藉著這種方式，植物就能儲存太陽的能量。然後，當你吃進植物時，這些電子（以碳水化合物、蛋白質和脂肪的形式）就會被傳遞到你全身的所有細胞之中。接著，你的粒線體得到這些充飽電的電子，並把它們當成能源使用（就像是燃料一樣），慢慢去釋出自己的能量。請注意，這個過程必須在精確且受到嚴格控制的方式下發生，因為這些充飽能量的電子狀態極不穩定，就像是容易揮發的汽油一樣。

事實上，汽油、石油和碳，之所以被稱為石化燃料並非空得虛名。我們汽車的油箱裡裝滿了史前植物物質，它們的高能電子儲存了數百萬年前的太陽能量。

把火柴丟進汽油罐是非常危險的動作，因為這會讓所有能量同步釋出，你的身體運作也是同樣的道理，必須謹慎小心。這就是為什麼細胞從你所吃的植物中取得高能電子後，必須以可控制的方式釋出能量。把身體看成是瓦斯爐，一次只能使用一些能量，直到用完為止。然後，你的身體會將這些用完的電子傳遞給一個非常重要的分子：氧氣。事實上，像氰化物這一類的毒藥，其致命的方式就是阻斷身體將這些廢電子交付給氧分子。

幸好，氧氣熱愛電子，或許有點愛過頭了。身體慢悠悠地釋出電子的能量，而氧氣排在隊伍的最後面焦急地等待著。氧氣忍不住想伸出它髒兮兮的小手，去抓住其中的一個高能電子，但你的身體說：「等等。我們必須慢慢來，所以要乖乖等著，讓電子先冷靜下來，才會輪到你。我們會給你屬於你的電子，但只有在我們消除了它的能量後才算安全，才可以給你玩。」

不甘心的氧分子，氣嘟嘟地大喊：「不管哪一天，我都可以處理這些加強馬力的電子！」它一面噘著嘴，一面偷偷瞄到一顆流浪的高能電子沒人看管。氧氣左看右看，然後就撲過去抓住它。你的身體並不完美，沒辦法時時刻刻緊盯著氧氣。所有行經細胞的高能電子大約有一到二％[40]會滲漏出來，而氧氣就會趁機逮住它們。

當氧氣把一個高能電子弄到手後，就搖身一變成了綠巨人浩克——從低能量的氧氣，轉變成稱為超氧化物（superoxide）的一種自由基。自由基一如其名，就是一種很不穩定、會失控和猛烈反應的分子。超氧化物充滿了能量，會開始在細胞內大肆破壞，東敲西砸，並翻轉你的DNA。

當超氧化物與DNA接觸時，就會破壞你的基因，而倘若沒有及時修復，很可能就會引起染色體突變，導致癌症。[41]慶幸的是，我們的身體會呼叫它的自衛隊來自保，這支自衛隊就是**抗氧化物**。抗氧化物到達現場，對超氧化物喊話：「放下那顆電子！」

超氧化物回擊：「維生素C先生，想跟我單挑嗎？放馬過來！」

於是，抗氧化物立刻跳到超氧化物身上，雙方扭打在一起，然後抗氧化物奮力地一把拔走了超能電子，只留下氧氣這個可憐的小傢伙，和它破破爛爛的牛仔褲。

在科學界，氧分子攫取流浪電子後失控的現象，稱之為氧化壓力（oxidant stress）。根據理論，這個現象所導致的細胞受損，就是導致老化的關鍵因素。老化和疾病，已經被認為是身體氧化的結果。看到你手背上那些褐色的老人斑了嗎？它們就是氧化的皮下脂肪。為什麼我們會有皺紋？為什麼我們會喪失部分的記憶？為什麼我們變老的時候，器官系統會故障？研究認為，這全都是氧化壓力造成的。基本上，我們就是處於生鏽中。

你可以透過食用含有大量抗氧化物的食物，來減緩這種氧化過程。要分辨一種食物是否富含抗氧化物，可以把它切開暴露在空氣（氧氣）中，然後看看它的變化。如果它變成褐色，就是氧化了。想想兩種最普遍的水果：蘋果和香蕉。它們都很容易變成褐色，代表它們所含的抗氧化物並不多（蘋果的大部分抗氧化物都在表皮）。如果切開的是芒果，會發生什麼事呢？什麼都沒有發生，因為芒果含有很多的抗氧化物。如何讓水果沙拉不變色？通常，我們會灑上幾滴檸檬汁，因為檸檬富含抗氧化物維生素C。抗氧化物可以讓食物不氧化，而吃進肚子裡的抗氧化物，也會幫身體做同樣的事。

富含抗氧化物的食物可能有助於預防的疾病之一，就是中風。瑞典的研究人員花了十幾年追蹤三萬多名上了年紀的婦女，結果發現，那些吃最多抗氧化物食物的人，中風的風險最低。[42]在義大利以年輕男女族群為對象的研究中，也發現了類似的結果。[43]與肺部疾病一樣[44]，抗氧化**補充劑**似乎效果不大。[45]看來，大自然的力量塞不進一顆藥丸裡。

明白了這一點，科學家開始著手尋找富含抗氧化物的食物。來自世界各地的十六名研究人員，發表了食材抗氧化能力的數據庫，涵蓋了三千多種的食物、飲料、草藥、香料和添加劑。從船長牌麥片，到非洲猴麵包樹（baobab trees）樹葉的乾燥碎片，他們測試了每一種食材。他們測試了幾十個牌子的啤酒，看看哪些的抗氧化物最多，結果是奧地利啤酒第一品牌的聖誕老人啤酒（Santa Claus beer）穩居第一。[46]可惜的是，啤酒不是美國人飲食中抗氧化物的頭號來源，而是排名第四。[47]你可以在 http://bit.ly/antioxidantfoods 的清單上，查看你所喜歡的食物和飲品的抗氧化物含量排名。

在食物裡加入一小撮抗氧化物

平均來說，含有最多抗氧化物的食物種類，首推藥草和香料。

比方說，你備好了一碗健康美味的全麥番茄義大利麵。整碗麵的抗氧化能力大約有八十單位（比例大約是麵占二〇％、醬占六〇％），如果再加入一把蒸熟的綠花椰菜，吃了這一餐，你就能補充一百五十單位的抗氧化能力。聽起來很不錯吧。更棒的是，如果再灑上一茶匙乾燥的奧勒岡（oregano）或更甜更溫和的同屬雙胞胎墨角蘭（marjoram），這一餐的抗氧化能力就高達三百多個單位了。[51]

那麼早餐吃的燕麥片呢？只要添加半茶匙肉桂，就能把早餐的抗氧化能力，從二十單位提高到一百二十單位。如果你不排斥丁香的味道，可以加入一小撮，那麼這頓再平常不過的早餐，抗氧化能力就能提高到一百六十單位。

蔬食為主的餐點，本身通常都含有豐富的抗氧化物，但花點心思，用香料來豐富你的生活，就能使你的飲食馬上變得更健康。

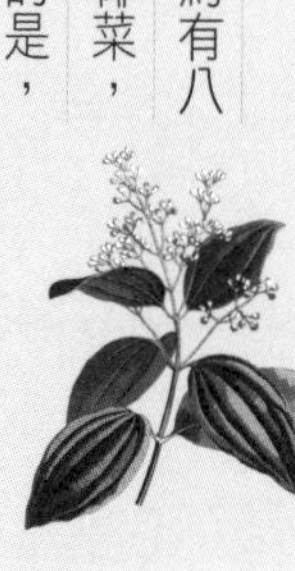

但你並不需要把上面連結的一百三十八頁圖表，全都貼在冰箱上。只要記住一個簡單的原則：一般而言，植物性食物的抗氧化物含量，比動物性食物高出**六十四**倍。正如研究人員所說：「富含抗氧化物的食物都來自植物界；而肉類、魚類和其他動物界的食物中，抗氧化物的含量都很低。」[48]即使是我所能想到健康效益最低的蔬菜——美國結球萵苣（九六％都是水[49]），也含有十七個單位（以改良的ＦＲＡＰ法★測量）的抗氧化能力。你只要知道有些漿果的抗氧化能力超過一千個單位，你就知道結球萵苣的數值真是少得可憐。但是，與結球萵苣的十七個單位相比，新鮮鮭魚只有三個單位。雞呢？只有五個單位的抗氧化能力。脫脂牛奶和水煮蛋？只有四個單位；至於人造蛋的得分則是一個大鴨蛋——零。研究小組做出結論：「以動物性食物為主的飲食，抗氧化物的含量都很低；而以多樣化蔬食為主的飲食則富含抗氧化物，因為在這些食物和飲品中，保存了成千上萬種生物活性抗氧化的植物化學成分。」[50]

話說回來，雖然櫻桃的抗氧化能力高達七百一十四個單位，但你不需要挑選特定食物來提高抗氧化物的攝取量；你只需要努力在每一餐裡，均衡攝取各種蔬果、藥草和香料，就可以不斷為身體提供抗氧化物，幫助預防中風等老化疾病。

氧化脂肪會破壞大腦中敏感的小血管壁，而富含抗氧化物的食物可以阻止氧化脂肪在血液裡循環，從而防止中風的發生。[52]這些食物還能降低動脈硬化的機率，[53]防止血栓形成、[54]降低血壓[55]以及減少發炎。自由基會損害我們體內的蛋白質，達到免疫系統無法辨認的程度[56]。但如果身體有足夠的抗氧化物，就能防止自由基所觸發的發炎反應。雖然所有的植物性食物都有抗發炎作用[57]，但有些植物的效果更好。富含抗氧化物的蔬果（例如漿果和綠色蔬菜），在治療全身性發炎上面，比起相同份量的低抗氧化物蔬果（例如香蕉和萵苣），明顯有更好的效果。[58]

我們所選擇的食物，將會改變我們的人生。

★全稱為鐵離子還原／抗氧化力分析法（Ferric Reducing / Antioxidant Power assay, FRAP）。

阿茲海默症不可逆轉，只能預防

在臨床診療上，比起癌症，更讓我害怕的就是阿茲海默症。這不僅僅是因為病患即將面臨的心理傷害，還有親友所要付出的情感代價。據阿茲海默症基金會估計，每年有一千五百萬名阿茲海默症病患的家人和朋友，為了照顧那些甚至已經不認識他們的患者，無償付出的時間超過了一百五十億個小時。[59]

儘管投入了數十億美元的研究經費，目前仍然沒有找到有效治療阿茲海默症的方法，使得病患不可避免地走向死亡。一言以蔽之，阿茲海默症不論是在情感、經濟或甚至醫學上，都處在一種危機狀態。在過去二十年中，關於阿茲海默症所發表的研究論文，超過了七萬三千篇，相當於每天都有一百篇論文問世。然而，對於這個疾病的臨床治療和了解，進展卻非常少。由於阿茲海默症嚴重損壞了神經網絡，要完全治癒幾乎不可能，因此患者所失去的認知功能可能永遠都找不回來了。死亡的神經細胞無法再起死回生，即便製藥公司能弄清楚如何阻止病情發展，但對許多患者來說，傷害已經造成，可能將永遠失去他們的人格特質了。[60]

不過，阿茲海默症研究中心的資深科學家卻帶來了一個好消息，在一篇名為〈阿茲海默症無法治癒，但可預防〉（Alzheimer's Disease Is Incurable but Preventable）的文章中[61]，認為改變飲食和生活方式有可能預防每年數百萬件的阿茲海默症新增病例。[62]怎麼做到的？一個新興的共識是：「對心臟有好處的，同樣有利於大腦。」[63]腦內粥狀硬化斑塊的血管堵塞，被認為跟阿茲海默症的發生有相當密切的關係。[64]這並不令人驚訝，二〇一四年在《老化神經生物學》（*Neurobiology of Aging*）期刊上有一篇文章〈預防阿茲海默症的飲食及生活指南〉（Dietary and Lifestyle

Guidelines for the Prevention of Alzheimer's Disease），指出的膳食核心就是：「主要飲食中，應該以蔬菜、豆莢類（大豆、豌豆和小扁豆）、水果和全穀物來取代肉類和乳製品。」[65]

阿茲海默症是一種血管疾病嗎？

一九〇一年，一位名叫奧古絲特的女性被丈夫帶到德國法蘭克福的一家精神病院。她的症狀描述是妄想、健忘及神智不清，「無法做好家務事」。[66]阿茲海默醫生幫她看診，這個經典案例後來讓阿茲海默成為家喻戶曉的名字。

在解剖報告中，阿茲海默醫生描述了這位女患者腦中出現斑塊及神經纖維纏結，日後成了這個疾病的特徵。但是，可能因為發現新疾病太興奮了，有個線索被他忽略了。他當時曾經寫下：「較大的腦血管顯示有動脈硬化病變。」他使用血管硬化來描述該病患的腦內病變。[67]

我們普遍認為，動脈粥狀硬化是心臟問題，但它被描述為一個「無所不在，幾乎涵蓋整個人體的病理」。[68]每個器官都有血管，包括大腦。「心因性失智」（cardiogenic dementia）一詞於一九七〇年代首先提出，此一理論認為老化的大腦對缺氧非常敏感，因此血流量不足會導致認知能力下降。[69]如今，我們已有大量證據可以證明，動脈粥狀硬化與阿茲海默症有關。[70]

解剖報告一再顯示，阿茲海默症患者的腦內明顯有更多動脈粥狀硬化斑塊堆積，造成血管變窄。[71,72,73]休息時，正常的腦血流量大約是每分鐘一夸脫（約合一公升）；並且從成年後，似乎自然而然地會每年損失約半個百分點的血流量。到了六十五歲，這個循環能力可能下降多達二〇％。[74]雖然這種下降幅度可能不足以損害腦功能，但卻足以把我們推向危險邊緣。一旦大腦內部與導向大腦的動脈被膽固醇斑塊堵塞，就會嚴重減少大腦所接收的血流量及含氧量。解剖結果也支持了這個理論，顯示阿茲海默症的患者，他們連接大腦記憶中心的動脈有特別嚴重的阻塞狀況。[75]得出這樣的結果後，有些專家甚至認為阿茲海默症應該被重新歸類為血管疾病。[76]

然而，我們從解剖報告所收集到的資訊，還是有其局限性。例如因果關係的論定，或許反過來：有人是因為失智才產生了不良的飲食習慣。為了進一步評估大腦動脈阻塞跟阿茲海默症的關係，研究人員追蹤剛開始失去心智功能，也就是處於所謂輕度認知功能損害的四百個病人。他們利用特殊的腦動脈掃描，來評估每個病人腦動脈阻塞的數量。研究人員發現，腦動脈變窄數量最少的患者，在四年的研究過程中，認知和日常生活都能保持穩定狀態。相較之下，腦動脈阻塞數量較多的患者，則失去了重要的大腦功能；其中阻塞情況越糟的人，腦功能下降得越快，發展成全面性阿茲海默症的可能性增加了一倍。因此，研究人員得出結論：「大腦供血量不足，會對腦功能有非常嚴重的影響。」[77]

一項針對三百名阿茲海默症患者的研究發現，針對造成血栓的風險因素做治療（例如高膽固醇和高血壓），可能會延緩失智惡化，但仍無法完全阻止病程繼續發展。[78]這就是為什麼預防才是關鍵。膽固醇不只跟腦動脈粥狀硬化斑塊的形成脫不了關係，還會促成澱粉蛋白斑塊的發育，沉積在阿茲海默症患者的腦組織中。[79]膽固醇是細胞的重要組成部分，這就是為什麼身體會製造出你所需要的量。但攝取過多的膽固醇，特別是反式脂肪及飽和脂肪，將會提高血液中的膽固醇含量。[80]一旦血液中的膽固醇過多時，不僅會成為心臟病的主要危險因素，[81]也一致被認為是阿茲海默症的危險因素。[82]

解剖發現，阿茲海默症患者的大腦，明顯有比正常大腦更多的膽固醇沉積。[83]我們一度認為，腦中的膽固醇沉積跟血液中的膽固醇不一樣，但有越來越多的證據顯示，事實正好相反。[84]血液中過量的膽固醇，可能會導致在腦中的膽固醇過量，然後誘發在阿茲海默症患者腦中會見到的類澱粉蛋白。在電子顯微鏡下，我們可以看到類澱粉蛋白纖維聚集在膽固醇的微小晶體上面及周圍。[85]的確，像正子掃描等先進的腦部攝影技術，都顯示出血液中壞膽固醇的含量，跟腦中的類澱粉蛋白沉積有直接關係。[86]製藥商希望能利用這樣的關聯性來獲利，開始賣起降膽固醇的史他汀類藥物來預防阿茲海默症，但史他汀類藥物本身就會引起認知障礙，包括短期和長期的記憶喪失。[87]對於不願改變飲食的人，史他汀類藥物的好處確實大於風險[88]；但如果不願捨本逐末，要顧好心臟、大腦及心智，最好的做法當然是透過良好的飲食習慣，自然而然地降低膽固醇。

問題出在哪裡？是遺傳或飲食？

透過飲食來預防阿茲海默症的概念，可能會令人大吃一驚。因為現在的大眾媒體都把阿茲海默症當成一種遺傳疾病。他們會說，是你的基因而非你選擇的生活方式，決定了你是否會患病。然而，當你檢視阿茲海默症在世界各地的分布情形，這樣的說法就會開始站不住腳。

即便把某些種族的人天生就比其他種族活得更久這個因素列入考量，阿茲海默症的發生率在世界各地仍有高達十倍的差異。[89]例如，在美國賓州的鄉下，一百名老人中，平均有十九位可能會在未來十年內罹患阿茲海默症。然而，在印度的伯勒布格爾（Ballabgarh）鄉間，這個數字可能比較接近百分之三。[90]我們怎麼知道，這不是因為某些族群具有遺傳易感性呢？答案是移民研究，亦即比較同一種族在移居地與祖國的發病率有何不同。例如，移民美國的日本男人，阿茲海默症的發病率比住在本土的日本人明顯高出很多。[91]而住在奈及利亞的非洲人，阿茲海默症的發病率只有住在美國印第安納波利斯的非裔美國人的四分之一。[92]

為什麼生活在美國，會增加失智的風險呢？

各種不同的證據顯示，答案就是美國人的飲食習慣。當然，在我們新的全球化世界裡，你不需要移民到西方才能採取西方飲食。以日本為例，過去幾十年裡，阿茲海默症的患病率大幅提高，原因被認為是飲食習慣的轉變，也就是從傳統的米食和蔬菜，轉變成乳製品高三倍、肉製品高六倍的偏西式飲食。研究人員發現，飲食與阿茲海默症之間最密切的關聯，就是動物性脂肪的攝取量。從一九六一年到二〇〇八年之間，動物性脂肪的攝取量激增了將近六〇〇％。[93]在中國，也發現飲食和阿茲海默症有類似的連結。[94]隨著全球飲食逐漸西化，預期阿茲海默症的罹患率將會持續增加，而解決的方法就如《阿茲海默症期刊》（*Journal of Alzheimer's Disease*）中一位研究者所寫的：「除非改變飲食模式，減少對動物性食品的依賴……」[95]

印度的鄉村是全世界阿茲海默症罹患率最低的地方[96]，那裡的傳統飲食，就是以穀物和蔬菜為主的蔬食。[97]而在美國，那些不吃肉（包括家禽和魚）的人，罹患失智症的風險降低了一半。不吃肉的時間越長，失智的風險可能就越低。每週至少吃四次肉的人，比茹素三十年以上的人失智風險要高三倍。[98]

那麼，阿茲海默症跟遺傳無關嗎？當然不是。早在一九九〇年代，科學家就發現一種稱為「脫輔基蛋白質 E4」（apolipoprotein E4, ApoE4）的基因變異，會讓人更容易罹患阿茲海默症。每個人身上都有某種形式的 ApoE，但只有約七分之一的人帶有與阿茲海默症相關的 ApoE4 基因。研究發現，假如你從父母其中一人身上繼承了 ApoE4 基因，那麼你罹患阿茲海默症的風險可能就會增加為三倍。而假如 ApoE4 基因來自於父母雙方（大約每五十人中有一人），罹患阿茲海默症的風險則可能增加為九倍。[99]

究竟 ApoE 基因有何用途？它的功能是生產攜帶膽固醇的去脂蛋白，藉以控制血液中脂肪的含量。[100]而 ApoE4 的變異，可能導致膽固醇在腦細胞異常積聚，進而引發阿茲海默症的病變。[101]這種機制，可用來解釋所謂的「奈及利亞悖論」（Nigerian paradox）。奈及利亞人擁有最高的 ApoE4 基因變異率[102]，但令人意外的是，他們的阿茲海默症罹患率卻最低。[103]高比例的人口有失智症基因，卻是阿茲海默症罹患率最低的國家之一？這樣的矛盾，或許可以用奈及利亞人的血膽固醇值非常低來解釋，這得歸功於他們的日常飲食模式：以穀物和蔬菜為主，動物性脂肪攝取偏低。[104,105]由此看來，似乎是飲食戰勝了遺傳。

在一項長達二十年的千人研究中，毫無意外地發現，ApoE4 基因的存在讓罹患阿茲海默症的可能性增加了兩倍之多。不過在這些受試者中，膽固醇高的人，罹病機率卻升為近**三倍**。研究人員推測，控制高血壓和高膽固醇等危險因子，在降低阿茲海默症的風險上有實質幫助，不幸從父母雙方遺傳到 ApoE4 基因的高危險群，可以從高達九倍的發病率下降到只有兩倍。[106]

很多時候，醫病雙方都會認命地接受慢性退化疾病，阿茲海默症也不例外。[107]「都是因為基因……」他們通常會這樣說：「該發生的就會發生。」然而，研究結果告訴我們，雖然你可能拿了一手遺傳爛牌，但還是可以用飲食習慣來重新洗牌。

吃蔬食，防失智

阿茲海默症雖然都發生在老年人身上，但就像心臟病和大多數的癌症一樣，都是花了幾十年時間才發展出來的疾病。我要不厭其煩地再次強調（就像老唱盤一樣），吃得健康永遠都不嫌太早。你現在所做的飲食決定，可能直接影響到你晚年的生活品質，其中就包括了大腦的健康。

大部分阿茲海默症的患者，都是到七十歲才被診斷出來[108]。但現在我們知道，他們的大腦在很久以前就已經有問題了。病理學家根據數千個解剖結果，發現阿茲海默症初期的無症狀階段（腦部神經纖維出現纏結），似乎有半數的人是開始於五十歲，而有一〇%的人甚至早在二十幾歲就已經潛伏了。[109]好消息是，阿茲海默症的臨床表現，和心臟病、肺部疾病、中風一樣，都是可以預防的。

預防阿茲海默症的飲食指南中，所建議增加或減少的食物種類，基本上就是一句話：以蔬食為主。[110]例如，大力推薦的地中海飲食，就包括較多的蔬果、豆類和堅果，以及較少的肉類和乳製品。[111]研究人員試著找出其中具有保護作用的成分時，發現到高比率的蔬果、較低比率的飽和或不飽和脂肪似乎是關鍵。[112]這個結論與「哈佛女性健康研究」（Harvard Women's Health Study）的結果一致，後者發現，飽和脂肪（主要來源為乳製品、肉類和加工食品）的高攝取量，與認知及記憶顯著惡化的軌跡相關。飽和脂肪攝取最多的女性，有六〇%到七〇%的機會，認知功能會隨著時間減退；而飽和脂肪攝取最少的女性，大腦年齡平均比實際年齡年輕六歲。[113]

吃蔬食的好處，也有可能是從植物本身而來。全食物蔬食含有數千種不同的抗氧化物[114]，其中有一些能穿越血腦障壁，並可藉由對抗自由基來提供保護作用（簡單來說，就是防止大腦氧化「生鏽」）。[115]人腦的重量只占體重的二%，但所消耗的氧氣卻占了五〇%，並有可能釋出大量的自由基。[116]漿果[117]和深綠色葉菜類[118]因為含有特殊的抗氧化色素，成為蔬果王國裡的健腦食物。

第一份顯示藍莓能改善老年人早期認知功能減退的人類研究，發表於二〇一〇年。[119]接著在二〇一二年，哈佛大學的研究人員運用從一九八〇年開始追蹤一萬六千名婦女的健康和飲食所得來的護士健康研究數據，實際量化了這些發現。他們發現，每週至少吃一份藍莓和兩份草莓的女性，與那些不吃漿果的女性相比，認知功能減退的速度至少延緩了兩年半。這些結果顯示，每天吃一把漿果，這樣一個簡單又美味的飲食調整，就能把大腦的老化速度至少往後推遲兩年。[120]

就算只喝果菜汁，都可能對你的身體有好處。一項為期八年、追蹤近兩千人的研究發現，規律飲用果菜汁的人，罹患阿茲海默症的風險降低了七六%。研究人員總結：「果菜汁在延緩阿茲海默症方面可能發揮了重要的作用，尤其是對這種疾病的高危險群更是如此。」[121]

研究人員推測，發揮作用的成分可能是被稱為多酚類（polyphenols）的強效抗氧化物，有保護腦神經的作用。假如真是如此，紫紅色的葡萄汁可能是最佳選擇[122]，不過吃整顆水果仍然比喝果汁好。[123]然而，紫紅色的葡萄不是四季都有，因此我建議可以用同樣富含多酚物質的蔓越莓取代（可以全年冷凍保存）[124]。（在本書第二部，我還會提供「紅粉果汁」食譜，比起市售的蔓越莓汁，熱量低了二十五倍，而植物營養素的含量至少多出八倍。詳見第213頁）

除了抗氧化活性之外，體外實驗也證實多酚類有保護神經細胞的作用，可以抑制造成阿茲海默症的斑塊[125]和神經纖維纏結[126]的形成。理論上，多酚類化合物也可以「拔除」[127]沉積在某些腦區的金屬，而這些金屬很可能跟阿茲海默症和其他神經病變有關。[128]在本書第二部，我特別推薦漿果和綠茶的原因之一，就是因為它們的多酚含量都很高。

錯誤的烹調方式累積體內的老化毒素

每個人身上都有數百億英里長的DNA——假如你解開鏈結，把它們首尾相接的話，長度足以往返月球十萬次。[134]那麼，我們的身體是如何防止DNA纏在一起呢？一種稱為去乙醯化酶（sirtuins）的酵素，讓我們的DNA漂亮又整齊地纏在如同線軸的蛋白質上。

用番紅花治療阿茲海默症

儘管已經有數十億美元投入阿茲海默症的研究，但到目前為止，仍然沒有發現有效的治療方法可以逆轉這種疾病的發展。雖然有藥物可以幫助控制症狀，不過在雜貨店裡的某樣東西就有同樣的效果。

雖然有零星的案例顯示，薑黃在治療阿茲海默症方面有一些明顯的效益[129]，但目前在香料方面，減緩阿茲海默症影響的最佳數據卻是來自番紅花。番紅花是從鳶尾科植物番紅花的雌蕊所提煉的一種香料，在雙盲實驗中發現能幫助減輕阿茲海默症的症狀。在為期十六週的研究中，從輕度到中度失智的阿茲海默症患者，在服用番紅花膠囊後，平均來說，比服用安慰劑的對照組明顯有了更好的認知功能。[130]

那麼，如果把番紅花拿來跟市面上最普遍的阿茲海默症用藥 Donepezil（商品名愛憶欣（Aricept））做一下比較，又會如何呢？一項為期二十二週的雙盲研究（在獲得結論之前，無論是研究者或受試者，都不知道哪些人服用的是藥物，而哪些人服用的是香料）發現，在減輕阿茲海默症的症狀上，番紅花似乎跟這種首席藥物一樣有效。[131]可惜的是，這樣的結果並不能說明什麼[132]，但至少患者沒有藥物副作用的風險（最典型的就是噁心、嘔吐和腹瀉）。[133]

雖然目前沒有阻斷阿茲海默症病程發展的有效方法，但假如你認識患有這種疾病的人，可以讓他多吃用番紅花來調味的西班牙海鮮燉飯，對病情或許會有幫助。

雖然最近才發現了去乙醯化酶，但它卻代表了醫學最有前途的領域之一，因為這種酵素似乎能調控衰老及長壽。[135]解剖研究顯示，去乙醯化酶喪失活性跟阿茲海默症息息相關，也就是跟大腦斑塊的沉積和神經纖維纏結有關。[136]抑制這種長壽基因的活性，被認為是阿茲海默症的主要特徵。[137]製藥業正試圖找出能增加去乙醯化酶活性的藥物，但我們要問的是，為何不從根本解決：

事先防範發生這種抑制現象呢？只要減少吸收食物中的「糖化終產物」（advanced glycation end products, AGEs）★，就能做到這一點。[138]

AGE是一個相當貼切的縮寫，因為它們被視為「老化毒素」[139]，被認為會透過將蛋白質交叉連結在一起的方式，來加速老化過程而引起身體組織硬化、氧化壓力和發炎。這個過程，可能會造成白內障、黃斑部病變，也會損害骨骼、心臟、腎臟和肝臟[140]，還可能影響大腦，加速大腦老化的萎縮速度[141]，並抑制去乙酰化酶的防護能力。[142]

血液[143]或尿液[144]中AGEs值偏高的老年人，認知功能似乎會隨著時間加速流失。在阿茲海默症患者的大腦中，也發現AGEs值偏高。[145]究竟這些AGEs是從哪裡來的？有一些是我們身體代謝時自然產生的，也會自然分解掉[146]；但AGEs的主要來源，一是香菸產生的煙霧[147]，二是「肉類及肉製品」以乾熱方式烹調。[148]基本上，當富含脂肪和蛋白質的食物暴露在高溫下時，AGEs就會形成。[149]

從大麥克、披薩堡（Hot Pockets）到咖啡和果凍，一共有五百多種食品經過AGEs含量的測試。一般而言，肉類、乳酪和高度加工食品的AGEs含量最高；而穀類、豆類、麵包、蔬菜、水果和牛奶則最少。[150]

測試結果，AGEs含量最高的前二十大產品如下（包含各種牌子）：

★ AGEs是一群高度氧化的化合物，簡單來說這是一種糖毒素，人體正常的新陳代謝過程會產生AGEs，而食物中也含有AGEs。

1. 燒烤雞肉（帶皮）
2. 培根
3. 烤熱狗
4. 烤雞腿
5. 烤雞小腿
6. 煎牛排
7. 用烤箱烤雞胸
8. 油炸雞胸
9. 爆炒牛柳
10. 麥當勞的炸雞柳
11. 香煎火雞漢堡
12. 燒烤雞肉（去皮）
13. 用烤箱烤魚
14. 麥克雞塊
15. 串燒雞肉
16. 香煎火雞漢堡（使用芥花油）
17. 焗雞
18. 香煎火雞漢堡（使用烹飪噴霧油）
19. 水煮熱狗
20. 烤牛排[151]

你應該有些概念了吧。

沒錯，AGEs的含量跟烹調方式有關。烤蘋果的AGEs含量是生鮮蘋果的三倍；而烤熱狗的AGEs含量比水煮熱狗更多。但食材還是最重要的：比起生鮮蘋果的十三單位、烤蘋果的四十五單位，水煮熱狗的AGEs含量有六千七百三十六單位、而烤熱狗則有一萬零一百四十三單位。研究人員建議，烹調肉類時應採用蒸或燉等濕熱的烹調方式。但即使是煮魚，AGEs的含量仍然比烤一小時的番薯多了超過十倍以上。肉類的AGEs含量，平均比早餐麥片等高度加工食品多了約二十倍，比新鮮蔬果高出約一百五十倍。禽肉是最糟糕的，AGEs含量比牛肉多了大約二〇％。研究人員得出結論，即使只是小幅減少肉類攝取量，都可能確實將每天攝入的AGEs削減一半。[152]

減少吸收AGEs可以預防及逆轉去乙酰化酶受到抑制，因此避開高AGEs食物，已被視為對抗阿茲海默症一種深具潛力的新策略。[153]

失去記憶的人生，還能算是人生嗎？無論這些記憶是由於嚴重的中風而全部喪失，或是因為小中風在腦中留下的小洞而一點一點流失，或是像阿茲海默症之類的退化疾病從內部摧毀，健康的飲食和生活方式都有助於消除造成這些嚴重腦部疾病的部分危險因子。

但關鍵在於，要盡早開始。高膽固醇和高血壓很可能早在二十幾歲時，就開始傷害你的大腦

運動能暫停認知衰退嗎？

處於失智邊緣的人有福了。二〇一〇年在《神經學誌》（*Archives of Neurology*）期刊發表了一項研究，受試者是一群患有輕度認知障礙的人，這些人開始忘東忘西或不自覺地重複做過或說過的事。研究人員要求他們每天做四十五到六十分鐘的有氧運動，每週四天，持續六個月；而對照組則在同一時間被指定做一些簡單的伸展動作。[154]

研究人員在研究開始前和結束後，分別對受試者進行記憶測試。結果發現，對照（伸展）組的認知功能持續下降，而運動組的認知功能不僅沒有變得更糟，反而變得更好了。六個月後，持續運動的人答對了更多題目，證明他們的記憶力有了改善。[155]

緊接著，使用核磁共振造影掃描的研究發現，有氧運動確實可以逆轉大腦記憶中心裡老化造成的萎縮。[156]但在伸展、瘦身或非有氧肌力訓練組中，卻沒有看到這樣的效果。[157]有氧運動有助於改善腦部的血流、提高記憶效能，以及保護腦部組織。

了。等到你六、七十歲，一旦損害變得很明顯，可能就已經太遲了。

就像其他器官一樣，我們的大腦也有神奇的自癒能力，能夠在舊的神經突觸周圍打造新的突觸連接，能夠學習及重新學習。然而，這一切發生的前提是你沒有照三餐去損害它。有益健康的飲食和運動，可以讓你的餘生過得耳聰目明、身心健康。

值得慶幸的是，我可以用比開始時更快樂的調性來結束這一章。儘管我們家族有阿茲海默症的病史，但我母親和兄弟全都採取健康的蔬食，家母到目前都沒有任何發病的跡象，對於奪走她父母生命的腦部疾病頑強抵抗到底。雖然我們兄弟都知道，我們總有一天會失去她，但新的健康飲食習慣讓我們充滿希望，深信在這一天來臨之前，她都不會忘了我們。

第 4 章　如何不死於消化道癌

每年美國人在原本可預防的癌症上，所折損的生命總年數超過五百萬年。[1]而在所有人類癌症中，只有一小部分純粹是由於遺傳因素。大部分的原因都是外在因素，特別是飲食習慣。[2]

我們皮膚的覆蓋面積大約二十平方英尺，而如果攤平肺部所有微小的肺泡，可以覆蓋數百平方英尺的面積。[3]我們的腸道呢？如果將所有的小皺褶算進來，科學家估計腸道的表面積多達數千平方英尺[4]，遠遠超過前兩者的加總數目。你吃進肚子裡的食物，很可能就是你和外界直接接觸的主要媒介。這代表了，撇開潛伏在環境中的致癌物質不說，健康最大的風險來源可能就是你的飲食。

三種消化道最常見的癌症，每年大約奪走十萬名美國人的生命。大腸直腸癌是所有癌症中最常被診斷出來的第一名，一年奪走了五萬條生命。[5]慶幸的是，如果能及早發現，這種癌症也是所有癌症中最容易治療的。相反的，罹患胰臟癌則幾乎是等同被判死刑，每年大約有四萬六千個新病例。[6]這些患者中，很少人能在確診後存活超過一年，因此預防胰臟癌是當務之急。食道癌影響的是從嘴巴到胃之間的食物通道，對每年一萬八千名受害者而言，往往是致命的。[7]我們所吃的食物會間接影響到罹患癌症的風險，例如食物會讓食道癌的危險因素——胃酸逆流的情況惡化，或者因為直接接觸消化道內壁而致癌。

大腸直腸癌

一般人一生中大約有二十分之一的機率會罹患大腸直腸癌。[8]慶幸的是，這是最容易治療的癌症之一，透過定期檢查，醫生能夠在癌細胞擴散之前，檢測並清除它們。在美國，就有超過一百萬名大腸直腸癌的倖存者，而且在癌症擴散前就已確診的病患，五年存活率高達九〇％。[9]

然而，早期階段的大腸直腸癌很少有症狀。假如這種癌症一直到後期才被發現，治療上會更加困難，且效果有限。從五十歲到七十五歲之間，我們每年都應該做糞便潛血檢查，或至少每三年做一次，再加上每五年做一次乙狀結腸鏡檢查，或每十年做一次大腸鏡檢查，才能早期發現、早期治療。[10]想了解更多有關這些選擇的風險和好處，請參見本書第十五章。雖然定期篩檢肯定是早期發現大腸癌的契機，然而事先防患於未然，比定期檢查更好。

印度罹癌率低，全是薑黃的防治功效

印度的國民生產毛額不及美國的八分之一[11]，大約有二〇％的人口生活在貧窮線以下[12]：但是，印度罹癌率卻比美國低很多。美國女性大腸直腸癌的罹患率比印度女性高出十倍，肺癌是十七倍，子宮內膜癌和黑色素瘤是九倍，腎癌是十二倍，膀胱癌八倍，而乳癌是五倍。美國男性大腸直腸癌的罹患率，比印度男性高出十一倍，攝護腺癌是二十三倍，黑色素瘤是十四倍，腎癌是九倍，肺癌和膀胱癌則是七倍。[13]為什麼會有這樣的地理差異？印度料理中經常使用的香料薑黃，被認為是可能的原因之一。[14]

在前面第二章，我們看到了薑黃香料所含的薑黃素在體外實驗中如何有效對抗癌細胞。然而，我們所攝取的薑黃素，只有非常少部分被血液吸收，因此它可能永遠不會跟消化道以外的腫瘤有充分接觸的機會。[15]但是，沒有被吸收進血液裡的殘餘物質，都會匯集在你的大腸中，這就可能影響大腸內壁的細胞層，也就是癌變息肉的發源地。

大腸直腸癌可分為三個階段。第一個前期病變，是所謂的「異常腺窩灶」（aberrant crypt foci），或細胞沿著大腸內壁的異常聚集。接下來，會從內壁表面長出息肉。最後階段，是良性息肉轉變成癌細胞；然後癌細胞穿透大腸壁擴散到全身。那麼，在每個階段中，薑黃素能阻斷大腸直腸癌到什麼程度呢？

吸菸的人通常有很多異常腺窩灶，研究人員調查了一些吸菸者，發現薑黃素的攝取量能讓這些與癌症有關的組織在直腸中的數量減少近四〇％，在短短三十天裡，從十八個降為十一個。而唯一的副作用是他們的糞便會偏黃。[16]

假如已經長出息肉，那麼情況又會是如何？研究人員讓家族性大腸癌患者使用半年的薑黃素及另一種叫槲皮素（quercetin，存在於紅洋蔥和葡萄這一類的蔬果中）的植物營養素後，發現息肉數量和大小都減少了一半以上。和先前的研究一樣，幾乎沒有發現其他的副作用。[17]

那麼，假如息肉已經轉變成癌細胞了呢？十五名對任何標準化療藥物或放射治療都已沒有反應的大腸癌末期患者，腫瘤學家為了挽救他們的生命，做了最後的努力，開始讓他們服用薑黃萃取物。在二到四個月的療程中，薑黃似乎幫助了其中三分之一的患者延緩疾病惡化，在十五人中有五人出現良好反應。[18]

假如我們談論的是新的化療藥物，只對三分之一的人有效果，就必須權衡療效與其所帶來的嚴重副作用。但是，薑黃萃取物是非常安全的天然食品，即使它只能幫助百分之一的人，仍然值得一試。既沒有嚴重的負面影響，又對三分之一的癌末患者有潛在好處，應該足以激勵科學家對薑黃做進一步的研究，對吧？然而，有誰會想贊助這種無法申請專利的研究呢？[19]

印度的低罹癌率，部分原因可能是他們使用的香料，但也有可能是添加那些香料的食物種類。印度是全球最大的蔬果產地之一，只有約七％的成年人口每天吃肉。大多數的印度人，每天吃的都是深綠色葉菜類，以及蠶豆、豌豆、鷹嘴豆和扁豆等豆類[20]，這些食物含有豐富的植酸（phytates），這是另一種抗癌化合物，主要存在於全穀類、豆類、核果類及種子中。

糞便粗細學問大

排便的份量和頻率越多，身體可能越健康。一項跨越十幾個國家、二十三個族群的研究顯示，當每日平均排便的重量下降到約低於半磅（約二二七克）時，大腸癌的發病率就會扶搖直上；而每天排便量只有〇．二五磅（約一一三克）的人，罹患大腸癌的機率是其他人的三倍。你可以買個簡單的磅秤來測量你的排便量。喔！你可能誤會大了，不是你所想的那樣，你要測量的是自己排便前及排便後的體重。

糞便粗細和大腸癌的關聯，則跟「腸道運送時間」有關，也就是食物從進入嘴巴到排進馬桶所需要的時間。糞便越粗，運送時間就越快，因為這會使腸子更容易蠕動。[21]很多人往往沒有意識到，即使每天排便也有可能是便祕；因為你今天沖掉的大便，很可能是你上週所吃的食物殘渣。

食物從身體的一端進入到另一端排出，需要花多長的時間，可能取決於性別和飲食習慣。採用蔬食的男性，吃進去的食物會在短短一兩天內通過身體，而主要採取傳統飲食的男性，腸道運送時間則長達五天以上。採用蔬食的女性，腸道運送時間平均也是一或兩天，但多數採用傳統飲食的女性，腸道運送時間平均是四天左右。[22]因此，你以為的規律排便可能已推遲了四天。想要測量你自己的腸道運送時間，可以試著吃一些甜菜，然後記錄大便是什麼時候變成了粉紅色。如果這個時間不超過二十四到三十六小時，你可能就符合了每日排便半磅的健康目標。[23]

便祕是美國最常見的胃腸道困擾，每年有數百萬人為此求診。[24]便祕除了不舒服之外，為了讓小又硬的糞便排出時的過度用力，可能也會導致一連串的健康問題，包括橫膈膜疝氣、靜脈曲張、痔瘡[25]，以及肛裂一類的疼痛狀況。[26]

便祕被認為是一種營養不良的病症，所欠缺的營養素就是纖維質。[27]就像是維生素C攝取不足可能會得壞血病一樣，沒能攝取足夠的纖維質就可能會便祕。由於纖維質只存在於植物性食物中，因此無疑的，吃下越多植物就越不可能便祕。舉個例子來說，一項比較數千名雜食、素食及純素食者的研究發現，只吃蔬食的人，每天正常排便的可能性是其他人的三倍。[28]由此可見，純素食者才是真正如廁正常的人。

新型維他命：植酸

大腸直腸癌是美國與癌症相關的第二大死因[29]，但在世界上的某些地方，卻從未聽聞過這種病。根據紀錄，大腸直腸癌罹患率最高的是美國的康乃狄克州，而最低的則是烏干達的坎培拉（Kampala）。[30]為什麼大腸直腸癌在西方文化中這麼盛行？為了找出答案，美國著名的外科醫生丹尼斯．伯基特（Denis Burkitt），在烏干達進行長達二十四年的研究。伯基特醫生造訪過的烏干達醫院，有很多從來沒有出現過大腸癌病例。[31]最終，他得出的結論是，纖維質攝取量就是關鍵[32]，因為大多數烏干達人的飲食都是以全食物蔬食為主。[33]

隨後的研究顯示，用飲食防癌可能還需要纖維質以外的東西。比如說，丹麥的大腸癌罹患率比芬蘭高[34]，但丹麥人攝取的膳食纖維卻比芬蘭人略多。[35]究竟還有什麼其他的防護性化合物，可以解釋蔬食人口的低癌症罹患率呢？事實上，只有全食物蔬食有而加工食品及動物性食物中沒有的營養素，不僅只有纖維質而已。

答案就是一種稱為植酸的天然化合物。植酸存在於植物的種子中，換句話說，在所有全穀類、豆類、堅果類和種子裡都有。植酸能排除體內過多的鐵，而過多的鐵會產生一種破壞力最強的自由基，稱為氫氧自由基（hydroxyl radicals）。[36]因此，對大腸直腸癌而言，標準的美國飲食可能帶來雙重打擊：肉類含有能催化大腸直腸癌的血基質鐵（heme iron）[37]，卻缺乏植酸來消滅這些鐵質所產生的自由基（注意，精緻的植物性食品也不含植酸）。

多年來，植酸會螯合多種金屬，一直以來被誤認會抑制身體對礦物質的吸收，這就是為什麼你可能聽過食用堅果前要先烘烤、去芽或浸泡，以去除植酸的建議。理論上，這樣做你的身體可以吸收鈣質等更多的礦物質。這樣的觀念源自於一九四九年，當時在小狗身上進行了一系列的實驗，得出植酸可能有讓骨質軟化的抗鈣化作用[38]。隨後，在老鼠身上的實驗也有類似發現。[39]但就在最近，以人體研究的數據則讓植酸的形象有了一百八十度的大轉變。[40]攝取更多高植酸食物的人，實際上骨質密度往往更高[41]、骨質流失量更少，髖部骨折的發生率也更少。[42]植酸似乎能保護骨骼，效果類似用來治療骨質疏鬆症的藥物福善美（Fosamax）[43]，卻沒有此類藥物帶來的副作用，比如顎骨壞死及較為罕見的潛在毀容風險。[44]

植酸可能也有助於預防大腸直腸癌。一項針對近三萬名加州居民、為期六年的研究發現，肉類吃得越多，罹患大腸癌的風險就越高。出乎意料的，吃白肉似乎比吃紅肉更糟糕。沒錯，每週至少吃一次紅肉的人，罹患大腸癌的風險大約增加一倍；而每週至少吃一次雞肉或魚肉的人，罹患大腸癌的風險卻增為三倍。[45]豆類是植酸的極佳來源，研究發現，攝取豆類能緩和一些罹癌風險，因此，罹患大腸癌的風險可能取決於飲食中肉類與蔬菜的比例。

比較兩個極端例子——多菜少肉及多肉少菜的飲食習慣，罹患大腸直腸癌的風險可能差了八倍之多。[46]因此，只在飲食中減少吃肉還是不夠的；你還需要多吃些植物。美國國家癌症研究所的預防息肉試驗發現，增加每日豆類攝取量的那些人，癌前期大腸直腸息肉復發的機率降低了多達六五％，而多吃的豆類份量甚至不到四分之一杯。[47]

豆類還有許多很好的營養成分，為什麼我們單單將降低罹癌風險的作用歸功於植酸呢？培養皿的實驗顯示，植酸幾乎能抑制所有目前測試過的人類腫瘤細胞的生長，包括大腸癌、乳癌、子宮頸癌、攝護腺癌、肝癌、胰臟癌和皮膚癌[48]，同時還保留了正常細胞。[49]判別腫瘤細胞和正常組織的能力，是良好抗癌劑的一項指標。當你吃全穀類、豆類、堅果類和種子時，植酸會迅速被吸收進入血液，準備好讓腫瘤細胞提取。腫瘤能非常高效地集中這些化合物，因此掃描植酸可以追蹤體內癌症的擴散情形。[50]

植酸透過抗氧化、抗發炎及增強免疫活性這三種特色來鎖定癌細胞。除了直接影響癌細胞，植酸也被發現能提高自然殺手細胞的活性，自然殺手細胞這種白血球是追捕和處理癌細胞形成的第一道防線。[51]植酸還可以在癌症的最後防線上發揮作用，透過阻斷血液供應來餓死癌細胞。植物性食物中有許多營養素，都能阻止餵養腫瘤的新血管形成，但植酸似乎還能破壞已經存在的腫瘤補給線。[52]同樣的，許多植物性化合物似乎也能減緩或甚至阻止癌細胞生長[53]，但植酸有時卻能讓癌細胞回復到它們的正常狀態——換句話說，停止扮演癌細胞。這種癌細胞的「重整與康復」，已經在植酸對大腸癌細胞的體外實驗中獲得證實[54]，對於乳癌[55]、肝癌[56]和攝護腺癌[57]的癌細胞也有同樣的作用。

植酸的確有副作用，但這些副作用似乎都是好的。高植酸攝取量，已被發現與減少心臟病、糖尿病和腎結石有關。事實上，有些研究人員認為植酸是一種必需營養素。就像維生素一樣，植酸同樣參與體內重要的生化反應。你的健康狀況，會隨著植酸的攝取量而波動，攝取量不足會導致疾病，但可以透過補足份量（富含植酸的食物有蕎麥、燕麥及堅果類）來緩解病況。或許，植酸應該被視為「維生素P」。[58]

多吃漿果可逆轉直腸息肉？

想要比較不同蔬果的保健程度，有很多不同的方式，例如可以分析營養成分或抗氧化活性。理想上，我們通常會使用與生物活性有關的測量方法。要做到這點的其中一個方式，就是測量腫瘤細胞生長的抑制情況。研究人員在培養皿中的癌細胞上滴了十一種常見水果的萃取物，進行測試。結果呢？漿果的效果最好。[59]特別是有機種植的漿果，比常規種植的漿果能更有效地抑制癌細胞生長。[60]但實驗室畢竟不同於真實的生活。要證明這些發現對人體確實有用，只有讓身體吸收到食物的活性成分，並讓這些成分設法接觸到腫瘤。所幸，大腸直腸癌生長在腸子內壁，你吃下的每口食物都可能造成直接的影響。因此，研究人員決定給漿果一個機會來試試它的效果。

家族腺瘤性息肉症（Familial adenomatous polyposis），是腫瘤抑制基因突變所引起的一種大腸直腸癌遺傳形式。患者的大腸中會長出數百顆息肉，其中有一些無可避免會發展為癌細胞。治療方法可能採用預防性切除術，趁早移除大腸來預防癌化。曾經有一種似乎能讓息肉消退的藥物，但在導致數萬人死亡後，就從市場下架了。[61]漿果沒有致命的副作用，但它也能讓息肉消退嗎？沒錯。經過九個月使用黑色覆盆子的日常治療，十四位家族腺瘤性息肉症患者的息肉減少了一半。[62]一般情況下，大腸直腸息肉必須動手術切除，但漿果似乎能讓它們自然消失。不過，此次實驗使用的漿果並不是以自然方式攝取的，研究人員用的是最快的方法——漿果栓劑。切勿自行嘗試！在這九個月的療程中，他們將等同於八磅黑色覆盆子的栓劑直接插進患者的直腸中，有些患者必須忍受肛門被撕裂的疼痛。[63]

我們希望，總有一天，臨床研究能得出吃漿果也有類似的抗癌效果，但還是以傳統方式（通過嘴巴）來攝取吧！

你吃太多鐵了嗎？鐵質不能亂補充

二〇一二年，哈佛大學發表了兩大研究結果。第一項稱為「護士健康研究」，從一九七六年開始追蹤大約十二萬名三十歲到五十五歲女性的飲食習慣；第二項稱為「健康專業人員追蹤研究」（Health Professionals Follow-Up Study），則是追蹤約五萬名年齡在四十歲到七十五歲的男性。每隔四年，研究人員就讓研究參與者再做一次評估，以追蹤他們的飲食狀況。截至二〇〇八年，一共有大約兩萬四千名受試者死亡，其中約有六千人死於心臟病、九千人死於癌症。[64]

在分析結果後，研究人員發現，無論是加工或未加工的紅肉攝取量，都與癌症及心臟病死亡的風險增加有關，還會縮短壽命。甚至在他們把年齡、體重、飲酒、運動、吸菸、家族史、熱量攝取及蔬食的攝取都納入考量後，仍然得出同樣的結論。換句話說，研究對象顯然不算早死，因為他們少吃了植酸等對身體有益的植物營養素。調查結果顯示，肉類中可能含有某種對人體有害的物質。

想像一下，追蹤超過十萬人長達幾十年所需要的後勤工作。現在，再想像一下，一項規模比這個還要大五倍的研究。這個史上最大規模的飲食和健康研究，就是由美國國家衛生研究院和美國退休人員協會共同贊助的 NIH-AARP 研究。十年中，研究人員追蹤五十四萬五千名年齡在五十歲到七十一歲的男女退休者，進行有史以來規模最大的肉類和死亡研究。這些科學家，與前面哈佛大學的研究人員得出了相同的結論：肉類攝取會增加死於癌症、心臟病及縮短壽命的風險。同樣的，這也是在排除飲食及生活方式（包括抽菸、少運動或者不吃蔬果）等種種其他因素之後，所得到的結論。[65]在美國醫學協會的《內科醫學誌》（*Archives of Internal Medicine*）期刊中，有篇名為〈少吃肉，對全世界的健康好處多〉（Reducing Meat Consumption Has Multiple Benefits for the World's Health）的文章中呼籲：「肉類的總攝取量應該大幅減少。」[66]

究竟肉類中含有什麼成分，會引起早死的風險呢？一種可能性是血液和肌肉中的血基質鐵，由於鐵質的促氧化作用會產生致癌的自由基[67]，因此被認為是一把雙刃刀——鐵質太少，會有貧血的風險；鐵質太多，則可能增加罹患癌和心臟病的風險。

我們的身體沒有一個實實在在的機制可以排除體內多餘的鐵質[68]，不過人類倒是演化出能嚴格控管鐵質吸收量的能力。假如體內沒有足夠的鐵，腸子就會開始提高鐵質的吸收量；反之，如果循環中有過多的鐵質，腸子就會減少吸收。問題在於，這種類似恆溫器的系統，只能有效作用在從飲食攝取而來的非血基質鐵。飲食中的鐵質分為血基質鐵及非血基質鐵兩種形式，前者主要存在於動物性食物中，而後者主要存在於植物性食物中。

由於血基質鐵的吸收效率是非血基質鐵的五倍，一旦血液中有足夠的鐵質時，身體會阻擋對鐵質的吸收，被擋下的多半是來自植物性食物的非血基質鐵。[69]這可能就是為什麼血基質鐵跟癌症[70]和心臟病風險[71]有關。同樣的，血基質鐵也與糖尿病的高風險有關，而不是非血基質鐵。[72]

那麼，如果我們排除體內的鐵，是否就能減少癌症的發病率呢？研究發現，定期捐血的人由於減少了身體儲存的鐵量，似乎降低了他們五年內罹患及死於腸道癌症的一半風險。[73]這項研究的結果令人吃驚，以至於《國家癌症研究所期刊》（*Journal of the National Cancer Institute*）有篇文章回應道：「這些結果似乎好得令人難以置信。」[74]

在蔬食中獲取足夠的鐵質

相較於肉食者，素食者往往能攝取到更多的鐵質（以及更多的營養素）[76]，但植物性食物所含的鐵質，被人體吸收的效果卻不如肉類所含的血基質鐵。雖然這種不良的吸收率可以防止鐵量超過負荷，但在美國大約有三十分之一的經期婦女，失去的鐵質比攝取到的鐵質更多，其後果有可能導致貧血。[77]雖然說吃蔬食的女性出現缺鐵性貧血的機率，並沒有比肉食者的女性高[78]，但所有適育年齡的婦女都需要確保有充足的鐵質攝取量。

被診斷出缺鐵的患者，應該和醫生談談，先試著透過飲食來治療，因為鐵補充劑已被證明會增加氧化壓力。[79]最健康的鐵質來源是全穀類、豆類、堅果類、種子、乾果及綠色葉菜類。此外，還要避免在用餐時喝茶，因為茶會抑制鐵質的吸收。攝取富含維生素C的食物，可以提高鐵質的吸收率。一顆柳橙的維生素C含量，就可把鐵質的吸收率提高三至六倍。因此，想要提高鐵質吸收率的人，應該多吃水果、少喝茶。[80]

捐血當然是好事，我們確實也應該盡力防止鐵質的過量堆積。肉品業正在努力研發能「抑制血基質鐵毒性作用」的添加劑[75]，但更好的策略，是在飲食中增加更多的植物性來源，讓身體能夠更有效地管理好鐵質。

胰臟癌：最具侵襲性的癌症

我的祖父死於胰臟癌。從第一次出現症狀——腸道隱隱作痛，治療就已經太晚了。這就是為什麼我們必須事先預防胰臟癌的原因。

胰臟癌是最致命的癌症之一，確診後的五年存活率僅有六%。慶幸的是，這種癌症比較罕見，每年大約只有四萬名美國人死於胰臟癌。[81]有二〇%的胰臟癌病例，可能是吸菸導致的結果。[82]其他的危險因素，還包括肥胖和酗酒。[83]正如我們將會看到的，特定的飲食因素也可能在這種致命疾病的發展中，扮演著舉足輕重的角色。

例如，飲食中的脂肪是否會影響罹患胰臟癌的風險，一直都是爭論不休的話題。研究脂肪總攝取量對癌症的影響，結果並不一致，部分可能是因為不同脂肪對罹癌風險互有差異。前面所提到的NIH-AARP研究，規模大到足以分析哪一種脂肪跟胰臟癌關係最密切。這是第一個將植物性油脂（存在於堅果、種子、酪梨、橄欖油及植物油中）與動物性油脂（包括肉類、乳製品和蛋）分開探討的研究。所有動物性油脂的攝取，明顯都跟胰臟癌風險有關，但植物性油脂的攝取則沒有發現類似的相關性。[84]

雞肉和胰臟癌風險

從一九七〇年代初開始，美國制定了一系列的法律限制石棉的使用，但每年仍然有數千人因石棉暴露而死亡。美國疾病控制與預防中心（Centers for Disease Control and Prevention）、美國兒科學會（American Academy of Pediatrics）和美國國家環境保護局（Environmental Protection Agency）估計，過去三十年來，全美國大約有一千件癌症案例是因為兒童時期曾經暴露在學校的石棉建築物中。[85]

這一切，都始於上個世代的石棉工人。第一個與石棉有關的癌症案例，發生在一九二〇年代的礦工身上。然後，第二波浪潮則發生在使用石棉的造船工人和建築工人之中。現在，由於石棉建物都開始老化，我們正處於第三波跟石棉污染有關的疾病浪潮中。[86]

正如這部石棉史所顯示的，假如科學家想知道某件事物是否會導致癌症，首先就會去研究接觸或暴露最多的那些人。我們現在研究禽類病毒對人類是否有潛在的致癌性，用的正是這個方法。關於疣所引發的雞腫瘤病毒，可能在處理新鮮或冷凍雞肉的過程而傳染到人類身上，這樣的隱憂一直都存在。[87]這些病毒已知在禽類身上會致癌，但在人類癌症上所扮演的角色卻仍然不明。研究顯示，在家禽屠宰場及加工廠工作的人，可能增加某些癌症的死亡風險。這樣的研究結果，令人惴惴不安。

最近，一項針對三萬名家禽工作者的研究，特別要檢驗的是「暴露在家禽致癌病毒中，是否會增加肝癌和胰臟癌的死亡風險」。研究發現，屠宰雞隻的工人罹患胰臟癌和肝癌的機率，大約是一般人的**九倍**。[88]這個結論的嚴重程度，我們跟抽菸比較一下就能看得出來：對胰臟癌而言，抽菸是最重要的可避免風險，但即使抽了五十年菸的老菸槍，罹患胰臟癌的風險也「只」比不抽菸者高一倍。[89]

那麼，吃雞肉的人呢？針對這個問題的最大規模研究，是歐洲癌症和營養前瞻性調查（European Prospective Investigation into Cancer and Nutrition, EPIC），以近十年的時間追蹤了四十七萬七千人。研究人員發現，每天食用五十公克的雞肉，胰臟癌的風險會增加七二%。[90]而這樣的肉量並不多，大約只是一塊雞胸肉的四分之一而已。

讓研究人員深感驚訝的是，比起紅肉，家禽肉的攝取與癌症更密切相關。在淋巴癌和血癌的案例研究中，也發現類似的結果。由此，ＥＰＩＣ研究小組承認，雖然餵食生長激素可能是原因之一，但也有可能是在家禽中發現到的癌症病毒所致。[91]

確定石棉和癌症的關聯性要容易得多，原因是石棉會引發一種罕見的特殊癌症：間皮瘤（mesothelioma），這種病在普遍使用石棉之前幾乎不為人知。[92]相反的，胰臟癌不管是因為吃雞肉引起或抽菸引起，症狀都一樣，難以分辨出因果關係。有些肉品業會出現特有的疾病，比如新近發現的「義大利香腸刷毛工人病」，只發生在那些拿著刷子清除香腸白黴菌的全職工人身上。[93]但是，大多數肉品業工作者所罹患的疾病都沒有特殊之處。所以，儘管有一些令人信服的證據顯示接觸禽類與胰臟癌有關，但我們也不指望近期內政府會對速食業頒布跟石棉一樣的禁令。

用咖哩治療胰臟癌

胰臟癌是高侵略性的癌症之一。未經治療的話，多數患者會在確診後二到四個月內死亡。遺憾的是，大約只有一〇%的患者會對化療有反應，而大多數接受化療的患者都有嚴重的副作用。[94]

薑黃素（薑黃香料中的黃色色素）似乎能逆轉大腸癌的癌前病變，而且在實驗室研究中，也被證明能有效對抗肺癌細胞。在胰臟癌細胞的實驗上，也獲得了類似的結果。[95]因此，何不試著用薑黃素來治療胰臟癌患者呢？一項由美國國家癌症研究所資助，在安德森癌症中心（MD Anderson Cancer Center）進行的研究中，給予胰臟癌末期患者大量的薑黃素。在研究人員能夠評估的二十一名患者中，有兩人對於治療有正面反應。其中一名患者的腫瘤變小了七三%，但最終，原處還是發展出了能夠對抗薑黃素的腫瘤。然而，另外一名患者在十八個月的療程中，病情卻穩定改善中。唯一一次癌症指標升高的現象，出現在薑黃素治療暫停的三週裡。[96]當然，在二十一名受試者中，只有兩位對薑黃素的治療起反應，但這個比率跟化療差不多，而且沒有發現任何不良的副作用。因此，我建議胰臟癌患者，無論他們選擇哪種療法，都應該試著多多攝取薑黃素。

鑑於胰臟癌的預後不佳，預防還是首要之務。在我們對這種疾病有更多了解之前，最好的預防之道就是不抽菸、不酗酒、不過胖，以及少吃動物性食品、精製穀物類和添加糖[97]，還有別忘了，多吃豆類、扁豆、豌豆和果乾。[98]

吞嚥困難？提防食道癌上身

食道是將食物從嘴巴運送到胃部的一條肌肉管道，當這條中空管道出現了癌細胞就是食道癌。食道癌的癌細胞通常都長在食道內壁，然後侵入外層，再轉移（擴散）到其他器官。可怕的是初期時，幾乎沒有症狀，而後隨著癌症發展，可能會出現吞嚥困難的現象。

每年，食道癌大約會新增一萬八千名病例，並導致十五萬人死亡。[99]食道癌的高危險因子，包括吸菸、酗酒和胃食道逆流（又稱胃酸逆流）。胃食道逆流，是胃的內容物跟著氣體從胃部上湧至食道而導致令人困擾的症狀或併發症，最終可導致癌症。除了不菸不酒（即使小酌都有可能增加罹癌風險）[100]，防止食道癌最重要的事，就是徹底解決消除胃食道逆流的毛病，而這通常可以透過調整飲食來達成。

胃酸逆流和食道癌的關係

胃酸逆流是最常見的消化道疾病之一。常見的症狀，包括火燒心以及胃中的內容物逆流至喉嚨，讓口中泛著酸味。在美國，治療胃酸逆流的診療費和住院費用每年多達數百萬美元，是所有消化系統疾病中花費最高者。[101]胃酸逆流所引起的慢性發炎，可能會導致巴瑞特氏食道症（Barrett's esophagus），這是一種食道內壁細胞發生病變的癌前狀態。[102]為了預防在美國最常見的食道癌類型——腺癌，我們首先要做的，就是讓胃酸逆流的情況不再發生。

在美國，這是相當艱鉅的任務。過去三十年，美國的食道癌發病率增為六倍[103]，增加幅度高於乳癌和攝護腺癌，主要原因可能是胃酸逆流病例增加。[104]大約有四分之一（二八％）的美國人，每週至少發生一次火燒心和泛酸，而亞洲人口相對只有五％。[105]這樣的數據，顯示了飲食可能是關鍵因素。

在過去二十年裡，約有四十五項研究，探討了飲食、巴瑞特氏食道症和食道癌之間的關係。其中最一致的結果，就是癌症與肉類、高脂肪食物的關聯性。[106]有趣的一點是，不同的肉類會跟不同位置的癌症有關聯。紅肉與發生在食道的癌症密切相關，而家禽肉則是與胃、食道周邊的癌症更密切相關。[107]

怎麼會這樣呢？在吃下脂肪的五分鐘裡，胃部上端的括約肌（就像是把食物關在胃裡的一個閥門）會放鬆，讓胃酸有機會悄悄湧進食道。[108]例如，在一項研究中，攝取高脂肪餐（麥當勞的香腸、炒蛋、起司三明治）的志願者，比攝取低脂肪餐（麥當勞鬆餅）的人，有更多的酸液湧進食道。[109]這種結果，有部分原因可能是膽囊收縮素的作用，這種激素會被肉類[110]和蛋[111]所觸發而釋出，讓括約肌放鬆。[112]這或許解釋了為什麼肉食者，因為胃酸逆流引起食道發炎的機率會是素食者的兩倍。[113]

即使不考慮致癌風險，胃食道逆流也會引起疼痛、出血，以及造成使食道變窄、影響吞嚥功能的疤痕組織。為了減輕火燒心和胃酸逆流的症狀，已經花費了數十億美元研發減少胃酸的藥物，但這些藥物可能會導致營養缺乏，以及增加肺炎、腸道感染與骨折的風險。[114]或許，減少攝取會引起胃酸逆流的食物，讓胃酸待在它該在的地方，才是更好的策略。

話說回來，吃蔬食帶來的保健作用，可能不僅是減少肉類食品的攝取而已。以富含抗氧化物的植物性食物為主的飲食，很可能將罹患食道癌的機率減少一半。[115]對於食道和胃周邊組織來說，最好的防癌保健食物，是紅色、橙色和深綠色的葉菜、漿果、蘋果以及柑橘類水果[116]。此外，所有未經加工的植物性食物，另外還有一個保健優點——富含纖維質。

纖維和橫膈膜疝氣

脂肪攝取量與增加胃酸逆流的風險有關，相反的，攝取纖維質似乎能降低這種風險。[117]高纖食物，有助於防止造成多數胃酸逆流的根本原因——部分胃向上脫出進入胸腔的病症，從而降低罹患食道癌的機率，甚至能減到三分之一。[118]

就已知狀況而言，橫膈膜疝氣發生在當胃的一部分被向上推擠，穿過橫膈膜進入胸腔時。超過五分之一的美國人，有橫膈膜疝氣的問題。相較之下，橫膈膜疝氣在蔬食人口中幾乎很少聽聞，發生比率大概接近千分之一。[119]有人認為這可能是排便順利的緣故。[120]

植物性食物攝取不足的人，排出的糞便小而硬，可能會增加排便的困難度。假如你常常必須用力擠出大便，久而久之，體內增加的壓力就會將胃往上推擠，使一部分的胃被推出腹腔，讓胃酸朝著喉嚨向上逆流。[121]

日復一日下來，在馬桶上使勁所產生的壓力還可能導致其他問題：大腸內壁黏膜被擠到腸壁肌肉層外，而產生稱為憩室炎（diverticulosis）的病症。這些增加的腹部壓力，也有可能使血液回流到肛門周圍的靜脈而引發痔瘡，甚至將血液推送回腿部，造成靜脈曲張。[122]高纖維飲食，可以同時緩解這兩方面的壓力。採用全食物蔬食的人，糞便大而鬆軟，排便往往毫不費力，他們的胃待在應該待的地方，[123]如此一來，就能減少胃酸往外溢出，也降低了罹患致命癌症的風險。

纖維質的攝取，不只是能讓你擺脫排便壓力而已。人類已經進化成要吃大量纖維質的生物，可能多到每天超過一百克。[128]這個攝取量，比我們現在平均每天所攝取的膳食纖維要高出約九倍。[129]植物不能像動物撒腿就跑，所以人類的飲食結構曾經由大量植物組成。纖維質除了有助於規律排便之外，還能跟體內的鉛和汞等毒素螯合，並將它們沖出體外。[130]我們身體的原本設計就是預期會有川流不息的纖維流，將一些不需要的廢棄物質（例如多餘的膽固醇和雌激素）帶進腸道，然後預期它們會被清除一空。但是，如果你沒有吃進足夠的纖維質唯一天然來源——植物性食物，用它們來填滿你的腸子，這些身體不要的廢棄物質就可能會被重複吸收，破壞身體的排毒能力。遺憾的是，目前只有三%的美國人達到建議的纖維質每日最低攝取量，使得纖維質成為美國人最普遍缺乏的營養素之一。[131]

吃草莓能防治食道癌？

臨床診斷上，食道癌與胰臟癌都是預後最不好的致命性疾病，五年存活率不到二〇%[124]，而多數患者甚至在確診後撐不過一年。[125]這個事實，更說明了預防的重要性，而阻止或逆轉這種疾病的發展更是越早越好。

研究人員選擇漿果做試驗。在食道癌前病變患者的隨機臨床試驗中，受試者在六個月內，每天吃一到兩盎司的冷凍草莓果乾粉，相當於每天大約吃一磅（四五三公克）的新鮮草莓。[126]所有受試者在開始時，都是輕度或中度的食道癌前病變患者，但令人驚訝的是，在攝取高劑量草莓的實驗組中，約有八〇%的患者成功逆轉了疾病的發展。這些癌前病變絕大部分都退回中度、輕微，或甚至完全消失了。經過高劑量草莓治療的患者，有一半在實驗結束時就已經完全康復了。[127]

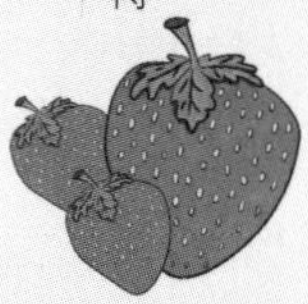

第5章 如何不死於感染

我還在念醫學院時，有一天接到一通電話，請我幫歐普拉（Oprah Winfrey）說幾句話，因為有個牧場主人以德州食品誹謗法控告她（美國的十三州都有所謂的食品誹謗法，規定「暗指一個易腐壞的食品對大眾有食安疑慮」的不實言論，是非法的[1]）。

歐普拉邀請霍華德．萊曼（Howard Lyman）上節目。這位前第四代牧場主人，在節目裡譴責用牛部位來餵養其他牛隻的同類相食做法，並指稱這個危險的做法正是狂牛症出現和傳播的原因。這樣的真相，讓歐普拉感到噁心，她告訴觀眾：「這個訊息，澆息了我剛剛想再吃一個漢堡的念頭。」第二天，牛隻的期貨下跌，德州牧場主人聲稱，損失高達了數百萬美元。

我的任務，是證實萊曼的意見是「基於合理可靠的科學研究、事實或資料」。[2]儘管我們所做的事正是如此，更別提這個訴訟公然違反了美國憲法第一條修正案的固有保護，但德州的牧場主人還是能夠用冗長而折磨人的上訴程序困住歐普拉。最終，在五年後，聯邦法官以偏見為理由駁回這個案件，結束了歐普拉的這場折磨。

從狹義的法律意義上，歐普拉贏了。但是，如果肉品業能夠用法院拖住全國最有錢有勢的一個人這麼多年，並讓她花費一筆不小的訴訟費，在這種寒蟬效應下，誰還敢站出來說實話？目前，肉品業正試圖透過所謂的「加格法律」（ag-gag law）★，禁止在畜牧及肉品工作區進行拍攝。據推測，他們擔心如果人們知道這些產品是如何製造出來的，可能就再也不會有意願購買了。[3]

感謝上帝，人類逃過了狂牛症的攻擊。在英國，幾乎整整有一個世代暴露在遭感染的牛肉下，但只造成了幾百人死亡。但美國的豬流感就沒有那麼幸運了，美國疾病預防控制中心估計，豬流感造成了一萬兩千名美國人死亡。[4]幾乎有四分之三的人類疾病，不管是新出現或再度發生的，都來自於動物界。[5]

人類對動物的統治，已經打開了傳染病的潘朵拉盒子。現代人類的大多數傳染病，在馴化動物之前都是連聽都沒聽過的。馴養動物，導致了動物疾病大規模蔓延到人類身上。[6]例如，肺結核已經確知最初是從馴養的山羊而來[7]，但現今已感染了近三分之一的人類。[8]同樣的，麻疹[9]和天花[10]可能是從牛隻身上的病毒突變而來。我們養豬導致了百日咳，養雞導致了傷寒，養鴨導致了流感。[11]麻瘋病可能來自於水牛，感冒病毒可能來自於馬。[12]野馬有多少機會能當著人類的面打噴嚏呢？在牠們被馴服並套上轡頭之前，所謂的「普通」感冒，也只有在馬群裡算得上普通、常見而已。

一旦病原體跨越了物種屏障，就可以在人與人之間傳播。例如會減弱免疫系統，導致愛滋病的人類免疫缺陷病毒（ＨＩＶ），就被認為是起源自非洲屠宰靈長類動物的野味交易。[13]愛滋病患者容易感染伺機性的致病真菌、病毒和細菌，而健康的人體卻能抵抗，體現了基本免疫功能的重要性。免疫系統不只在我們臥病在床，對抗發燒時才有作用，它也時時刻刻從圍繞在我們身邊

★美國部分地區為了保護畜牧業的經營機密，曾頒布加格法律，規定人們未經許可不得在農場附近拍攝影像，讓環保人士無法拍攝污染情形。但法院現已正式取消此條款。

發揮公德心，感冒時的「舉手之勞」

為了保護其他人，只要是生病了，在咳嗽或打噴嚏時，你必須學著用臂彎來掩住口鼻，養成良好的呼吸道禮儀。這種做法可以有效限制呼吸道的飛沫傳播，還能避免污染你的手。梅奧醫院有個值得記住的口號：「十大傳染病來源，就是我們的十隻手指頭。」當你用手掩嘴咳嗽，可能就會把傳染原轉移到手所碰觸過的一切東西，從電梯按鈕、電燈開關、加油槍到馬桶的沖水鈕等等。[17]流感季節期間，毫不意外的，在五〇％以上的家庭及托嬰中心的物品表面，都能找到流感病毒。[18]

最理想的情況是，每次上完廁所和握手後、準備食物前，以及在接觸公共設施後，或是用手碰觸眼睛、鼻子或嘴巴之前，都應該先洗手。世界衛生組織的最新建議是，進行每天的日常消毒時，最好使用含有酒精成分的乾洗手液或凝膠來取代用水洗手（每個可供檢驗的科學研究都發現，酒精含量在六〇％到八〇％之間的產品，比肥皂更有效）。唯一需要用水洗手的時機，就是手弄髒或明顯被體液污染的時候。日常消毒時（除上述兩種洗手之外的其他所有狀況），含有酒精的產品是清潔雙手的最佳方法。[19]不過，即使我們養成了良好的手部衛生習慣，有些細菌還是能突破這個第一道的防禦線。這就是為什麼我們需要採取健康的飲食和生活方式，來保持免疫系統功能一直處於巔峰狀態。

和在我們體內伺機而動的病原體手上拯救我們的生命。

我們的每一次呼吸，都會吸入數千個細菌[14]；而在每一口食物中，我們吃進肚子裡的細菌更是超過數百萬個。[15]這些微小的細菌，大部分是完全無害的，但有些卻能引起嚴重的感染性疾病，偶爾會有些帶有險惡名字的病菌成為頭條新聞，像是SARS或伊波拉病毒。這些外來又陌生的病原體攻占了媒體版面，但事實上，我們最常見的一些感染卻奪取了更多條人命。例如流感和肺炎一類的呼吸道感染，每年可以造成近五萬七千名美國人死亡。[16]

請記得，你不需要與病人接觸，就能因為感染而生病。存在你體內的潛伏感染，會等待你的免疫功能衰退時伺機而動。這就是為什麼光洗手是不夠的，你還必須保持免疫系統的健康。

打造強健的免疫系統

「免疫」的原文 immune，源自於拉丁文 *immunis*，意思是免除（賦稅或兵役）負擔，或是未受影響的。這個名稱很貼切，因為免疫系統可以保護身體不受外來物侵害。免疫系統是由各種器官、白血球，以及稱為抗體的蛋白質所組成的聯盟，共同對抗病原體的入侵威脅，是除了神經系統之外，人類身上最複雜的器官系統。[20]

抵禦外來入侵的第一層保護，就是皮膚之類的表面物理屏障。再下一層則是白血球，例如攻擊並直接吞噬病原體的嗜中性白血球，以及在細胞變成癌細胞或被病毒感染時，終結該細胞的自然殺手細胞。自然殺手細胞是如何辨別出病原體及被感染的細胞呢？它們通常都會被抗體標記，以利銷毀。抗體是一種特殊的蛋白質，由另一種稱為B細胞的白血球所製造，就像智慧型炸彈一樣，會自動尋找入侵者並黏在它們身上。

每一個B細胞都會針對外來份子的特徵，製造出一種專屬類型的抗體。你的身上不會有一個B細胞包攬了製造花粉抗體的工作，而另一個專門負責製造細菌抗體。相反的，你會有一個B細胞，它唯一的工作是產生對抗西伯利亞蔥草花粉的抗體，也會有另一個B細胞，它唯一的工作是製造對抗深海熱泉細菌的抗體。如果你身上的每個B細胞都只產生一種類型的抗體，那麼根據地球上驚人數量的潛在病原體種類，我們會需要十億多個不同類型的B細胞。事實上，我們的確有這麼多！

讓我們假設一下，某天你走著走著，突然遭到一隻鴨嘴獸（牠們的腳跟上有毒刺）攻擊。你活到現在，身體負責製造對抗鴨嘴獸毒液抗體的B細胞一直遊手好閒，直到你被攻擊的那一刻。一旦偵測到毒液，這個特定的B細胞就會開始發瘋似地分裂，很快的，你就會擁有一整批能夠生產數百萬鴨嘴獸毒液抗體的B細胞複製大軍。於是，你戰勝入侵的毒素，從此過著幸福快樂的生活。這就是免疫系統工作的方式，瞧！我們的身體是不是很不可思議？

不過，當你漸漸變老，免疫功能也會逐漸下降。這難道是無可避免的老化結果？或者，這是因為老年人的飲食品質下降所致？為了說明營養不足可能導致在年紀老大時折損免疫功能，研究人員進行了以下的實驗。他們把八十三名六十五到八十五歲的受試者分為兩組，對照組每天吃的蔬果少於三份，而實驗組每天則食用至少五份蔬果。然後，他們全都接種了肺炎疫苗，這是對所有成年人的醫療建議做法。[21]接種疫苗的目的，是讓免疫系統能產生針對特定病原的肺炎抗體，以防萬一。相較於對照組，每天至少吃五份蔬果的人，對疫苗的反應多出了八二%的保護性抗體。這些人就只是在這短短幾個月裡，每天多吃一些蔬果而已，就有這樣的效果。[22]一把沙拉叉子，就能對免疫功能發揮效用。

某些種類的蔬果，可能在免疫功能的提升上更有價值。

漂亮的羽衣甘藍不是只能做盆栽

美國人吃太少羽衣甘藍了。根據美國農業部的數據，平均每個美國人每年只吃了二二・六克的羽衣甘藍[23]，約等於每十年才吃下一杯半的份量。

羽衣甘藍是一種深綠色葉菜，不僅是地球上營養最豐富的食物之一，也可能是對抗感染的主要幫手。日本的研究人員在培養皿中，將極少量的羽衣甘藍（大約含有百萬分之一克的羽衣甘藍蛋白質）滴在人類的白血球上。即使是這麼微小的量，仍然誘發白血球產生五倍的抗體。[24]

研究人員使用的是生鮮的羽衣甘藍，而美國人所攝取到的少量羽衣甘藍往往是經過烹煮的。烹調的溫度會破壞羽衣甘藍的免疫強化作用嗎？事實證明，即使是將羽衣甘藍持續以滾水煮三十分鐘，也不會對產生抗體有任何影響。實際上，煮熟的羽衣甘藍，看起來效果更好。[25]近年來，羽衣甘藍已成為歐美飲食潮流的抗癌排毒新星。

然而，對於羽衣甘藍的多種健康效益，目前仍停留在試管實驗階段。即使是羽衣甘藍的愛好者，也不能像海洛因一樣用注射方法去攝取，遺憾的是，要讓羽衣甘藍蛋白質跟白血球直接接觸，注射是唯一的途徑了。到目前為止，還沒有任何針對羽衣甘藍的真人臨床研究，想來要吸引到研究經費還有頗大的一段距離。幸好，羽衣甘藍還有一個表親表現不俗，提供了增強免疫力的有力證據，那就是綠花椰菜。

超級蔬菜的代表：綠花椰菜

就像我先前提過的，我們的身體與外界接觸面積最大的就是腸壁，表面積超過了兩千平方英尺[26]，大約是一般住宅的占地面積。[27]但腸壁非常纖薄，厚度還不如一張衛生紙。這樣的厚度是因為人體需要從食物中吸收營養素，如果腸壁再厚一點，營養成分就會很難通過了。對皮膚來說，防水是個好主意，這樣你的體液就不會外漏；但腸道內壁不一樣，必須能讓液體和營養素被吸收。由於這層夾在無菌本體和外面混沌世界之間的屏障是如此脆弱，我們需要有一個良好的防禦機制來抵抗壞東西。

這就是免疫系統發揮作用的地方，具體來說，靠的是一種稱為「上皮淋巴細胞」的特殊白血球。這些細胞有兩種功能：改善及修護腸壁，同時也成為腸道抵禦病原體的第一道防線。[28]這些淋巴細胞，表面上覆蓋了能活化細胞的「芳香烴受體」（Ah receptors）。[29]多年來，科學家一直無法找到能進入芳香烴受體的鑰匙。如果我們能弄清楚如何活化這些細胞，或許就能提高我們的免疫力。[30]

事實證明，鑰匙就在綠花椰菜中。

小時候，大人可能會告訴你要多吃蔬菜，包括綠花椰菜、羽衣甘藍、白花椰菜、高麗菜及球芽甘藍等十字花科的蔬菜。但是，你的父母可能沒有跟你說，為什麼應該要吃這些菜。現在我們知道，這個蔬菜家族含有保護人體腸道的必需化合物。簡單來說，綠花椰菜能夠重整及召集免疫系統的基本戰力。[31]

為什麼我們的免疫系統演化到今天，竟然會依賴某些蔬菜呢？想一想，我們什麼時候需要提高腸道的防禦能力？答案就是進食的時候。問題來了：要維持免疫系統的運作需要很多能量，而我們每天只進食幾次，如何能全天候保持在高度警戒的狀態下呢？還有，為什麼我們的身體會特別把蔬菜當成組織部隊的召集令呢？在數百萬年的演化中，人類大多數的時間都是吃野生植物維生的，其中當然也包括了深綠色葉菜類（古人可能一律統稱為**葉子**），所以身體才會演化成將蔬菜與用餐時間畫上等號。腸道中有蔬菜存在，成了一個維持免疫系統運作的信號。[32]因此，如果我們沒有在每餐中吃些植物，就可能會破壞身體自我保護的策略。

有意思的是，綠花椰菜等十字花科蔬菜所提供的免疫強化效果，不僅能保護我們躲開食物中的病原體，也能躲開環境中的污染物質。我們每一天都持續暴露在各種有毒物質中，從香菸煙霧、汽車廢氣、爐灶，以及烹調過的肉類、魚類到乳製品，甚至是母乳（因為母親曾暴露於污染的環境中）。[33]由於人體內的芳香烴受體對某些污染物（例如戴奧辛）有很強的親和力，一旦這類污染物進入體內就會跟芳香烴受體結合而發揮毒性作用，不過十字花科蔬菜所含的化合物或許可以阻擋它們。[34]

漂亮的粉紅尿

你是否注意到，在吃了甜菜之後，你的尿液會帶點粉紅色？這種顏色的尿液稱為甜菜尿（beeturia），雖然看起來有點不自然，卻是完全無害且暫時性的狀態。[37]此外，這也說明了一個相當重要的事實：當你吃了植物性食物，許多能成為身體抗氧化物的色素性營養素（例如茄紅素和β胡蘿蔔素），會被吸收進入血液，洗滌你的器官、組織和細胞。

更仔細來說，甜菜色素在腸道被吸收，然後進到血液裡，隨著血液到處循環，最終經由腎臟濾出，進入尿液。在這段循環身體的旅程中，即使是血液也會帶點微微的粉紅色。

大蒜味的口氣也是同樣的原理。這不只是人人敬而遠之的殘留氣味，也是大蒜被血液吸收，再經由肺送至呼吸裡的一段旅程，呼出的辛辣口氣證明了這些健康的化合物確實被你身體吸收了。即使你使用的是大蒜灌腸劑，呼出的口氣中仍會帶著大蒜味。基於這個原因，大蒜也被用於嚴重肺炎的輔助治療，因為它能幫助清除肺部細菌。[38]

其他植物也可以抵禦毒物的入侵。日本的研究人員發現，某些植物性食物，如蔬果、茶葉和豆類中的植物營養素，在體外實驗中可以阻擋戴奧辛的影響。例如，研究人員發現，每天吃三顆蘋果或一大匙紅洋蔥，所獲得的植物營養素就足以削減戴奧辛的一半毒性。唯一的缺點是，這些植物營養素的效果只能持續幾個小時，這意味著，如果你想持續抵禦病原體和污染物，可能需要一直吃健康食物，一餐接著一餐。[35]

能夠阻擋毒素的東西，當然不是只有植物性食物。還有一種動物性產品，也具有阻擋戴奧辛致癌效應的潛力，那就是駱駝尿。[36]所以，下一次當孩子不想吃蔬菜水果時，你可以對他說：「我可以讓你選擇，你要嘛吃綠花椰菜，要嘛去喝駱駝尿。」

用漿果來強化自然殺手細胞

生物活性植物研究實驗室（Bioactive Botanical Research Laboratory）的負責人認為，各種顏色的漿果在預防疾病方面「脫穎而出」。[39]漿果化合物傳說中的抗癌特性，被認為是能夠抵抗、降低以及修復氧化壓力和發炎所造成的破壞。[40]但直到最近的研究才發現，漿果也能增加自然殺手細胞的數量。

自然殺手細胞一詞聽起來凶狠無比，但其實是一種白血球，是免疫系統中快速反應小組的重要成員，能夠迅速對抗被病毒感染的細胞與癌細胞。這種白血球之所以稱為「自然」殺手，是因為它們不需要先一步暴露於疾病中，就能被啟動；而免疫系統的其他部分，則只能藉助先前的致敏作用（曾經接觸過病原體）才能有效反應，水痘就是個例子。[41]畢竟，你不會想等到出現第二個腫瘤時，免疫系統才開始起而戰鬥。

人體內約有二十億個這種精英特種戰士，任何時候都在血液中巡邏，而研究結果顯示，吃藍莓可以壯大這個精英部隊。在一項研究中，研究人員要求運動員在六週期間，每天吃大約一杯半的藍莓，看看漿果能否減少因長跑而導致的氧化壓力。[42]不出意料，藍莓做到了，但更重要的發現是，藍莓對自然殺手細胞的影響。正常情況下，在一段長時間的耐力運動後，自然殺手細胞的數量會減少一半，下降到大約十億個。但吃了藍莓的運動員，體內自然殺手細胞的數量居然**翻倍**，超過了四十億個。

藍莓可以增加自然殺手細胞的數量，但有沒有哪種食物能夠提升殺手細胞的**活性**，讓它們更有效去對抗腫瘤細胞呢？有的，一種稱為小豆蔻的香料之后似乎就能做到。首先，研究人員在培養皿中放入一些淋巴癌細胞，然後加入自然殺手細胞，結果顯示大約能消滅五％的癌細胞。但當研究人員撒上一些小豆蔻後，自然殺手細胞變得超級活躍，掃蕩了更多的癌細胞（甚至是前者的十倍以上）。[43]不過目前為止，還沒有在癌症患者身上進行過臨床試驗。

理論上，添加小豆蔻的藍莓鬆餅，既能增加在體內循環的自然殺手細胞的數目，還能提高它們消滅癌症的本能。

益生菌可以預防普通感冒？

剖腹產似乎會增加嬰兒過敏性疾病的風險，包括過敏性流鼻水、氣喘，甚至食物過敏。[44]正常分娩會讓母體的陰道桿菌移植到嬰兒的腸道裡，但對剖腹產下的嬰兒而言，這種自然接觸的機會就被剝奪了。腸道菌群導致的差異，可能會影響到嬰兒免疫系統的發展，也說明為何會出現過敏機率的差異。上述解釋得到了研究支持，一項研究顯示，懷孕期間，如果母親陰道內的菌群受到擾亂，例如性交感染或陰道灌洗等，可能會導致嬰幼兒較高的氣喘風險。[45]

這些發現，提出了一個更廣泛的問題，也就是關於腸道益菌對免疫系統可能會有的影響。一些研究表明，補充好菌（益生菌）可能會有增強免疫力的效果。第一個相關的研究顯示，從服用益生菌數週的受試者身上所萃取的白血球，在吞噬及破壞潛在入侵者的能力上明顯增強了。在停止服用益生菌後，這種效果仍然持續了至少三週。而在體外實驗中，自然殺手細胞對抗癌細胞的活性也增加了。[46]

在培養皿實驗中看到細胞功能有所改善固然很好，但這些結果是否就等於較少的感染呢？研究人員又花了十年時間，進行一項隨機雙盲的安慰劑對照研究。研究表明，服用益生菌的人，感冒確實明顯減少，生病的日數減少，而且整體的症狀也變少了。[47]目前為止的證據顯示，益生菌或許可以減少上呼吸道感染的風險，但還不足以強烈到建議人們開始服用益生菌。[48]

除非因為一個療程的抗生素或腸道感染，遭遇了腸道菌群的重大損壞，否則我們最好把重點放在餵養已經生活在腸道中的好菌。[49]好菌群落會吃什麼呢？答案是纖維和某種主要存在於豆類的澱粉，這些物質被稱為益菌生（*prebiotics*）。益生菌指的是好菌本身，而益菌生則是這些好菌所吃的食物。因此，要讓好菌幸福快樂，把好菌餵飽的最好辦法，就是多吃全食物蔬食。

當你吃下新鮮的農產品，就可以同時讓益菌生和益生菌進入你的腸道裡。水果和蔬菜包含了數以百萬計的乳酸菌，其中有一些和益生菌藥錠所使用的種類是一樣的。例如我們做酸菜時，並不需要添加發酵劑，因為包心菜葉已經有天然的細菌了。所以在日常飲食中生吃蔬果，就能達到兩全其美的功效。[50]

運動提升免疫系統

如果有一種藥物或營養補充品，能夠把因為感冒一類的上呼吸道感染所請的病假減少一半，會發生什麼事呢？製藥公司將會撈上好幾十億美元。但其實已經有種東西可以免費增強免疫系統，而且效果卓著，能減少二五％到五〇％的病假日數。不僅如此，它的副作用只有百利而無一害。究竟是什麼東西這麼好？

答案就是運動。[51]

更重要的是，運動量不用多就能達到效果。研究發現，如果讓孩子跑來跑去，只要六分鐘，他們血液循環裡的免疫細胞就能增加將近五〇％。[52]而在人生道路的另一頭，經常運動能防止免疫力隨著年齡增加而逐漸下降。一項研究發現，久坐不動的年長女性，原本在秋天罹患上呼吸道疾病的機會有五〇％，但開始每天走路半個小時後，就能將風險降低到二〇％；若是偶爾加上跑步，風險則只有八％。[53]顯而易見的，運動讓她們的免疫系統在對抗感染的能力上，提升了五倍之多。

這究竟是怎麼回事？這些簡單的活動，是如何減少感染機會的呢？大約有九五％的感染，都是從黏膜（濕潤）表面開始的，包括眼睛、鼻孔和嘴巴。[54]這些表面都是由一種稱為 A 型免疫球蛋白（簡稱 IgA）的抗體所保護。IgA 提供了免疫屏障，能夠中和病毒，防止病毒擴散到體內。例如，在唾液中的 IgA，被認為是防禦像肺炎和流感這類呼吸道感染的第一道防線。[55]我們只需要適度運動，就能提高 IgA 的含量，顯著降低罹患類流感症狀的機會。與久坐不動的對照組相比，每週進行有氧運動三次、一次三十分鐘且持續十二週的人，唾液中的 IgA 值增加了五〇％，而且呼吸道的感染症狀也顯著減少了。[56]

雖然規律的體能運動可以提高免疫功能，並降低呼吸道感染的風險，但持續的激烈運動卻可能會產生反效果。當你從不動到起身活動，感染的風險會下降，但超過某個程度後，過度訓練和壓力過大卻可能會損害免疫功能，**增加**感染的風險。[57]在馬拉松或超級馬拉松後的幾個星期，跑者罹患上呼吸道感染的機率增為二至六倍。[58]研究也發現，在國際比賽開賽的前一天，優秀足球員的 IgA 分泌量會明顯下降。[59]在訓練期間，IgA 抗體的含量下降已知與上呼吸道感染有關。而其他研究也發現，僅僅在一輪劇烈運動後，就能讓 IgA 濃度下降。[60]

那麼，假如你是一個核心運動員，該怎麼辦？你要怎樣才能減少感染的機會？傳統的運動醫學，似乎沒有提供很多有用的建議：醫生會告訴你，要注射流感疫苗，避免觸摸眼睛或挖鼻孔，並且遠離生病的人。[61]但這些步驟可能不足以完全防範疾病於未然，因為呼吸道感染常常都是由潛伏在體內的病毒重新活化所觸發，例如會引起感染性單核球增多症（mononucleosis）的ＥＢ病毒（人類疱疹病毒第四型）。因此，即使你從來沒有跟任何人接觸，只要你的免疫功能下降，這些休眠的病毒就會重整旗鼓，讓你生病。

慶幸的是，有些食物可以幫你維持免疫力，讓病菌遠離。

首先是綠球藻（chlorella），這種單細胞的淡水綠藻通常以粉末或壓成藥錠出售。日本的研究人員率先證明，服用綠球藻的母親，母乳中的 IgA 濃度增加了。[62]雖然綠球藻萃取物的補充劑無法提高整體的免疫功能[63]，但有證據顯示，食用整顆的綠球藻是有效的。二〇一二年在一項日本研究中，研究人員在訓練營期間，找來了一群有感染風險的運動員。沒有額外補充吃綠球藻的對照組，IgA 濃度在激烈運動後顯著下降。相反的，那些有補充綠球藻的運動員，在激烈運動後

IgA 濃度仍然維持穩定。[64]

但要注意的是，最近美國內布拉斯加州的奧馬哈市（Omaha）公開了一個令人不安的病例報告，名為「綠球藻誘發性精神病」。[65]一名四十八歲的女性在開始服用綠球藻後兩個月，罹患了精神分裂症。醫生告訴她要停止服用綠球藻，並開了抗精神疾病的藥物，一個星期後就痊癒了。在此之前，綠球藻從未與精神疾病有過關聯，因此研究人員最初推測，這只是巧合。換句話說，這位女性開始服用綠球藻之後，湊巧精神疾病發作；而在停止服用後，病情好轉可能只是使用精神疾病藥物的緣故。七週後，該名病患重新開始服用綠球藻，同時也沒有停掉精神病藥物，但精神分裂症再度上身。一旦停用綠球藻，她的精神疾病又獲得解決。[66]或許，問題不在於綠球藻本身，而是夾帶了一些有毒或摻假的雜質。我們無從得知。但鑑於營養品市場假貨充斥、毫無管理規章的情況，即使你買了一瓶標示「食品」的營養補充劑，也很難知道真正買到的是什麼。

想要維持免疫功能的運動員，還有另一種選擇：營養酵母（nutritional yeast）。一項在二〇一三年發表的研究報告指出，攝取在麵包、啤酒和營養酵母中發現的一種特殊纖維質，可能會讓你在運動後更有效地維持白血球數值。[67]啤酒酵母很苦，但營養酵母則有類似奶酪的愉悅味道，跟爆米花一起吃，特別美味。

研究發現，在兩個小時的激烈運動後，受試者血液中的單核球（monocytes，免疫系統的另一種白血球）數量急遽下降。但是在運動前服用大約四分之三茶匙營養酵母的人，運動後的單核球數量卻比開始運動前還要高。[68]

光就實驗室的報告來看，數據都很不錯，但攝取酵母纖維真的能少生病嗎？當加州舉辦卡爾斯巴德馬拉松賽（Carlsbad Marathon）時，研究人員就針對這個問題做了試驗。

要提升免疫力，多吃點菇類

你有季節性過敏症嗎？流鼻水、眼睛癢、打噴嚏？雖然過敏可能會讓你情緒低落，因為你的免疫系統正忙得不可開交，但是這種同步升高的警覺狀態，可能對你的整體健康有好處。

有過敏的人，似乎能降低某些癌症風險。[70]沒錯，你的免疫系統可能對花粉或灰塵等無害的東西反應過度，但是同樣的過度警惕也會用在體內萌芽的腫瘤上。如果我們能夠提升免疫系統裡對抗感染的部分，並調降導致慢性發炎（和那些煩人症狀）的部分，那就太好了。菇類或許能達成這個願望。

正如藻類被當成是單細胞植物一樣，酵母也被看成是單細胞的真菌類。我們有好幾千種自然生長的食用菌，還有全球每年商業化生產的數百萬噸菇類。[71]但檢視菇類包裝紙盒上的營養標籤，除了維生素B群和礦物質之外，幾乎看不到其他成分。菇類的營養素就只有這些嗎？並非如此。沒有列出來的，是一整批能夠提高免疫功能的微量營養素。[72]

澳洲的研究人員將受試者分為兩組，一組採日常飲食，而另一組則在日常飲食之外，每天再另加一杯煮熟的白蘑菇。僅僅一週後，吃了蘑菇的人，其唾液的IgA抗體增加了五〇%；這些抗體持續增高了大約一個星期才開始下降。[73]因此為了維持效益，請盡量讓蘑菇成為你日常飲食的固定成分。

先別急。如果菇類能引發這麼劇烈的抗體增殖，我們是否應該擔心它們也可能會加重過敏或自身免疫性疾病的症狀？恰恰相反，菇類似乎具有抗發炎的作用。體外研究顯示，各種菇類（包括純白色的洋菇）不僅不會加重發炎病症，反而還可能減弱發炎反應，還有提升免疫和抗癌的潛在功效。[74]第一個隨機雙盲的臨床試驗發表於二〇一四年，研究對象是有上呼吸道反覆感染病史的兒童，結果證實菇類有明顯的抗過敏作用。[75]

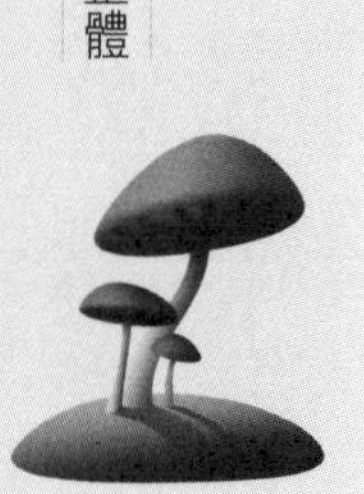

比賽後的四週內，每天服用相當於一湯匙營養酵母的跑者，比起只服用安慰劑的跑者，上呼吸道的感染率少了一半。值得注意的是，服用酵母的跑者回報，他們的情緒也變得更好了。當研究人員要求所有受試者以一到十分來評量他們的感受時，服用安慰劑的人大約給了四到五的分數；而服用營養酵母的受試者，給分平均落在六到七分。精英運動員常常在馬拉松前後會有情緒惡化的情況，但該研究的結果顯示，只要一點點營養酵母就能提升各種情緒狀態，降低緊張、疲勞、困惑及憤怒的感覺，同時還能增加活力。[69]

快把營養酵母爆米花傳過來！

食物中毒

病原體★，也可以在你所吃的食物裡發現。食源性疾病（或稱食物中毒），就是進食受污染食物的一種感染病。根據美國疾病控制與預防中心的資料，每年大約每六個美國人中就有一人食物中毒。

換算過來，每年約有四千八百萬人因此生病，這個數字比加州和麻州的人口總和還要多。其中超過十萬人需要住院治療，還有數千人死亡，全都是因為他們食用的東西出了問題。[76]

就生命損失年數而言，前五大最具破壞性病原體—食物的組合，包括家禽中的曲狀桿菌（*Campylobacter*）和沙門氏菌（*Salmonella*）、寄生在豬肉中的弓漿蟲（*Toxoplasma*），以及熟食肉類和乳製品中的李斯特菌（*Listeria*）。[77]動物性食物之所以成為主要罪魁禍首，原因之一是大多

★病原體的英文athogens，是從希臘文的pathos（受苦）和genes（製造者）而來。

數的食源性病菌都是糞便病原體。由於植物不排便，你從菠菜得到的大腸桿菌，實際來源不是菠菜；大腸桿菌是存在於腸道的一種病原體，而菠菜當然沒有腸道。研究發現，糞便施用於農作物上，會讓大腸桿菌污染的機率增加五十倍以上。[78]

蛋和沙門氏菌

在美國，就食物中毒方面，最大的公共衛生負擔就是**沙門氏菌**。這是食物中毒入院治療的主要原因，也是食物中毒致死的首要原因[79]，而且數字還在持續上升中。過去十年，沙門氏菌病例增加了四四％，尤其是兒童和老人特別多。[80]在感染後的十二到七十二小時，會出現最常見的症狀——發燒、腹瀉，以及嚴重的腹部絞痛。[81]這種食物中毒通常會持續四到七天，但如果中毒者是兒童和老人，可能會嚴重到需要住院治療，甚至安排後事。

很多人會把沙門氏菌和蛋聯想在一起，這是有原因的。例如二〇一〇年，有超過五億顆的蛋因為沙門氏菌疫情被回收。[82]然而，蛋業的生產商卻死咬不放：別再嚷嚷，蛋絕對安全無虞。為了回應發表在《今日美國報》（*USA Today*）中呼籲全面回收雞蛋的專欄文章，美國蛋業團體的主席堅稱：「蛋只要完全煮熟，不存在安全問題。」[83]但究竟怎樣才是「完全煮熟」呢？

蛋業一直都在資助沙門氏菌和各種雞蛋烹調法的研究。他們有什麼發現呢？不管是炒蛋、單面煎荷包蛋、雙面荷包蛋，沙門氏菌都能存活。單面煎這種半生不熟的荷包蛋被認為是最危險的。蛋業資助的研究人員直言不諱地總結道：「單面煎荷包蛋應該被列為不安全的烹調方式。」[84]換句話說，即使雞蛋業者自己也知道他們的產品，用全美數百萬人常見的烹調方式是**不安全的**。事實上，這個真相好久以前就已經被知道了。二十年前，普渡大學（Purdue University）的研究人員發現，沙門氏菌能在歐姆蛋和法式吐司中存活下來。[85]甚至在煮沸八分鐘之久的雞蛋裡，都還能找到活的沙門氏菌。[86]

難怪根據美國食品藥物管理局的估計，每年有十四萬兩千名美國人因為吃了被沙門氏菌污染的雞蛋而生病。[87]美國境內，每年都會發生這種雞蛋疫情。但是，要論最糟糕的病原體與食物組合，雞蛋「只」能排到第十名。

禽肉與沙門氏菌

吃雞肉而非雞蛋，實際上才是沙門氏菌最常見的感染來源。[88]全美爆發的特強毒株沙門氏菌疫情，罪魁禍首就是第六大禽肉生產商佛斯特農場（Foster Farms）。這波嚴重的疫情，從二〇一三年三月開始一直持續到二〇一四年的七月。[89]為什麼會持續這麼長的時間？最主要的原因是這家公司大量生產受到污染的雞肉，無視於美國疾病控制與預防中心曾經發出的多次警告。[90]雖然官方統計只有幾百件受害案例，但疾病控制與預防中心估計，每確診一個沙門氏菌病例，就有另外三十八個漏網之魚。[91]這代表佛斯特農場生產的雞肉，可能已經造成了超過十萬人的受害者。當美國農業部官員親自去佛斯特禽肉加工廠調查時，發現採樣的雞肉裡有二五％受到同樣來源的沙門氏菌污染，並與雞屍中發現的糞便檢驗結果相同。[92]

墨西哥禁止佛斯特農場的雞肉進口，但在全美各地還是可以買到。[93]想想看，當汽車製造商發現自家生產的車子有剎車失靈的問題時，基於安全考量會立即宣布召回有問題的車款。但為什麼被沙門氏菌污染的雞肉沒有這樣做呢？美國農業部曾試圖關閉屢次違反沙門氏菌標準的公司，卻反被提告，而且最後還勝訴了。負責該案的法官下了這樣的結論：「由於肉品和禽肉的正常烹調方式足以消滅沙門氏菌的有機體，因此存在於肉品中的沙門氏菌，不會危害人體健康。」[94]

假如適當的烹調就能殺死這種病菌，為什麼每年還會有成千上萬的美國人，因為禽肉受到沙門氏菌污染而生病呢？這跟半熟漢堡殘留大腸桿菌的情形不能類比，因為有誰會吃沒煮熟的雞肉呢？這裡的問題，在於交叉污染。新鮮或冷凍的雞肉從店裡被拿出來到送進烤箱之間的這段時間，雞肉上的細菌就可能會污染到手、餐具及廚房表面。研究顯示，把新鮮雞肉放在砧板幾分鐘，就有高達八〇％的機會傳播病菌。[95]然後，假如你把煮熟的雞肉再放回同一個砧板，大約有三〇％的機會，雞肉會再次被污染。[96]

佛斯特農場對疫情荒腔走板的回應，事實證明可能是最有遠見的：「不論是哪家廠商生產的生禽肉，有沙門氏菌的情形並不罕見。」他們還引述新聞稿：「消費者在處理肉類時，在備料、處理及烹調時都要使用適當的方法。」[97]換句話說，雞肉受到沙門氏菌污染，應該被視為正常情形。反正是你要吃的，後果自負。

為什麼美國消費者會被置於如此高的風險之下？一些歐洲國家已經把禽肉的沙門氏菌污染率降到二％，這是怎麼做到的？答案是銷售感染沙門氏菌的雞是非法的。做得好！他們不准銷售帶有病原體的家禽，反觀美國，因為這種病原體而生病的消費者每年多達百萬人。[98]阿拉巴馬州的一位禽類學家在肉品業的貿易刊物上，解釋了為什麼美國沒有採取這種「嚴厲」的政策：「美國消費者不想付更多錢。就是這麼簡單。」如果肉品業者不得不付錢讓產品更安全，價格就會上漲。他說：「事實上，就是因為太貴了，才不得不賣帶有沙門氏菌的雞肉。」[99]

肉類上面的糞大腸菌

肉品污染，當然不是只有一家禽肉生產業者有問題。在二〇一四年發表的《消費者報告》（*Consumer Reports*）中，研究人員公布了廉價雞肉的真實成本。他們發現，在零售店販賣的雞胸肉中，有九七％受到可能會致病的細菌污染。[100]在他們所發現到的沙門氏菌中，有三八％對多種抗生素具有抗藥性；美國的疾病預防與控制中心認為，這一類的病原體對公共衛生會是很嚴重的威脅。[101]

梅奧診所相當直白地做了以下說明：「大多數人都在吃了遭糞便污染的食物後，感染了沙門氏菌。」[102]這是怎麼發生的？在屠宰廠，禽類通常用金屬鉤吊掛著，這樣做往往會戳破牠們的腸子，排出的糞便就沾到了肉上。根據美國食品藥物管理局最新的全美國零售肉商調查顯示，九〇％的零售雞肉都顯現出被糞便污染的證據。[103]

如果使用的是糞腸球菌（*E. faecalis*）和屎腸球菌（*E. faecium*）這一類病菌來做為糞便污染的指標，那麼全美國的肉品零售，有九〇％的雞肉、九一％的火雞絞肉、八八％的牛絞肉和八〇％的豬排都受到了污染。[104]

儘管沙門氏菌的感染事件越來越頻繁，但源自牛糞的大腸桿菌感染卻有減少的趨勢。[105]為什麼牛肉越來越安全，而雞肉的風險卻越來越大？[106]一個可能的原因是，美國政府制定了一個緊急應變禁令來禁止銷售遭大腸桿菌污染的牛肉。但為什麼銷售有可能被致命病原體污染的牛肉是非法的，但販賣遭污染的雞肉卻是合法的呢？畢竟，雞肉裡的沙門氏菌遠比牛肉裡的大腸桿菌，害死的人更多。[107]

這個問題，可以追溯到一個一九七四年的著名案例。當時美國公共衛生學會（American Public Health Association）控告美國農業部，居然把核可標章授予遭到沙門氏菌污染的肉品。為了袒護肉品業，美國農業部指出，由於「有太多的污染源可能造成這個問題」，因此「單單挑出肉品業，並要求（美國農業部）命令肉品業者要辨別其未加工的產品是否對健康有害，是不公平的。」[108]換句話說，因為沙門氏菌也跟乳製品和雞蛋有關，只要求肉品業把自家產品弄得更安全，是不公平的。這就像鮪魚業者辯稱，在鮪魚罐頭上標註含汞警告是多此一舉，因為你也可能因為咬破溫度計而遭到汞污染。

華盛頓特區的巡迴上訴法院支持肉品業者的觀點，聲稱美國農業部可以通融肉品中可能含有致命的沙門氏菌，因為「美國的家庭主婦和廚師並非無知或愚蠢，他們備料及烹調的方式通常不會讓沙門氏菌有致病的機會。」[109]這種論調就像在談論休旅車不需要安全氣囊或安全帶，孩子也不需要汽車座椅，因為「足球媽媽」們★**通常**都不會發生車禍。

不想尿道感染，就不要吃雞肉

膀胱感染究竟從何而來？早在一九七〇年代，一直以來所做的女性研究，發現膀胱感染是因為細菌從直腸進入陰道所致。[110]不過，又花了二十五年的時間，才由ＤＮＡ指紋技術證明寄居在腸道的大腸桿菌菌株，是尿道感染的源頭。[111]

接著科學家又花了十五年，才追查到某些泌尿道感染最根本的罪魁禍首。原來直腸細菌的初始來源，竟然是雞肉。加拿大麥基爾大學（McGill University）的研究人員，在屠宰廠裡找到造成泌尿道感染的大腸桿菌後，一直循線追蹤到肉品供應商，最後從被感染婦女的尿液檢體裡檢驗出來。[112]因此，我們現在有直接證據，膀胱感染可能是人畜共通的疾病——由動物傳染給人類的疾病。[113]這是一個重要的發現，因為在美國每年罹患尿道感染的婦女多達幾千萬人，總花費超過了十億美元。[114]更糟的是，事實也證明許多在雞肉裡會引起尿道感染的大腸桿菌菌株，已經對目前一些最強效的抗生素產生了抗藥性。[115]

難道我們不能簡單地藉由發送肉類溫度計讓民眾徹底煮熟雞肉，解決這場危機嗎？答案是不能，問題就出在交叉污染。研究顯示，即便你沒有吃下任何雞肉，光是處理生雞肉就可能導致腸道移生（intestinal colonization）。[116]在這種情況下，不論你烹調雞肉時再小心，都不能免除感染。即便將雞肉燒成灰，也仍然會受到感染。而且研究也發現，感染後，這些具抗藥性的雞肉細菌會大量增殖，多到成為腸道裡的主要菌群。[117]

你家廚房的水槽，可以找到的糞便細菌比馬桶座還多[118]，原因可能是因為我們都在廚房裡處理雞肉，而不是在浴室裡。如果我們在處理雞肉時更小心呢？〈論國內廚房衛生對預防雞肉交叉污染的有效性〉（The Effectiveness of Hygiene Procedures for Prevention of Cross-Contamination from Chicken Carcasses in the Domestic Kitchen）是一項堪稱里程碑的研究，就針對這個問題做了測試。研究人員走訪了六十個家庭，給每家一隻生雞並請他們烹調。在雞肉煮好後，研究人員回來檢查，發現所有家庭的廚房裡都找得到沙門氏菌和曲狀桿菌（這是兩種能導致嚴重腹瀉的病原體，都藏在雞糞裡），砧板、餐具、櫥櫃、冰箱把手、烤箱把手和門把等等都檢測得到。[119]

顯然，這些人都在不知情下按照平常方式處理及烹調雞肉。因此，研究人員重複上述實驗，

★「足球媽媽」是指美國中產階級的全職媽媽，一般都住在郊區，開著休旅車接送小孩去參加足球等課外活動。

但這次則給了這些受試家庭具體的指示。在他們烹調好雞肉後，被告知要用熱水和清潔劑清洗廚房用具的表面，特別是砧板、餐具、櫥櫃、各個把手和門把。然而，事後研究人員**仍然**發現，致病的糞便細菌還是到處都是。[120]

你在讀這篇研究報告時，可以看得出來研究人員有點惱怒了。最後，他們堅持要所有家庭使用漂白劑：把抹布先浸泡在漂白水裡消毒，然後在所有表面上噴灑漂白水，靜置五分鐘。大舉消毒後，研究人員在一些餐具、抹布、水槽周圍的檯面和櫥櫃上，還是發現了沙門氏菌和曲狀桿菌的蹤跡。[121]雖然廚房污染的程度減少很多，但還是沒辦法徹底清除，看來除非你把廚房比照生物危害實驗室來處理，否則很難確保不會在廚房裡留下糞便病原體。唯一的解決辦法就是，一開始就不要把這些病菌帶進家門。

不過，好消息是：不是只要吃過雞肉，腸道就會一直被這些病原體占據。在一些受試者僅僅處理雞肉就受到感染的研究中，試圖占據他們腸道的雞肉病菌，似乎只維持了十天左右。[122]我們腸道中的好菌似乎能夠把壞菌趕走。問題在於，人們吃雞肉的頻率往往比每十天一次要多，因此，他們可能會不斷地把這些雞肉病菌帶進身體裡。

豬肉中的耶氏桿菌

每年，有近十萬名美國人因為耶氏桿菌（*Yersinia*）生病。[123]在每個已發現來源的爆發疫情中，罪魁禍首就是被污染的豬肉。[124]

在大多數情況下，耶氏桿菌造成的食物中毒僅會導致急性腸胃炎，但症狀可能會變得很嚴重，類似闌尾炎，因而造成不必要的緊急手術。[125]不過，感染耶氏桿菌的長期後果，則會導致眼睛、腎臟、心臟和關節的慢性發炎。[126]研究發現，在感染耶氏桿菌引發食物中毒的一年之內，患者出現自體免疫性關節炎的機會高達四十七倍；[127]而這種病菌，也可能是引發被稱為葛瑞夫氏症（Graves' disease）的自體免疫性甲狀腺亢進的原因。[128]

美國豬肉產品的污染情況有多嚴重？《消費者報告》（*Consumer Reports*）對來自全國各城市的近兩百個樣本進行檢驗，結果發現，超過三分之二的豬肉都遭到耶氏桿菌污染。[129]這可能是因為現今大多數的養豬業者，都採用空間擁擠的集約化養殖方式。[130]《全國豬農》（*National Hog Farmer*）有一篇文章〈擁擠養豬所付出的代價〉明白指出，養豬戶可以藉由限制每頭豬只有六平方英尺的活動空間來獲取最大利潤。基本上，這意味著將一頭兩百磅的動物塞進一個面積只有二英尺乘三英尺（60×90公分）的空間裡。該文作者承認，豬滿為患所造成的問題，包括通風不足及增加健康風險，但他們所得出的結論是，有時候「讓豬隻擠一點點，會讓你賺更多的錢」。[131]

遺憾的是，這種情況近期內不可能改變。為什麼？因為耶氏桿菌不會讓豬生病。[132]換句話說，這是個公共健康問題，而不是動物生產問題。耶氏桿菌不會影響養豬戶的成本，因此與其讓這些動物多點喘息的空間，養豬業寧願讓社會付出巨大的成本：估計每年有數萬名美國人因此生病，醫療花費約兩百五十萬美元。[133]

肉品中的超級病菌：困難梭狀芽孢桿菌

有一種新的超級病菌出現了：困難梭狀芽孢桿菌（*Clostridium difficile*）。這是人類最迫切要解決的病菌威脅之一，估計每年約有二十五萬名美國人被感染，數千人致死，每年花費的醫療費用高達十億美元。[134]這種病菌會導致一種稱為「偽膜性大腸炎」的症狀，其表現帶有疼痛及痙攣的嚴重腹瀉。傳統上，困難梭狀芽孢桿菌被認為是醫院感染，但最近發現，只有約三分之一的困難梭狀芽孢桿菌感染病例是跟感染患者接觸有關。[135]這究竟怎麼回事？

因為另一個感染來源，可能是肉品。美國疾病控制與預防中心發現，在三家全國連鎖超市出售的包裝肉類產品抽樣檢查中，四二%含有產生毒素的困難梭狀芽孢桿菌。[136]事實證明，美國肉品受到困難梭狀芽孢桿菌污染的比率，是全世界最高的。[137]

在雞肉、火雞肉和牛肉中也發現了困難梭狀芽孢桿菌，但豬肉污染獲得了衛生官員最多的關注，因為在非醫院相關的人類感染找到的菌株，與豬肉污染的病菌類型最為吻合。[138]自二〇〇〇年以來，有越來越多的報告指出，困難梭狀芽孢桿菌是幼豬之間腸道感染的主要原因之一。[139]而在屠宰時，遭受這種病原體所污染的宰殺豬隻，被認為是零售豬肉最可能的污染來源。[140]

一般情況下，困難梭狀芽孢桿菌不會對人體造成影響。即使它進入腸道，腸道中的好菌通常會強制它屈服。不過，它會潛伏以待，等到好菌離開後再伺機而動。由於抗生素會擾亂正常的腸道菌群，因此當你下一次必須服用抗生素時，困難梭狀芽孢桿菌就會捲土重來，引起一系列發炎性的腸道症狀，包括一個名字聽起來就相當危險的疾病：毒性巨腸症（toxic megacolon）。這種疾病的死亡率，就跟丟硬幣論輸贏的機率一樣高。[141,142]

那麼，把肉煮熟後再吃呢？是否能消滅掉大部分的病菌？不幸的是，困難梭狀芽孢桿菌跟大部分的病菌不一樣。烹調大部分肉類時，建議的內部溫度是攝氏七十一度，但困難梭狀芽孢桿菌可以在這樣的溫度下存活兩小時。[143]換句話說，你在建議的烹調溫度下烤了兩個小時的雞，仍然無法殺死這種病菌。

你可能看過含酒精的乾洗手廣告，宣稱藥效能殺死九九・九九%的細菌；困難梭狀芽孢桿菌就屬於這殺不死的〇．〇一%。它們被稱為超級病菌，不是沒有原因的。研究顯示，病原體殘餘的孢子即便在使用乾洗手後，仍然能經由握手輕易傳播。[144]正如在美國肉類供應系統中發現的另一個超級病菌——抗藥性金黃色葡萄球菌（MRSA）[145]的重要研究者所建議的[146]，處理生肉的人應該要戴手套。

健康生活、活得健康，可以保護你免除透過空氣和食物傳播的疾病。多吃蔬果、多運動，可以提升免疫能力，幫你對抗感冒一類的呼吸道感染。而堅持以植物性食物為主的飲食，則可以幫你大幅減少暴露在致命糞便病原體的機會，避免成為食物中毒的統計數字之一。

在我幫歐普拉贏得肉品誹謗官司的六年之後，我收到了針對自己的法律威脅。阿特金斯公司指控我，在我的《碳水化合物恐懼症》（*Carbophobia: The Scary Truth About America's Low-Carb Craze*）一書中，出現了「誹謗」該公司的內容。他們的律師聲稱我所說的話「持續危害阿特金斯的聲譽，導致對阿特金斯公司的傷害。」但我的書肯定不會比阿特金斯醫生（Robert Coleman Atkins）的飲食對他傷害更大。你看，他意外身亡時不僅體重超標，驗屍報告還顯示他一直都有心臟病、充血性心臟衰竭及高血壓等毛病。[153]★

然而，律師們的焦點卻是阿特金斯公司所蒙受的損失。為了不讓他們的目的得逞，我將他們的法律威脅張貼在網上，並逐點反駁。[154]最後，阿特金斯的律師並未從他們的威脅獲得任何好處。在我的書出版後四個月，阿特金斯公司提出了破產申請。

★編按：阿特金斯是美國心臟病醫生和營養學家，以發明吃肉減肥法（低碳飲食）而著稱，二〇〇三年四月因意外死亡。關於阿特金斯醫生的死因，外界眾說紛紜。此處提到阿特金斯醫生的死因，係作者的推論，但本書重點仍在討論低碳飲食的科學論據。

一個危機四伏的後抗生素時代

世界衛生組織的總幹事陳馮富珍博士最近警告，我們可能會面臨一個許多奇蹟藥物不再起作用的未來。她說：「事實是，一個後抗生素時代，意味著我們所知的現代醫學走到盡頭了。一些再普通不過的毛病，像是鏈球菌性喉炎或孩子的膝蓋擦傷，未來可能都會像以前一樣致命。」[147]我們這一個充滿奇蹟的時代，可能很快就會消逝了。

陳馮富珍博士針對這種醫療災難所開出的處方，包括呼籲全球「在食物生產過程中，限制抗生素只能用於治療上」。換句話說，在養殖業上，抗生素只能用來治療生病的動物。但是，這個呼籲並未落實。在美國，肉品生產業者為了對抗產業化畜牧業常見的高壓及不衛生環境，每年把好幾百萬磅的抗生素拿來餵食動物，以促進動物生長或預防疾病。沒錯，醫生也會過度使用抗生素，但美國食品藥物管理局估計，每年美國銷售的抗生素藥物有八〇%都進了肉品業。[148]

這些抗生素最終會殘留在你所吃的肉品中。研究發現，像 Bactrim、Ciproxin 和 Enrofloxacin 一類的抗生素殘跡都可在吃肉者的尿液中檢測出來，即使這些人並未服用這些藥物。研究人員的結論是：「牛肉、豬肉、雞肉和乳製品的攝取量，能夠用來解釋尿液中的幾種抗生素的每日排泄量。」[149]然而，只要五天在日常飲食中不吃肉，這些抗生素的數值就下降了。[150]

幾乎所有的大型醫療和公共衛生機構都站出來反對肉品業者大量餵食抗生素的危險做法。[151]然而，農商企業及製藥業的龐大政治力量，卻有效地打擊了任何相關的立法或監管行動，而這一切作為都只是為了在每磅肉上少花一分錢的成本而已。[152]

第6章｜如何不死於糖尿病

幾年前，在我網站 NutritionFacts.org 社群裡的會員米蘭，慷慨地跟我分享她的故事。她三十歲時確診了第二型糖尿病，終其一生都在對抗肥胖，多年來都無法擺脫體重上上下下的溜溜球減重效應。她幾乎試過了每一種她能找到的流行減肥方法，但是毫無意外的，減掉的體重短期間又會回來。她對糖尿病並不陌生，她的父母、兄弟和姑媽都有糖尿病，所以她認為自己被診斷出糖尿病是命中注定的，就是年紀到了，就是先天遺傳，她根本無力改變。或者說，她是這麼想的。

米蘭早在一九七〇年就確診出糖尿病，二十年來，一直都以糖尿病患的身分生活。然後，在一九九〇年代，她改吃全部以植物為主的飲食，這樣的轉變，完全改變了她的生活。如今，她的精力比以往任何時候都好，外貌和感覺上都更年輕，而且，她終於能夠維持健康的體重了。在被確診為糖尿病的四十多年後，米蘭如今已經七十多歲了，但身體還是十分硬朗，甚至還能開課教授高強度的尊巴舞（Zumba）！她並不是找到了某種神奇的藥物，或者採用哪個品牌的專利減重方式。她所做的，只是決定吃健康的食物而已。

糖尿病（diabetes mellitus）的英文源自於兩個字：希臘文的 *diabetes*（意思是「通過或虹吸」，表示多尿）和拉丁文的 *mellitus*（意思是「像蜂蜜一樣甜」）。糖尿病的特徵，就是長期的血糖升高。這是因為胰臟無法分泌足夠的胰島素（控制血糖的一種代謝激素），或者因為身體變得排斥胰島素的緣故。胰島素不足的糖尿病，稱為第一型糖尿病；而胰島素抗性的糖尿病（胰島素分泌量夠，但無法被身體善加利用），則被稱為第二型糖尿病。萬一過量的糖在血液（即血糖）裡積聚，就可能使得腎臟無法負荷，而讓糖溢入尿液之中。

在沒有現代化的實驗室技術之前，又是如何測試尿液的呢？用嘴巴嘗。糖尿病患者的尿，明顯嘗起來味道甜如蜜，因此得名。

第二型糖尿病，因為以下兩個原因而被稱為「二十一世紀的黑死病」：其一是在全世界各地快速傳播的速度，其二是對健康的毀滅性影響。不同於二十世紀之前的黑死病鼠疫，肥胖症和第二型糖尿病的致病原因，已確定為「高脂肪與高熱量的飲食」，而病媒當然也不是跳蚤和老鼠，而是「引起不良生活方式的廣告和誘惑」。[1]目前，有超過兩千萬名美國人被診斷出糖尿病，比一九九〇年成長了三倍。[2]依照這個速度，美國疾病控制與預防中心預測，到本世紀中，將會有三分之一的美國人罹患糖尿病。[3]目前在美國，糖尿病導致每年約五萬名的病患腎功能衰竭、七萬五千人下肢截肢、六十五萬人視力減退[4]，以及約七萬五千人死亡。[5]

人體的消化系統會將碳水化合物分解成一種名為葡萄糖的單醣，這是身體所有細胞的主要能量來源。而要讓葡萄糖從血液進入細胞，需要胰島素的幫忙。我們可以把胰島素當作是鑰匙，打開細胞大門，讓葡萄糖進入。你每吃一頓飯，胰島素就會從胰臟釋放出來，幫助運送葡萄糖進入你的細胞。沒有胰島素，細胞就無法接收到葡萄糖，而且，葡萄糖會因此在血液裡積聚。久而久之，血液中這些額外的糖，將會損害身體裡所有的血管。這就是為什麼糖尿病會導致失明、腎功能衰竭、心臟病及中風。高血糖還可能破壞神經，造成被稱為神經病變的症狀，引起肢體麻木、刺痛和疼痛感。因為糖尿病患者的血管和神經受損，他們的下肢可能會因為血液循環和缺乏感覺，而導致傷口癒合不良，最後可能面臨截肢的命運。

第一型糖尿病，先前被稱為幼發型糖尿病（juvenile-onset diabetes），在所有確診的糖尿病患者中約占五％。[6]在大多數的第一型糖尿病患者中，自體免疫系統錯誤地破壞了在胰臟中負責分泌胰島素的β細胞，以致無法分泌胰島素，於是血糖就會上升到不安全的濃度。因此，第一型糖尿病療法就是用注射方式補充胰島素，這是一種激素替代治療，以彌補身體產量不足的缺陷。導致第一型糖尿病的確切原因，至今仍然不明，不過遺傳傾向加上接觸病毒感染或牛奶等環境誘因，可能都發揮了一些作用。[7]

第二型糖尿病，早前被稱為成人型糖尿病（adult-onset diabetes）或非胰島素依賴型糖尿病，約占糖尿病例的九成到九成五。[8]在第二型糖尿病中，胰臟雖然可以分泌胰島素，但身體卻無法正常使用，所以血糖值仍不正常。這是因為累積在肌肉和肝臟細胞內的脂肪，干擾了胰島素的作用。[9]如果胰島素是打開細胞大門的鑰匙，那麼飽和脂肪就是填滿鎖孔的黏膠。肌肉是葡萄糖的主要消費者，一旦葡萄糖無法進入肌肉之內，血糖就會升到具破壞性的程度。這些囤積在肌肉細胞內的脂肪，來自於你所吃的食物或原本的體脂肪。因此，預防、治療和逆轉第二型糖尿病，取決於飲食及生活方式。

美國疾病控制與預防中心估計，有超過兩千九百萬名美國人患有確診或未確診的糖尿病，約占美國總人口數的九％。換句話說，你認識的一百個人裡面，就可能有六人是已知的糖尿病患者，以及大約有三人已經罹患糖尿病卻還未被確診。每年，有超過一百萬個第二型糖尿病的新病例被診斷出來。[10]

好消息是：第二型糖尿病幾乎完全可以預防，大部分也可以治療，有些甚至可以透過改變飲食及生活方式而被逆轉。就像其他的主要殺手（尤其是心臟病和高血壓），第二型糖尿病同樣是飲食選擇下的不幸後果。但是，即使你已經有糖尿病及相關併發症，仍然可以懷抱希望。即便你已經患病數十年，透過改變生活方式，還是可以讓第二型糖尿病完全得到緩解。事實上，當你改變成健康的飲食習慣，你的健康就會在短短幾個小時之內開始改善。

什麼原因導致胰島素阻抗？

第二型糖尿病的特徵，就是發生在肌肉的「胰島素阻抗」。正如我們已經知道的，胰島素在正常情況下會使血糖進入細胞，不過一旦發生細胞抵抗，且對胰島素沒有做出應當的反應時，就能導致血糖濃度飆到危險值。

那麼，一開始的胰島素阻抗是什麼原因造成的呢？

近一個世紀前的研究，注意到一個驚人的發現。一九二七年，研究人員將年輕健康的醫學院學生分成好幾組，來測試不同飲食的影響。他們給予一些人橄欖油、奶油、蛋黃、鮮奶油所組成的高脂飲食；而另一些人則是給予糖、糖果、糕點、白麵包、烤馬鈴薯、糖漿、香蕉、米和燕麥粥的高碳水化合物飲食。令人驚訝的是，高脂飲食組的胰島素阻抗情況快速增加，短短幾天內，他們的血糖值翻漲了一倍，遠遠超過另一個高碳水化合物的對照組。[11]科學家花了整整七十年的時間來解開這個謎團，而答案將能提供關鍵線索，帶領我們找到導致第二型糖尿病的主要原因。

要了解飲食所扮演的角色，我們必須先了解身體是如何儲存燃料的。

當運動員在比賽前談論所謂的「肝醣超補法」（carb loading）★時，指的就是在肌肉中建立燃料供應，預先儲存能量。肝醣超補法，就是把你每天所做的事極端化的版本：消化系統把吃下肚的澱粉分解成葡萄糖→進入血液循環系統成為血糖→儲存在肌肉，成為需要時所用的能量。

不過，血糖有點像吸血鬼，需要受到邀請才會進入細胞★★。而邀請函就是胰島素，它是打開肌肉細胞大門的鑰匙，讓葡萄糖可以進去。當胰島素附著在細胞的胰島素受體時，就會活化一組酵素（酶），護送葡萄糖進入。假如沒有胰島素，血糖只能從血液中伸出手敲打細胞大門，卻不得其門而入。於是，血糖值會升高，然後在這個過程中破壞重要器官。在第一型糖尿病中，由於胰臟中負責製造胰島素的β細胞被破壞，因此只有少量的胰島素能讓血糖進入細胞中。而在第二型糖尿病中，胰島素的產量不成問題。鑰匙已具備，但有東西堵住了鎖孔。這就是所謂的胰島素阻抗，肌肉細胞對胰島素產生抗拒性。

那麼，究竟是什麼堵塞了肌肉細胞的門鎖，不讓胰島素打開門放葡萄糖進去呢？答案就是脂肪。更確切來說，是肌內脂質（intramyocellular lipid），即肌肉細胞內的脂肪。

在血液中的脂肪，無論是從身體儲存的脂肪，或是從飲食中而來，都能在肌肉細胞裡堆積，並在其中產生有毒的分解產物和自由基，阻斷胰島素信號傳導的過程。[12]如此一來，不論製造了多少胰島素，被脂肪損害的肌肉細胞都不能有效地使用它。

這種脂肪干擾胰島素功能的機制，已經由兩種方式證明：一種是將脂肪注入人體血液中，觀察到胰島素阻抗攀升[13]；另一種則是從人體血液中去除脂肪後，看到了胰島素阻抗下降[14]。我們

★肝醣超補法是長跑運動員為了增加體內肝醣含量而使用的方法。運動時會消耗大量的肝醣，但正常的肝醣含量僅能提供短時間的熱量，因此馬拉松一類的選手必須透過特別的飲食提高體內的肝醣含量，以支應長時間的體力消耗。

★★有些傳統認為，吸血鬼有領地關係，除非獲得邀請，否則不能進入他人的屋子裡。

現在甚至可以利用核磁共振影像技術，視覺化觀察到肌肉中的脂肪量[15]。如今，研究人員能夠一路追蹤脂肪從血液進入肌肉，並觀察胰島素阻抗增加的情形[16]。一次攝取的脂肪在一百六十分鐘之內，就能讓進入細胞的葡萄糖大為減量。[17]

要注意的是，研究人員根本不用對研究對象施以靜脈注射來給予脂肪。他們所做的，就只是給受試者高脂食物而已。即使對健康的人，高脂飲食也會損害身體處理糖的能力。相反的，你也可以減少脂肪的攝取量，來降低胰島素阻抗。研究已經清楚顯示，隨著飲食的脂肪量變得越來越低，胰島素的作用也越來越好[18]。遺憾的是，由於當前美國兒童不良的飲食習慣，我們已經看到肥胖症和第二型糖尿病的發生年齡越來越早。

兒童的糖尿病前期

按照醫學定義，所謂糖尿病前期（prediabetes）是指血糖高於正常值，但未達糖尿病的診斷標準。在過去，糖尿病前期的症狀，常見於體重過重及罹患肥胖症的人身上，可以是視為糖尿病高危險群，但這個現象本身並不是一種疾病。不過，我們現在已經知道，糖尿病前期的人，器官有可能已經受損。

糖尿病前期的人，甚至在診斷出糖尿病之前，腎臟、眼睛、血管和神經可能已經因為血糖過高而受損了[19]。目前已有大量的研究結果顯示，第二型糖尿病的慢性併發症，在糖尿病前期就已經開始了[20]。因此，為了防止糖尿病對身體的侵害，我們必須提早防範糖尿病前期，而且越早開始越好。

在三十年前，幾乎所有的糖尿病兒童患者都被假定為第一型；但自從一九九〇年代中期以來，我們開始看到罹患第二型糖尿病的兒童有增加趨勢[21]。這種一度被稱為「成人型糖尿病」的疾病，現在改稱為第二型糖尿病，因為小至八歲的兒童也會罹患這種疾病[22]。這種趨勢可能會引起災難性的後果：一項連續追蹤第二型糖尿病兒童十五年的研究發現，當這些孩子進入青壯年後，失明、截肢、腎功能衰竭及死亡都有驚人的發生率[23]。

為什麼兒童糖尿病患會急遽增加？答案可能是兒童肥胖症的人數攀升的緣故[24]。近幾十年來，被認定為過重的美國兒童人數，增加比率超過了一〇〇%[25]。六歲就是小胖子的人，可能終其一生都是這種體態；而七五%到八〇%的肥胖青少年，會在成年後持續肥胖。[26]

兒童肥胖症，是成人疾病和死亡的一項強力預測因子。例如研究發現，在青少年時期有過重現象的人，可以預測他們五十五年後的疾病風險。這些人死於心臟病的風險可能會加倍，而罹患其他疾病，包括大腸直腸癌、痛風和關節炎的機率也比較高。研究人員還發現，根據青少年時期的過重情形來預測疾病風險，可能比成年後的肥胖還要更有效。[27]

因此要防止兒童糖尿病，必須要做的就是不要讓孩子過胖。所以，我們應該怎麼做呢？二〇一〇年，加州羅瑪林達大學（Loma Linda University）的營養系主任發表了一篇論文，認為完全不吃肉是防治兒童肥胖症的有效途徑，因為根據人口研究顯示，蔬食者通常比肉食者要來得更瘦。[28]

要衡量肥胖程度，我們通常根據的是身體質量指數（ＢＭＩ），這是一種檢視體重相對於身高的方法。對成年人而言，ＢＭＩ超過三十就可視為肥胖。而落在二十五至二十九之間是過重，一八．五到二四．九之間則是「理想體重」。在醫學界，我們習慣稱ＢＭＩ在二十五以下為「正常體重」。但遺憾的是，這已不再能視為正常了。

要如何計算你的ＢＭＩ？上網就能找到ＢＭＩ自動計算程式，你可以拿計算機自己計算，方法是：體重（公斤）除以身高（公尺）的平方（kg/m^2）。比如說，如果你的體重是六十五公斤、身高一六〇公分（一．六公尺），你的ＢＭＩ就是$65 \div (1.6)^2=25.3$。ＢＭＩ二五．三，這個數字告訴你，你明顯過重了。

到目前為止，研究蔬食者與肉食者肥胖率的相關研究，規模最大的首推北美洲發表的一個研究報告。肉食者以平均二八．八的ＢＭＩ居於圖表首位，這個數值已經非常接近肥胖邊緣。而只攝取少量肉食的彈性素食者（Flexitarians，每週吃肉而非每天）的ＢＭＩ有好一點點，為二七．三，但仍然偏重。採行魚素（pesco-vegetarians，不吃魚類和海產類以外的肉食）的人，ＢＭＩ值更好，平均值是二六．三。即使是美國的素食者（vegetarian）★，仍然是輕微過重，ＢＭＩ值是二五．七。唯一達到理想體重的膳食組別是純素食者（vegan），ＢＭＩ值平均為二三．六。[29]

問題在於，如果結果這麼明確，為何沒有越來越多的父母用蔬食來養育孩子呢？在美國有一種普遍的誤解，那就是蔬食會妨礙孩子的成長與發育。然而，事實卻正好相反。羅瑪林達大學的研究人員發現，吃素的孩子不僅比吃肉的孩子瘦，個頭也比他們高出約一英寸。[30]相反的，肉類攝取量只會讓身體橫向發展：同樣一組研究人員也發現，攝取動物性食物與肥胖風險有很密切的關聯。[31]

兒童時期罹患糖尿病，會減少約二十年的平均壽命。[32]試問，天下父母心，有誰會不願意付出一切，讓孩子能多活二十年呢？

你吃進去的脂肪，以及長在身上的脂肪

體內存有的多餘脂肪，是第二型糖尿病的頭號危險因素；有高達九〇%的患者都過重。[33]這其中有什麼關聯呢？某部分而言，這種現象被稱為溢出效應（spillover effect）。

有趣的是，在身體裡的脂肪細胞數量，無論你的體重如何增加或減少，在成年期的變化並不大。脂肪細胞只會在體重增加時，填入脂肪而膨脹，因此當你的肚子變大時，不一定有產生新的脂肪細胞；相反的，你只是將更多的脂肪塞進現有的細胞裡。[34]對於過重和肥胖的人來說，這些細胞會變得非常臃腫，臃腫到實際上會讓脂肪溢進血液中，可能與吃下油膩食物的人一樣，遭遇到胰島素信號堵塞的狀況。

醫生可以實際測量到在血液中自由浮動的脂肪值。一般而言，每公升的血液裡，約有一百到五百微莫耳（micromoles）之間的脂肪量。但是，肥胖的人血液裡的脂肪濃度，大約在六百到八百微莫耳之間。而採用低碳水化合物、高脂飲食的人，也會達到同樣高的數值。即使是瘦子，如果攝取高脂飲食，平均值也能達到八百微莫耳，因此這樣的超高數值，並非專屬肥胖患者。由於那些吃高脂肪食物的人，從消化道吸收了這麼多的脂肪，轉化到血液裡，因此在他們血液裡的游離脂肪值，和嚴重肥胖的人一樣高。[35]

同樣的，即使實際上你吃得很健康，但如果整天用培根和奶油來塞飽肚子，也會變得肥胖。這是因為肥胖的身體可能會不斷將脂肪溢入血液之中，不管你吃下肚的是什麼。無論你血液中的

★對多數西方人而言，vegetarian 更像蛋奶素，基本上能夠吃蛋、起司及牛奶等乳製品。

脂肪來源是什麼，只要血脂量上升，你從血液中清除糖分的能力就會下降；這就是胰島素阻抗——第二型糖尿病的原因。

而另一方面，相較於那些經常吃肉的人，以蔬食為主的人，糖尿病的罹患率只占了一小部分。正如你在圖1所見，當飲食中的蔬食成分占得越多，糖尿病的罹患率越會逐步下降。[36]根據一項針對八萬九千名加州居民所做的研究，彈性素食者能將糖尿病的罹患率降低二八%，這對那些每週而非每天吃肉的人，是個好消息；而那些採行魚素的人，則能將機率削減一半。那麼，完全不碰任何肉類的蛋奶素者，又是如何呢？他們可將罹病風險削減六一%。至於純素食者則更棒了，與每天吃肉的人相比，他們的糖尿病罹患率降低了七八%。

為什麼會這樣呢？

難道僅僅是因為採行蔬食的人，能夠更有效地控制自己的體重嗎？不完全是這樣。即使與一般雜食的人有同樣的體重，純素食者的糖尿病風

圖1　糖尿病罹患率

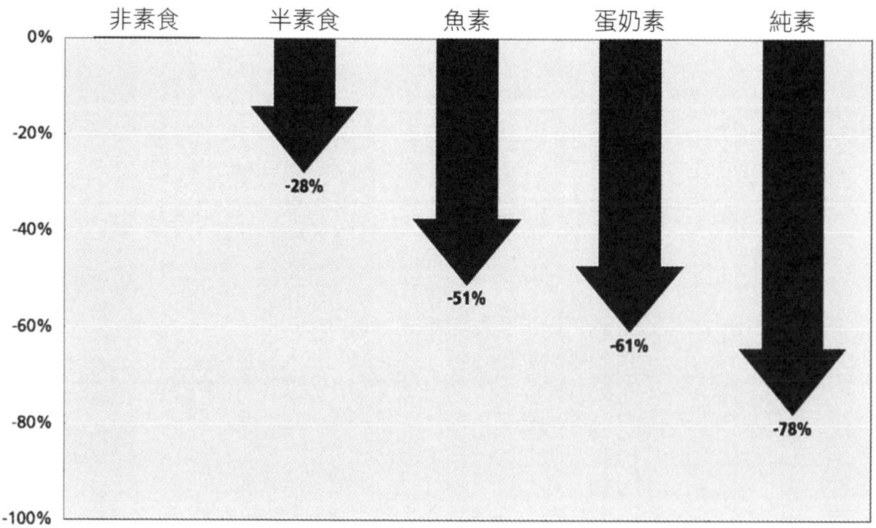

險仍不到一半。[37]原因可能在於植物性脂肪和動物性脂肪的區別。

飽和脂肪與糖尿病的關係

並非所有脂肪，都會以相同的方式影響肌肉細胞。例如，棕櫚酸酯（palmitate）是一種主要在肉類、乳製品和雞蛋中發現的飽和脂肪，會導致胰島素阻抗。至於油酸（oleate），這種多見於堅果、橄欖和酪梨裡的單元不飽和脂肪，卻能防止飽和脂肪的有害影響。[38]飽和脂肪會造成各種肌肉細胞的嚴重破壞，可能導致神經醯胺（ceramide）和二酸甘油酯（diacylglycerol）[39]等更毒的分解產物，還有自由基的積累，並會造成發炎，甚至造成粒線體功能障礙，也就是干擾我們細胞內小電廠（粒線體）的運作。[40]這種現象被稱為脂肪中毒（lipotoxicity）。[41]假如我們採集肌肉檢體，就會發現在肌肉細胞的細胞膜上聚積的飽和脂肪，與胰島素阻抗相關。[42]然而，單元不飽和脂肪卻能夠被身體解毒或安全儲存。[43]

這種差異，可以解釋為什麼蔬食能夠更有效預防糖尿病。研究人員比較純素食者與雜食者的胰島素阻抗和肌肉脂肪含量。平均而言，吃蔬食的人體型更苗條，研究人員徵集了一批與受試的純素食者體重相同的雜食者，以便看出蔬食是否能超越將脂肪移出肌肉的間接效益，對減重有直接影響。

結果呢？比起相同體重、體型相似的雜食者，純素食者的小腿肌肉深處，脂肪含量明顯較少。[44]研究發現，吃蔬食的人具有較好的胰島素敏感性、較好的血糖值及較好的胰島素值[45]，甚至也明顯改善了胰島β細胞（分泌胰島素的胰臟細胞）的功能。[46]

換句話說，蔬食顯然對生產及使用胰島素兩方面都有好處。

預防糖尿病，這些東西要多吃

許多人口研究都顯示，大量攝取蠶豆、豌豆、鷹嘴豆和小扁豆等大量豆類的人往往體重較輕。相較於沒有吃很多豆類的人，他們的腰圍較纖細、很少胖子，而且血壓也較低[47]。但這些好處，有沒有可能不是從豆類本身而來，而是因為多吃豆子的人多半採取健康飲食的緣故呢？為了找出關聯性，研究人員使用了營養學研究中最強大的工具：介入型試驗。研究人員不僅觀察人們吃什麼，還改變他們的飲食，看看會發生什麼事。在這個試驗裡，他們用豆類做測試，在相同的熱量限制下，比較多吃豆類所造成的影響。

減少腹部脂肪，可能是防止糖尿病前期發展為成熟糖尿病的最好方法。雖然，減少熱量攝取一直是大部分減重策略的基本功，但有證據顯示，透過控制食量來達到減肥目標的人，最終都會胖回來。讓自己捱餓的減肥法，幾乎從來沒有長期的效果。因此，假如我們能找到一種方法，可以吃更多的食物來獲得同樣的減重好處，不就太棒了嗎？

研究人員將體重超標的受試者分為兩組。第一組被要求吃小扁豆、鷹嘴豆、豌豆或白腰豆等豆莢類，一週吃五杯，除此之外，原來的飲食都不做更動。第二組則被要求，從每天的飲食中減少五百大卡的熱量。猜猜看，最後誰會變得更健康？答案是按指示吃更多食物的第一組。研究證明，吃豆莢類在減少腰圍和改善血糖控制上，都跟減少熱量攝取一樣有效。而且吃豆莢類的受試者，還能改善膽固醇及調節胰島素的分泌[48]。這對於體重過重又有第二型糖尿病風險的人，是令人振奮的好消息。他們不用減少食物的份量，也不用再少量多餐，而是從改善飲食的品質下手：選擇吃富含豆莢類的餐點。

飽和脂肪也可能毒害分泌胰島素的胰臟細胞。我們在二十歲左右，身體就會停止製造新的β細胞。此後，一旦失去β細胞，就可能再也回不來了。[49]解剖研究顯示，當第二型糖尿病在年齡稍長時被診斷出來時，β細胞可能已經被殺死一半了。[50]

有直接的證據可以證明飽和脂肪的毒性。如果把培養皿中的β細胞暴露在飽和脂肪[51]或LDL壞膽固醇下，β細胞會開始死亡[52]。而堅果等高油脂植物性食物所富含的單元不飽和脂肪，卻沒有觀察到這樣的情形[53]。當你吃下飽和脂肪，幾個小時之內，胰島素的作用和分泌都會受損[54]。血液中的飽和脂肪越多，引發第二型糖尿病的風險就越高。[55]

當然，就像不是每個抽菸者都會罹患肺癌，吃過多飽和脂肪的人也不見得都會罹患糖尿病。這其中還有遺傳因子要考慮。但是，對於那些已經有遺傳傾向的人而言，高熱量及富含飽和脂肪的飲食，仍被認定是造成第二型糖尿病的一個原因。[56]

不用再捱餓，吃蔬果就可減重

一如前面提過的，即使你沒有吃多餘的脂

圖 2　**一百大卡的食物份量**

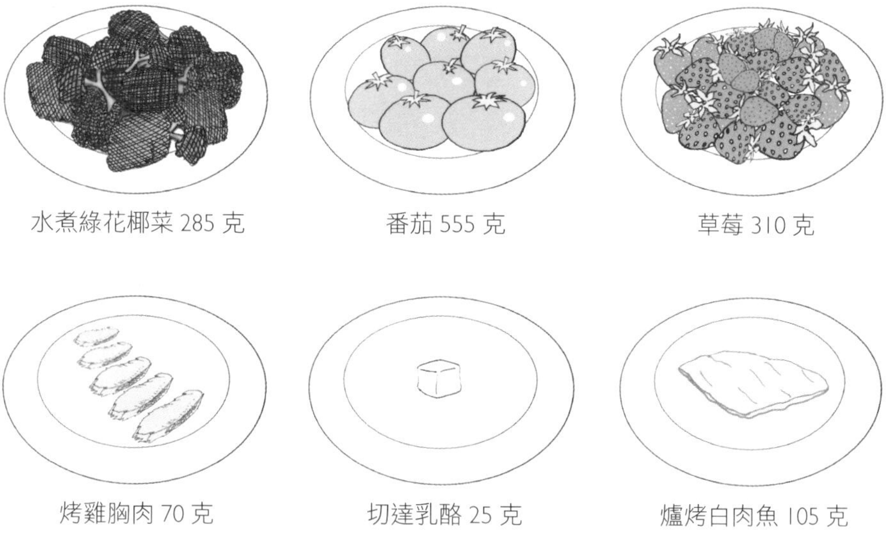

肪，但你身上多餘的脂肪可能還是會造成溢出效應——過度擴張的脂肪細胞往往會讓脂肪外溢到血液裡。以全食物蔬食減重的好處，就是沒有必要控制份量或捱餓，也不用斤斤計較攝取的熱量，因為大多數的植物性食物都是富含天然營養素且低熱量的。

水果和蔬菜平均含有約八〇％到九〇％的水分。就像纖維質可以增加食物體積而不增加熱量，水也一樣。實驗顯示，在不管熱量的情況下，人們每一餐習慣吃相同份量的食物，這可能是因為胃中的牽張接受器，在吃下固定體積的食物後會發送信號到大腦。而當這些東西中大部分都是零熱量的成分，比如纖維質或水，就表示你可以吃更多食物，但體重卻不會隨之增加。[57]

在圖2中，上一排分別是一百大卡的花椰菜、番茄和草莓，下面一排是一百大卡的雞肉、乳酪和魚，你可以比較它們的份量：熱量相同，但體積卻差很大。很明顯的，一百大卡的植物會讓你更有飽足感，而同樣一百大卡的動物性食物或加工食品，卻只能讓你吃個半飽而已。

這就是為什麼全食物蔬食對於喜歡吃東西的人，是最好的選擇。基本上你可以想吃多少就吃多少，完全不需要擔心熱量問題。

一項隨機的臨床對照試驗（head-to-head comparison）發現，蔬食擊敗了美國糖尿病協會所推薦的減重飲食。這個結果，是在不限制受試者的飲食，也不計算攝取的熱量或碳水化合物的情況下發生[58]。除此之外，重新檢視類似的研究報告也發現，除了減重效果，採取蔬食的人比起吃更多動物性食品的人，同時還改善了血糖控制，罹患心血管疾病的風險也降低了[59]。這些，都是吃蔬食的好處。

糖尿病患者更容易發生中風及心臟衰竭[60]。事實上，沒有冠狀動脈心臟病史的糖尿病患者，可能與有心臟病的非糖尿病患者有相同風險[61]。蔬食比常規的糖尿病飲食更能提高胰島素的敏感度，還能讓LDL壞膽固醇明顯下降，從而降低糖尿病與心臟病這兩個頭號殺手的風險[62]。話說回來，要在飲食上做出這樣重大的轉變，人們的感覺又是如何呢？就像狄恩．歐尼斯博士的妙語，我們是真的能活得更久，或只是看起來活得更久？[63]

顯然的，大多數將飲食習慣改為蔬食的人都很滿意。蔬食有這麼多好處，其中一個原因是，人們不僅能獲得可測量的好轉反應，也往往**感覺到**好多了。在最近的隨機臨床減重實驗中，糖尿病患者被分成兩組：其中一半的人採用糖尿病組織所建議的傳統糖尿病飲食；而另一半則採用主要由蔬菜、穀物、豆類、水果和堅果為主的蔬食。六個月後，蔬食組比起傳統飲食組，明顯有更好的生活品質與更高的情緒評分。相較於傳統飲食組的人，採用蔬食的患者也感覺自己受到的限制比較少。此外，去抑制（disinhibition）效應★降低，意思是說吃蔬食的患者不太可能會暴飲暴食，而且也不會那麼容易感到飢餓。這兩個特點，可以幫助受試者長期維持這種飲食方式[64]。因此，蔬食不僅有更好的效果，還更容易長期堅持。而且，隨著情緒的改善，對身體和精神健康都有好處（更多相關內容，詳見第十二章）。

想要把糖尿病風險降到最低，只吃一點點肉有沒有關係？台灣的研究人員試圖回答這個問題。過去，亞洲人的糖尿病發病率一直很低。然而，近年來，糖尿病的擴散程度已經接近疫情規模，恰巧與亞洲飲食的西化情況相吻合。不同於素食者與現代雜食者的對比研究，台灣的研究人員要拿來對比的，是素食者以及那些採用亞洲傳統飲食的人（通常吃少量的魚和肉）。亞洲女性每週的吃肉量相當於一份，而男性則是每隔幾天就攝取一份肉[65]。

★去抑制效應是指解除限制後，行為反而會變本加厲。比如以限制飲食來減重的人，解除限制後往往會變得過度飲食。

污染也會增加糖尿病的發病率

肥胖率的大幅上升，被完全歸咎到暴飲暴食和缺乏運動。但有沒有可能，還有其他跟食物有關的原因讓我們發胖？科學家已經開始尋找釋出到環境中的所謂「致肥因子」，也就是那些可能會破壞新陳代謝，更易導致肥胖的化學污染物。被污染的食物，是讓我們暴露在這些化學物質下的主要來源，其中，九五％可能來自於動物性脂肪的攝取[67]。這有什麼大不了的？美國一項全國性的研究發現，血液中污染物質最多的人，罹患糖尿病的機率相當驚人，是一般人的三十八倍[68]。哈佛大學的研究人員發現，特別是「六氯苯」這種化學物質，更是引發糖尿病的高危險因子[69]。

這種毒素出現在哪裡？顯然的，是雜貨食品店。在各超市的調查發現，沙丁魚罐頭的六氯苯污染最嚴重，而鮭魚則被認為是污染最嚴重的魚類。在鮭魚片裡，曾經檢驗出了二十四種殺蟲劑[70]。養殖鮭魚可能是最糟的，含有比野生鮭魚多十倍以上的第一類毒性化學物質多氯聯苯。[71]

六氯苯和多氯聯苯一類的工業毒素，在幾十年前就已被全面廣泛禁止。那麼，它們又如何會成為造成糖尿病罹患率上升的原因呢？這個問題的答案，可能是肥胖症。研究人員發現，比起身材精瘦的受試者，這些毒性化學物質和糖尿病之間的關聯性，在肥胖的受試者身上更強而有力，因此身體所儲存的脂肪，很可能就是這些污染物質的溫床[72]。過重的人，極可能將有毒的廢棄物質儲存在臀部，就像隨身攜帶著一個毒物垃圾場。如果沒有減掉足夠的重量，身上帶有鮭魚污染物質的人，可能需要五十到七十五年的時間才能清除掉體內的這些化學物質[73]。

無論是素食組或傳統飲食組都遵循健康飲食，像汽水一類的垃圾食品都不會碰。這四千名受試者除了飲食相似性，研究人員也考量了他們的體重、家族病史、運動和吸菸等條件，結果發現素食者和偶爾肉食者相比，罹患糖尿病的機率只有一半。其中女素食者罹患糖尿病的機率，甚至降低了七五%。那些完全不吃肉的人，不管是糖尿病前期或糖尿病，罹病風險似乎都比主要吃蔬食、偶爾吃魚和肉的人明顯要低。然而，研究人員無法把這一千多名的素食者跟同組中的純素食者做比較，因為那些採用更嚴格蔬食的人，他們的糖尿病罹患率是零[66]。

那些完全不吃肉的人，是否有營養不足的問題？為了找到答案，研究人員觀察了全美一萬三千人的一日生活。他們比較了肉食者和素食者所攝取的營養。研究結果發現，在同樣的熱量條件下，素食者所攝取到的所有營養素幾乎都比肉食者多，包括纖維質、維生素A、維生素C、維生素E、維生素B群、硫胺、核黃素、葉酸，以及更多的鈣、鎂、鐵和鉀等礦物質。此外，蔬食中許多特別豐富的營養素，是大多數美國人平常攝取不足的，比如維生素A、維生素C、維生素E，更別提纖維質、鈣、鎂和鉀了。此外，完全不吃肉的人吃進有害物質的機會也較少，比如鈉、飽和脂肪及膽固醇等[74]。

在體重管理方面，採用無肉飲食的人，每天攝取的熱量平均比一般人少了三百六十四大卡[75]。這是很多採用傳統減肥法的人非常渴望減掉的熱量，我的意思是，無肉飲食可以當成限制熱量攝取減肥餐的吃到飽版本，因為你不必計算熱量，也不用限制要吃多少。

那些採用蔬食的人，靜止代謝率可以比一般人高出一一%[76]。這意味著素食者甚至在睡夢中，也能燃燒更多的熱量。為什麼會這樣？可能是因為素食者身上有一種稱為「肉鹼醯基轉移酶」（carnitine acyltransferase）的酵素，這是脂肪分解酵素的更高基因表現，可以有效將脂肪運送到細胞的粒線體（這是脂肪的燃燒體）[77]。

所以談到肉類時，熱量就不是那麼單純了。一項名稱長度跟它的規模有得拚的研究：「歐洲癌症和營養前瞻性研究——體育活動、營養、飲酒、戒菸、外食與肥胖」（EPIC-PANACEA），多年來追蹤上萬名男女的健康狀況，堪稱是有史以來針對吃肉和體重關聯的一項規模最大的研究。研究人員發現，即使在調整熱量後，肉類攝取量仍然明顯與體重增加有關。這表示，如果有兩個人吃了相同熱量的食物，吃更多肉的那個人通常體重會增加更多[78]。

逆轉糖尿病

得病後，只能認命吃藥或動手術？

如同前面提過的，第二型糖尿病的患者，是心臟病、失明、腎功能衰竭、截肢、骨折、憂鬱症和失智等嚴重健康問題的高風險族群。血糖值越高，心臟病發作和中風的機會就越大，壽命越短，得到併發症的風險也越高。是否能避開這樣的結果呢？一項研究把一萬名糖尿病患者隨機分為兩組：標準治療組（唯一的目標是降低血糖），以及加強降低血糖組（在同一時間，給予受試病患多達五種不同類型的口服藥物），後者還分成了是否有注射胰島素。該研究的目標不僅是要降低血糖，還要讓血糖一直維持在正常範圍內。[79]

考慮到第二型糖尿病的胰島素阻抗特性，高血糖只是這種疾病的症狀而不是病。因此，即使透過任何必要手段以人為方式降低血糖，事實上並沒有治療到根本病因，就像降血壓藥物並沒有治本一樣。然而，科學家還是希望能藉由降低糖尿病的其中一個效應，防止一些可怕的併發症。

研究結果發表在《新英格蘭醫學期刊》（*New England Journal of Medicine*）後，震驚了醫學界。加強降低血糖的療法，反而增加了受試者的死亡率，後來基於安全理由，研究人員甚至必須提早停止研究。[80]多種藥物的組合，可能比他們試圖治療的高血糖更加危險。[81]

胰島素治療可能會加速老化，惡化糖尿病導致的失明，以及促進癌症、肥胖和動脈粥狀硬化的發生。[82]胰島素會造成動脈發炎，而這可能解釋了加強治療組中死亡率為何會提高。[83]因此，與其試圖以暴力克服胰島素阻抗，注射越來越多的胰島素，何不從根本擺脫造成胰島素阻抗的不健康飲食呢？這讓我想起以繞道手術來治療動脈阻塞的做法，如果病人還是一直吃得不健康，他們繞過的道最終還是會堵塞。治本永遠勝於治標。

那麼，用手術來治療糖尿病呢？胃繞道手術，能夠有效把胃縮小九〇%以上，是第二型糖尿病最成功的療法之一，有高達八三%的患者得到長期緩解。這樣的結果，導致了胃繞道手術會改變消化道激素，進而改善糖尿病的聯想。但這種解釋忽略了一個事實：患者從手術恢復的過程中，有長達兩週的時間採取嚴格限制的飲食。僅僅藉由嚴格限制熱量的攝取，就可以逆轉糖尿病。因此，胃繞道減重手術之所以能治療糖尿病，究竟是手術本身的結果，還是因為飲食限制呢？

為此，研究人員又設計了一項研究來揭曉答案。[84]他們比較了糖尿病患者術前和術後採用同一飲食的結果。令人驚訝的是，他們發現，即使在同一組患者身上，單獨的飲食控制比手術效果**更好**：在沒有手術的情況下，受試者的血糖控制得更好。這意味著，可能你永遠不必開刀，只要讓內臟器官重整就能獲得重大手術的好處。[85]

最重要的是：只要每天吃六百大卡，血糖就能在一週內恢復正常，因為脂肪被移出肌肉、肝**臟和胰臟**，讓這些器官可以再次正常運行。[86]

要逆轉糖尿病有兩個方法：你可以自願性地限制熱量攝取[87]；或是非自願性地接受手術移除大部分的胃，強制縮限飲食。接受手術可能比捱餓容易，但進行重大手術時，不論是手術過程或者術後調養都有極大的風險。這些風險，包括出血、滲漏、感染、潰爛、腹內疝氣，以及嚴重的營養缺乏。[88]

所以，究竟該選擇手術或是餓肚子？應該還有更好的辦法，事實上，的確有。與其改變飲食的份量，不如改變飲食的**質量**來扭轉糖尿病。

養得肥肥的動物，也會把你養得肥肥的

根據EPIC-PANACEA的研究發現，攝取肉類會讓體重增加，甚至與熱量無關，並且確定禽肉可能最容易讓人發胖[89]。這個發現，已經被另一項研究證實。在十四年的追蹤期間，食用雞肉的人即使每天只吃一盎司（二十八公克，差不多是兩塊雞塊的量），BMI值（身體質量指數）也比那些沒吃雞肉的人明顯增加很多[90]。不過，只要想想在基因操縱下的雞隻有多肥，這個消息或許並不足為怪。

根據美國農業部的資料，大約一百年前，一份雞肉可能只含有十六大卡的脂肪熱量；而現在，一份雞肉則含有二百多大卡的脂肪。如今，禽肉中的脂肪含量，已經從一個世紀前一份不到兩克激增到二十三克。這是十倍多的脂肪。目前雞肉所含的熱量多數來自脂肪，從脂肪來的熱量比從蛋白質來的熱量多二至三倍，這讓營養研究人員忍不住問道：「消費者吃了胖子會變胖子嗎？」[91]就如同牛肉業者所津津樂道的，即便是去皮雞肉，都比十幾種不同部位的牛排含有更多脂肪，以及更多會堵塞動脈的飽和脂肪。[92]

用食物來逆轉糖尿病

從一八七〇年普法戰爭的巴黎圍城事件中，我們已經知道第二型糖尿病可以透過極端減少食

物的攝取量來加以逆轉。當時巴黎醫生記錄了在連續數週缺乏食物的情況下，葡萄糖是如何從第二型糖尿病患者的尿液裡消失的。[93]糖尿病專家早就知道，意志堅定成功減掉體重五分之一的病人能夠逆轉糖尿病，讓代謝功能重新恢復正常。[94]

然而，除了餓肚子之外，我們能否找到更好的飲食方式來代替呢？如果糖尿病患者能採取更好的飲食方式，例如九成以上以植物為基礎的飲食，吃綠色蔬菜吃到飽，加上很多其他的蔬菜、豆類、粗糧、水果、堅果和種子，會怎麼樣呢？在一項先進的研究中，十三位糖尿病患者被要求每天至少吃一大份沙拉、一碗蔬菜豆子湯、一把堅果和種子，以及每餐都要吃水果、一磅的熟青菜和一些全穀類；同時還要限制動物性產品的攝取量，不吃精緻穀類、垃圾食品和油脂。然後，研究人員測量了他們的糖化血紅素（hemoglobin A1c）的濃度，這是用來評估血糖控制程度的最好指標。

研究開始時，受試者的糖化血紅素值平均為八・二。糖化血紅素在五・七以下被認為是正常值；介於五・七至六・四之間被認為是糖尿病前期；而高於六・五以上，則被認定為糖尿病。美國糖尿病協會的目標，是讓大多數糖尿病患者的糖化血紅素值跌破七・〇。[95]（在使用藥物強制降低血糖的試驗中，曾試著要將糖化血紅素值壓到六・〇以下，但不幸的是，有許多糖尿病患者卻因此丟了性命。）

經過約七個月採用全食物蔬食為主的飲食後，受試者的糖化血紅素值下降到了非糖尿病範圍的五・八，而且這是他們停止服用大多數藥物之後出現的結果。[96]我們已經知道，低熱量飲食可以逆轉糖尿病[97]；而現在我們知道，非常健康的飲食也能逆轉糖尿病，問題在於，是不是因為這種飲食的熱量也很低呢？研究對象在採用富含蔬菜的飲食後，所減掉的體重，跟那些吃液體代餐、處於半飢餓狀態的人差不多。[98]不過，哪一種方式更健康呢？你是想選由糖、奶粉、玉米糖漿和油組成的減重代餐，還是選可以大快朵頤的真正食物呢？

此外，更讓人驚訝的是，採用蔬食的受試者，即便在體重暫時沒有減輕（或實際增加）的情況下，還是能改善糖尿病的症狀。換句話說，蔬食的益處可能不只減重這一項。[99]不過，這個研究所描述的只是少數患者的狀況，也沒有對照組，而且能夠堅持這個飲食計畫到最後的人更是不多。要證明蔬食真的可以改善糖尿病，跟減重因素無關，研究人員需要設計一項研究，讓受試者換成健康的飲食，並且強迫他們吃非常多，好讓他們無法減輕任何重量。

事實上，遠在三十五年前，還真的有這樣一個研究。研究人員讓第二型糖尿病患者採用蔬食，然後每天量體重。如果體重開始減輕，就讓他們吃更多食物，甚至份量多到吃不完！結果是：即使沒有減重，在蔬食者身上也看到了胰島素的需求減少了大約六〇%，這代表這些糖尿病患者所需要注射的胰島素量降低了一半以上。此外，有一半的糖尿病患者完全不用再注射胰島素，他們的體重沒有任何變化，只是吃了比較健康的飲食而已。[100]

這樣的結果，不用等數月或數年以後。採用蔬食後，平均只花了十六天就得到這個結果。有些受試者的糖尿病史已經有二十年，每天需要注射二十單位的胰島素。然而，在採取蔬食兩週內，他們就能夠完全不用再注射胰島素了。一位病患在研究開始時，每天要注射三十二單位的胰島素。但十八天後，他的血糖值急劇下降，低到不再需要注射胰島素。即使他的體重變化不大，在採用蔬食且沒有使用胰島素的情況下，血糖值還比日常使用三十二單位的胰島素時還要低。[101]這就是植物的力量。

如何治療糖尿病神經病變？

高達五〇％的糖尿病患者，最終會發展出神經病變或神經受損。[102]神經病變非常疼痛，且傳統治療通常起不了作用。沒有任何治療對減輕這種症狀有效。[103]為了減輕病人痛苦，醫生只剩下類固醇、鴉片類藥物和抗憂鬱藥物可以一試。然而，一項名為〈純素飲食逆轉糖尿病神經病變〉（Regression of Diabetic Neuropathy with Total Vegetarian Diet）的重要研究結果發表了。二十一位忍受十多年神經病變痛苦的糖尿病患者，接受全食物蔬食飲食的試驗。在經歷多年的折磨後，僅僅幾天之內，就有十七名患者反映他們的疼痛緩解了，同時麻木感也明顯得到了改善。此外，所有因全食物蔬食帶來的副作用都是正面的：這些糖尿病患者平均減輕了十磅、血糖值下降，胰島素的需求量也減少了一半。其中五名患者，不僅疼痛的神經病變被治好了，很明顯的，他們的糖尿病也痊癒了。在罹患糖尿病長達二十年後，不到一個月的時間，他們就能停止服用所有的降血糖藥物。[104]

最重要的是，這些糖尿病患者的三酸甘油酯和膽固醇值也改善了。因為血壓降了很多，有一半受試者的高血壓毛病也不藥而癒了。三週之內，受試者對高血壓藥物的需求降低了八〇％。[105]（這就是為什麼在你從根本上改善飲食時，與醫生合作非常重要。因為如果他們不減少或停止對應的藥物，你的血糖或血壓可能會降得太低而發生危險。）

我們很早就知道，蔬食能夠逆轉糖尿病[106]和高血壓[107]，但用飲食逆轉神經受損的疼痛，卻是新發現。

這項研究的住院療程，也包括為患者提供膳食。那麼，他們出院回歸到現實世界後，情況又是如何？研究人員追蹤這十七名受試者好幾年，除了一個人之外，所有患者的神經病變都持續獲得緩解，甚至還有進一步的改善。在不受控的環境下，他們如何維持這種高度規範的飲食標準呢？研究人員寫道：「疼痛和疾病，是最強烈的激勵因素。」[108]更精確來說，就是因為吃蔬食**真的**有效。

想想看，這些患者剛參與實驗時，身上忍受著痛苦又令人束手無策的症狀；其中四分之三的人在使用天然無毒的治療方式（亦即全食物蔬食）後，幾天之內就獲得了緩解。這應該能上頭條新聞了吧！

神經受損的疼痛，怎麼能這麼快就被逆轉呢？而且，這似乎跟成功控制血糖無關。因為用飲食來控制糖尿病大約花了十天，但神經痛卻是在四天內就消失了。[109]最有意思的推測是，自然存在於肉類和乳製品中的反式脂肪，可能會導致這些患者的發炎反應。研究人員發現，那些吃肉（甚至吃奶蛋素）的人，皮下脂肪有很大的比率是由反式脂肪組成的；而一直採用嚴格全食物蔬食的人，他們的身體組織中沒有檢驗出任何的反式脂肪。[110]

研究人員把針插入這些採用不同飲食的受試者臀部，發現維持全蔬食習慣九個月以上的人，他們的身體（或至少是臀部）已經排出了所有的反式脂肪。[111]然而，他們的神經痛不用等到九個月就開始好轉了，大約九天後，神經痛的症狀就改善了。這個驚人的逆轉，很可能跟血流量增加有關。[112]

神經裡頭的小血管可能被堵塞，讓神經處於缺氧狀態。的確，嚴重漸進性神經病變的糖尿病患者，其腿部神經解剖顯示腓腸神經的動脈有問題。[113]不過，採取健康飲食後，幾天之內，血流量就能改善到讓病變消失。[114]平均來說，只要兩年持續採用以米飯和水果為主的蔬食，有高達三

腰圍身高比（WHtR）與身體質量指數（BMI）

比起單純的體重，BMI值更能準確預測疾病，因為BMI需要將身高列入考量。但一直以來，BMI飽受批評的一點是沒有考慮到體重的組成與分布，所以不能真實地呈現體型和健康狀況。例如，健美先生的體脂肪非常低，但BMI值卻可能超標，這是因為肌肉比脂肪重的緣故。如今，廣為接受的觀念是：體脂肪的相對分布也跟總量一樣，都能決定健康風險。[117]所以，哪種體脂肪分布是最糟糕的呢？答案是腹部脂肪，也就是聚積在內臟周圍的那種脂肪。大腹便便，可能是準確性很高的早死預測指標。[118]

下圖兩位男性有一樣的BMI值，但有不同的體重分布。蘋果體型的人因為體內脂肪集中在腹部，可能導致最短的壽命。[119]

幸運的是，我們還有比BMI更好的工具，可以用來衡量人體脂肪的健康風險，也就是所謂的腰圍身高比（Waist-to-Height Ratio, WHtR）。[120]

現在，你需要的不是體重計，而是一條簡單的皮尺。身體站直，深吸一口氣，然後呼氣，把所有的氣全部吐出來，接著測量你的腰圍（以肚臍為水平量測點，用皮尺環繞過最後一根肋骨最下緣與骨盆側邊上緣連線的中間點）。你的理想腰圍應該少於身高的一半，如果你測得的數值超過身高的一半，那麼不管體重是多少都應該要開始吃得更健康，並加緊運動。[121]

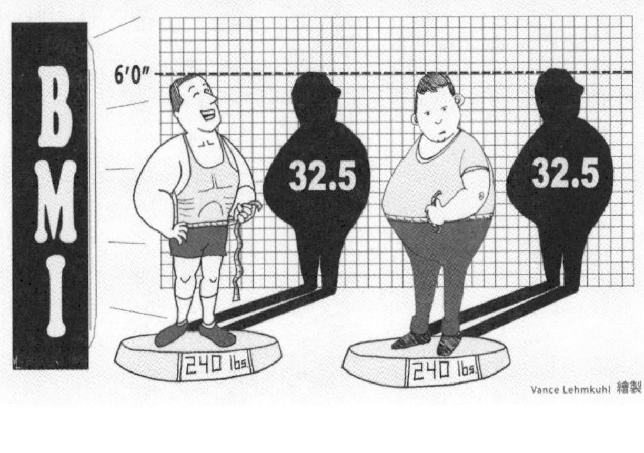

Vance Lehmkuhl 繪製　圖 3

〇%的糖尿病患者，甚至連視力喪失的併發症都可被逆轉。[115]

那麼，為何我讀醫學院時，學校不教這個？因為處方是植物而不是藥物，賺不了什麼錢。逆轉神經痛的這個研究是在二十多年前發表的，而逆轉失明併發症的研究則是五十多年前的事了。正如有位評論家所寫的：「醫學界刻意忽視這麼重要的研究成果，簡直是毫無良知。」[116]

在美國，第二型糖尿病已達到流行病的程度。據美國疾病控制與預防中心估計，三七%的美國成人及五一%超過六十五歲的成人，都有糖尿病前期的症狀。這樣的比率計算下來等於有八千六百萬人[122]，其中多數會發展為完全成熟的糖尿病[123]。幸運的是，第二型糖尿病可以用足夠健康的飲食來預防、抑制，甚至逆轉。不過遺憾的是，醫生並不打算教育病人防治糖尿病的相關知識。只有約三分之一的糖尿病前期患者表示，醫生曾經建議他們要多運動或改善飲食[124]。醫生沒能給予患者健康諮詢的可能原因，包括健康保險不支付這些額外花費的時間、缺乏資源、缺乏時間，以及缺乏相關知識[125]。我們對醫生的訓練，並沒有教導他們如何賦予病患力量，讓病人能夠主動照顧好自己的健康。

目前的醫學教育體系，還沒有適應主要疾病已從急性轉為慢性的重大改變。醫學不再只是用來接回斷骨或治療喉炎，像糖尿病之類的慢性病，才是現今美國人死亡和致殘的主要原因，也耗用了國家健保預算的四分之三。我們的醫學教育至今尚未能辨識及因應疾病性質的變化，而現在，我們需要把重點放在預防和生活方式的改變上面[126]。醫學界究竟與現實脫節多久了？美國國立醫學研究院一份關於醫學訓練的報告得出的結論是，醫學教育的基本方法從一九一〇年以後未曾改變過[127]。

不久前我收到了一封電子郵件，內容可以總結我們所處的現狀。六十五歲的美國原住民東納，過去二十七年一直靠著補充胰島素來治療第二型糖尿病。醫生告訴他，美國原住民有糖尿病的「遺傳傾向」。他對這種疾病只能逆來順受，包括痛苦的神經痛、三支心臟支架以及勃起功能障礙。當他看過我在 NutritionFacts.org 上的影片《逆轉死亡之路》（*Uprooting the Leading Causes of Death*）後，他的孫女說服他嘗試吃蔬食。

這對他來說，並不容易做到，因為能供應生鮮食品的商店離他家至少有五十英里。然而，在堅持採行蔬食不到兩週的時間，他的生活開始有了轉變。他的神經痛明顯減輕了，讓他不會再徹夜難眠。他在幾個月內減掉了三十磅，也不再需要施打胰島素了。他的醫生不敢相信，還用斷層掃描來反覆檢查。生病多年以來，現在的他感覺身體比以前還要好。

東納在寫給醫生的信裡最後提到：「我很感謝，我的孫女不再把我當成一個生病的老人，我也感覺自己變年輕了。」

第7章 如何不死於高血壓

對死亡原因最全面且最系統化的分析，頃近發表於世界頂尖的醫學期刊《柳葉刀》（*Lancet*）[1]。這項由比爾與梅琳達・蓋茲基金會（Bill & Melinda Gates Foundation）所資助的「全球疾病負擔研究」（Global Burden of Disease Study），有來自五十多個國家、三百多個機構及近五百名的研究人員，檢驗了近十萬份的數據來源[2]。其研究結果，讓我們能夠回答類似這樣的問題：「如果全世界的人都能減少喝汽水，可以救回多少條生命？」答案是二十九萬九千五百二十一人[3]。因此，非酒精類飲料與其中毫無營養價值的熱量，不僅無法促進健康，實際上還會促成死亡。但顯然的，汽水還是沒有臘肉、香腸、火腿和熱狗來得致命。加工肉品每年造成的死亡人數多達八十多萬。在全世界，這是使用非法藥物死亡人數的四倍。[4]

該研究還指出，倘若在飲食中加入某些食物或許能**挽救**生命。比如多吃全穀類，一年可以挽救一百七十萬條人命；多吃蔬菜呢？一百八十萬；堅果類和種子？兩百五十萬。研究人員沒有提到豆莢類，但就所有考慮到的食物中，他們認為這個世界最需要的是什麼？答案是水果。假如全世界的人能吃更多水果，就可以挽救四百九十萬條性命。這代表了近五百萬人命懸一線，而能拯救他們的不是藥物或新疫苗，可能只是更多的水果。[5]

全球頭號死亡風險因素，是高血壓。[6]在全世界，高血壓每年造成了九百萬人死亡。[7]高血壓之所以能殺死這麼多人，是因為它是許多死因的推手，包括動脈瘤、心臟病發作、心臟衰竭、腎功能衰竭，以及中風。

一般人都是在看醫生時，才會順便量血壓。護士會讀出兩個數字，比方說，一一五和七十五。第一個數字代表收縮壓，即從心臟送出血液時，動脈所承受的壓力；第二個數字代表舒張壓，即在兩次心搏間，心臟休息時動脈所受到的壓力。根據美國心臟協會的定義，「正常」血壓為收縮壓在一二〇 mmHg 以下、舒張壓在八十 mmHg 以下（標記為 120/80.）。任何高於一四〇／九〇的數值，都會被視為高血壓。介於兩者之間的血壓值，則會被視為高血壓前期（prehypertensive）。[8]

血壓升高會帶給心臟壓力，並可能損壞眼睛和腎臟的敏感血管、引發腦出血，甚至導致某些動脈擴張和破裂。高血壓會破壞許多器官系統，並提高我們的兩個主要殺手——心臟病和中風的風險；這個事實，解釋了為什麼高血壓是全球頭號的危險致死因素。

在美國，有將近七千八百萬人患有高血壓，大約占美國成年人的三分之一。[9]隨著年齡增長，血壓往往會越來越高。事實上，六十歲以後，有六五%的美國人預期會被診斷出高血壓。[10]這導致許多人（包括醫生）認為高血壓就像皺紋或白頭髮一樣，只是變老的一個必然結果。但是，近一個世紀以來，我們已經知道，這樣的看法是不正確的。

一九二〇年代，研究人員測量了一千名肯亞原住民的血壓，這些原住民所吃的是以全穀類、豆類、水果、深綠色葉菜和其他蔬菜為主的低鈉全食物蔬食。[11]一直到四十歲，這些非洲農村居民的血壓，都與歐洲人和美國人相似，大約是一二五／八〇。然而，隨著年齡增長，西方人的血壓值開始追過肯亞人。到了六十歲，一般西方人都有血壓偏高的毛病，血壓值超過了一四〇／九〇。而同樣到六十歲的肯亞人，平均血壓值實際上是**改善**了，大約是一一〇／七〇。[12]

高血壓的一四〇／九〇門檻，被認為是一個任意截取的分界點。[13]就像過多的膽固醇或體脂肪，具有比「正常」範圍更低的血壓對身體是有好處的。因此，即便是一二〇／八〇血壓正常的人，當血壓降為一一〇／七〇時也會有好處。[14]但是否有可能做到呢？看看肯亞人吧。這不僅是可能的事，也**普遍**出現在活得健康、採行蔬食生活的人身上。

在兩年期間，總共有一千八百名患者走進肯亞的一間農村醫院接受治療。其中有多少高血壓的病例？答案是零。此外，也沒有發現任何一人罹患有美國頭號殺手之稱的動脈粥狀硬化這種嚴重的疾病。[15]

因此，高血壓似乎可以說是選擇的結果。你可以選擇繼續吃會讓動脈破裂的西方飲食，也可以選擇擺脫壓力。真相是，要消除死亡的主要風險因子，或許很簡單，不需藥物也不需手術。我們需要的，只是一雙筷子或一把叉子。

高鈉食物會讓你的腰圍越來越粗

世界上導致死亡和傷殘的兩個最主要的飲食風險，可能就是水果吃得不夠多，以及吃太多鹽。每年有近五百萬人因為沒有吃足夠的水果而死亡[16]，而攝取太多鹽則毀了多達四百萬人的健康及性命。[17]

我們所吃的鹽，是一種由大約四〇％的鈉和六〇％的氯所組成的化合物。鈉是一種必需營養素，但蔬菜等天然食物就足以提供飲食所需要的少量鈉。攝取太多鹽會導致水腫，而身體可能會以提高血壓來回應，以便把多餘的體液和鹽分排出體外。[18]

在人類演化進程的前九〇％時間段，可能一直過著低鈉飲食的生活，每天攝取的鈉不到四分之一茶匙。[19]這是因為當時人類的主要食物，可能都是植物。[20]長達數百萬年下來，人類都過著不需要鹽罐的生活，因此身體演變成節鈉型的有機體。這一切都運作得很好，直到人類發現鹽可以用來保存食物。[21]在冷藏技術發明以前，醃漬技術是人類文明的福音。往食物裡添加鹽雖然會普遍導致血壓升高的問題，但比起因為食物腐爛而餓死，這根本算不了什麼。

然而，如今醃漬技術還能帶給我們什麼好處？畢竟，我們不再需要靠醃菜和肉乾來維持生命了。人類基因的設定，決定了我們所需要的鈉比現在攝取的要少十倍。[22]許多所謂的低鹽飲食，實際上都可視為高鹽飲食。這就是為什麼就鈉而言，明白「正常」一詞所代表的風險有多麼重要。所謂「正常」的鹽攝取量，可能會導致「正常」的血壓，讓我們因為所有「正常」的原因（如心臟病發作和中風）而死亡。[23]

美國心臟協會建議，每人每天應攝取少於一千五百毫克的鈉[24]，大約是四分之三茶匙的鹽。然而，一般美國成人每日攝取的鹽，卻是建議量的兩倍以上，大約是三千五百毫克左右。[25]僅靠著減少全球一五％的鈉攝取量，每年就可以挽救數百萬人的生命。[26]

如果我們能避免吃過鹹的食物、不往食物裡加鹽，落實每天減少約半茶匙的鹽攝取量，就可以減少二二％的中風死亡風險及一六％的致命心臟病發作。這可能比降血壓藥能成功拯救的人命更多。[27]簡單來說，減鹽是很容易在家進行的介入治療方式，效果可能比處方藥更強大。只要少吃鹽，每年就能拯救多達九萬兩千名美國人的性命。[28]

已經有證據顯示，鈉會讓血壓升高，包括一些可以上溯到幾十年前的雙盲隨機試驗。[29]如果讓高血壓的受試者採用限鈉飲食，他們的血壓就會自動降下來。如果他們能維持低鹽飲食，再給他們安慰劑，血壓不會有變動。但是，假如我們給受試者緩釋型的鈉錠，他們的血壓就會再回升。[30]我們偷偷加的鈉量越多，血壓升得就越高。[31]

哪怕只是減少一餐的鈉含量，都會對血壓有所改善。一個血壓正常的人，吃了一碗美國人常見的湯品後[32]，這樣一碗的鹽含量在吃後三小時中會讓他的血壓升高，比起喝同樣的一碗湯但不加鹽的人要升高很多。[33]類似的數十個研究都顯示，減少鹽的攝取量就能降低血壓；減少的鹽量越多，獲得的好處也越多。反之，如果不減少鹽量，長期的高鹽飲食可能會讓你的血壓一輩子都只能往上爬。[34]

過去，醫生常被教育「正常」的收縮壓大約是一〇〇加上年齡。的確，你出生時的血壓差不多就是這樣：嬰兒的血壓值始於九十五／六〇。隨著年齡增長，到了二十多歲時，收縮壓九十五會上升到一二〇。而到了四十多歲，就可能達到一四〇。根據上述高血壓的官方定義，年紀越大，血壓自然會上升越多。[35]

不過，假如我們不要攝取比身體天生能處理的份量多出十倍的鈉，而且只從天然食物中攝取鈉（非人工添加），會發生什麼事？有沒有可能會讓血壓一輩子都保持在低標範圍？為了檢驗這個理論，我們必須找到不用鹽、少吃加工食品且不外食的族群。為了尋找這種純粹的無鹽文化，科學家走進了亞馬遜雨林的深處。[36]

亞諾瑪米印第安人（Yanomamo Indians）是深居雨林、與世隔絕的亞馬遜原住民，他們對鹽罐、芝多司和肯德基都很陌生，是人類進化史上有紀錄以來，鈉攝取量最低的族群。[37]研究人員發現，亞諾瑪米人的血壓，跟青少年的血壓值差不多。[38]換句話說，他們出生時以一〇〇／六〇的血壓踏出生命的第一步，然後終其一生都保持了同樣的狀態。在所有的亞諾瑪米人中，研究人員找不到一個高血壓病例。[39]

為什麼我們會認為這是少鈉的緣故呢？畢竟，參與研究的亞諾瑪米人同時也有不喝酒、吃高纖蔬食、運動量大、不肥胖等多項特質。[40]不過，倒是有一項介入性試驗可以證明鈉就是罪魁禍首。因為惡性高血壓（血壓高到失控程度）而瀕死的人，會因為動脈嚴重受損而導致視網膜出血或失明、腎功能喪失，最終導致心臟衰竭。想像一下，假如我們讓這些病人採行跟亞諾瑪米人一樣的低鈉少鹽飲食方式（這是人類應有的正常鹽攝取量），會發生什麼事？

我們先來看看華特・肯普納（Walter Kempner）醫師，以及他所倡導的米與水果飲食。在沒有藥物介入的情況下，單單是改變飲食，肯普納醫師就為患者帶來令人驚訝的血壓變化：從二四〇／一五〇降到一〇五／八〇。就職業道德來說，他怎能讓這種重症患者停藥呢？這是因為肯普納醫師早在一九四〇年代就進行過這樣的治療——那時候，現代的降血壓藥物還沒有問世。[41]當時，罹患惡性高血壓的人等於被判了死刑，只剩下大約六個月的壽命。[42]儘管如此，肯普納醫生還是能夠用飲食來逆轉七〇％以上的病例持續惡化。[43]不過，除了鈉攝取量非常低，他所採用的飲食同時也兼有嚴格蔬食、低脂肪和低蛋白等特質。無疑的，肯普納醫師是建立起這個飲食概念的人：低鈉飲食通常可以降低高血壓。[44]

除了高血壓，過鹹的飲食還會明顯損害動脈功能[45]，即使是那些本身血壓對鹽分攝取量反應遲鈍的人也逃不過。[46]換句話說，鹽本來就會傷害動脈，跟它對血壓的影響無關。而且，這種傷害在三十分鐘內就會開始發生。[47]

研究人員使用一種稱為雷射都普勒血流儀（laser Doppler flowmetry）的先進技術，能夠測量皮下微血管的血流。在吃了一頓高鈉餐點後，血流量明顯變少了，直到皮下注射維生素C後才有改善。維生素C似乎逆轉了大部分鈉對血管功能的抑制效應。因此，如果一種抗氧化物有助於阻止鈉效應，那麼鹽破壞動脈功能的機制，很可能是氧化壓力，也就是在血液中形成自由基的過程。[48]研究結果發現，鈉似乎會抑制一種稱為「超氧化物歧化酶」（superoxide dismutase）的抗氧化活性[49]，這種酵素每秒能夠消除百萬個自由基的毒性。[50]這樣一來，攝取過多的鈉可能會累積氧化壓力而損傷動脈。

在吃了一頓過鹹的餐點後，不只血壓會升高，動脈也會開始變硬。[51]這可能就是數千年前的古人，認為過多的鹽對人體有害的原因。例如，中國醫書《黃帝內經》就說過：「鹽者勝血」★[52]我們並不需要一個雙盲試驗來證明這個事實，只需要餵食某個人一整包洋芋片後再測量脈搏，就能知道。

不意外的，製鹽業對削減鹽量的想法並不樂見。早在二〇〇九年，美國心臟協會就引用了美國飲食指南諮詢委員會主席的話，認為美國人應該減少鈉的攝取量。但鹽業協會卻指控她對鹽有「不健康的偏見」，認為她「對鹽的問題未審先判」[53]，這就像菸商抱怨美國肺臟協會對抽菸持有偏見一樣。當然，鹽業協會並不是唯一對此憤憤不平的組織。乳酪被列為美國飲食中鈉的主要來源[54]，而全國乳製品協會與製鹽業站在一起，譴責美國飲食指南諮詢委員會的建議。[55]

製鹽業有自己的公關和遊說公司，因此能夠跟菸商採用同一策略來淡化產品的危害。[56]話說回來，真正的大魔王不是鹽礦大王，而是食品加工業。市值數兆美元的食品加工業，使用的是廉價的鹽和糖添加物，賣給我們的是垃圾。[57]這就是為什麼在典型的美國飲食中，你絕對避不開鈉，因為你所攝取的鹽四分之三都來自於加工食品而非鹽罐。[58]一旦你的味蕾習慣了超甜和超鹹的食物，你就會覺得天然食物嘗起來就像厚紙板一樣淡而無味。的確，成熟水果的甜度可能不及家樂氏所生產的早餐穀片。

但食品業者在產品中添加鹽，還有其他兩個主要原因。在肉裡加鹽可以吸水，藉由這種方式可以讓產品增加近二〇％的重量，等於只要花一點點成本就能增加二〇％的利潤。其次，大家都知道吃鹽會口渴，所以酒吧裡往往都會放一籃調味堅果和餅乾供客人免費取用。這也是為什麼汽水業者常會跨足休閒食品業，百事可樂與洋芋片廠商菲多利（Frito-Lay）同一集團，或許並非純屬巧合。[59]

來個隨堂測驗：以下何者含鈉量最高？一份牛肉或一份烤雞？一份麥當勞大薯條？或是一份鹽味脆餅？

正確答案是烤雞。禽肉業者通常會往雞肉裡注射鹽水來灌水重量，卻仍然能問心無愧地標上「百分之百純天然」。《消費者報告》發現，有些超市販售的雞肉充滿了鹽，甚至每份雞肉含有高達八百四十毫克的鈉，這代表僅僅一塊雞胸肉，其鈉含量就比一天建議的鈉攝取量還要多。[60]

披薩是美國兒童和青少年飲食中的主要鈉來源。[61]一片必勝客義大利香腸披薩，可能就達到了每日鈉鹽總攝取量的一半。[62]至於超過五十歲的成年人，鈉的主要來源是麵包；而二十到五十歲的成年人，飲食中鈉的最大貢獻者則跟大家預期的不一樣，不是罐頭、餅乾，也不是洋芋片，而是雞肉。[63]

我們要怎樣做，才能克服身體對鹽、糖和脂肪的渴望呢？事實上，只要花幾週的時間，你的味蕾就會開始改變。研究人員讓受試者採行低鹽飲食，一段時間後，他們越來越能享受不加鹽的

★ 關於鹽者勝血的解釋：鹽是水之味，而血是火之性，由於水剋火，所以說鹽者勝血。這樣的飲食習慣容易產生裡熱而影響到血液。

天然味道，也不再渴望回頭去吃先前所熱愛的高鹽湯品。隨著研究進行下去，當受試者被允許在湯裡加鹽調味時，他們添加的鹽會自動變得越來越少，因為他們的味蕾已經適應了符合健康要求的鹽量。[64]

糖和脂肪也是一樣的道理。這可能是因為人類品嘗脂肪，就像品嘗酸甜苦鹹等味道一樣。[65]採用低脂飲食一陣子，就會開始偏好低脂食物。[66]因為你的舌頭會對脂肪更敏感，而舌頭越敏感，你就會吃更少的奶油、肉類、乳製品和蛋。相反的，如果你吃太多油膩的食物，對脂肪的味覺可能會變得遲鈍，而導致你吃進更多的熱量和更多的脂肪、乳製品、肉類和蛋，最後體重一發不可收拾。[67]這樣的變化，可能在短短的幾週內就會發生。[68]

你可以做以下三件事來改變用鹽習慣。[69]首先，不要在桌上擺鹽罐（有三分之一的人，會在品嘗食物前就隨手加鹽）。[70]第二，停止在烹調時加鹽。一開始，味道嘗起來或許很清淡，但經過二到四週之後，你口中的鹹味受體就會變得更敏感，菜餚嘗起來會更有滋有味。信不信由你，只要兩個星期，你可能會**更喜歡**少鹽食物[71]。試著用以下這些很棒的調味料任意組合來取代鹽：胡椒、蔥、蒜、番茄、甜椒、羅勒、荷蘭芹、百里香、芹菜、萊姆、辣椒粉、迷迭香、煙燻紅辣椒（smoked paprika）、咖哩、香菜和檸檬。[72]此外，最好盡量避免外食。因為即使是非速食的餐廳，往往也會添加過多的鹽。[73]最後，盡一切可能避免吃加工食品。

在大多數做過相關研究的國家，加工食品僅提供鈉攝取量的一半，但在美國，民眾從加工食品攝取到太多的鈉。因此，即使完全不在烹調時放鹽，還是只能減少一小部分的鹽攝取量。[74]採購食品時務必要看標籤，盡量挑選每份鈉含量的毫克數字少於重量克數的食品。例如，如果標籤上註明每份重量是一百克，那麼鈉含量應該少於一百毫克。[75]另外，你也可以用每份鈉含量的毫克數少於熱量來做為選購標準。這是從我最喜歡的營養專家傑夫．諾維克（Jeff Novick）學來的小技巧。大多數的美國人每天攝取的熱量大約兩千兩百大卡，因此如果你吃的任一食物，熱量多於鈉含量，或許至少能做到《美國人飲食指南》建議的每日鈉攝取量上限：兩千三百毫克。[76]

不過，最理想的情況是，購買不帶任何標籤的天然食物。只吃未加工的天然農產品，不論怎麼吃，幾乎都不可能超過美國心臟協會對減鈉飲食指導的嚴格標準：每日鈉攝取量以一千五百毫克為限。[77]

全穀類：降低血壓的天然好幫手

平均而言，高血壓藥物能降低一五％的心臟病發作風險以及二五％的中風風險。[78]然而，在一項隨機對照實驗中，每天吃三份全穀類就能幫人們實現降低血壓的好處。[79]這項研究顯示，富含全穀類的飲食與降血壓藥物有同樣的好處，而且沒有藥物常見的不良副作用。比如說，服用利尿劑（也稱為水平衡丸）會導致電解質紊亂[80]；服用降血壓及預防心絞痛的鈣離子阻斷劑，例如脈優錠（Norvasc）或凱帝心（Cardizem），會增加罹患乳癌的風險[81]；服用治療高血壓的 β 受體阻斷劑，例如舒壓寧控釋錠（Lopressor）和康加爾多錠（Corgard），會造成嗜睡和陽痿[82]；服用血管擴張劑，例如依那普利（Vasotec）和雷米普利（Altace），會造成可能危及生命的突發性腫脹[83]；而服用任何一種降血壓藥物，都會明顯增加嚴重跌傷的風險。[84]

全穀類也會有副作用——好的副作用，不是「負」作用！吃全穀類食物，能夠降低第二型糖尿病、冠狀動脈心臟病及減重[85]，還有預防大腸癌[86]的風險。不過，我在此要特別強調「**全**」的重要性。雖然像燕麥、全麥和糙米一類的全穀類，已經顯示出降低慢性病風險的潛力[87]，但**精製**

穀物卻可能會增加罹病風險。例如，哈佛大學的研究人員發現，雖然固定食用糙米與降低第二型糖尿病風險有關，但吃白米卻會帶來較高的風險。每日三餐都吃白米飯，會讓糖尿病的風險增加一七%，如果將其中一餐換成糙米，可能讓風險**下降**至一六%。如果用燕麥和大麥來取代白米飯，效果看起來更好，可以讓糖尿病風險降低三六%。[88]

有鑑於全穀類的介入性試驗，顯示出心血管風險因素有所改善[89]，因此規律攝取全穀類食物的人，動脈疾病不再持續惡化並不足為奇。在針對人體最重要的兩條動脈（餵養心臟的冠狀動脈，以及哺育大腦的頸動脈）的研究中，吃了最多全穀類的人，動脈窄化的速度明顯慢了下來。[90, 91]由於動脈粥狀硬化斑塊是我們的頭號殺手，理論上，不應該只讓它的惡化變慢，而是要讓它真正停止，甚至完全逆轉整個過程。正如我們在第一章中所見，這需要的似乎不僅僅是更多的全穀類，還需要全蔬菜、全水果、全豆莢類，以及其他全食物蔬食，同時大量減少攝取反式脂肪、飽和脂肪和膽固醇等會促進動脈堵塞的食物。

什麼是得舒飲食法（DASH Diet）？

假如你是七千八百萬名已罹患高血壓的美國人之一，怎麼辦？要怎麼做才能把血壓降下來？美國心臟協會（AHA）、美國心臟病學會（ACC）以及美國疾病控制與預防中心（CDC），都建議患者先嘗試改變生活方式，例如減輕體重、限制鈉與酒精的攝取量、多運動，以及採用健康的飲食習慣。[92]

但是，假如他們所建議的生活方式改變沒有用，那麼接下來，就是藥物治療了。首先登場的一線用藥是利尿劑，但高血壓患者往往最終會同時服用三種不同的降血壓藥[93]，只有大約一半的人傾向於堅持服用第一線藥物[94]（部分原因是藥物的副作用，包括勃起功能障礙、疲勞和腿抽筋）。[95]而在經歷這一切之後，藥物仍然沒能解決問題的根本原因。高血壓的成因不是藥吃得不夠多，真正的原因是你吃什麼以及你如何過日子。

正如我們先前所討論的，理想血壓的定義是再降下去都無法再獲得額外好處的血壓值，大約是一一〇／七〇。[96]你真的能夠不靠藥物，就達到這麼低的血壓嗎？別忘了，這就是六十歲以上肯亞農民的**平均**血壓值，他們除了維持傳統的蔬食及生活方式以外，沒有使用任何藥物。[97]在中國的鄉村地區，我們也發現了類似的結果：這些居民終其一生的血壓值，幾乎都維持在一一〇／七〇，沒有隨著年齡而增加。[98]我們合理懷疑，他們飲食中的蔬食特質就是主要原因；因為在西方世界，能夠穩定維持這種血壓值的唯一族群，就是素食者。[99]

所以，ＡＨＡ／ＡＣＣ／ＣＤＣ的飲食指南，是否建議高血壓患者採用無肉飲食呢？並沒有。他們所建議的是得舒飲食法（DASH diet），ＤＡＳＨ是「停止高血壓的飲食法」（Dietary Approaches to Stop Hypertension）的縮寫，一種專為降低血壓所設計的飲食計畫。[100]雖然它被描述成奶素飲食（包含乳製品，但沒有肉或蛋）[101]，但這樣的說法並不精確。得舒飲食雖然補強了水果、蔬菜和低脂乳製品，但並沒有剔除肉類，只是建議少吃為妙。[102]

那麼，為何不建議更加偏向蔬食的飲食習慣呢？幾十年來，我們已經知道，「即使排除掉年齡和體重的影響，動物性來源的食物仍然明顯與高收縮壓和高舒張壓有關。」[103]這句話引述自法蘭克・薩克斯（Frank Sacks）醫師等人在一九七〇年代進行的一系列研究。但早在一九二〇年代，就有研究證明，在蔬食中添加肉類，幾天之內就會讓血壓明顯升高。[104]

有什麼理由讓得舒飲食非吃肉不可呢？根據薩克斯醫師在哈佛大學的研究，美國心臟協會承認「在工業化國家中，所觀察到並記錄在案的最低血壓，出現於嚴格素食者身上……」[105]那麼，是不是得舒飲食的設計者不知道薩克斯的研究？並非如此，因為設計這項飲食的委員會主席，就是薩克斯本人。[106]

得舒飲食明顯是以素食為模型，但不排除肉類的原因，可能會讓你大吃一驚。得舒飲食的主要設計目標，是明確建立一套飲食模式：「既擁有素食能降低血壓的好處，同時也包含足夠的動物性產品，讓非素食者也可欣然接受……」[107]薩克斯醫師甚至明白表示，素食者吃越多的乳製品，血壓就會越高。[108]但是，他認為推動一種很少人會採用的飲食法是毫無意義的。這是官方飲食建議一再出現的一個議題。與其簡單告訴大家科學證據說了什麼，然後讓民眾自己做決定，專家總是寧可選擇提倡他們認為遷就大眾的可行辦法，而非最理想的方式。他們替大眾做的這些決定，無形中反而傷害到那些為了維持最佳健康狀態，願意做出更大改變的人。

得舒飲食確實有助於降低血壓，但主要的效果似乎不是因為轉換成低脂肪乳製品和白肉，也並非減少甜食和脂肪添加，而是從增加水果和蔬菜的攝取量而來。[109]如果好處是由於添加了植物性食物，為什麼不一開始就在人們的飲食中以這些最健康的食物為主呢？

這個問題，在一項於二〇一四年發表的整合分析（許多類似研究的彙整報告）中，顯示素食對降低血壓特別有效之後，變得更加中肯。[110]也許，所吃的植物越多，對身體越好。一般來說，無肉飲食「提供了心血管疾病……以及某些癌症和總死亡率的防護」，但完全蔬食「似乎還能為肥胖症、高血壓、第二型糖尿病及心血管死亡率提供更多保障」。[111]

在你吃了更多植物性食物後，高血壓發生率似乎會逐步下降。根據本書第六章所提到的，一項針對八萬九千名加州居民的研究中，比起每週至少吃一次肉的人，彈性素食者（吃很少肉的人，也許每個月只吃幾次）罹患高血壓的機率低了二三％。而那些除了魚以外，不吃其他肉類的人，罹患高血壓的風險低了三八％；至於完全不吃肉的人，則低了五五％。完全不碰肉、蛋和乳製品的人，得到了最好的結果，降低了七五％的高血壓風險。這些採取完全蔬食的人，似乎把發展這個主要殺手的四分之三風險都拋到九霄雲外去了。[112]

當科學家研究糖尿病和體重的關係時，發現在減少動物性產品攝取量、增加植物性食物攝取量後，也會出現同樣明顯的逐步改善。那些吃蔬食的人，在排除原本的體重優勢後，糖尿病風險也變得不值一提[113]。那麼，高血壓呢？平均而言，完全吃蔬食的人比吃傳統飲食的人，體重大概輕了三十磅（近十三．六公斤）。[114]所以他們的血壓維持得這麼好，或許只是因為瘦很多？換句話說，跟素食者一樣苗條的雜食者，血壓是否也能一樣低呢？

為了回答這個問題，研究人員必須找到一群採行典型美國飲食且跟蔬食者一樣瘦的人。於是，研究人員找來了一群二十一年來平均每週跑四十八英里的長距離耐力運動員。如果二十多年下來，幾乎每週都跑兩個馬拉松，不管吃什麼，大概都能跟蔬食者一樣苗條！接著，研究人員將這些運動員與另兩組受試者進行比較：其一是每週運動少於一小時的肉食者，其二是主要吃未加工未烹煮的植物性食物、同樣也久坐不動的純素食者。

結果如何？毫無意外的，採取典型美國飲食的耐力跑者，比起久坐不動的肉食者，平均有更好的血壓值：一二二／七二比一三二／七九，正好符合了高血壓前期的定義。但久坐不動的純素食者呢？他們血壓的平均值，是非常好的一〇四／六二。[115]顯然，即使你一年跑兩千英里，但吃了典型的美國飲食，你的血壓還是沒辦法降到跟一個懶得動的純素食者一樣低。

哪些食物可以提供高血壓患者額外的保護作用？

以全食物蔬食為主的低鈉飲食，似乎是降低高血壓的最佳方法。但如果你已經採行了這種飲食，血壓仍達不到一一〇／七〇的目標，該怎麼辦？你可以試試看下列這些食物，能提供你額外的保護。

我已經談過了全穀類的好處，接下來，讓我們來看看亞麻籽、洛神花茶和富含硝酸鹽蔬菜的詳細資訊。

磨碎的亞麻籽「是有史以來經由飲食介入降血壓最有效的天然食品之一」[116]，每天吃幾茶匙的亞麻籽，看來比有氧耐力運動計畫更有效二至三倍[117]（但這並不表示你不能兩樣都做——在飲食中加入亞麻籽，同時也做運動）。

不論是攝取生鮮或煮熟的蔬菜，都能降低血壓，但生菜的保護作用可能會更好一點。[118]研究還發現，多吃蠶豆、豌豆、鷹嘴豆和扁豆可能也會有幫助[119]，所以別忘了把它們加進你的購物清單。紅酒對降血壓可能有幫助，但只有不含酒精的品牌才有用。只有無酒精的葡萄酒，才有助於降低血壓。[120]

西瓜也能提供保護作用，這是個很棒（也很美味）的消息，但每天可能需要吃大約兩磅（約九〇七克）的西瓜才能達到效果。[121]奇異果對降血壓沒用，由奇異果公司資助的一項研究顯示，奇異果在降血壓方面無法提供任何保護作用。[122]或許奇異果產業應該效法加州葡萄乾營銷委員會（California Raisin Marketing Board），他們資助了一項專為突顯葡萄乾降血壓功效的研究。為了哄抬葡萄乾的好處，研究用來對照的是垃圾食品。所以，得出葡萄乾能降血壓的結果，是因為那是跟餅乾、巧克力餅比較的結果。[123]

亞麻籽的神奇功效

在本書第十一章和第十三章，我們將會看到亞麻籽如何有效對抗乳癌和攝護腺癌。但當科學家拋出「神奇」一類的字眼來形容亞麻籽時，比如某醫學刊物所發表的一篇名為〈亞麻籽：某些重大疾病的神奇防禦〉的文章[124]，你必須要抱持懷疑的態度。不過在《高血壓》（*Hypertension*）期刊上所發表的一項介入性試驗顯示，在這個例子中，所謂的「神奇」可能不算太誇大。

很少見到像這種等級的飲食研究，這是一個前瞻性、雙盲、安慰劑對照的隨機試驗，在食物研究上，很難做到這種程度。在藥物試驗中，雙盲研究很容易做：只要給某些受試者看起來和藥物一樣的安慰劑糖錠就行了，無論是研究對象或是給藥丸的人，都不知道哪個是哪個（因此才稱為雙盲）。但對食物來說，要如何做到雙盲？如果你想悄悄在某人的午餐裡加上四分之一杯亞麻籽，對方很難沒有注意到。

所以研究人員用了一個巧妙的策略來克服這個問題。他們製作了一些包括鬆餅和義大利麵的常見食物，事前準備了麥麩和糖蜜一類的食材來當作安慰劑，偽裝含有亞麻籽的食物該有的質地和顏色。透過這種方法，研究人員可以隨機將受試者分成兩組，每天祕密地把幾茶匙磨碎的亞麻籽加到一半參與者的飲食中，看看兩組的結果是否有所不同。

六個月後，那些吃安慰劑食物的人，假如開始實驗前就有高血壓，還是維持高血壓的狀態，儘管他們當中有許多人持續服用各種降血壓藥物。他們在研究開始前的平均血壓是一五五／八一，而結束時則為一五八／八一。至於那些每天不知不覺食用亞麻籽的高血壓患者呢？他們的血壓從一開始的一五八／八二，下降到了一四三／七五。舒張壓降了七 mmHg，聽起來或許不是很多，但長期來看，預計可以減少四六%的中風以及二九%的心臟病機率。[125]

這個結果，比起服用藥物又是如何呢？亞麻籽分別能將受試者的收縮壓和舒張壓，最多降低十五及七 mmHg。相較於一些強力的降血壓藥物，像是脈優錠、凱帝心徐放錠以及冠達悅（Procardia）等鈣離子阻斷劑，僅能分別降低八和三 mmHg；而依那普利、洛汀新（Lotensin）、捷賜瑞（Zestril）及雷米普利等血管擴張劑，則只能分別降低五和二 mmHg。[126]磨碎的亞麻籽，降血壓的效果比這些藥物好了二到三倍，而且只有好的副作用。除了抗癌特性之外，亞麻籽也在臨床研究中證實能幫助控制膽固醇、三酸甘油酯和血糖值，減輕發炎反應並成功治療便祕。[127]

洛神花茶的降血壓功效，媲美藥物

洛神花茶是用同名植物洛神葵的花所製成，洛神葵也稱為玫瑰茄（roselle）、紅酸模（red sorrel）、牙買加酸模等。這種花草茶帶有像蔓越莓般的特殊酸味，色澤鮮紅，冷熱飲皆宜，在世界各地都可喝到。在比較了兩百八十種普遍飲品的抗氧化物含量，洛神花茶位居第一，擊敗了其他重磅級茶飲，包括經常為人稱道的綠茶[128]。在飲用洛神花茶後的一個小時內，血液中的抗氧化能力會達到高峰，顯示茶中的抗氧化植物營養素已經被吸收到身體系統裡。[129]這樣的結果，對健康有什麼影響？

遺憾的是，洛神花茶的減肥功效一直令人失望。研究人員讓體重過重的人喝洛神花茶幾個月，結果每個月只比對照組少掉半磅。[130]不過，在降低膽固醇方面，初期的研究看起來很有希望：每天喝兩杯洛神花茶，一個月後可以降低多達八％的膽固醇。[131]但把所有類似研究整合來看時，結果卻讓人大失所望。[132]這可能是因為基於某種原因，洛神花茶似乎只對半數的受試者有效果。假如你屬於幸運的那一半，減掉的膽固醇可以多達一二％。[133]

但在高血壓方面，洛神花茶真正是大顯身手了[134]。一項出自塔夫斯大學的雙盲安慰劑對照研究，比較了洛神花茶與人工調色的相似飲料，結果顯示比起安慰劑飲料，每天喝三杯洛神花茶更能明顯降低成人高血壓前期的血壓值。[135]差別有多大？對比其他的介入性措施，又是如何呢？

PREMIER 前瞻性研究的臨床試驗選取了數百名血壓偏高的男女，隨機分為「僅提供建議」的對照組，以及更積極的「生活形態介入」組。研究人員給予對照組的受試者一本小冊子，告知他們要減重、減少鹽攝取量、做更多運動，以及吃得更健康（採用得舒飲食）。而「生活形態介入」組除了獲得相同指示外，還多了面對面的訪談、小組會議、寫食物日記，同時研究人員還監控他們做運動、熱量攝取及鈉攝取量。六個月期間，「生活形態介入」組比起建議組，收縮壓下降了四 mmHg。看起來雖然不多，但以人口規模來看，血壓下降五 mmHg，每年就可能減少一四％的中風死亡率、九％的致命性心臟病發，以及減少七％的死亡率。[136]同時，在塔夫斯大學的研究中還發現，每餐喝一杯洛神花茶的人，比起對照組，可以降低六 mmHg 的收縮壓。[137]

為了降低血壓，你還是應該減肥、少鹽、吃得更健康，以及做更多運動。但證據顯示，在日常生活中經常喝洛神花茶可以提供額外的好處，甚至媲美降血壓藥物的效果。經過與頂尖降血壓藥物的直接比較試驗，每天早上喝兩杯洛神花茶（共使用五個茶包），降低血壓的效果與一天兩次服用降血壓藥物卡特普利（Captopril）的起始劑量相當。[138]

不同的是：卡特普利可能會有不良副作用，最常見的是皮疹、咳嗽、味覺障礙，甚至會引起致命的喉部腫大（雖然極為罕見）。[139]洛神花茶則完全沒有不良副作用，只要你不討厭它的酸味，以及喝完後記得用清水漱口，以免茶中的天然酸性物質軟化牙齒的琺瑯質。[140]不過，洛神花茶的錳含量特別高[141]，安全起見，我建議一天不要喝超過一夸脫（約九四六毫升）。

為什麼要吃高硝酸鹽蔬菜？

一氧化氮（NO）是體內關鍵的生物信使，所傳送的訊息是：「芝麻開門」。當內皮細胞（動脈內膜的細胞）釋出一氧化氮時，就是要通知動脈壁內的肌肉纖維放鬆，讓更多的血液能夠流通。硝化甘油藥物就是這樣運作的：胸痛的人服用硝化甘油後，這些硝化甘油會轉化為一氧化氮擴張冠狀動脈，使更多的血液流向心肌。還有威而鋼這類治療勃起功能障礙的藥物，其運作方式也一樣：它們會強化一氧化氮的傳訊能力，放鬆陰莖動脈來改善流向陰莖的血流量。

不過，你真正需要關心的是血管內皮功能障礙，也就是動脈內壁細胞無法產生足夠的一氧化氮以適當擴張動脈。在生物體內，一氧化氮的生成是透過一氧化氮合成酶（NO synthase）所催生的，這種酵素的敵人是自由基。自由基不僅會吞噬一氧化氮，也能劫持一氧化氮合成酶，迫使它開始泵出**額外**的自由基。[142]如果沒有足夠的一氧化氮，動脈就會硬化而失能，提高血壓和心臟病發作的風險。

因此每一天，你都需要用富含抗氧化物的植物性食物來填滿身體，消滅自由基，讓一氧化氮合成酶得以回到它的崗位，保持動脈功能的全面正常運作。研究人員可以使用超音波設備來測量一氧化氮引起的動脈擴張程度。一項使用這種設備的研究發現，假如讓一些採取典型西方飲食的人吃更少的抗氧化物，他們的動脈擴張程度只會變得糟一點點。看來動脈功能已經接近谷底了，所以沒有太多的惡化空間。相反的，假如讓有些人採取高抗氧化飲食（比如說，將香蕉換成漿果，白巧克力換成黑巧克力），短短兩個星期之內，他們動脈的功能就能得到顯著的提升，有能力放鬆及正常擴張。[143]

想要提高身體產生一氧化氮的能力，除了吃富含抗氧化物的食物之外，還可以吃某些富含天然硝酸鹽的蔬菜（例如甜菜）來補充一氧化氮（硝酸鹽與亞硝酸鹽不一樣，不要混淆。詳第十章）。這也解釋了為什麼受試者在喝了甜菜汁幾個小時後，研究人員能夠測到他們的收縮壓下降了十 mmHg，而且效果還持續了一整天。[144]

不過，這項研究的對象是一組健康的受試者。顯然，我們必須在最要緊的對象——高血壓患者身上測試甜菜的能力。假如富含硝酸鹽的蔬菜在調節人類主要死亡風險因素上有這麼強大的能力，為什麼會遲至二〇一五年才有這樣的研究結果發表？這個嘛，你想想看，有誰會資助這種無利可圖的研究呢？再說，製藥公司每年從高血壓藥物就可獲利超過一百億美元[145]；想要靠甜菜賺到這麼多錢，當然不可能。這就是為什麼我們要感到很幸運，能有像英國心臟基金會這樣的公益機構資助高血壓與甜菜汁的研究。

在四週時間裡，研究人員讓半數的受試者每天喝一杯甜菜汁，而另一半則給他們一杯看起來一模一樣的無硝酸鹽安慰劑飲料。結果發現，甜菜汁飲用者的收縮壓不僅降低了約八 mmHg，而且效果一週比一週好，這代表了他們的血壓可能會持續獲得進一步改善。科學家認為：「富含硝酸鹽的蔬菜，被證明是符合成本效益、價格實惠且有利於公眾健康的高血壓療法。」[146]

甜菜汁的最佳劑量大概是半杯[147]，缺點是容易腐敗，必須加工且不易取得。常見的十五盎司罐裝甜菜根，可以提供相同劑量的硝酸鹽，但硝酸鹽最集中的來源還是深綠色葉菜類。下一頁有富含硝酸鹽的前十名食物名單，如你所見，十名中有八種是綠色蔬菜。

第一名的芝麻葉，每一百公克中有高達四百八十毫克的硝酸鹽含量，比甜菜的含量還多了四倍以上。[148]

修復體內硝酸鹽最健康的方式，就是每天吃一大份沙拉。你可以吞服提升硝酸鹽和一氧化氮的補充品，但有安全性[149]及有效性[150]的疑慮，最好還是能免則免。那麼，號稱含有甜菜汁和菠菜汁的V8蔬果汁★呢？它的硝酸鹽含量大概沒有太多，你每天得喝十八公升（以每罐一五〇毫升計算，你得喝上一百罐）的V8蔬果汁，才能達到每日的硝酸鹽攝取目標。[151]

硝酸鹽的好處，或許可以解釋為什麼吃綠色蔬菜有降低心臟病罹患率[152]、延年益壽[153]及「蔬菜威而鋼」等效果。你沒看錯，蔬菜攝取量與改善性功能也有關[154]，還能改善身體最重要的器官——大腦的血流量。[155]而用甜菜保健大腦的唯一副作用，可能就是為你的生活上點顏色——紅色的大便和粉紅色的尿液。

血壓檢查很容易被忽視或延遲。不同於其他主要的健康殺手，高血壓在患者被抬上救護車或抬進棺材之前，其潛在的危險後果可能並不明顯。所以，快到附近的藥局、消防局或診所去量一下你的血壓吧。如果血壓太高，壞消息是你已站在十億名高血壓患者的行列之中；而好消息是，你不用成為每年因高血壓而死亡的數百萬人之一。試試採用健康的飲食和生活方式，幾個星期就好，結果可能會讓你感到驚訝。以下故事，就是幾個過來人的經驗談。

富含硝酸鹽的前十大食物來源＊

1. 芝麻葉（Arugula）	6. 羅勒
2. 大黃（Rhubarb）	7. 甜菜葉
3. 香菜	8. 綠捲葉萵苣（Oak leaf lettuce）
4. 奶油萵苣（Butter leaf lettuce）	9. 牛皮菜，即葉用甜菜（Swiss chard）
5. 綜合生菜（Mesclun greens）	10. 甜菜

＊以台灣市場常見的蔬菜來說，高硝酸鹽含量的蔬菜有小白菜、青江菜、小芥菜、菠菜、高麗菜、油菜等。

每天，NutritionFacts.org都會收到好幾百封電子郵件，其中很多人都渴望分享他們主動掌握健康、完全改變人生的經驗。以鮑伯為例，他的體重曾經重達一〇四公斤，膽固醇值超過兩百，三酸甘油酯的數值也高到破表。他之前服用過一連串的降血壓藥物，在開始全食物蔬食的飲食習慣後，體重已減到七十九公斤，總膽固醇值變為一百三十六，也不再需要服用任何降血壓藥物了。現在，六十五歲的鮑伯比數十年前的感覺更好，這並不是因為他養成了新的運動習慣，也不是因為服用了最新最熱門的藥物。他僅僅是改變了飲食習慣而已。

不久前，我才收到派翠西亞的電子郵件。她的弟弟剛剛被診斷出患有嚴重的高血壓和動脈粥狀硬化。他的體重破百，膚色就像紙一樣蒼白，不健康的程度甚至讓他無法拿到駕照。派翠西亞和弟弟決定一起開始採用蔬食。現在，他的身材健美修長，體重正常，而且不再需要服用降血壓藥。派翠西亞說她收到了給世界上最好姊姊的一個（無糖、無奶蛋）蛋糕，她受之無愧。

最後是狄恩。他用標準美國飲食來「填飽」自己，變得肥胖、有高血壓，固定吃醫生開給他的藥。然後，他的膽固醇過高，醫生再開給他更多的藥。此外，每到冬天，狄恩就會出現嚴重的呼吸道感染，需要以抗生素治療。終於他受夠了，開始採行蔬食。現在，他減輕了二十二公斤，血糖、膽固醇，甚至血壓值，都變正常了，開始能無病無痛地度過愉快的冬日時光。在寄給我的信最後，狄恩許下了一個簡單的承諾：「在餘生裡，我將會堅持蔬食習慣。」歸功於健康的飲食習慣，他的「餘生」可能會是一段相當長的時間。

★金寶湯旗下生產的百分百蔬果汁品牌，宣稱能取代新鮮蔬菜，但該產品仍含有每份四百八十毫克的高鹽量。

喝甜菜汁，提升運動表現

藍寶堅尼比爛車跑得更快，不是因為汽油燃燒的化學方式不同，而是因為跑車擁有更強大的引擎。同樣的，運動員擁有更大塊的肌肉也能夠讓肌肉迅速得到更多氧氣。但基本上，身體能從氧所提取的能量是相同的……或者，我們是這麼認為的。

大約五年前，一個運動生理學的福音顛覆了整個學界——全都是因為甜菜汁。

聚集在綠色葉菜和甜菜中的硝酸鹽，不僅能藉由擴張動脈來幫助輸送含氧血到肌肉裡，也能讓身體從氧氣提取更多能量——這是我們先前從來沒有想過的可能性。例如研究發現，一小杯甜菜汁能讓自由潛水員摒住呼吸的時間，比平時要多半分鐘[156]；而喝了甜菜汁的自行車手，能夠用比安慰劑組少一九%的耗氧量，執行同樣強度的賽程。而後，當他們加強自行車阻力，挑戰所謂「衝刺」的激烈回合時，體力用盡的時間從原來的九分四十三秒延長至十一分十五秒。甜菜汁飲用組使用了更少的氧氣，卻表現出更大的耐力。簡而言之，甜菜汁明顯讓自行車手的身體能更有效率地產生能量。在此之前，沒有任何藥物、類固醇、營養品或其他方式，被證明能夠達到與甜菜汁一樣的效果。[157]

食用整顆甜菜也有同樣的效果。在另一項研究中，受試男女在五千公尺比賽開始的七十五分鐘前，吃下一杯半的烤甜菜。這改善了他們的路跑表現，同時維持了相同的心搏速率，甚至疲累的感覺還更少。[158]

想要更快又更省力？來杯甜菜汁吧！

為了能將運動表現提升到最佳狀態，最理想的劑量大概是半杯甜菜汁（或者三顆小甜菜，或是一杯煮熟的菠菜[159]），而最理想的補充時機，則是在比賽前的兩至三小時內。[160]

體育新聞不時會談到類固醇和其他非法提高運動表現的藥物，為什麼就沒有人提到這些威力強大，能完全合法提高運動表現的蔬菜呢？甜菜，這真的問倒我了。★

★此處原文為 Beets me，藉由 Beat me（意思是問倒我了）與 Beet（甜菜）相似的字形及發音一語雙關。

第 8 章　如何不死於肝臟疾病

有一些病人，會讓你永生難忘。我在胃腸肝膽科實習的第一天（這意味著我將要面對的是整個消化道的問題，從口腔到嘔吐物都是），一報到就被告知前往胃鏡室，觀察我們那組資深醫療團隊的操作。胃鏡室是醫生使用內視鏡做所有消化道常規檢查的地方，我預期走進去會看到的畫面，是用結腸鏡看直腸息肉，或者是用消化道鏡檢查胃潰瘍。但我永遠不會忘記那天所看到的情景，它也成為我的動力，直到今天仍推動著我往前走，去幫助人們理解生活方式與健康（或不健康）的關聯性。

一名已經注射鎮靜劑的病人躺在病床上，整個醫療團隊圍著她，正在使用附有鏡頭的內視鏡。我看著監視器，找尋著解剖標記來認出內視鏡在哪個部位。這個部位絕對在喉嚨以下，但食道上蜿蜒著看起來像是顫動的靜脈曲張。這些構造無所不在，看起來就像是試圖從食道的光滑表面鑽出來的蟲。其中有幾個已經蝕穿內壁，正在噴血。我眼睜睜看著越來越多血隨著病人的每次心跳不斷湧出。基本上，這個病人正在失血而死，血不斷流入她的胃中。醫生拚命想用燒灼和打結來阻止這些鮮紅的血噴泉，但就像打地鼠遊戲一樣，每當有一個被壓下去，另一個又冒出來。

這些就是所謂的食道靜脈曲張，是由於肝硬化造成的血液回流所導致的靜脈腫脹。看著這個噩夢呈現在眼前，我想知道患者最初是怎樣罹患肝硬化的。她酗酒嗎？她有沒有肝炎？我還記得當時想著，當她發現自己是肝癌末期時，打擊應該非常大，而她的家人是如何應對的？突然，我的思緒被刺耳的警報聲拉回來。她又出血了。

醫生的輸血速度，比不上病人內出血的速度。她的血壓下降，心臟停止。急救人員進行心肺復甦術、電擊並注射腎上腺素，但在幾分鐘之內，她就過世了。

告知病人家屬是我的工作。我因此得知，她的肝硬化不是飲酒過量造成的，也不是因為從靜脈注射毒品。她的肝臟之所以傷痕累累，是因為肥胖導致的脂肪肝。我剛剛所目睹的一切，其實都是可預防的，是生活方式的選擇所導致的直接結果。過胖可能蒙受社會污名，可能造成膝蓋問題，也可能增加糖尿病等代謝性疾病的罹病風險，但這是我看過的第一起因過胖流血至死的例子，活生生地發生在我眼前。

病患家屬哭了，我也哭了。我對自己發誓，要用盡一切力量來幫助任何一個我所照顧的病患，防止這種情況再度發生。

你可以只靠一個腎活下去，也可以不靠脾臟和膽囊而存活，甚至在沒有胃的情況下，你也能過下去。但是沒有肝臟這個人體最大的內部器官，你鐵定活不了。

究竟肝有什麼作用呢？已有多達五百種不同的功能，被認定是來自這個重要器官的貢獻。[1]首先，肝臟扮演了貼身保鏢的角色，把不速之客阻擋在血液外。所有通過消化道吸收的物質，不會立刻進入整個身體循環。從腸子而來的血液，首先會直奔肝臟，在其中代謝營養物質並中和毒素。因此，你所吃的任何食物對於肝臟健康和疾病，都會產生關鍵性的作用。

每年，大約有六萬名美國人死於肝臟疾病，而且在過去五年，肝臟疾病的死亡率每年都在節節上升。[2]單就肝癌而言，過去十年的發病率，每年都上漲了四％左右。[3]肝功能異常可能是家族性遺傳，就像罕見的遺傳性血鐵沉著症（身體無法代謝鐵質，而導致大量鐵質蓄積在體內）一樣；但也可能是透過能導致肝癌的感染而來，或是源自於傷肝的藥物——最常見的，就是有意或無意服用過量的泰諾止痛片（Tylenol，台灣稱普拿疼）。[4]然而，最常見的致病原因還是飲食不當：酒精性肝病和脂肪性肝病。

酒精性肝病

根據《美國醫學協會期刊》一篇名為〈美國人的實際死因〉（Actual Causes of Death in the United States）的系列論文，二〇〇〇年時，美國人的頭號殺手是香菸，其次是飲食和運動。第三號殺手呢？答案是酒精[5]。大約有一半與酒精相關的死亡是突然發生，像是交通事故；而另一半則為慢慢逼近，最主要的就是酒精性肝病。[6]

飲酒過量會導致脂肪在肝臟中累積（即脂肪肝），可能造成發炎，形成肝瘢痕，最終導致肝功能衰竭。根據美國疾病控制與預防中心的定義，女性每天固定飲酒超過一杯，男性每天固定飲酒超過兩杯，就是過量。一杯的定義是十二盎司（約三五〇毫升）的啤酒、八盎司（約二二七毫升）的麥芽酒、五盎司（約一四〇毫升）的葡萄酒，或者一．五盎司（四十二毫升）的烈酒。[7]通常戒酒可以暫停疾病持續惡化，但有時候可能就為時已晚。[8]

大量飲酒可以在不到三週的時間引發脂肪肝[9]，但通常在停飲後四到六週內就會消失。[10]然而，還是有五%到一五%的案例，儘管停止飲酒，病情仍會繼續發展，讓肝臟開始產生疤痕。[11]

同樣的，即使被診斷出有酒精性肝炎的人，在診斷後停止飲酒，三年的存活率仍高達九〇%。[12]但其中多達一八%的患者，會繼續發展成肝硬化，亦即形成不可挽回的疤痕。[13]

避免酒精性肝病的最好策略，首先就是不要喝太多酒。但是，假如你已經飲酒過量，還是有救的。我相信大多數喝酒的人都不是酗酒者[14]，可喜的是，令人信服的證據顯示，像是匿名戒酒會的十二個戒酒步驟就可以有效解救那些酒精成癮的人。[15]

適度飲酒，有益健康？

我們都同意，大量飲酒、懷孕期間喝酒和酗酒都不是明智之舉，但「適度」飲酒呢？沒錯，酗酒的人明顯會縮短壽命，但滴酒不沾的人似乎也會如此。[16]大家都知道抽菸對身體不好，抽越多越糟糕，但這種邏輯在喝酒這事上似乎不成立。事實上，喝些酒對總體死亡率似乎有益，但這個結論看起來只在那些沒有把自己照顧好的人身上才會成立。[17]

適量飲酒確實能防止心臟疾病，這或許是因為血液稀釋效應[18]，但正如你將在本書第十一章看到的，即使是小酌（每天喝少於一杯）都會增加罹患癌症的風險。所以，會增加罹癌風險的東西，怎麼可能也會延長壽命？答案是，因為癌症「只」是人類的第二大死因，心臟病才是第一殺手，這解釋了為什麼適度飲酒的人可能比戒酒的人活得更久。但這種好處，可能僅適用於那些沒有任何健康作為的人。[19]

為了找出什麼樣的人可能從適度飲酒中受益，研究人員找來了近十萬名男女志願者，前後追蹤十七年，評估他們的喝酒及生活習慣。該研究結果，以一篇名為〈關於飲酒量的心臟保護作用，誰是最大的受益者，是健康狂人或懶骨頭？〉的論文發表。「健康狂人」的條件是什麼？根據研究人員的定義，「健康狂人」每天運動三十分鐘、不抽菸、每天吃至少一份的水果或蔬菜。[20]（如果每天吃一顆蘋果就能成為「健康狂人」，那我們目前的飲食算什麼？）

每天喝一到兩杯酒，確實能讓那些生活不健康的「沙發馬鈴薯」降低心臟病風險；但是，即便是對那些有最低限度健康行為的人來說，都沒有顯示出酒精的任何好處。我們學到的教訓是：葡萄、大麥和馬鈴薯在非蒸餾形式下對身體最好，而「約翰走路」遠不如你自己去走路來得好。

非酒精性肝病

脂肪肝最常見的原因並不是酒精，而是非酒精性脂肪肝病。你可能還記得風靡一時的紀錄片《麥胖報告》（*Super Size Me*），導演摩根．史柏勒克（Morgan Spurlock）強迫自己連續三十天，一天三餐都吃麥當勞。一如預期，史柏勒克的體重、血壓和膽固醇都上升了，上升的還包括他的肝酵素指數。這個跡象顯示，他的肝細胞正在死亡，將其中的內容物外溢到血液裡。他的飲食如何會造成肝損傷呢？這麼說好了：他正在把自己的肝臟轉化為「人」肝醬（脂肪肝肉醬）。

一些評論家貶抑這部電影，認為太過危言聳聽。但瑞典的研究人員卻認真看待這部電影，正規地複製了史柏勒克的一人實驗。在他們的研究中，一組男女同意每天都吃兩餐速食。實驗前，他們的肝酵素指數都是正常的，但僅僅在採用這種飲食一個星期後，檢驗測試結果顯示已有七五%的志願者肝功能都不正常了。[21]如果不健康的飲食習慣，能在短短七天就造成肝損害，那麼說非酒精性脂肪肝病已悄然成為美國最常見的慢性肝病原因，應該就不足為怪了，估計約有七千萬人為此所苦[22]，大概是美國三分之一的成年人口。至於那些重度肥胖的人，大概百分之百都受到了影響。[23]

一如酒精性脂肪肝，非酒精性脂肪肝開始在肝臟堆積脂肪時，並沒有任何症狀。在極少數的情況下，可能會發展為發炎，久而久之，會在肝臟形成疤痕，變成肝硬化的狀態，進而導致肝癌、肝衰竭，甚至是死亡——就如同我在胃鏡室中看到的例子一樣。[24]

速食是引發這種疾病最有效的推手，因為非酒精性脂肪肝與汽水、肉類的攝取量有關。僅僅每天喝一罐汽水，就能提高四五％脂肪肝的罹患率。[25]同樣的，每天吃肉量相當於至少十四塊炸雞塊的人，比起每天最多吃七塊炸雞塊的人，罹患脂肪肝的機率高了近三倍。[26]

非酒精性脂肪肝病已被形容為「脂肪和糖的故事」[27]，但並非所有的脂肪對肝臟的影響都一樣。研究發現，被脂肪肝炎纏身的人攝取了較多的動物性脂肪（及膽固醇）、較少的植物性脂肪（以及纖維質、抗氧化物）。[28]這也許可以解釋，為什麼堅持採用含有大量蔬果、全穀類和豆莢類的地中海飲食，比較不容易罹患嚴重的脂肪肝疾病，即使這種飲食通常算不上低脂。[29]

非酒精性脂肪肝病也可能是由於膽固醇過載所致。[30]雞蛋、肉類和乳製品中的膳食膽固醇可能會氧化，然後掀起連鎖反應，導致多餘的脂肪在肝臟中堆積。[31]當肝細胞中的膽固醇濃度過高，就會像冰糖一樣結晶，導致發炎。這個過程，與尿酸結晶引發痛風很類似（我們會在第十章看到）。[32]白血球會試圖吞噬膽固醇結晶，但隨後在過程中死去，讓發炎的化合物往外釋出。這或許可以解釋，良性的脂肪肝為何會轉變成嚴重的肝炎。[33]

為了探討飲食和嚴重肝病之間的關係，研究人員針對約九千名美國成年人進行十三年研究。他們指出，最重要的發現，可能是膽固醇攝取量成為肝硬化和肝癌一個強而有力的預測指標。每天至少吃兩個麥當勞蛋堡的人[34]，所攝取的膽固醇量會讓他們住院或死亡的風險明顯加倍。[35]

要避開肝臟疾病最常見的原因——非酒精性脂肪肝病，最好的選擇，就是避免攝取過多的熱量、膽固醇、飽和脂肪，還有糖。

病毒性肝炎

另一種常見的肝病是病毒性肝炎，是由五種不同的肝炎病毒A型、B型、C型、D型和E型的至少其中一種所引發。這五種病毒的傳染途徑及預後模式都不相同。A型肝炎主要是「糞口傳染」：食物或水被帶有病毒的糞便污染後，再進入受感染者的口中；可以透過施打疫苗，避免生飲生食、不吃未煮熟的貝類，以及處理食物的人在換尿布或如廁後都要徹底洗手來加以預防。

A型肝炎是食源性疾病，而B型肝炎則是經由血液和性行為傳播的。和A型肝炎一樣，B型肝炎也可以注射疫苗預防，每個小孩都應該施打。D型肝炎病毒是一種缺陷型病毒，只有已經罹患B型肝炎的人才會得D型肝炎，所以只要不染上B型肝炎就能預防。因此，別忘了接種疫苗，並避免靜脈注射毒品和不安全的性行為。

綠球藻和C型肝炎

綠色的藻類植物綠球藻，可能是C型肝炎的治療契機。一項隨機分配、有安慰劑對照的雙盲研究發現，一天大約兩茶匙的綠球藻，能夠提振受試者體內自然殺手細胞的活性，自然而然殺死感染C型肝炎的細胞。[37]一項C型肝炎患者的臨床研究發現，補充綠球藻可降低肝臟發炎的程度，不過這項研究的規模很小，而且沒有對照組。[38]

目前迫切需要C型肝炎的替代療法，因為較便宜的舊療法，常常會由於令人無法忍受的副作用而失敗；而耐受性較高的新藥物，售價又高達每錠一千美元。[39]綠球藻或許可以做為輔助（附加）治療，或者幫助那些不能忍受副作用或負擔不起正規抗病毒治療的人，但也並非完全沒有風險（參見136～137頁）。

遺憾的是，到目前為止，對於Ｃ型肝炎這種最可怕的肝炎病毒還沒有疫苗可以接種預防。暴露在病源中可能導致慢性感染，幾十年下來，就會導致肝硬化和肝功能衰竭。Ｃ型肝炎是需要進行肝臟移植的主要原因。[36]

Ｃ型肝炎經由血液傳染，通常是因為共同使用針頭而不是輸血感染，這是因為現在的血液供應都有進行過病毒篩選。然而，共用個人衛生用品，例如牙刷和刮鬍刀，也可能由於微量的血液污染而發生感染的風險。[40]

曾經有過案例，是一名女性與受感染的同事共用超市的切肉機而染上Ｃ型肝炎[41]，但Ｃ型肝炎病毒不會自然存在於肉品上，因為動物中只有人類和黑猩猩才會受到這種病毒的感染。

然而，Ｅ型肝炎病毒完全不是同一回事。

透過飲食來預防E型肝炎

正如美國疾病控制與預防中心病毒性肝炎實驗室的某個主任，在一篇名為〈肉越多，毛病越多：改變對Ｅ型肝炎流行的看法〉（Much Meat, Much Malady: Changing Perceptions of the Epidemiology of Hepatitis E）的論文所解釋的，Ｅ型肝炎病毒目前被認為是一種人畜共通的傳染病，能夠從動物傳染給人類，而豬可能是主要的病毒來源。[42]

這種想法的轉變始於二〇〇三年，當時日本的研究人員發現，Ｅ型肝炎病毒（ＨＥＶ）與吃烤豬肝有關。在檢驗過日本商場的豬肝後，研究人員發現有將近二%的豬肝呈ＨＥＶ陽性反應。[43]美國的情況甚至更糟：從雜貨店買來的豬肝中，有一一%遭到ＨＥＶ污染。[44]

這個結果雖然令人驚恐，但有多少人會吃豬肝呢？那麼，豬肉的情況又是如何？

不幸的是，豬肉也可能含有ＨＥＶ。專家懷疑，大部分的美國人口都已經暴露在該病毒下，因為已知在美國捐血者具有ＨＥＶ抗體的機率相對較高。這種暴露，可能是因為吃了受到ＨＥＶ污染的豬肉所致。[45]

所以，是不是在豬肉越受歡迎的國家，就有越多人死於肝病？看起來就是如此。全國人均豬肉攝取量和因肝病死亡的相關性，與全國人均酒精攝取量和肝病死亡的相關性一樣，都是緊密相關的。在全美的肝臟死亡風險上，每人每塊豬排大約跟每人喝兩罐啤酒的影響差不多。[46]

難道病毒不會因為烹調而喪失活性嗎？通常會，但在處理生肉時，常常在雙手或廚房表面會出現交叉污染的問題。肉一旦送進烤箱，大多數的食源性病原體都可以透過適當的蒸煮溫度而被破壞，不過前提是「**適當**的溫度」。美國國家衛生研究院的研究人員，將Ｅ型肝炎病毒放在各種溫度下加熱，發現病毒能在半熟的烹調溫度下存活。[47]因此，當你煮豬肉時，記得使用肉類溫度計來確定煮得熟透，並務必遵照正確的處理方法，包括備好料後要用漂白水來清洗廚房表面。[48]

雖然大多數罹患Ｅ型肝炎的人都能完全恢復健康，但不包括有死亡之虞的孕婦：在第三孕期的死亡風險，高達三〇％。[49]因此，孕婦要特別留意豬肉的烹調處理。假如家裡有人喜歡吃中間肉質粉嫩的豬肉，應該要求他們在使用廁所後必須徹底洗手。

護肝早餐選擇

特定的植物性食物已被發現能保護肝臟。例如，用一碗燕麥片和（令人意外的）咖啡做為一天的開始，可以幫助我們保護肝功能。

注意減重產品對肝臟的傷害

我們都曾見識過各種健康產品的行銷手法，在老鼠會或金字塔式的多層次直銷中，會員一方面自己賣產品賺錢，一方面招募下線，所以相關訊息會傳播得非常快。而當宣傳悖離事實時，也會特別麻煩。事實上，雖然絕大多數由藥物引發的肝損傷都由傳統藥物造成，但某些膳食補充品所造成的肝損傷可能更嚴重，需要進行肝臟移植和導致死亡的機率更高。[50]這些多層次傳銷商，即使產品後來被發現有毒性反應，如諾麗（Noni）果汁[51]和賀寶芙（Herbalife）[52]，通常還是能舉證一些科學研究來支持他們的健康主張。然而，公共衛生審查卻發現，這些研究似乎常常是「為了營銷目的而刻意設計的」，並用「旨在誤導潛在消費者」的方式呈現。一般而言，多層次傳銷市場的研究人員並未透露其資金來源，但花點工夫抽絲剝繭，就能發現其中多半會交錯著利益衝突。[53]

這些令人存疑的研究，被用來為這些直銷產品的安全掛保證。舉例來說，一家銷售山竹果汁的傳銷公司，援引了一項他們所支付的研究，來支持他們的產品「對每個人都很安全」。在這項研究中只有三十名受試者使用了該產品，以及另外十個人服用安慰劑。由於受試者就這麼幾個人，產品有可能會造成一%到二%的使用者死亡，但我們無從得知。[54]

再以瘦身錠 Metabolife 為例，背後的傳銷公司為了證明安全性所引用的研究，只有三十五名受試者。[55]這種減肥藥在被發現跟心臟病、中風、癲癇和死亡有關後，已從市面上下架。[56]羥基檸檬酸（Hydroxy-citric acid）是燃脂丸 Hydroxycut 等同類產品中的一種成分，也只在四十個人身上進行過研究。[57]雖然研究中沒有發現嚴重的不良反應，但結局與 Metabolife 一樣：在出現幾十例器官損害（包括肝功能衰竭需要進行肝臟移植，甚至死亡）後，終於下架了。[58]營養補充品的市場高達幾十億美元，在受到更好的管制與規範之前，為了安全起見，你最好還是吃真正的食物，既保護了健康，也保護了你的荷包。

簡單的早餐其實不簡單，吃燕麥片好處多

眾多的人口研究顯示，吃全穀類與降低各種慢性病的風險有關[59]，但很難分辨是否是因為吃全穀類也是健康生活方式的其中一項。例如，吃燕麥片、全麥和糙米等全穀類的人，比起喜歡以家樂氏香果圈當早餐的人，往往會做更多的體能運動、更少抽菸，以及吃更多的蔬果和膳食纖維。[60]幸運的是，研究人員可以控制其他的因素，找到具有相似飲食和運動習慣的非抽菸者，有效比較他們的全穀類攝取量。結果出爐了，在排除這些差異性後，全穀類食物仍顯示出具有保健作用。[61]

換句話說，證據似乎表明吃燕麥片可以降低罹病率，但這並不等於說：假如你開始吃更多的燕麥片，罹病風險就會下降。為了證明這樣的因果關係，我們需要借助介入性試驗：改變人們的飲食，看看會發生什麼事。最理想的情況是隨機分配、有安慰劑對照的雙盲試驗：把受試者隨機分成兩組，一半的人給燕麥片，另一半則給予味道及外觀都很像燕麥片的安慰劑。無論是研究對象或研究者自己，在試驗結束前都不知道誰在哪一組。這個完善的雙盲試驗通常用在藥物研究上，也很容易進行：你可以用糖丸假裝成待測試的藥物。正如我們先前討論過的，要準備食物的安慰劑並不容易。

然而二〇一三年，有組研究人員發表了第一個隨機分配、有安慰劑對照的雙盲燕麥片試驗，受試者是一群體重超標的男女。[62]他們發現，吃真正燕麥片的那一組，肝臟發炎的情況顯著減少，但這也有可能是因為這些受試者比對照組（食用安慰劑）減去更多體重的緣故。在吃真正燕麥片的受試者中，有將近九〇％的人體重下降，而平均來說，對照組沒有減去任何重量。因此，全穀

類對肝功能的好處有可能是間接造成的。[63]在二〇一四年的後續研究中，則確認了全穀類能減少肝臟發炎的風險，對非酒精性脂肪肝患者具有保護作用。這項研究同時也顯示，精緻穀物類的攝取量跟疾病風險增加有關。[64]所以，不要再吃營養吐司了，要健康就應該堅持吃真正的全穀類食物，當然也包括燕麥片。

自己動手做蔓越莓雞尾酒

有一種特別的化合物叫花青素，存在於漿果、葡萄、李子、紫紅色高麗菜和紅洋蔥這一類植物中的紫色、紅色及藍色色素中。體外研究發現，花青素能防止脂肪在肝細胞中堆積。[65]一項已發表的確效性臨床研究顯示，紫番藷的調製劑比安慰劑更能成功抑制肝臟發炎。[66]

關於抑制肝癌細胞生長的效果上，培養皿的實驗結果[67]，蔓越莓擊敗了美國其他的常見水果：蘋果、香蕉、柚子、葡萄、檸檬、橘子、桃子、梨子、鳳梨和草莓。其他的體外研究也發現，蔓越莓能有效對抗多種癌症，包括腦癌[68]、乳癌[69]、大腸癌[70]、肺癌[71]、口腔癌[72]、卵巢癌[73]、攝護腺癌[74]和胃癌[75]。遺憾的是，目前臨床上，還沒有真正在癌症患者身上試驗蔓越莓的抗癌效果來證實這些發現。

此外，讓製藥業懊惱的是，科學家一直無法確實找出讓蔓越莓具有抗癌效果的是哪種有效成分。所有個別成分的濃縮萃取液，實驗結果都不符合整顆蔓越莓的抗癌作用[76]，因此也無法申請到專利。這又再一次證明，未經加工的全食物幾乎才是最好的選擇。

對於味道酸澀到不能入口的蔓越莓，要怎麼整顆食用？市面上，我們一般不易買到天然的蔓越莓。有九成五的蔓越莓都是以加工產品的形式出售，例如果汁和果醬。[77]事實上，要攝取到與一杯生鮮或冷凍蔓越莓等量的花青素，你必須喝十六杯蔓越莓綜合果汁或吃七杯蔓越莓乾，或者用掉二十六罐的蔓越莓果醬。[78]蔓越莓的鮮紅色植物營養素是一種強大的抗氧化物，但是蔓越莓綜合果汁所添加的高果糖玉米糖漿卻是一種會生成自由基的促氧化劑，因此會抵銷掉一些有效成分。[79]

以下是一個全食物版本的蔓越莓飲品簡易做法，我把這款順口又好喝的飲品稱為「紅粉果汁」。

這個配方的熱量只有十二大卡，比一般的蔓越莓飲料熱量足足少了二十五倍，而有益健康的營養素則多了至少八倍。[80]

如果你想要多補充一些營養素，可以加入一些新鮮的薄荷葉一起打成果汁。打好的果汁上面會有看起來怪怪的綠色泡沫，但喝起來會更滑順，而且你也會很高興地知道，你正在喝的是地球上最健康的兩種東西。一起來乾一杯吧！

紅粉果汁食譜

1 把新鮮或冷凍的蔓越莓

2 杯水

8 茶匙的赤藻糖醇（erythritol，這是天然的低熱量甜味劑；關於赤藻糖醇和其他甜味劑的更多資訊，請參閱本書第二部）

做法：將以上所有材料放進果汁機，用高速攪打。然後加冰塊飲用。

已感染肝炎怎麼辦？喝杯好咖啡吧！

早在一九八六年，一群挪威的研究人員就意外發現，喝酒與肝臟發炎有關（其實這並不意外），但喝咖啡卻能**減少**肝臟發炎。[81]在全世界進行的後續研究中，這些結果都能被成功複製。

在美國，有一項後續研究的對象是肝病高風險族群，例如那些體重超標或酗酒的人。結果顯示，比起那些每天喝少於一杯咖啡的人，每天喝至少兩杯的受試者，發展成慢性肝病的風險少了一半以上。[82]

那麼，對慢性肝炎其中一種最可怕的併發症——肝癌來說，效果如何呢？肝癌是目前癌症相關死亡的第三大主因，大部分是因為感染C型肝炎及非酒精性脂肪性肝病增加所致。[83]

答案是：對肝癌來說，咖啡也有正面效益。二〇一三年，在重新探討歷年相關研究數據後發現，每天喝最多咖啡的人，罹患肝癌的風險比起不喝咖啡的人少了一半。[84]而後續研究發現，每天喝至少四杯咖啡能讓抽菸者死於慢性肝病的風險降低九二％。[85]當然，直接戒菸更好，因為抽菸的加乘效應，可能會讓C型肝炎患者死於肝癌的風險提高十倍。[86]同樣的道理，比起每天喝至少四杯咖啡來降低肝炎風險，有酗酒習慣的人倒不如少喝點酒或乾脆戒酒，防治效果更好。[87]

肝癌是最能事先預防的癌症之一。透過施打B型肝炎疫苗、控制C型肝炎的感染以及減少酒精攝取量這三個措施，原則上就能消除全球九〇％的肝癌。雖然目前還不清楚喝咖啡是否能發揮附加作用，但這種作用究竟比不上事先預防肝損傷來得重要。[88]

話說回來，假如你已經感染了C型肝炎，或者是非酒精性脂肪性肝病的患者（全美國有近三分之一的成年人都是）[89]，該怎麼辦呢？近年來，沒有任何針對咖啡是否能護肝的臨床實驗。但在二〇一三年曾經發表一篇研究報告，研究人員將四十名慢性C型肝炎的患者分成兩組：第一組每天喝四杯咖啡，第二組完全不喝咖啡，為期一個月。三十天後，兩組對調。當然，兩個月的時間不夠長，不足以偵測到癌症變化。但在這段時間裡，研究人員能夠證明喝咖啡可以減少DNA受損、提高清除被感染細胞的能力，以及延緩肝臟疤痕組織繼續惡化。[90]這些結果，多少都可以解釋咖啡在降低肝病惡化風險所扮演的角色。

在《胃腸病學》（*Gastroenterology*）期刊上，曾經有一篇名為〈把咖啡當處方的時代來了嗎？〉（Is It Time to Write a Prescription for Coffee?）的評論探討喝咖啡的利弊。[91]有些人堅持，我們必須先找出咖啡豆中具有保護性的活性成分，畢竟咖啡中已發現的化合物超過了一千種。[92]我們需要更多的研究，但同時，每天適度喝些不加糖的咖啡，對肝功能風險高的人（如脂肪肝患者）應該算是一個合理的輔助療法。[93]但別忘了，每天喝含咖啡因的飲料會有成癮問題，如果驟然停喝或突然減量飲用，還會產生咖啡因戒斷症狀，包括頭痛、疲勞、注意力不集中和情緒障礙。[94]弔詭的是，喝咖啡容易養成習慣的傾向，可能不是一件壞事。一旦證實喝咖啡真的有護肝效果，那麼日常攝取可能最後會被證明是利大於弊。[95]

對於肝臟疾病，還是老話一句，預防才是王道。所有最嚴重的肝臟疾病——肝癌、肝功能衰竭及肝硬化，都是從肝臟發炎開始的；而引發肝細胞發炎壞死的，不是感染就是脂肪沉積。所幸肝炎病毒可以透過常識評估來預防：不要注射毒品、接種疫苗，以及採取安全的性行為。脂肪肝同樣也能透過常識評估來預防：避免過度攝取酒精、熱量、膽固醇、飽和脂肪，以及糖。

第9章 如何不死於血液性癌症

十一歲的蜜西得了白血病。她正處於緩解期，部分要歸功於掛在她點滴架上的黃色化療袋子。她總是推著點滴架，在醫院大廳走動。蜜西是我讀醫學院時，在東緬因州醫療中心（Eastern Maine Medical Center）兒科實習的第一個病人，這個醫院位在班戈市（Bangor）——美國暢銷作家史蒂芬·金（Stephen King）的故鄉，這裡有麋鹿出沒的交通標誌，還有龍蝦冰淇淋的廣告招牌。

在這段時間，我完全是一副派奇·亞當斯（Patch Adams）★的裝扮，頭上頂著毛茸茸的粉紅色兔耳朵，腳後綁著彈跳前進的塑膠彩虹圈。在我的醫師袍上，每顆鈕釦都掛著一個動物玩偶，每個釦眼都塞了一隻動物玩偶的腳。蜜西在我的河馬玩偶上畫了一張笑臉，還幫我聽診器上的公雞取名叫「貓王」。

她喜歡畫畫給我，每張畫都簽上大寫的「蜜西」。她的頭髮剃光了，但在這些畫裡的她仍然擁有漂亮的棕金色捲髮。她拒絕戴假髮，這讓她的笑容顯得更加燦爛。

我幫她把指甲塗上淡粉紅色，她幫我把指甲塗上可愛的紫褐色。

我還清楚記得，她幫我塗完指甲油後的那個早上。在巡房後，負責帶我的資深住院醫師把我拉到一邊說：「你的指甲礙著別人了。」

「什麼？」我問。

「主治醫師都在抱怨你的指甲，」他回答。「這是個保守的職業。」

我一方面解釋這些不是我自己塗的，一方面又覺得多費口舌解釋讓人不舒服。資深住院醫師了解這是蜜西所為之後，看起來還是漠不關心。他說：「當醫生不該還帶有私人情感。」後來系主任找我談話，告訴我有很多主治醫師擔心我「太熱情」、「太戲劇化」，以及「太敏感」。

我老婆的解讀是，他們可能只是嫉妒。

隔天，我低著頭走進了蜜西的病房。

「對不起，」我告訴她：「其他醫生要我把指甲油擦掉。」

我把手舉起來給她看。她檢查了一下，然後不滿地說：「如果你不能擦指甲油，那我也不擦了！」於是，我幫她擦掉了指甲油，對於十一歲女孩的同仇敵愾又困惑又感動。（不過，我還是讓她幫我塗了腳趾甲。）

我仍記得，自己在蜜西的病歷中寫下的最後一段話。醫院的病歷紀錄，都以SOAP的格式書寫，SOAP是主觀發現（Subjective findings）、客觀發現（Objective findings）、評估（Assessment）和計畫（Plan）的縮寫。我寫道：「評估：十一歲女孩完成了最後一輪的維持期化療。計畫：迪士尼樂園。」

白血病又稱為血癌，兒童白血病是我們對抗癌症的戰爭中，為數不多的成功案例之一，十年

★派奇．亞當斯是美國著名的心理醫生，同時也是喜劇演員，時常會扮成小丑娛樂病人。電影《心靈點滴》就是改編自他的真實故事，由羅賓威廉斯飾演他的角色。

存活發生率高達九〇%。[1]然而，它仍然比其他癌症影響了更多的兒童，而白血病更常出現在成人身上，確診案例比兒童高出十倍，但目前對成人白血病的治療效果卻相當有限。[2]

那麼，我們能做些什麼來事先預防這類血液性癌症呢？

血液性癌症有時也被稱為液體腫瘤，因為通常這種腫瘤細胞會循環全身，而非集中在單一固體物質中。這些癌症通常始於骨髓（骨骼內部製造紅血球、白血球和血小板的海綿組織），並難以察覺。身體健康時，三種血球各司其職：紅血球負責將氧氣輸送到全身，白血球抵抗感染，而血小板會幫助血液凝結。大多數的血液性癌症都因白血球突變所致。

血液性癌症可分為三種類型：白血病、淋巴癌及骨髓瘤。白血病是白血球生長異常的一種嚴重疾病，它們滯留在骨髓並失控地繁殖增生。不同於正常的白血球，這些冒充者並沒有對抗感染的能力；反之，它們還會影響骨髓製造正常紅白血球的能力，減少健康血球的數量，引發貧血和感染，並最終導致死亡。根據美國癌症協會的資料，每年有五萬兩千名美國人被確診為白血病，並有兩萬四千人因此死亡。[3]

淋巴癌是淋巴細胞發生病變造成的血液癌症。淋巴細胞是一種特殊類型的白血球，分化增殖快，聚集在遍布全身的小型免疫器官——淋巴結中，包括腋下、頸部及腹股溝。淋巴結可以過濾血液。就像白血病一樣，淋巴癌也會擠掉健康的細胞，破壞抵抗感染的能力。你可能聽說過非何杰金氏淋巴瘤（non-Hodgkin's lymphoma）及何杰金氏淋巴瘤（Hodgkin's lymphoma）這兩種淋巴癌，何杰金氏淋巴瘤好發於青壯年人身上，是一種通常可治療、預後較好的罕見淋巴癌形式；至於非何杰金氏淋巴癌（簡稱ＮＨＬ），則包含所有其他幾十種類型的淋巴癌。ＮＨＬ比較常見，但更難治療，罹病風險會隨著年齡而增加。美國癌症協會估計，每年有七萬名ＮＨＬ的新增病例，導致約一萬九千人死亡。[4]

最後來談談骨髓瘤，這是漿細胞發生病變的一種癌症。漿細胞是產生抗體的白血球，抗體這種蛋白質會識別外來的入侵者和受到感染的細胞，然後中和或標記它們，以進一步消滅。癌變的漿細胞在骨髓中會取代健康細胞，並可能製造出異常的抗體，造成腎臟堵塞。九〇%的骨髓瘤患者，體內的多種骨骼都有癌細胞生長，這種情況一般稱為多發性骨髓瘤。每年，全美國有兩萬四千人被確診為多發性骨髓瘤，有一萬一千人因此死亡。[5]

大多數患有多發性骨髓瘤的人，確診後只能存活幾年。雖然可以治療，但多發性骨髓瘤仍被認為是不治之症。這就是**預防**才是關鍵的原因。幸運的是，改變飲食可以降低所有這些血液性癌症的罹病風險。

這些食物，可以降低血液性癌症的風險

在花了十幾年追蹤六十多萬人後，英國牛津大學的研究人員發現，吃蔬食的人比較不可能發展出各種形式的癌症。要論蔬食最大的保健作用，似乎表現在防治血液性癌症方面。那些長年茹素的人，罹患白血病、淋巴癌和多發性骨髓瘤的機率不及肉食者的一半。[6]為什麼蔬食會大大降低血液性癌症的風險呢？《英國癌症期刊》（*British Journal of Cancer*）的結論是：「需要更多研究來了解其背後的機制。」[7]雖然他們還在找原因，但你何不從今天開始就試著採行更健康的蔬食呢？

綠色蔬菜的抗癌效果

預防與治療癌症的關鍵，就是要防止腫瘤細胞失控繁殖，同時促使健康細胞正常生長。化療和放療消滅癌細胞的效果很出色，卻會讓健康的細胞遭到池魚之殃。不過，植物中的一些化合物或許更能鑑別這兩者的不同。

以十字花科的蔬菜來說，在多種活性成分中有一種稱為蘿蔔硫素（sulforaphane）的天然化合物，在培養皿實驗中可以消滅人類的白血病細胞，但卻又不危害正常細胞的生長。[8]我們先前提過，綠花椰菜、白花椰菜和羽衣甘藍都是十字花科的蔬菜，但這個大家族裡還有其他成員，例如芥藍菜、西洋菜、青江菜、大頭菜、黃色大頭菜、蕪菁、芝麻葉、蘿蔔（含辣根）、山葵，以及所有品種的高麗菜★。

在實驗室中，高麗菜化合物對於癌細胞造成的影響相當令人興奮，但真正重要的是，吃大量蔬菜的血癌患者是否真的能比沒吃的病人活得更久。耶魯大學的研究人員，花了八年的時間追蹤調查五百多名非何杰金氏淋巴癌的女患者。那些每天至少吃三份蔬菜的人，存活率比吃較少份量的人提高了四二%。其中，尤以綠色葉菜類（包括生食與熟食）及柑橘類水果具有最明顯的保健作用。[9]不過，上述提升存活率的好處，究竟是因為蔬果具有直接防治癌症的功效，還是因為提高了病人對化療和放療的耐受性，目前尚不清楚。期刊《白血病與淋巴癌》（*Leukemia & Lymphoma*）的編輯建議：「對於改善飲食習慣來說，淋巴癌的診斷或許是一個重要的『教育』時刻。」[10]但我會建議你，不要等到癌症確診後再來改善飲食。

愛荷華州婦女健康研究（Iowa Women's Health Study）追蹤三萬五千多名的女性幾十年後發

現，吃越多的綠花椰菜及其他十字花科蔬菜，罹患非何杰金氏淋巴癌的風險就越低。[11]同樣的，梅奧醫院的一項研究也發現，比起每週吃不到一份綠色葉菜的人，每週至少吃五份綠色葉菜的人，罹患淋巴癌的機率大約只有一半。[12]

蔬食的保護作用，部分可能來自水果和蔬菜的抗氧化特性。飲食所攝取的抗氧化物越多，罹患淋巴癌的風險就越低。請注意，我說的是**飲食**攝取量，而不是營養補充品的攝取量。抗氧化物的補充品似乎起不了任何作用。[13]例如，從飲食攝取大量的維生素C可以降低淋巴癌風險，但服用更多的維生素C錠，似乎沒有幫助。其他的抗氧化物，比如β胡蘿蔔素等類胡蘿蔔素也是同樣的情形。[14]顯然的，營養補充品並不具有跟農產品相同的抗癌效果。

如果是其他某些癌症，例如消化道癌，抗氧化劑的營養品甚至可能會讓情況變得更糟。像是維生素A、維生素E和β胡蘿蔔素等綜合性抗氧化劑，可能還會增加使用者的死亡風險。[15]營養補充品只含有一小部分挑選過的抗氧化物，但我們的身體卻必須依賴數百種抗氧化物，才能一起打造出有效處理自由基的體內網絡。高劑量的單一抗氧化劑，可能會打亂我們體內的這種微妙平衡，反而降低身體的抗癌能力。[16]

因此，當你購買抗氧化劑的營養補充品時，可能是花了錢還賠了性命。所以，何不吃真正的食物來保護你的健康，還有荷包呢！

★編按：台灣常見的十字花科蔬菜，除了提到的這幾種之外，還有芥菜、大白菜、小白菜、油菜、雪裡紅等。

巴西莓與白血病

二〇〇八年，電視名人梅默特．奧茲（Mehmet Oz）醫生在《歐普拉脫口秀》推薦後，巴西莓（acai berries）馬上成為家喻戶曉的保健聖品，刮起了巴西莓風潮，仿冒的營養品、粉末、飲品和其他可疑產品都貼上了巴西莓的標籤，但不一定真的含有任何實際成分。[17]即使是大公司都趕上了這股熱潮，包括百威英博啤酒集團的「巴西莓能量」飲料，以及可口可樂的巴薩諾瓦（Bossa Nova）飲料。這是營養補充品和飲料市場上常見的手法，標榜所出售的產品含有「超級水果」，但實際上標籤所聲稱的成分含量甚至不到四分之一。[18, 19]這些產品聲稱的好處令人存疑，但的確有一些對於真正巴西莓（不加糖的冷凍果肉）的初步研究結果。

關於巴西莓對人體組織的影響，第一份發表在醫學文獻上的研究，針對的是白血病細胞。研究人員將巴西莓的萃取物滴在取自三十六歲女性身上的白血病細胞上，似乎觸發了高達八六％的細胞產生自毀反應。[20]此外，在培養皿實驗中，把一些冷凍的巴西莓果乾撒在稱為「巨噬細胞」的免疫細胞上，明顯讓這種細胞吞噬了比平常多四〇％的微生物。[21]

這項白血病研究所使用的巴西莓萃取物，相當於食用巴西莓後血液中所發現的濃度，但至今還沒有針對癌症患者的臨床研究（只測試過試管中的癌細胞），因此需要更多的測試來證實。事實上，迄今唯一發表過的巴西莓臨床研究，是兩個由產業資助的小實驗，結果顯示，巴西莓對骨關節炎的患者有些許好處[22]，對體重超標的受試者也能在代謝上有些幫助。[23]

如果以平均每塊錢能取得多少抗氧化物為評分標準，選出最物超所值的抗氧化物，巴西莓只能獲得榮譽獎章，順利擊敗核桃、蘋果和蔓越莓等明星食物。但最划算的銅牌要頒給丁香，銀牌則要頒給肉桂。至於金牌，根據美國農業部的常見食物資料顯示，每一塊錢都花得很值得的，當推紫紅色高麗菜。[24]不過若論美味，巴西莓的冰沙是一絕。

薑黃素與多發性骨髓瘤

如前所述，多發性骨髓瘤是最可怕的癌症之一。即便用上積極的藥物治療，都難以治癒。由於骨髓瘤細胞接管了骨髓，骨髓無法正常製造出健康的細胞，因此白血球的數量會持續減少，使得身體越來越容易受到感染；紅血球數量減少會導致貧血，而血小板的減少則可能造成嚴重出血。一旦確診，大多數人很少能活過五年。[25]

多發性骨髓瘤並非突然發生，幾乎總是開始於被稱為「意義不明單株球蛋白血症」（Monoclonal gammopathy of undetermined significance，簡稱ＭＧＵＳ）的癌前狀態。[26]當科學家首次發現ＭＧＵＳ時，它恰如其名，因為那個時候，還不清楚在某人身上發現異常抗體值升高的意義。現在我們知道，這是多發性骨髓瘤的前兆。ＭＧＵＳ好發於中年人，尤其是男性，在美國有此情況的五十歲以上白種人約占三％[27]，而非裔美國人的比率則可能翻倍。[28]

ＭＧＵＳ不會引起任何症狀，除非在日常血液檢驗時發現，否則你根本不會察覺。ＭＧＵＳ進展成骨髓瘤的發生率大約是每年一％，這代表有很多罹患ＭＧＵＳ的人，在發展成骨髓瘤以前就可能死於其他原因。[29]然而，由於罹患多發性骨髓瘤基本上就等於宣判死刑，因此一直以來，科學家努力的重點就是在過程中遏止ＭＧＵＳ持續惡化。

有鑑於薑黃素能安全有效地對付其他類型的癌細胞，於是德州大學的研究人員把收集來的多發性骨髓瘤細胞放進培養皿中。如果沒有任何介入措施，這些癌細胞在幾天內就會增殖為四倍——你可以看見，這種癌症的成長速度有多快。但是，只要把一點薑黃素加入浸泡癌細胞的液體，骨髓瘤細胞不是發育不良，就是完全停止發育。[30]

不過正如我們先前所說的，在實驗室阻止癌症是一回事，真正應用在人體上是另一回事。那麼，薑黃素對人體的效果如何呢？二〇〇九年，一項先導性的初步研究發現，半數（十人中有五人）有MGUS（異常抗體濃度特別高）的受試者，對薑黃素營養補充品有正面的回應；服用安慰劑的受試者，則完全沒有（九人中無一人）類似的抗體濃度下降反應。[31]受到鼓舞後，科學家進行了一項隨機分組、有安慰劑對照的雙盲試驗，並在兩名MGUS患者以及一些無症狀多發性骨髓瘤（此病的早期階段）患者的身上，都得到了令人振奮的類似結果。[32]這個結果表明，雜貨店裡頭的一種簡單香料，在一定比率的患者身上，有能力減緩或阻止這種可怕的腫瘤。雖然在長期研究正式進行之前，我們無從得知這些令人充滿希望的生物標記，是否能代表患者實際治療結果的變化。不過在此之前，用薑黃來調味你的飲食，絕對是有益無害的。

動物病毒與人類血液性癌症

吃蔬食的人可以大幅降低罹患血液性癌症的風險[33]，原因可能在於他們所選擇食用和避免食用的東西。為了釐清不同的動物性產品在血液性癌症所扮演的角色，我們需要進行一項規模龐大的研究。歐洲癌症和營養前瞻性調查（EPIC）就是在做這樣的事。正如我們在本書第四章所看到的，研究人員跨國際地找來了超過四十萬名的男女志願者，追蹤他們近九年的時間。如果你還記得，研究結果發現，經常吃雞肉與胰臟癌的風險增加有關。在血液性癌症上，也發現類似的結果。在所有研究過的動物性產品（包括不常見的類別，如動物內臟）中，禽肉看起來與血液性癌症的風險增加有最大的相關性，包括非何杰金氏淋巴癌、所有等級的濾泡性淋巴瘤和B細胞淋巴癌，例如B細胞慢性淋巴球性白血病（包括小淋巴球性淋巴瘤和前淋巴性白血病）。[34] EPIC研究發現，每五十公克的禽肉日攝取量，就會增加五六%到二八〇%的血液癌症風險。為了方便比較，一片煮熟的去骨雞胸肉，重量大約是三百八十四公克。[35]

為什麼食用相對少量的禽肉會產生這麼高的淋巴瘤和白血病風險？研究人員認為，這個結果可能是巧合，也可能是家禽經常被餵食或施打藥物的緣故，例如促進生長的抗生素。此外，在某些禽肉中發現的戴奧辛，也已知跟罹患淋巴瘤有關。[36]但乳製品也可能含有戴奧辛，然而喝牛奶並沒有顯示出與非何杰金氏淋巴癌的相關性。研究人員推測，禽肉中含有引發癌症的病毒可能是罪魁禍首，因為吃全熟的禽肉罹患非何杰金氏淋巴癌的風險，比吃半熟的肉要來得低（烹調溫度能鈍化病毒活性）。[37]這個建議，與NIH-AARP研究的結果相符（參見114頁）。NIH-AARP研究發現，某種類型的淋巴瘤與食用嫩熟雞肉有關，而另一種血液癌症風險的降低，則與熟肉致癌物MeIQx的更高暴露量有關。[38]

大量暴露在致癌物質下，反而會有較少的血癌風險？這是怎麼回事？MeIQx是一種多環胺類，會在烘烤、炙烤和油炸等高溫烹調肉類時產生。[39]假如家禽病毒是引發血液性癌症的原因之一，那麼將禽肉煮得越熟，就越可能摧毀這種病毒。幾種致癌的家禽病毒，包括會引起馬立克病（Marek's disease）的禽類疱疹病毒、數種反轉錄病毒、在雞肉中發現的禽白血病病毒，以及在火雞肉中發現的淋巴增生性病毒。這可以解釋，為何養殖戶[40]、屠宰場工人[41]和禽肉鋪商人[42]罹患血癌的比率較高。病毒可以直接在宿主細胞的DNA裡插入致癌基因，讓宿主發生癌症。[43]

動物性病毒還會讓處理肉類的人染上不舒服的皮膚病，例如羊接觸傳染性化膿性口炎。[44]甚至還有一種俗稱「屠夫疣」的病症，顧名思義地指出受到感染的是處理肉類（包括禽類和魚類）的人員。[45]此外，相關工作人員的配偶罹患子宮頸癌等明確與疣病毒暴露有關的癌症，風險也比其他人高。[46]

研究也顯示，家禽屠宰廠的工人有較高的比率會罹患口腔癌、鼻癌、咽喉癌、食道癌、直腸癌、肝癌和血液性癌症。公共衛生的隱憂是，在家禽和禽肉產品中的致癌病毒不但會影響到處理生肉的人，也會波及到不當烹調及食用雞肉的一般人。[47]最近還有個大規模的相關研究，在調查家禽屠宰場及肉品加工廠的兩萬多名員工後，也得出相同的結果。這些研究人員證實了最新的其他三個研究結果：在這些環境裡工作的員工，確實增加某些癌症的死亡風險，其中就包括了血液性癌症。[48]

研究人員終於開始串起所有證據，理清頭緒。最近在家禽工人身上發現的禽類白血病／肉瘤病毒[49]及家禽網狀內皮增生症病毒[50]所造成的高抗體濃度，提供了人體暴露在這些家禽致癌病毒的證據。即使只是負責切割，沒有暴露在活禽環境的生產線員工，血液中的抗體濃度也偏高。[51]研究人員認為，這些病毒不僅僅是職業安全上的隱憂，對公眾造成的潛在威脅也「非同小可」。[52]

血液性癌症的罹病率增加，甚至可以追溯回養殖場。一項超過十萬個死亡證明書的分析發現，那些在有養殖動物的農場中長大的人，日後發生血液性癌症的可能性更大，而在只種植作物的農場長大的人則不會。最糟糕的是在家禽養殖場長大的人，罹患血液性癌症的機率比一般人高了近三倍。[53]

暴露在牛豬環境中，也跟非何杰金氏淋巴瘤有關[54]。美國加州大學於二〇〇三年進行的一項研究中，發現到有近四分之三的受試者對牛白血病病毒呈現陽性反應，這很可能是因為攝取肉類和乳製品所致。[55]大約有八五%的美國乳牛，病毒的檢驗結果呈陽性反應（如果是產業化經營的，則是百分之百）。[56]

然而，只是暴露於會引起牛癌症的病毒環境中，並不代表人類本身就會受到感染。二〇一四年，一群由美國國軍乳癌研究計畫部分贊助的研究人員，在美國疾病控制與預防中心的期刊上發表了一份非常出色的報告。報告指出，他們發現牛白血病病毒的DNA會摻入正常及癌化的乳房組織中，有效證明人類也會感染這種動物致癌病毒。[57]然而，迄今為止，我們仍然不清楚，家禽和其他農場動物病毒在人類癌症發展中究竟扮演了怎樣的角色。

貓的白血病病毒是否也會對人類產生影響？慶幸的是，寵物的陪伴跟**降低**淋巴癌罹患率有關，這讓我大大鬆了一口氣，畢竟多年來，我的生活中一直少不了動物的陪伴。研究發現，飼養貓狗寵物越久的人，罹癌風險越低。根據研究發現，養寵物超過二十年的人，罹患淋巴癌的風險最低。研究人員猜測，這和一個事實有關：飼養寵物對提升免疫系統的功能有幫助。[58]

回頭說一下飲食與血液性癌症的關係。一組哈佛大學的研究顯示，喝無糖汽水可能會增加非何杰金氏淋巴癌和多發性骨髓瘤的風險[59]，但這種相關性僅發生在男性身上，而且在另外兩個針對阿斯巴甜汽水的大型研究中沒有獲得證實。[60, 61]不過，不喝汽水對身體也沒有任何壞處。

蔬食可以減少近一半的血液性癌症風險，其保護作用可能來自：其一，不吃會引發液體腫瘤的食物（如禽肉）；其二，比一般人吃更多蔬果。綠色蔬菜可能對防治非何杰金氏淋巴癌特別有用，而薑黃則對防治多發性骨髓瘤特別有效。至於養殖場中的動物病毒在人類癌症中究竟扮演什麼角色，至今仍不清楚，但考慮到公眾暴露的潛在風險，這應該列入未來研究的優先項目之一。

第10章 如何不死於腎臟疾病

患者寄來的信件和電子郵件，總能帶給我許多啟示。在寫這一章時，浮現在我腦海的一封郵件，是美國職業橄欖球聯盟退休球員丹寫給我的。我第一次見到丹的時候，他四十二歲，即使在那樣相對年輕的年紀，這位前職業運動員已經在服用三種不同的降血壓藥物。儘管如此，他的血壓仍然持續升高。他有點過重，可能超重了二十五磅（十一公斤）。在我某場演講後，他和另一半在一旁等著見我。

在此不久，醫生告訴丹，由於血壓的關係，他的腎臟開始出現受損跡象。我問他的第一件事是，他有沒有按照醫生處方服藥，因為很多人會為了不舒服的副作用，而沒有按時服用降血壓藥。他向我保證，他有。他把隨身攜帶用來追蹤服藥狀況的清單給我看，並問我有什麼營養補充品可以保護他的腎臟。

我告訴他，不管他在網路上看到什麼，世界上都沒有這樣的仙丹妙藥，但如果他每天都吃很多健康的全食物，可能會停止腎臟傷害，甚至逆轉。丹把這個建議放在心上，並且允許我分享他的電子郵件內容：

那天晚上回到家後，我們打掃了房子。把所有不是從土裡生長出來的東西——所有加工過的食品，都扔了。你猜怎麼著？接下來的一年，我減掉了啤酒肚，也甩掉了高血壓。不需要藥物後，人生是如此美好——這些藥總讓我覺得好累。而且，我的腎功能恢復正常了。我真的氣瘋了，為什麼沒有人早點告訴我這些，讓我先前經歷了這麼難受的過程。

我們很容易就把腎臟的運作看成理所當然，它們夜以繼日地工作，就像一個永不停歇的高科技血液過濾器。我們的腎臟每天二十四小時要過濾多達一五〇夸脫（一四二公升）的血量，才能讓你每天排出一到二夸脫的尿液。

如果腎臟無法正常運作，代謝的廢物就會在血液中聚積，最終導致虛弱、呼吸急促、精神錯亂和心律異常等症狀。不過，大多數腎功能日益惡化的人，根本沒有出現任何症狀。一旦腎臟功能完全喪失，解決的辦法只有兩個：換一個新的腎，或者洗腎（用機器過濾血液）。但捐贈的腎臟可遇不可求，而洗腎者的平均壽命通常拖不到三年。[1]因此，一開始就讓腎臟保持健康，才是最好的選擇。

儘管腎臟也可能因為某些毒素、感染，或者尿道堵塞而突然喪失功能，但大多數的腎臟疾病，都是隨著時間逐漸喪失功能的。一項全美國的調查發現，受試的美國人中，只有四一%具有正常的腎功能，比大約十年前的五二%下降了不少。[2]六十四歲以上的美國人，每三人中就有一人有慢性腎臟病[3]，而受影響的數百萬人中，有高達四分之三的人甚至不知道自己已經患病。[4]目前三十歲到六十四歲的美國成年人，預計超過半數的人會在餘生得到慢性腎臟病。[5]

但是，洗腎人口為什麼沒有數百萬之多呢？由於腎功能障礙對身體的其他部位傷害很大，大多數有腎功能障礙的人都活得不夠久，沒來及活到需要洗腎的階段。在一項追蹤一千多名六十四歲以上的美國慢性腎臟病患者長達十年的研究中，只有二十分之一的人最後發展成腎功能衰竭，而其他的人大部分都因為心血管疾病死了。[6]這是因為腎臟對調節心臟功能十分關鍵，因此四十五歲以下的腎衰竭患者，死於心臟病的可能性比腎臟功能正常的人高出百倍之多。[7]

那麼，好消息呢？最有益心臟的飲食，也就是吃未經加工的蔬食，可能也是預防和治療腎臟病的最好方法。

別讓飲食習慣傷害你的腎

腎臟是布滿血管的器官，這就是它們看起來紅通通的原因。我們前面已經看到，典型的美國飲食可能會毒害心臟和大腦的血管，那麼，這種飲食對腎臟會有什麼影響呢？

哈佛大學的研究人員針對這個問題進行試驗，他們追蹤數千名健康女性的飲食與腎功能超過十年[8]，偵測存在於她們尿液中的蛋白質。健康的腎臟會努力保留蛋白質和其他重要的營養物質，並從血液中過濾出有毒或無用的廢物到尿液裡。假如在尿液中發現到滲漏出來的蛋白質，就是腎功能開始失常的跡象。

研究人員發現，有三個特定的膳食成分，與腎功能下降的跡象有關：動物性蛋白、動物性脂肪及膽固醇。這三種成分都有同樣的來源：動物性產品。研究人員還發現，腎功能減退與植物性蛋白質和植物性脂肪的攝取量無關。[9]

一百五十年前，現代病理學之父魯道夫．菲爾紹（Rudolf Virchow）首次描述腎臟的脂肪變性★。[10]從那時開始，高血脂造成腎毒性（血液中的脂肪和膽固醇可能對腎臟有毒）的假說就被正式確認了[11]，其中部分原因是解剖腎臟時發現了脂肪堵塞。[12]

膽固醇和腎臟病之間的關聯性在醫學界已廣被認可，因此用來降低膽固醇的史他汀類藥物，就成為減緩腎臟病發展的建議用藥。[13]然而，透過更健康的飲食來治療根本病因不是更好嗎？而且也更安全更便宜。

哪種蛋白質對腎臟比較好？

從一九九〇年到二〇一〇年的二十年間，致死和致殘主因的排名相對保持穩定。正如本書第一章提到的，心臟病仍是人類失去健康和生命的最主要原因。當然，也有一些疾病的名次下滑（例如愛滋病），但在發病率比上一代增加的疾病中，慢性腎臟病增加的幅度最大，死亡人數也增加了一倍。[14]

罪魁禍首就是「多肉嗜甜」的飲食習慣。[15]不加節制的糖、攝取高果糖的玉米糖漿都跟血壓和尿酸增加有關，從而破壞腎臟細胞。在動物性產品和垃圾食物中所含的飽和脂肪、反式脂肪及膽固醇，也跟腎功能受損有關。此外，肉類的蛋白質也會增加腎臟的酸負荷，提升氨的生成量，很可能破壞敏感的腎臟細胞。[16]這就是為什麼醫生常常會建議慢性腎病患者要限制蛋白質的攝取量，防止腎功能進一步衰退。[17]

不過，並非所有蛋白質都生而平等。你必須了解，不是所有蛋白質對腎臟都有同樣的作用。這一點非常重要。

動物性蛋白攝取過多，可能會在腎絲球引發一種稱為「超過濾」（hyperfiltration）的高壓狀

★ 脂肪變性（fatty degeneration）是指脂肪在細胞中過度堆積。

態，大幅增加腎臟的工作量，而對正常人的腎功能造成深遠的影響。假如超過濾只是偶爾發生，不至於危害到身體。我們的身體都內建了儲備的腎功能，因此可以只靠一個腎臟就能活下去。人類的身體，為了適應久遠以前的狩獵和採集生活，已經發展出間歇性處理大量蛋白質的能力。然而，現在很多人幾乎每天無肉不歡，攝取大量的動物性蛋白，日復一日下，迫使我們的腎臟必須持續召喚這些儲備力量。久而久之，這種持續不斷的壓力會讓原本健康的人腎功能惡化，這或許可以解釋為什麼隨著年齡增長，腎功能會每況愈下。[18]

至於吃蔬食的人腎功能比較好的原因，最初被認為是整體的蛋白質攝取量較低。[19]但我們現在知道，更可能的原因是腎臟處理動物性蛋白與植物性蛋白的方法非常不同。[20]

在吃肉後的幾個小時內，腎臟就會轉換成超過濾狀態，不管你吃的是牛肉、雞肉或魚，都有類似的結果。[21]反之，相同份量的植物性蛋白，對腎臟沒有明顯造成實質上的壓力。[22]吃鮪魚後的三小時內，腎臟的過濾率可以高達三六％；但在食用等量蛋白質的豆腐後，對腎臟似乎沒有施加任何額外的壓力。[23]

用植物性蛋白來取代動物性蛋白，是否有助於延緩腎功能惡化呢？答案是肯定的。已有六項臨床試驗顯示，以植物性蛋白替代，可以減少超過濾和蛋白質滲漏的現象[24,25,26,27,28,29]，但這些研究都是短期性的，試驗期都少於八週。一直到二〇一四年，終於有一項長達六個月的隨機、有安慰劑對照的雙盲臨床試驗，研究腎臟如何處理大豆蛋白與乳製品蛋白。結果與其他研究相符，發現植物性蛋白能幫助生病的腎臟維持功能。[30]

為什麼動物性蛋白會造成超載反應，而植物性蛋白卻不會呢？這是由於動物性產品會引起發炎。研究人員發現如果在受試者食用動物性蛋白的同時，也給予強效的抗炎藥，超過濾反應和蛋白質滲漏的情況就都會消失。[31]

減少酸負荷，才能活得更長久

另一個動物性蛋白會損害腎功能的原因是：動物性蛋白通常偏酸性。這是因為動物性蛋白往往具有較高的含硫胺基酸（例如甲硫胺酸），會在體內代謝時產生硫酸。相反的，水果和蔬菜一般都是鹼性食物，有助於中和腎臟裡頭的酸。[32]

膳食酸負荷是由酸性食物（如肉、蛋和乳酪）和鹼性食物（水果和蔬菜）的平衡所決定的，吃蔬果等鹼性食物可以對酸負荷產生緩衝作用。二〇一四年，一項對全美超過一萬兩千名美國人的飲食和腎功能所做的分析發現，膳食酸負荷越高，蛋白質滲漏進尿液（腎臟受損指標）的風險就越高。[33]

遠古人類的飲食主要以植物為主，因此吃進去的食物在腎臟中所產生的鹼會比酸多。在人類演化的數百萬年間，大都是攝入這一類的鹼性食物。然而，大部分的現代飲食卻會在人體內產生過量的酸。這種從鹼性到酸性的飲食改變，或許有助於解釋現代腎臟病為何會流行起來。[34]酸性飲食會傷腎，被認為跟「腎小管酸中毒」有關，換句話說，就是損壞腎臟中製造尿液的精細小管子。為了緩解酸性飲食攝入的過量酸，腎臟會生成鹼性的氨來跟酸中和。短期來看，中和酸性對身體有幫助，但長遠來看，腎臟中多出的氨可能會產生毒性作用。[35]腎功能逐漸變差，可能就是氨一直生產過剩的後果。[36]腎臟有可能在你二十多歲時開始退化[37]，等到八十歲時，腎功能可能就只剩下一半了。[38]

富含肉類的飲食會造成慢性低度代謝性酸中毒[39]，這可以解釋為什麼吃蔬食的人有較好的腎功能[40]，以及為什麼以蔬食為主的飲食在治療慢性腎功能衰竭的表現如此出色。[41, 42]在正常情況下，素食能夠使腎臟鹼化，而非素食的飲食則會帶來酸負荷。事實證明，即使你吃的是素漢堡等素肉加工食品，也會得出一樣的結果。[43]

對於少吃肉會很痛苦的人來說，應該要多吃蔬菜和水果來平衡酸負荷。[44]「不過，」有位腎臟科醫生在評論中說：「很多患者發現，他們很難採行富含蔬果的飲食，因此可能會依賴營養補充品。」[45]

那麼，研究人員做了什麼嘗試？他們開的藥方是鹼性的小蘇打（碳酸氫鈉）錠。他們選擇去治療吃肉的後果，而不是從根本去處理形成過量酸的原因（吃太多動物性產品，吃太少的蔬果）。太酸？就用鹼來中和吧。碳酸氫鈉的確能有效緩和酸負荷[46]，但是，很明顯的，碳酸氫鈉含有鈉，長期使用可能會導致腎臟損傷。[47]

遺憾的是，這種像貼ＯＫ繃的做法，完全就是今日醫學的典型模式。攝取高脂飲食而導致膽固醇過高？醫師會讓你服用史他汀類藥物，來阻止肝臟製造過多的膽固醇。吃太多的酸性食物？直接吞一些小蘇打錠來平衡一下吧。

同一批研究人員也讓受試者多吃蔬果來代替小蘇打。結果發現，蔬果不僅提供了類似的保護作用，同時還多了降低血壓的好處。因此，在發表此一研究結果的醫學期刊中，隨後的評論就說道：「讓慢性腎臟病停止惡化的關鍵，可能是在農產品市場而不是在藥房。」[48]

腎結石：最常見的腎臟病之一

蔬食能鹼化尿液，也可能有助於預防和治療腎結石。當尿液中某些形成結石的物質濃度過高就會開始結晶，在腎臟形成堅硬的礦物質沉積，也就是腎結石。最後這些晶體可以累積到鵝卵石大小，阻斷尿流而引起從一側下背部擴散到腹股溝的劇烈疼痛。小的腎結石可以自然隨著尿液排出體外（通常會很痛），但有些較大顆的結石，必須以手術移除。

從二次世界大戰以後，腎結石發病率急遽增加[49]，即使過去十五年間也是如此。時至今日，大約每十一個美國人就有一人有腎結石的困擾；而不到二十年之前，這個數字還是二十分之一。[50]究竟是什麼原因，讓腎結石的發病率不斷上升？回答這個問題的第一條線索，要上溯至一九七九年。當時科學家發現，自一九五〇年代以來，腎結石開始流行，與動物性蛋白的攝取量不斷增加有顯著關係。[51]不過，正如所有的觀察性研究一樣，研究人員無法證明這兩者的因果關係，因此他們決定進行一項介入性試驗：他們要求受試者在日常飲食中增加動物性蛋白的攝取量，大約是一罐鮪魚罐頭的份量。然後兩天內，受試者體內形成結石的成分（鈣、草酸、尿酸）濃度飆高，腎結石的風險足足增加了二五〇%。[52]

值得注意的是，實驗中所謂的「高」動物性蛋白飲食，只是重現了一般美國人的動物性蛋白攝取量[53]，這意味著美國人可以藉由降低肉類攝取量來大幅降低腎結石的風險。

到了一九七〇年代，研究人員已經累積了足夠的證據，開始質疑反覆罹患腎結石的人，是否應該完全停止吃肉。[54]不過一直要到二〇一四年，才有一項針對素食者腎結石風險的研究報告。牛津大學的研究人員發現，完全不吃肉的受試者因為腎結石住院的風險明顯較低；而那些吃肉的人，吃的肉越多，腎結石的風險就越高。[55]

那麼，有沒有哪些肉類比較容易致病呢？有腎結石的人，通常會被建議限制紅肉的攝取量，但雞肉或魚肉呢？直到二〇一四年另一項研究結果出爐，我們才有了答案。該研究分別比較了鮭魚、鱈魚、雞胸肉和漢堡對腎結石的影響，結果發現，以相等重量而言，魚肉比其他肉類更容易造成某些腎結石。然而，但更重要的是結論：整體而言，「應建議有結石的人限制所有動物性蛋白的攝取。」[56]

大多數腎結石的主成分是草酸鈣。一旦尿液中的鈣和草酸鹽達到飽和時，會形成像冰糖一樣的沉積物。多年來，醫生都認定結石是由鈣組成的，因此都會建議患者減少鈣的攝取。[57]在醫學這一塊，經常會有像這樣盲目的臨床診療，缺乏任何堅實的實驗證據支持。直到《新英格蘭醫學期刊》一篇劃時代的研究論文，才開始質疑這樣的說法，建議以低動物性蛋白的低鈉飲食取代傳統的低鈣飲食。五年後，該研究發現，少吃肉和鹽比傳統醫囑的低鈣飲食有效兩倍，能減少一半的腎結石風險。[58]

如果少吃富含草酸的蔬菜，對防治腎結石會有幫助嗎？令人欣慰的是，最近一項研究發現，吃更多蔬菜並不會增加結石的風險。事實上，蔬果攝取量越多，越能降低與結石相關的其他已知風險，這意味著多吃植物性食物、限制動物性食物，好處不只一兩樣。[59]

減少動物性蛋白對腎結石有幫助，另一個原因是可以減少尿酸堆積。尿酸會形成結晶，而這些結晶可能成為鈣結石的晶種，或者本身就會形成結石。事實上，尿酸結石是第二常見的腎結石類型。因此，為了降低風險，盡量減少過多尿酸的生成是有道理的。這可以藉由兩種方法來實現：一是吃藥，二是不吃或少吃肉。[60]像安樂普諾錠（allopurinol）等阻斷尿酸形成的藥物可能很有效，但卻有嚴重的副作用。[61]相反的，從典型的西式飲食中除去所有肉類，就能在短短五天內減少九〇%以上的尿酸結晶風險，而且沒有任何不良的副作用。[62]

這裡的重點是：尿液越趨於鹼性，就越不可能形成結石。這個現象，可以解釋為什麼少吃肉、多吃蔬果，會出現這樣的保護作用。典型的美國飲食會讓尿液呈酸性。而一旦採行蔬食後，在不到一週的時間尿液的酸鹼值會接近中性。[63]

不過，並不是所有的植物性食物都是鹼性食物，也不是所有的動物性食物都是酸性食物。為了幫助民眾改變飲食以預防腎結石與痛風等相關疾病，腎臟酸負荷評估（Load of Acid to Kidney Evaluation，簡稱LAKE）整理了一份食物種類的酸負荷及一般食用份量。正如你在圖4所見的，生酸最多的食物是魚肉（包括鮪魚），其次是豬肉、禽肉、乳酪和牛肉。蛋其實比牛肉會生成更多的酸，但我們通常不會一次就吃很多蛋。有些五穀類也可能會生成一些酸，例如麵包和米飯，但有趣的是，義大利麵不會。豆類很明顯的會**減少**酸，但效果比不上水果，而蔬菜則榮登鹼性最高的食物。[64]

改變飲食習慣威力強大，不僅有助於預防腎結石，甚至有些病例還能不藥而癒。我們顯然可以多管齊下，把尿酸結石完全溶解掉：多吃蔬果、限制動物性蛋白和鹽的攝取量，以及每天至少喝十杯水。[65]

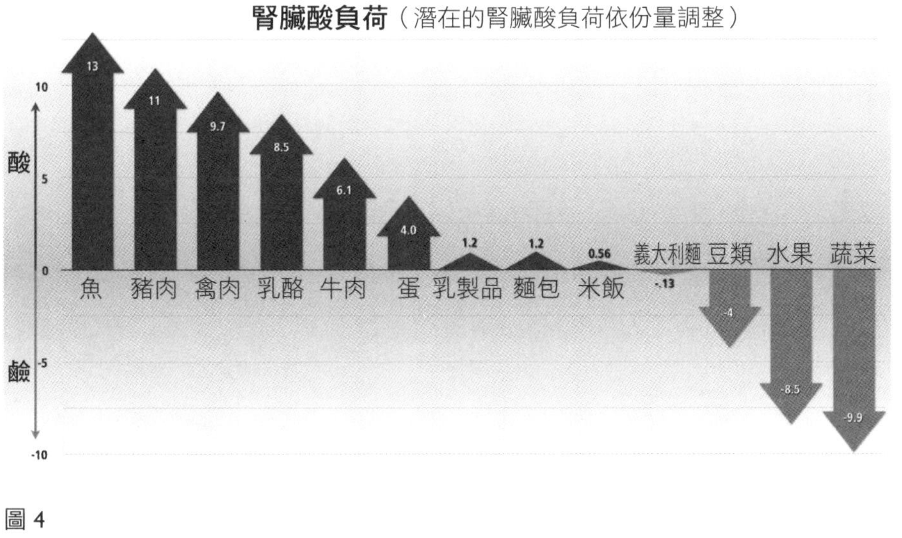

圖4

只要幾片紫紅色高麗菜，就能測試你的尿液酸鹼值

我們知道，典型的西式飲食會生成酸，而蔬食則能中和酸性。[66]生酸的飲食不僅會提高腎結石的風險，也可能會在血液中生成過量的酸而導致全身性的慢性代謝性酸中毒[67]；研究認為，持續的代謝性酸中毒跟老年人的橫紋肌溶解症有關。[68]

那麼，有什麼好辦法能判斷你的飲食究竟有多酸？或許最簡單（也最無趣）的方法就是買pH試紙來驗尿。但在這裡，要提供給你一個更簡便的方法，主角就是你冰箱的紫紅色高麗菜。紫紅色高麗菜營養又便宜，甚至還能當成檢測酸鹼值的實驗材料。

把一些紫紅色高麗菜丟到水裡，煮到水變成深紫色；或是把生鮮的高麗菜加些水用果汁機打碎，然後濾除渣滓。在你尿尿後，把上述處理好的高麗菜汁倒進馬桶裡（尿尿前，馬桶裡的水越少越好）。然後觀察顏色變化，如果馬桶裡的混和液還是保持紫色或變成更糟糕的粉紅色，就代表你的尿液酸性太強。如果是藍色，那要恭喜你，這表示你的尿液不是酸性而是中性或鹼性。

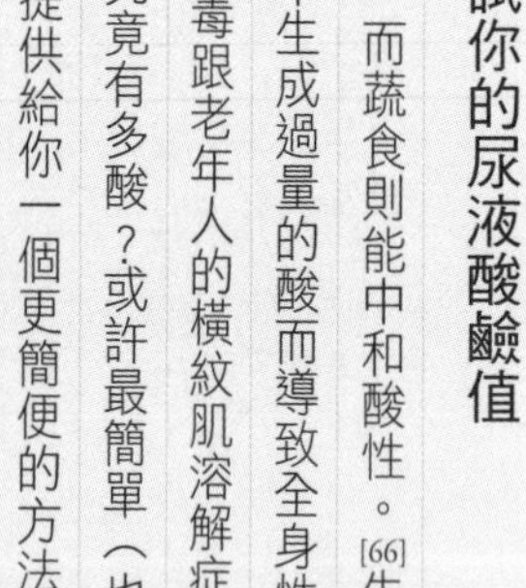

防老化須知：高磷飲食會讓你越吃越老

血液中含有過多的磷，會增加腎功能衰竭、心臟衰竭、心臟病發和早死的風險★。過量的磷也會破壞血管，加速老化和骨質流失。[69]因此，血磷值升高被視為美國成人動脈硬化的獨立危險因子，也是造成一般人早死的原因之一。[70]

磷存在於各種植物性和動物性食物中。大多數美國人的磷攝取量，大約是身體所需要量的兩

倍[71]，但這不只是跟你吃了多少有關，還關乎你吸收了多少。如果飲食模式轉換成以植物性為主，在礦物質攝取量不變的狀況下，你仍然可以讓血液中的磷濃度顯著下降。[72]這是因為動物性食物所含的磷是以一種稱為「磷酸鹽」（phosphate）的化合物形式存在；而植物性食物所含的磷，主要是以植酸的形式儲存。相對來說，磷酸鹽更容易被血液吸收。[73]你或許還記得，本書第四章曾提過鐵質的吸收，磷的情況跟鐵質類似，也是另一個容易攝取過多的必需礦物質。當攝取過量的植物鐵時，我們的身體比較容易自保；相反的，攝取過量的血基質鐵（主要來自動物的肉或血）時，我們的身體卻無法有效阻止過量的血基質鐵滲透進腸壁。

然而，要說磷最糟糕的形式，莫過於做為食品添加劑的磷酸鹽。為了保鮮、增加口感及色澤，很多食物都會添加磷酸鹽。[74]例如，可口可樂不加磷酸鹽，會是難看的黑色。[75]再從吸收率來看，植物來源的磷只有不到一半會被血液吸收[76]，而來自天然動物性產品的磷大約是四分之三[77]，但身體對食品添加劑的無機磷，吸收率卻接近百分之百。[78]

對肉品業來說，磷酸鹽添加劑特別重要。雞肉通常會注射磷酸鹽來增色、保水加重（在重量上灌水，對論斤賣的雞肉是常見的做法），還能減少「出水」問題。★★[79]問題在於，這種添加劑會把肉品中的磷含量提高到幾乎兩倍之多。[80]對於無法正常排出磷的腎臟病患者來說，磷酸鹽添

★依據美國與歐盟的標準，每人每日對磷的最大容忍攝取量為體重每公斤對應七十毫克的磷。例如，體重六十公斤的人每日最多可攝取四千二百毫克的磷。

★★食品添加劑的磷酸鹽有多種形式，作用是緩衝、保水、抗結塊、防止變質腐敗及當成膨鬆劑使用。因此幾乎無食不添加，麵包、起司、奶油、餅乾、香腸、熱狗、貢丸、麵條及海鮮中都可見。選購時，盡量避開色澤亮麗、口感佳，又能存放長時間的食品。

加劑成了「潛伏中的真正殺手」[81]；然而，有鑑於我們現在對磷的了解，攝取過量的磷對每個人都不是好事，是所有人都應該關切的問題。

在美國，生肉中合法添加的磷酸鹽有十一種不同形式[82]，但這種做法在歐洲卻早已被全面禁止。[83]這是因為在肉品和加工食品所發現的磷酸鹽，被認為是「血管毒素」[84]，在攝取高磷酸鹽餐點後的幾小時內就能損害我們的動脈功能。[85]此外，還有一個食安問題，在肉品中添加磷酸鹽可能會讓禽肉出水中含有導致食物中毒的曲狀桿菌，數量增加到一百萬倍。[86]

要避開加工食品的磷酸鹽添加劑，其實很簡單，就是不要買任何成分中寫有「磷酸鹽」的東西，包括焦磷酸鹽（pyrophosphate）和三聚磷酸鈉（sodium triphosphate）。[87]生鮮肉品的磷酸鹽含量更難判定，因為沒有規定生產者必須標示注入的添加劑。磷酸鹽添加劑可能會被標示成「香料」或「營養強化劑」，或者根本完全沒有標示。[88]肉品本身就已經含有高吸收率的磷酸鹽，添加更多的磷只會讓腎臟受損情形更加惡化。雞肉似乎是萬惡之首：一項超市調查發現，超過九〇%的雞肉產品都含有磷酸鹽添加劑。[89]

誰來決定食品添加劑的安全性？

二〇一五年，美國食品藥物管理局終於宣布了一個計畫：幾乎所有加工食品都禁用反式脂肪。[90]其中還引用了美國疾病控制與預防中心的數據：心臟病發作每年新增兩萬多例，但可以藉由去除不完全氫化油來防止。[91]截至二〇一五年六月十六日為止，反式脂肪仍保有所謂的ＧＲＡＳ狀態，意思就是「一般認定安全」（generally recognized as safe）。

為什麼這些致命的脂肪，會在一開始被視為安全呢？

猜猜看，是誰決定了「一般認定安全」的標準呢？不是政府，也不是科學研究機構，而是廠商。你沒看錯。食品業者可以自行決定其產品對大眾是否安全，這就是美國食品藥物管理局所稱的「GRAS自決」的過程。更要命的是，這些業者不需要告知美國食品藥物管理局，就可以往我們所吃的食品中合法添加莫名其妙的東西。[92]據估計，有上千件關於食品添加物安全性的決策，甚至從來沒有向美國食品藥物管理局報告過，也不曾公告大眾。[93]

不過，有些食品業者在推出新的添加物時，確實有通知美國食品藥物管理局。這聽起來很負責任，不是嗎？據推測，他們找了一些獨立的第三方調查小組來評估產品的安全性，以避免利益衝突。但真相並不完全是這樣的。

所有在一九九七年至二〇一二年間自願送件到美國食品藥物管理局做GRAS安全鑑定的，有二二．四%是由業者直接聘請的人員所做的，一三．三%是由業者挑選的公司雇人做的，而六四．三%出自專門小組之手，但這個小組要不是業者挑選指定的，就是業者所雇用的公司。[94]所以，你得出結論了嗎？沒錯，其中完全沒有獨立且公正的第三方。

食安監管機構怎麼能讓企業自己決定產品使用的食品添加物是否安全？答案很簡單，就是跟著錢走。據說，華盛頓三個最大的遊說公司，現在都在為食品業工作。[95]例如，百事公司一年內用來遊說美國國會的錢，就超過九百萬美元。[96]這些食品添加物（例如反式脂肪）為什麼能夠年復一年合法地殘害民眾的健康？當你挖得越深，就越習以為常。

按照業者的說法，這些食品添加物全都安全無虞……

飲食可以防治腎臟癌嗎？

每年，有六萬四千名美國人被確診腎臟癌，而大約有一萬四千人因此死亡。[97]在這些人裡，約有四％是遺傳因素[98]，那其他的九六％呢？

從病史來看，腎臟癌被廣為接受的唯一風險因素是抽菸。[99]香菸煙霧中有一種稱為「亞硝胺」的致癌物質，危害健康的嚴重程度，即使是三手菸也會造成問題。香菸煙霧的風險，不會隨著熄菸就消失，殘餘的煙霧還會附著在牆壁和其他表面上。[100]即使在通風正常的情況下，煙霧中八〇％的亞硝胺仍會存留在房間裡[101]，因此入住飯店時，我們應該盡量選擇禁菸客房。在室內抽菸，亞硝胺是你會危害到他人健康的危險因子，即使你抽菸時，並沒有其他人在場。正如推動香菸管制運動的其中一位主導學者最近所寫的：「在任何專門提供給人類消費的所有產品中，如果被發現有這種強度的致癌物質，早就被立刻禁止了。」[102]

不過，還有一個跟香菸一樣的特例：肉品。

硝酸鹽、亞硝酸鹽和亞硝胺，千萬別搞混了

雖然生鮮肉品中也含有亞硝胺，但加工及醃製肉品中的亞硝胺危害更大。在歐洲，根據一項飲食與癌症的大規模前瞻性研究所估計，如果把加工肉品的攝取量減少到每天少於二十克（相當於一個火柴盒大小的份量），可以減少至少三％的死亡人數。[105]在此類調查中，還包括一個最大規模的NIH-AARP研究（追蹤五十多萬個退休美國人，見114頁），該研究發現，可預防的死亡率還可能更高。例如，研究人員建議，

如果吃最多加工肉品的消費者能把食用量減少到每天少於半條培根的話，就能避免二〇%的美國女性死於心臟病。[106]難怪美國國家癌症研究所會建議，「盡量不吃加工肉品，例如火腿、熏肉、臘腸、熱狗和香腸」。[107]

添加亞硝酸鹽，可使加工肉品產生特殊的醃肉風味、色澤更漂亮，還能抑制肉毒桿菌（肉毒桿菌中毒雖然罕見，但嚴重者會有癱瘓之虞）。[108]那麼「非醃製」的培根呢？包裝上的說明寫著：「未添加亞硝酸鹽或硝酸鹽」。但是，如果仔細研究包裝上的小字，你就會看到上面寫著「除了在芹菜汁自然產生的那些……」之類的附帶說明。像芹菜汁這一類富含硝酸鹽的植物原料，都可以發酵成亞硝酸鹽，因此在培根中加入發酵的芹菜汁，只是一種偷偷摸摸添加亞硝酸鹽的方法。即使是《肉類科學》（*Meat Science*）期刊的評論者也已經意識到，這種做法無異是欺騙消費者。[109]

不過，就算你吃的是天然的蔬菜，舌頭上的細菌也會進行相同的發酵作用，把硝酸鹽轉變成亞硝酸鹽。

那麼，為何來自蔬菜的硝酸鹽和亞硝酸鹽沒有問題，但肉類中同樣的化合物卻會致癌呢？[110]這是因為亞硝酸鹽本身並不會致癌，只是會變成致癌物質。當亞硝酸鹽變成亞硝胺和亞硝醯胺時，才會對身體有害。也就是說亞硝酸鹽必須要跟胺或醯胺結合，而動物性產品中就有豐富的胺和醯胺。這種結合可以發生在肉品本身，或是發生在你裝肉的肚子裡。相反的，植物性食物天然存在的維生素C和其他抗氧化物，卻會阻止這些致癌物質在體內形成。[111]

這個過程，可以解釋為什麼攝取加工肉品的硝酸鹽和亞硝酸鹽會跟腎臟癌有關，但植物性來源的硝酸鹽或亞硝酸鹽，卻不會增加致癌風險。[112]

不只是加工肉品，所有動物性來源的亞硝酸鹽，都跟腎臟癌的風險增加有關。而一些硝酸鹽含量最高的蔬菜，比如芝麻葉、羽衣甘藍和芥藍菜，卻能明顯降低腎臟癌的風險。[113]

你知不知道一根熱狗所含有的亞硝胺及亞硝醯胺（類似香菸的致癌物質）[103]，等於四根香菸的量？而這些致癌物質也存在於其他肉品中（包括牛肉、雞肉和豬肉）。[104]這或許可以解釋，為什麼在過去幾十年雖然抽菸率下降，但腎臟癌的罹患率仍然節節上升。

身肩重任的腎臟每天都要全天候過濾血液，對這兩個拳頭般大小的器官來說，工作量非常大。腎臟雖然富有彈性，但並非堅不可摧。當它們開始衰竭，身體也會同時開始失能。這會導致原本可以過濾掉並排出體外的有毒物質開始偷溜，並在血液中積聚。

為了讓腎臟常保健康、讓血液中的雜質過濾乾淨，我們必須慎選食物。多肉多糖的美國飲食習慣會一餐一餐地耗損腎臟，迫使腎臟進入超過濾狀態。想像一下，如果你總是讓車子運轉到極限，引擎的壽命能持續多久？慶幸的是，醫學已經證明，你可以藉由改變飲食習慣，用更多的蔬果來取代肉類，就能減少腎臟的工作量以及酸負荷。

第11章　如何不死於乳癌

「你得了乳癌。」這是身為女性最害怕聽到的話，而且也有讓人害怕的充分理由。除了皮膚癌，乳癌是美國女性最常見的癌症。每年，約有二十三萬名美國婦女被確診為乳癌，並有四萬人因此而死亡。[1]

乳癌並非一朝一夕就形成的。你在某天早晨淋浴時發現的腫塊，可能從幾十年前就開始醞釀了。當醫生發現乳房腫瘤時，可能已經存在了四十年，甚至更久。[2]癌症會一直在成長、成熟，並獲得數百種優勝劣汰的新基因突變，幫它快速成長來謀奪你的免疫系統。

令人驚恐的事實是，醫生所說的「早期發現」，其實大都已經晚了。現代醫學影像技術根本不能在最早階段檢查出癌症，因此在被發現之前，癌細胞早就已經擴散了。一名女性在顯現出乳癌徵兆或症狀之前，都會被認為是「健康的」。但是，假如她二十年裡都一直藏著惡性腫瘤，還能算得上是真正的健康嗎？

希望能藉由改善飲食來預防癌症的人，都是在做正確的事，或許真的能成功完全治癒癌症。解剖研究顯示，年齡在二十到五十四歲、死因與疾病無關（例如意外身亡）的女性，其中有高達二〇%的人，體內就有所謂的「隱匿性」乳癌。[3]有時候，對於起始期乳癌（正常乳腺細胞首次變異成癌細胞時）的預防，我們是無計可施的。有些乳癌案例，甚至可能早在胚胎時期就已經開始了，跟母親的飲食習慣有關。[4]基於這個原因，我們都需要選擇一種良好的飲食和生活形態，除了可以預防癌症的起始期，也能抑制癌症的促進期（腫瘤大到足以構成威脅的階段）。

好消息是，不論你的母親吃了什麼，也不管你小時候是怎麼過的，只要你現在願意吃得健康、活得健康，就可以減緩任何「隱匿性」腫瘤的生長速度。簡言之，你可以和身上的腫瘤**一起**壽終正寢，而不會**因為**它們而提早死亡。因此，我們才會說用飲食來預防及治療癌症，其實都是同一件事。

單單一兩個癌細胞不會傷害任何人。但是，如果有十億個癌細胞呢？這就是在乳房攝影檢查發現乳癌時，腫瘤中的癌細胞數量。[5,6]就像大多數的腫瘤一樣，乳癌開始時只有一個癌細胞，然後一分為二，二分為四，不斷分裂成八個、十六個……。每次乳癌細胞一分裂，腫瘤的規模就會翻倍。[7]

讓我們來看看，一個小腫瘤要翻倍多少次才能變成十億個細胞的腫瘤。拿出你的計算機。用一乘以二，然後再乘以二，重複一樣的動作，直到數字變成十億。不用擔心，這不需要很長的時間，只需要你重複做三十次而已。僅僅翻倍三十次，單一個癌細胞就能變成十億個。

不同的癌細胞，分裂速度也不一樣，這稱為腫瘤的「倍增時間」（即癌細胞數量倍增所需要的複製時間）。腫瘤翻倍一次需要多久時間？乳癌尺寸翻倍時間，最快是二十五天[8]，最久則長達千日以上。[9]換句話說，在腫瘤引起健康問題之前的潛伏期，可以是兩年，也可以超過一百年。

至於這段時間究竟是兩年或一世紀，部分關鍵可能取決於飲食。

在青少年時期，我的飲食習慣非常糟糕。不開玩笑，我最喜歡吃的主餐不是炸雞，就是牛排。因此我年輕時，可能就已經啟動了大腸或攝護腺的某個細胞發生變異了。但是，這二十五年我一直都吃得很健康。我希望，即使我過去的確啟動了癌細胞的生長，但假如不推波助瀾，或許就能減緩癌細胞的增生。就算一百年後會被確診患有癌症，我還擔心什麼，到了那時候，我可能已經不在人世了。

關於當前乳房攝影檢查的成本和效益，一直都有爭論[10]，但其中錯失了很重要的一點：乳癌篩檢，顧名思義就不是為了預防乳癌；乳癌篩檢只能發現已經存在的乳癌。根據解剖研究，四十多歲的女性中有多達三九％身上已有乳癌細胞，但可能因為太小，乳房攝影檢查不出來。[11]這就是為什麼你不該等到診斷出來之後，才開始吃得更健康，活得更健康。你應該從今天晚上就開始做起。

乳癌的風險因子

美國癌症研究院（American Institute for Cancer Research, AICR）是全世界飲食與癌症研究的領導權威之一。該機構根據現有的最佳研究，提出了預防癌症的十項建議。[12]除了不要口嚼菸草之外，基本飲食訊息是：「全食物蔬食——蔬菜、全穀類、水果和豆莢類的飲食習慣，能減少罹患多種癌症以及其他疾病的風險。」[13]

為了證明生活形態，如何能戲劇性影響罹患乳癌的風險，研究人員花了大約七年時間，追蹤調查三萬名沒有乳癌病史的停經婦女。研究發現，僅僅做到ＡＩＣＲ十項建議中的三項——節制飲酒、大部分吃植物性食物以及維持正常體重，就能降低六二％的乳癌風險。[14]沒錯，三個簡單的健康行為，就明顯減少了一半以上的風險。

值得注意的是，吃蔬食加上每天走路，就能在兩個星期內改善我們的防癌能力。研究人員將受試女性開始健康生活之前和十四天後的血液，分別滴在培養皿的乳癌細胞上。在開始健康飲食後所取得的血液，抑制癌細胞生長的效果明顯比同一名女性兩週前所抽取的血液更好，多消滅了二〇%到三〇%的癌細胞。[15]研究人員認為，這樣的效果是由於一種稱為類胰島素生長因子（IGF-1，也稱為促生長因子）的促癌生長激素減少了[16]，這很可能是因為減少動物性蛋白的攝取所致。[17]

你想要在體內流動的血液是什麼樣子的，或者說，你想要怎樣的免疫系統？你要的是那種在新癌細胞出現時就被擊垮的血液，或是能順利循環到身體各部位，並在癌細胞發展時有能力減緩及阻止的血液？

對乳癌來說，任何份量的酒精都不安全

二〇一〇年，世界衛生組織（WHO）在評估癌症風險時，將酒精正式升級為確定導致人類乳癌的致癌物質。[18]而在二〇一四年，WHO更進一步澄清了自己的立場，指出對乳癌而言，任何份量的酒精都不是安全的。[19]

那麼，「適量」飲酒呢？二〇一三年，科學家發表了一項關於乳癌和小酌（最多一天一杯含酒精飲料）的一百多個研究匯整報告。研究人員發現，即使是每天最多喝一杯酒的女性，罹患乳癌的風險，仍然有小幅但具有統計意義的增加趨勢（或許不包括紅酒，參見下文「喝紅酒好，還是白酒好？」）。研究人員估計，全球每年有將近五千名乳癌患者死亡，而小酌可能就是致病的原因之一。[20]

致癌物質並非酒精本身，罪魁禍首其實是一種叫做乙醛的酒精毒性分解產物；當你喝了一小口酒之後，它幾乎立刻就在你的嘴巴裡形成了。實驗證明，即使將一茶匙烈酒只含在嘴裡五秒鐘就吐出來，所產生的乙醛也具有潛在的致癌程度，並會逗留超過十分鐘。[21]

如果連嘗一小口酒，都可能在嘴裡產生致癌的乙醛量，那麼使用含有酒精的漱口水會怎樣？研究人員測試了市面上各種品牌的漱口水和口腔清潔液的效果，得出的結論是：雖然風險很輕微，但最好還是不要使用含酒精的產品。[22]

喝紅酒好，還是白酒好？

「哈佛護士健康調查」發現，即使是每天喝不到一杯的酒，都可能讓罹患乳癌的風險略增。[23]有趣的是，只有飲用紅酒與罹患乳癌的風險無關。為什麼？紅酒中有一種化合物似乎能抑制雌激素合成酶（estrogen synthase）的活性，這種合成酶會被乳癌腫瘤用來製造雌激素，促進乳癌細胞的成長。[24]紅酒中的這種化合物只存在於釀造紅酒的暗紫色葡萄皮中，這也解釋了為什麼白酒似乎沒有同樣的好處[25]，因為釀造白酒不使用葡萄皮。

研究人員得到的結論是，紅酒可以「改善與酒精攝取有關的高乳癌風險」。[26]換句話說，紅酒中的葡萄有助於抵銷掉部分酒精的致癌作用。但是，我們有個更簡單又無害的做法：直接喝葡萄汁來取得跟喝紅酒一樣的好處，並避開相關的風險；或者更好的方法是直接吃黑葡萄或紫紅色的葡萄，最好是連籽一起吃。因為這類顏色深的葡萄，似乎最能抑制雌激素合成酶的活性。[27]

你可能會很高興又垂涎地知道，草莓[28]、石榴[29]和白蘑菇[30]也能抑制有促癌作用的酵素（酶）。

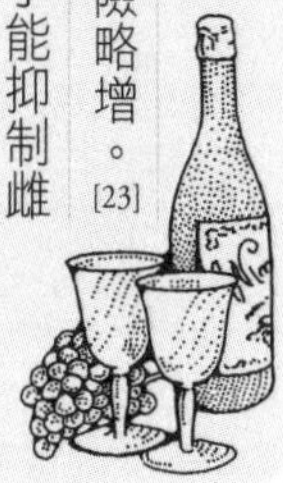

褪黑激素與乳癌風險

數十億年以來，地球上的生命都在大約十二小時光照和十二個小時黑暗的條件下演化著。人類大約在一百萬年前學會使用火，但使用蠟燭照明的時間卻只有約五千年，至於電燈的發明至今也不過一個世紀而已。換句話說，我們遠古的祖先，有半輩子是活在黑暗裡。

不過，最近由於光害污染，孩子唯一能看到的銀河可能只出現在巧克力的包裝紙上。照明電器讓我們能夠整晚工作，但暴露在這種不自然的夜間照明下，難道對健康不會產生任何不好的影響嗎？

哲學上有個叫「訴諸自然的謬論」，亦即只要是合乎自然的事物就是好的，反之，某事物不符合自然天性就是不好的。在生物學中，這可能有一定的道理，而不是謬論。我們的身體經過了數百萬年的微調，有時可以提供我們最佳運作方式的深刻見解。比如說，人類曾光裸著身子在非洲赤道區奔跑進化，因此不意外的，許多現代人都有維生素D（陽光維生素）不足的問題，尤其是生活在高緯度地區的人，或是用衣物把自己包緊緊的女性。[31]

像燈泡這樣普及的東西，也可能有利有弊嗎？位於你大腦正中央的松果體（俗稱第三隻眼），跟你臉上的眼睛連結，它只有一個功能：分泌褪黑激素。白天，松果體沒有作用；但是，一旦天色開始變暗，松果體就會啟動，並開始將褪黑激素送進血液裡。接著，你會開始覺得累，放鬆警戒，有點昏昏欲睡。褪黑激素的分泌通常在凌晨兩點到五點之間達到顛峰，然後在天亮時關閉，好讓你醒來。血液中褪黑激素的濃度，是讓內臟知道生物時間的途徑之一。它的功能，有如生理時鐘的指針。[32]

除了幫助調節睡眠，褪黑激素被認為還有另一個作用——抑制腫瘤生長。你可以把褪黑激素的作用，想成是讓癌細胞在晚上睡覺。[33]為了知道這個功能是否能用於預防乳癌，波士頓的布萊根婦女醫院（Brigham and Women's Hospital）和其他地方的研究人員想出了一個聰明的辦法，就是研究女盲人。因為女盲人看不見陽光，所以她們的松果體從來沒有停止過分泌褪黑激素。果然，研究人員發現，女盲人罹患乳癌的機率只有明眼女性的一半。[34]相反的，因為上夜班而打斷褪黑激素分泌的女性，罹患乳癌的風險似乎增加了。[35]即使只是住在燈光特別亮的街道旁，都可能會影響罹癌的風險。一些研究比較了夜間衛星照片與乳癌的發病率，發現住在夜間照明較亮的地區，居民往往有較高的乳癌風險。[36, 37, 38]因此，雖然證據有限，但最好的睡眠環境可能還是關上所有的燈，並放下窗簾。[39]

褪黑激素的濃度，可以透過測量早晨第一泡尿中有多少褪黑激素來評估。結果顯示，褪黑激素濃度高的女性，罹患乳癌的比率確實較低。[40]除了盡量減少夜間照明，還有其他方法可以增加褪黑激素的分泌嗎？的確有。二〇〇五年，日本的研究人員發現，蔬菜攝取量越高，尿中的褪黑激素濃度就越高。[41]那麼飲食中，有沒有什麼食物可能會降低褪黑激素的分泌，從而增加罹患乳癌的風險？關於這一點，一直到二〇〇九年才有人進行飲食和褪黑激素的全面研究。哈佛大學的研究人員訪問了近千名女性，了解她們對三十八種不同食物或食物種類的攝取情況，並測量她們一早起來的褪黑激素濃度。結果顯示，肉類是唯一明顯與褪黑激素產量減少有關的食物，原因尚待調查。[42]

因此，為了要減少對褪黑激素的破壞，我們可能需要裝上窗簾、多吃蔬菜，以及別吃太多肉。

運動對乳癌的影響

體能活動被認為很有希望可以預防乳癌[43]，不僅是因為運動有助於控制體重，也因為運動通常能降低血液循環的雌激素濃度。[44]每週五個小時的高強度有氧運動，就可以將雌激素和黃體素的暴露量降低約二〇％。[45]不過，你真的需要花這麼長的時間運動，才能獲得保護嗎？

雖然輕度運動能降低某些癌症的風險，但對於乳癌來說，只是散步似乎沒辦法減少患病率。[46]即使每天有一個小時花在慢舞或輕鬆做家務一類的活動上，也對防治乳癌沒有幫助。[47]根據已發表的最大規模相關研究顯示，只有每週至少五次運動到出汗程度的女性，才能得到顯著的保護效果。[48]不過，中等強度的活動，也能提供跟高強度運動一樣的好處[49]；比如說，每天用中等速度走一小時。二〇一三年的一項研究結果也證實，一天至少走路一個小時，的確能顯著降低乳癌風險。[50]

達爾文有句話說得沒錯：適者生存。所以，趕緊鍛鍊身體去吧！★

致癌物質「異環胺」是怎麼產生的？

一九三九年，在一篇名為〈在爐烤食物中存在的致癌物質〉的論文中，發表了一個奇妙的發現。研究人員描述了他用烤馬肉萃取物塗在小鼠頭上，因而引發小鼠的乳癌。[51]這些「致癌物質」如今已被確定為異環胺（HCAs），美國國家癌症研究所描述異環胺是「牛、豬、魚、禽肉等肉類，以高溫方法烹調時所形成的化學物質」。[52]這些烹調方式，包括爐烤、油炸、燒烤和烘烤。想吃肉，那麼吃水煮的肉可能是最安全的。肉的烹調溫度全程不超過攝氏一百度，吃這種肉所產生的尿液和糞便，比起吃用高溫乾燒方式所烹調的肉，DNA受損情形明顯少很多。[53]這表示流經血液與大腸的誘變物質比較少。相反的，以攝氏一七六度的高溫烤雞，只需要十五分鐘就會產生異環胺。[54]

這些致癌物質，是某些肌肉組織在高溫化學反應下所形成的（由於植物中缺乏這些物質，所以即使是高溫炸素漢堡，也不會測量到異環胺）。[55]肉的烹調時間越長，就會產生越多的異環胺。這個過程，可以解釋為什麼食用熟透的肉類，會跟乳癌、大腸癌、食道癌、肺癌、胰臟癌、攝護腺癌和胃癌的風險增加有關。[56]《哈佛健康通訊》（*Harvard Health Letter*）稱這種兩難情況是烹調肉品的「悖論」[57]：把肉煮熟，可以降低食源性感染（參見第五章）；但煮太熟，卻可能產生食源性致癌物質的風險。

異環胺會在齧齒類動物身上引起癌症，並不代表就會導致人類的癌症。不過就這個例子來說，人類可能會**更**容易受到影響。齧齒動物的肝臟有不可思議的解毒能力，能夠把科學家塞進牠們喉嚨裡（灌食）的異環胺分解掉九九％。[58]隨後在二〇〇八年，研究人員發現到吃了熟雞肉的人，肝臟只能解毒一半的致癌物質，顯示人類的罹癌風險遠高於先前老鼠實驗中所推測的數字。[59]

在熟肉中所發現的致癌物質，被認為可以解釋二〇〇七年「長島乳癌研究計畫」的結果：食用較多炙烤、燒烤或燻肉的女性，罹患乳癌的機率比一般人高四七％。[60]而「愛荷華州婦女健康研究」則發現，食用「熟透」的培根、牛排和漢堡的女性，比起偏愛吃五分熟肉品的女性，罹患乳癌的機率高了近五倍。[61]

研究人員想了解乳房內部究竟發生了什麼事，因此他們詢問了接受乳癌手術的女性烹調肉品

★適者生存原文為 survival of the fittest，而鍛鍊身體的英文為 get fit，這是作者的文字遊戲。

的方法。科學家找到了油炸肉品攝取量及乳房組織ＤＮＡ受損數量之間的關聯性[62]，這種損傷可能會導致正常細胞變異成癌細胞。[63]

異環胺似乎既能引發癌細胞，又能促進癌細胞生長。PhIP是熟肉中最豐富的其中一種異環胺，被發現具有強力的類雌激素作用（estrogen-like effects）。大多數人類的乳房腫瘤正是靠著雌激素成長壯大的，而PhIP助長乳癌細胞生長的能力，幾乎與真正的雌激素不分上下。[64]不過這個結果，是出自培養皿實驗。我們無法得知，熟肉中的致癌物質是如何進入乳腺管的（大多數乳癌的發生部位）。直到研究人員在非抽菸婦女的母乳中測得PhIP的濃度（香菸煙霧中也含有異環胺）[65]，這些婦女都是肉食者[66]；相反的，在其中一名素食受試者的母乳中，卻沒有發現到PhIP。[67]

在一項比較頭髮異環胺含量的研究中，也有類似發現。所有六名肉食受試者的頭髮樣本中，都檢測到PhIP；但在六名素食者中，只有一名檢測到這種致癌物質。[68]此外，煎蛋中也能找到異環胺。[69]

一旦停止接觸致癌物質，你的身體就能迅速擺脫這些毒素。事實上，假如能克制不吃肉，二十四小時內，尿液中的異環胺濃度就能下降到零。[70]因此，如果你週一全天不吃肉，到了週二上午你身上的異環胺就可能已經低到檢測不出來的程度了。但是，飲食並非異環胺的唯一來源。抽菸的素食者，身上的異環胺濃度可能就很接近那些不抽菸的肉食者。[71]

異環胺物質PhIP不僅是一個所謂的完全致癌物（既能引發癌症又能促進癌細胞生長），也可能有利於癌細胞擴散。癌症的發生有三個主要階段：(1)起始期，不可逆的ＤＮＡ受損會啟動這個過程；(2)促進期，起始癌細胞生長和分裂成腫瘤；以及(3)漸進期，這個過程可能包括腫瘤入侵周圍組織和移轉（擴散）到身體的其他部位。

科學家可以測試癌細胞的侵入性（或攻擊性），他們使用一種稱為侵入室（invasion chamber）的儀器，把某種癌細胞放在儀器中的多孔膜上面，然後測量它穿過多孔膜的滲透及擴散能力。研究人員用來測試的是取自一名五十四歲婦女的轉移性乳癌細胞，他們發現能夠突破障礙的癌細胞數目很少。但在添加 PhIP 後的七十二小時內，癌細胞變得更具侵入性，能以更快速度通過多孔膜。[72]

因此，存在於肉類中的異環胺 PhIP，可能是相當嚴重的致癌物質，對乳癌發展的每個階段都有潛在影響。採取典型的美國飲食，想要避開這種致癌物質並不容易。正如研究人員所指出的：「接觸到 PhIP 是難以避免的，因為它就存在於許多常見的熟肉製品中，尤其是雞肉、牛肉和魚肉。」[73]

告訴你降低膽固醇有多重要

還記得先前我們提過的美國癌症研究院嗎？一項研究發現，遵循美國癌症研究院的癌症防治指導，似乎不僅減少了罹患乳癌的風險，也降低了心臟病的風險。[74]更精確來說，預防癌症的健康飲食也有助於預防心臟病，而預防心臟病的飲食也可能對防治癌症有用。原因為何？很可能是因為膽固醇也會影響乳癌的發生和發展。[75]

膽固醇似乎是癌症的養分。在培養皿中，ＬＤＬ壞膽固醇會促進乳癌細胞的生長，這些癌細胞一口就吞掉了這些壞膽固醇。腫瘤可以吸收非常多的膽固醇，所以在癌症發展時，患者的膽固醇值常常會驟降。[76]這不是個好兆頭，一旦膽固醇吸收量達到最高時，病人的存活率往往是最低的。[77]研究認為，癌細胞會使用膽固醇來製造雌激素或支撐腫瘤的細胞膜，以幫助癌症轉移和侵入更多的身體組織。[78]換句話說，乳房腫瘤可能會利用隨著血液循環的高膽固醇，供給養分並加速生長。[79]癌細胞對膽固醇如此飢渴，因此有製藥公司已經開始效法木馬屠城的戰略，把LDL壞膽固醇當成木馬，用來把抗癌藥物送進癌細胞裡。[80]

儘管數據好壞參半，目前針對膽固醇和癌症的最大規模研究（參與者有一百多萬人）發現，總膽固醇超過兩百四十 mg/dL 的女性，比膽固醇在一百六十 mg/dL 以下的女性，罹患乳癌的風險高出了一七％。[81]假如降低膽固醇有助於降低罹患乳癌的風險，那麼，服用降膽固醇的史他汀類藥物，會有什麼影響呢？

根據培養皿的實驗結果來看，史他汀類藥物看起來很有希望，但比較史他汀類藥物使用者和非使用者的乳癌發病率，卻出現不一致的結果。有些流行病學人口研究發現，史他汀類藥物能降低罹患乳癌的風險，但其他人口研究則顯示風險不降反增。不過，這些研究幾乎都比較短期。大多數人認為，使用史他汀類藥物五年就算是長期用藥了，但乳癌的發展可能需要幾十年。[82]

關於史他汀類藥物與乳癌風險的第一項重大研究，發表於二〇一三年。研究發現，服用史他汀類藥物十年以上的婦女，罹患浸潤性乳腺管癌和侵襲性小葉癌的風險是一般人的兩倍。[83]一旦證實降膽固醇藥物會讓罹癌風險加倍，那麼對廣大民眾的影響是非常重大的，因為四十五歲以上的美國婦女，大約有四分之一都在服用這些藥物。[84]

美國婦女的頭號殺手是心臟病，不是乳癌，因此降膽固醇是首要之務。但我們還是可以選擇健康的蔬食來達到降膽固醇的目的，不必一定要服用史他汀類藥物來增加罹癌風險。再說，某些植物性食物還可能具有特別的保護作用。

為什麼吃蔬食可以有效防治乳癌？

前不久，一直關注 NutritionFacts.org 的一位女性網友貝蒂娜，寄給我一封非常感人的信。貝蒂娜被確診為第二期「三陰性」乳癌，這是最難治療的乳癌類型，她接受了包括開刀、化療和放療的八個月療程。乳癌確診的壓力已經讓她吃不消了，而後續嚴酷的癌症治療方案更加重了她的焦慮和憂鬱。

然而，貝蒂娜抓住了這個機會積極改變原本的生活。在看過我的一些影片後，她開始吃得更健康。她採行稍後本章會提到的防止癌症復發的飲食建議，例如多吃綠花椰菜和亞麻籽。好消息是，現在貝蒂娜已經成功擺脫癌症三年多了。

看過這麼多研究報告，我很容易會忘記，這些白紙黑字的統計數據都是一條條真實的生命。類似貝蒂娜的故事，能幫我在所有冷冰冰的事實和數據上，加上鮮活的面孔。當真實的人做出確實的改變後，就能收到最實在無欺的效果。

遺憾的是，即使在乳癌確診後，很多婦女都不會想到要改變飲食習慣，而這可能是對她們重拾健康最有用的幫助。[85]或許她們沒有意識到（或者醫生從來沒有告訴她們），健康的生活形態可以提高她們的存活率。例如，一項包括近一千五百名女性受試者的研究發現，非常簡單的日常行為改變，像是每天吃五份以上的蔬果加上每週六天走路三十分鐘，對癌症存活率就有明顯的好處。遵循這些建議的人，在癌症確診後的兩年內，降低了近一半的死亡風險。[86]

即便有貝蒂娜這樣的親身經驗談，可以用來鼓舞人心，但最後的定槌還是要回歸到科學。長期來看，我們所吃和用來餵養全家人的食物，其實是一種生死抉擇。除了最好的科學證據以外，我們還有什麼更可靠的選擇依據呢？

纖維質不足會提高罹患乳癌的風險

纖維質攝取不足，也可能是乳癌的風險因素之一。耶魯大學和其他地方的研究人員發現，停經前婦女每天至少吃六公克的水溶性纖維（相當於一杯黑豆的份量），罹患乳癌的機率比每天吃四克以下的婦女低了六二％。纖維質的好處，對於更難治療的雌激素受體陰性乳腺腫瘤更為明顯：採取高纖飲食的停經前婦女，患有這種類型乳癌的機率降低了八五％。[87]

研究人員是如何得出這些數字的呢？耶魯大學的研究，採取了所謂病例對照研究（case-control study）的方法。科學家比較罹患乳癌婦女（病例組）與未罹患乳癌婦女（對照組）過去的飲食習慣，試圖找出會發展出乳癌的飲食有哪些特殊之處。研究人員發現，某些患有乳癌的婦女所攝取的水溶性纖維，比沒有癌症的婦女少了很多。因此，水溶性纖維可能具有保健與防護作用。

要注意的是，這些婦女所攝取的水溶性纖維是從食物而來，不是吃營養補充品。這意味著，攝取高纖維的未罹癌婦女可能吃了更多的蔬果，因為這是唯一天然存在纖維質的食物。因此，可能不是纖維質本身有什麼了不起的成分，而是植物性食物有其他成分產生了保護作用。「另一方面，」研究人員指出：「纖維攝取量提高，表示植物性食物增加了，也代表動物性食物減少了……」[88]換句話說，也許不是受試者多吃了哪些東西發生的作用，而是少吃了哪些東西。所以，高纖攝取量與減少乳癌的關聯性，有可能是因為吃了更多的豆莢類，也可能是因為少吃了臘腸。

不論是哪種原因，其他十幾個乳癌病例對照研究的分析報告都顯示了類似的結果：蔬果攝取量的指標，例如維生素C的攝取量就與乳癌風險的降低有關；較高的飽和脂肪攝取量（肉類、奶及加工食品攝取量的指標），則與較高的乳癌風險有關。根據這些研究，你所吃的植物性食物越多，就會越健康：每天攝取二十公克的纖維質，就能降低一五％的乳癌風險。[89]

然而，病例對照研究有一個問題，因為依賴的是過去飲食的記憶，有可能會發生所謂的「回憶偏差」（recall bias）★。比如說，有些癌症患者可能更容易選擇性地記住吃過的不健康食物，這種不平衡的記憶會人為誇大某些食物與癌症之間的相關性。前瞻性世代研究★★可以避免這個問題，這種研究方法是追蹤健康女性日後的飲食和健康狀態，看看有哪些人會罹患癌症。彙整十項乳癌和纖維攝取量的前瞻性世代研究的結果，跟上面提到的病例對照研究結果類似：每天二十公克的纖維攝取量，可以降低一四％的乳癌風險。[90]不過，纖維質和乳癌之間的關係似乎不是線性的，一直要到每日至少攝取二十五克的纖維質時，罹患乳癌的風險才會有顯著下降的趨勢。[91]

遺憾的是，一般美國婦女每天吃的纖維量明顯少於十五克，大約是每日**最低**建議攝取量的一半。[92]即使是素食者，每日也僅獲得約二十克的纖維質。[93]不過吃得更健康的素食者，平均每天會攝取三十七克的纖維質；至於純素食者，每天可以攝取三十七克的纖維質。[94]相較之下，用來逆轉慢性病的**全**食物蔬食，則含有六十克以上的纖維質。[95]

★回憶偏差（recall bias）指的是詢問很久以前發生的事時可能導致錯誤的回答，造成我們在收集或揭露訊息時產生訊息偏差。

★★世代研究是一種具有因果推論效力的研究設計，必須持續長期追蹤隨機分配的兩組受試者，其中一組是暴露組，另一組是未暴露組。然後觀察兩組所發生的事件（比如疾病），再比較兩組的發生比率，從中評估暴露因子是否與發生的事件有關。

連皮一起吃的蘋果，才能讓醫生遠離你

「一天一蘋果，可以讓腫瘤學家遠離我嗎？」這是《腫瘤學年報》（Annals of Oncology）某項研究的標題，內容是探討每天吃至少一顆蘋果能否降低癌症風險。結果顯示：每天吃蘋果的人，比起每天平均吃不到一顆蘋果的人，罹患乳癌的機率減少了二四%，而罹患卵巢癌、喉癌、大腸直腸癌的風險也明顯降低。即便排除這些受試者的其他蔬果攝取量，這樣的保護作用仍然存在，這顯示每天吃蘋果不僅是吃得更健康的一個指標而已。[96]

蘋果所提供的防癌效果，是因為它的抗氧化特性。蘋果的抗氧化物都集中在果皮上，這是有道理的：外皮是水果對抗外界侵害的第一道防線。一旦露出果肉，蘋果很快就會氧化變色。蘋果外皮的抗氧化能力，是果肉的兩倍至六倍，比如金冠蘋果是兩倍，而艾達紅（Idared，一種產於莫斯科和美國愛達荷州的蘋果）則是六倍。[97]

蘋果除了能防止自由基攻擊DNA，蘋果的萃取物在培養皿實驗中，也證明了能同時抑制雌激素受體陽性型和陰性型乳癌細胞的生長。[98]我母校康乃爾大學的研究人員，在癌細胞上分別滴入同一顆蘋果的果皮及果肉的萃取物，結果發現果皮萃取物抑制腫瘤生長的效果是果肉的十倍。[99]

研究人員發現，某種在有機蘋果（一般蘋果應該也是）果皮裡的成分，似乎能夠重新活化一種稱為Maspin的腫瘤抑制基因。乳癌細胞會找到方法來關閉這種基因，但蘋果皮似乎能夠重新啟動活化。因此，研究人員的結論是：「吃蘋果，不該削皮。」[100]

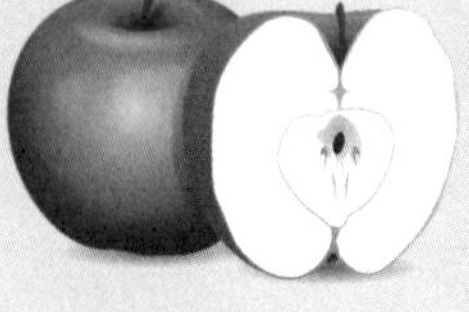

多吃綠色蔬菜來預防乳癌

先前我們提過二〇〇七年的長島乳癌研究，發現罹患乳癌的風險跟肉中形成的異環胺有關。研究發現，攝取最多炙烤、燒烤或燻肉的年長婦女，罹患乳癌的機率增加了四七%；而高肉量低蔬果的婦女，罹癌機率則高出了七四%。[101]

低蔬果攝取量，或許只是整體不良生活習慣的一個跡象，但越來越多的證據顯示，蔬果中的某些成分可能對乳癌有積極的防治作用。例如，綠花椰菜等十字花科蔬菜可以提升肝臟解毒酶的活性。研究表明，吃了綠花椰菜和球芽甘藍後，可以更迅速清除體內的咖啡因。這意味著假如你吃了很多十字花科的蔬菜，就必須喝更多咖啡才能提振精神，因為人體的淨化器（也就是你的肝臟）已經變得馬力十足。[102]那麼，這個過程對熟肉製品中的致癌物質，是不是同樣有效呢？

為了找出答案，研究人員讓一組非吸菸者吃用熱油煎的熟肉，然後採集尿液，來測量受試者體內循環的異環胺濃度。接下來的兩個星期，他們在研究對象的日常飲食增加約三杯的綠花椰菜和球芽甘藍，照吃同樣的肉類主餐。結果發現，雖然攝取的致癌物質份量相同，但尿液中的異環胺濃度卻明顯減少了，顯示十字花科蔬菜的確提升了受試者的肝臟排毒功能。[103]

但接下來發生的事卻始料未及。受試者先停止吃蔬菜兩週，同樣吃原來的肉類主餐。根據原先的推測，他們對致癌物質的排毒能力應該已經回到原來的基準值。沒想到，受試者的肝功能在幾週後都還在持續增強中。[104]這個發現顯示，不僅是吃牛排配綠花椰菜可以減少致癌物質的暴露，即便你在烤肉大餐幾天前（甚至幾週前）所吃過的蔬菜，也可能幫現在的你提高防癌能力。不過，如果你喜歡吃漢堡，素食漢堡可能還是最安全的選擇，因為它沒有異環胺需要解毒。[105]

那麼，吃大量綠色蔬菜的婦女是否真的比較不容易罹患乳癌呢？一項針對五萬名非裔美國婦女（這是醫學研究中常被忽視的族群，但她們往往吃更多蔬菜）的研究發現，每天食用至少兩份蔬菜的人，明顯減少了很難治療的雌激素和黃體素受體陰性乳癌的風險。[106]綠花椰菜對停經前婦女似乎特別有保護作用，而吃綠葉甘藍★卻能減少所有年齡層婦女罹患乳癌的風險。[107]

蠢蠢欲動的癌化幹細胞

假如你正在對抗乳癌或在緩解期，要怎麼做？吃綠色蔬菜，對你可能仍然有保護作用。過去十年間，因為幹細胞的潛在功能，科學家一直在建立癌症生物學的新理論。基本上，幹細胞是人體原始且未特化的細胞，堪稱是所有細胞的「父母」，存在於所有多細胞的組織裡，能分裂成多種不同功能的特化細胞。因此，幹細胞成為人體修復系統的一個重要組成部分，包括皮膚、骨骼和肌肉的再生。自然狀態下，乳房組織也儲存了許多幹細胞，以便在懷孕期間創造新的乳腺。[108]然而，由於幹細胞擁有持續分化的神奇特質，因此也可能變成身體的敵人。假如分化的細胞不是用來重建器官而是產生癌變，就會製造出腫瘤。[109]

癌變的幹細胞可能是乳癌復發的原因，甚至能在第一次抗癌成功的二十五年後再度捲土重來。[110]當病人被告知身上已經沒有癌症，這可能代表他們體內的腫瘤都已經消失了；但如果他們的幹細胞已經癌化，多年以後腫瘤仍有可能再次出現。遺憾的是，持續無癌十年的人會認為自己已經痊癒，但實際上，可能只是緩解而已。默默燜燒的癌變幹細胞，可能只是在等待機會被重新點燃。

目前頂尖的化療藥物和放射療法都是以動物模式的診療來評估。要判斷某種療法是否有效，往往是以在齧齒動物身上縮小腫瘤的能力來衡量；但不論在任何情況下，實驗室的老鼠大約都只能活兩三年。現在可能成功縮小腫瘤，但突變的幹細胞仍然潛伏在身體裡，能夠在隨後的幾年內慢慢重建新的腫瘤。[111]

我們要做的，是直搗癌症的根源。我們應該重新設定治療目標，不只是要縮小腫瘤的體積，還要瞄準所謂的「腫瘤心臟」[112]，也就是癌化的幹細胞。

這正是綠花椰菜的戰場。

綠花椰菜等十字花科蔬菜含有一種膳食成分：蘿蔔硫素，已經顯示出能夠抑制乳癌幹細胞形成腫瘤的能力。[113]這意味著，如果你目前正處於乳癌的緩解期，理論上，攝取大量的綠花椰菜有助於讓你的癌症不復發。（之所以說「理論上」，是因為這些結果都是從培養皿實驗中得來的。）

當你吃下綠花椰菜時，蘿蔔硫素要成為抗癌戰士，首先必須被血液吸收。然後，它必須在乳腺組織中累積到跟實驗室一樣的濃度，才能對抗癌幹細胞。這可能嗎？約翰霍普金斯大學的一個創新小組，試圖找出答案。研究人員要求乳癌手術前的婦女，在術前一小時飲用綠花椰菜芽汁。果然，在術後，研究人員解剖乳腺組織，發現到蘿蔔硫素明顯累積的證據。[114]換句話說，我們現在知道，當我們吃下綠花椰菜時，其中的抗癌營養素都能找到正確的目的地。

不過，為了讓蘿蔔硫素在乳房中達到能抑制乳癌幹細胞的濃度，必須要每天吃至少四分之一杯的綠花椰菜芽。[115]你可以從市場買現成的綠花椰菜芽，但更簡單又更便宜的方式是自己在家裡種。它們吃起來帶點蘿蔔的腥味，因此我喜歡混在沙拉裡來淡化這種味道。

★編按：綠葉甘藍（collard greens）是羽衣甘藍的葉子，跟台灣的芥蘭菜很像，但葉片較大較硬。

雖然目前還沒有隨機的臨床試驗，證實吃綠花椰菜的乳癌倖存者會活得比那些不吃的人更久，但因為吃綠花椰菜沒有壞處，所以我還是推薦大家要多吃綠花椰菜等十字花科的蔬菜。

亞麻籽：深具潛力的防癌大使

亞麻籽是最早被認定的健康食物之一，具有珍貴的醫療特性。至少早在古希臘時期，當時的名醫希波克拉底就已寫下利用它們治療患者的紀錄了。[116]

亞麻籽最為人熟知的一點是，它富含重要的 omega-3 脂肪酸，但真正讓它與眾不同的，是木酚素（lignan）的含量。木酚素普遍存在於整個植物界中，但亞麻籽的木酚素含量卻是其他食物的一百倍以上。[117]那麼，木酚素是什麼？

木酚素是一種溫和的植物雌激素，可以抑制人體本身雌激素的不良影響。這就是為什麼亞麻籽會被視為治療經期乳房脹痛的第一線藥物。[118]就乳癌風險的角度來看，每天吃大約一大匙磨碎的亞麻籽，可讓女性月經週期多延一天左右。[119]這意味著，月經的次數會變少，理論上暴露在雌激素的機會也會減少，從而降低罹患乳癌的風險。[120]更嚴謹來說，就像綠花椰菜不是含有蘿蔔硫素，而是含有蘿蔔硫素的前驅物（咀嚼時才會變成蘿蔔硫素，詳見390頁）一樣，亞麻籽也不是含有木酚素，而是含有木酚素前驅物，被活化後才會變成木酚素。而這個接續任務，是由你的腸道好菌來執行。

腸道細菌對木酚素的作用，可能有助於解釋為什麼經常尿道感染的女性，罹患乳癌的風險比較高：每一次你所服用的抗生素，都會無差別地殺死所有細菌。這意味著，它也可能會妨礙腸道好菌從飲食中獲得木酚素好處的能力。[121]所以，只在必要時才服用抗生素，又多了一個理由。

攝取木酚素，可以顯著降低停經婦女罹患乳癌的風險。[122]這種效應，被認為是木酚素進一步抑制雌激素的效果。但由於木酚素在草莓、全穀類和深綠色葉菜類等健康食物中都能找到，所以，有沒有可能這種效應只是因為你採取了健康的蔬食？

在培養皿實驗中，木酚素確實能直接抑制乳癌細胞的增殖。[123]但迄今為止，能證明這類植物營養素有特殊效果的最有力證據，卻是來自一些介入性試驗，首先就是二〇一〇年由美國國家癌症研究所資助的一項研究。研究人員找來了四十五名乳癌高風險的婦女（乳腺切片檢驗結果疑似有乳癌，或先前曾得過乳癌者），每天讓她們食用大約兩茶匙磨碎的亞麻籽。研究為期一年，在實驗開始之前與結束之後，分別對受試者做了乳房組織的穿刺切片檢驗。結果顯示，平均而言，這些女性在攝取亞麻籽木酚素一年之後，乳房有更少的癌前病變。其中，八〇％的受試女性（三十六人），腫瘤細胞的增殖因子 Ki-67 的指數下降了。這個發現顯示，在燕麥片或任何你所吃的食物中撒上幾勺磨碎的亞麻籽，就可降低罹患乳癌的風險。[124]

那麼，已經罹患乳癌的婦女呢？不管是血液[125, 126]或飲食[127]，木酚素含量較多的乳癌倖存者，明顯活得更久。這個結果，可能是吃亞麻籽的女性，乳房裡的血管增生抑制素（endostatin）濃度也會升高所致。[128]血管增生抑制素是身體所製造的一種蛋白質，可以阻斷腫瘤的血液供應。

從這類相關研究得到的證據非常有說服力，因此科學家對乳癌患者進行了一項隨機、有安慰劑對照的亞麻籽臨床雙盲試驗；很少有食材會進行這種高規格的研究。研究人員找來了一些已經安排手術的乳癌患者，把她們隨機分成兩組：每天，第一組吃一個含有亞麻籽的瑪芬，而第二組也吃一個看起來和嘗起來都一樣的瑪芬，但沒有含亞麻籽。實驗開始前，研究人員分別從兩組採樣腫瘤檢體，然後在五週後跟手術時切除的腫瘤部位做病理比較。

比較的結果如何呢？食用亞麻籽瑪芬的乳癌患者，平均比吃安慰劑瑪芬的乳癌患者，有更少的腫瘤細胞增殖、更高的癌細胞死亡率，致癌基因 C-erB2 的指數也下降了（C-erB2 的數值越高，乳癌轉移和擴散到全身的可能性就越高）。換句話說，亞麻籽顯然讓受試者的癌症變得較不具侵略性。研究人員的結論是：「亞麻籽有降低乳癌患者腫瘤生長的潛力……亞麻籽便宜又容易取得，可能是目前正在使用乳癌藥物的患者一種深具潛力的膳食替代品或補充品。」[129]

大豆對防治乳癌的好處

大豆（黃豆）本身含有另一種天然的植物雌激素，稱為大豆異黃酮（isoflavones）。乍聽到「雌激素」三字，很多人往往會假設這代表大豆具有類似人體雌激素的作用。但其實並非如此。植物雌激素和人體雌激素都會跟相同的受體嵌合，但作用卻溫和許多，因此可以阻擋作用較強的動物雌激素所造成的不良影響。

人體內有 α 型受體和 β 型受體這兩種類型的雌激素受體。我們自己產生的雌激素偏愛 α 型受體，而植物雌激素則較容易跟 β 型受體結合。[130]因此，在不同組織中，大豆植物雌激素的效果取決於 α 型與 β 型受體的比率。[131]

雌激素對身體的不同組織有正反兩種影響，在某些組織是正面效果，但對其他組織卻有潛在的負面影響。例如高濃度的雌激素對骨頭很好，卻會增加罹患乳癌的可能性。最理想的情況，你當然會希望你的身體能做到「選擇性雌激素受體調節」，意思就是某些組織有親雌激素作用，而其他組織則有抗雌激素作用。

這就是大豆植物雌激素所扮演的角色。[132]大豆似乎能降低罹患乳癌的風險[133]，也就是抗雌激素作用；但同時也能幫助緩解更年期的熱潮紅症狀[134]，這就是親雌激素作用。因此，只要食用大豆就能享受到兩全其美的好處。

那麼，大豆對乳癌患者有什麼作用呢？已經有五項研究探討了攝取大豆對乳癌患者的影響。整體而言，研究人員發現，在確診為乳癌的婦女中，吃最多大豆的人明顯比吃得少的人活得更久，而且乳癌復發風險也較低。[135]僅僅一杯豆漿的植物雌激素含量[136]，就可以將乳癌復發的風險減少二五％。[137]不管是罹患對雌激素有反應的腫瘤（雌激素受體陽性乳癌），或是對雌激素沒反應的腫瘤（雌激素受體陰性乳癌），這些女性乳癌患者在吃下更多的大豆食品後，都改善了存活率，而且不管是年輕或年長的乳癌患者，都有同樣的效果。[138]例如，在一項研究中，確診後攝取最多大豆植物雌激素的乳癌患者，有九〇％活過了五年；而吃很少或幾乎不吃大豆的那些人，有半數撐不到五年。[139]

大豆能降低癌症風險、提高存活率的其中一種方式，就是幫助負責ＤＮＡ修復功能的 BRCA 基因重新啟動。[140]BRCA1 和 BRCA2 就是所謂的「看守基因」或抑癌基因。一旦 BRCA 基因發生突變，可能會導致一種罕見型的遺傳性乳癌。著名影星安潔莉娜裘莉接受預防性的雙乳切除術，就是因為身上帶有這種突變的 BRCA 基因。一項全美國乳癌聯合調查發現，大部分的婦女都認為乳癌大都發生在有家族病史或有遺傳傾向的婦女身上。[141]然而，現實情況是，只有二．五％的乳癌病例直接跟家族遺傳有關。[142]

如果絕大多數的乳癌患者都具有功能齊全的 BRCA 基因（代表她們的ＤＮＡ修復機制完好無損），那麼她們的乳癌又是如何形成、發展和擴散的呢？乳房腫瘤似乎能夠透過一種稱為ＤＮＡ甲基化（methylation）的過程，抑制 BRCA 基因表達。因此，雖然基因本身機制正常，但癌症卻能有效地將其關閉或至少減弱其表達，潛在幫助了腫瘤的轉移擴散。[143]這一點，正是大豆可以施力之處。

大豆異黃酮似乎能夠重新啟動 BRCA 基因的保護作用，並移除腫瘤設法套在 BRCA 基因上的甲基緊箍咒。[144]不過在體外實驗中，乳癌研究人員用來實現此一結果的劑量相當大，大約要吃一杯的大豆。

大豆對女性的好處不止如此，對於其他像 MDM2 和 CYP1B1 等乳癌易感基因的變化也有抑制作用。因此，具有高乳癌基因風險的女性，或許特別能從多吃大豆獲得保健效益。[145]基本上，不論你繼承了哪種基因，飲食改變都能夠影響基因表達，進而增加你抵抗疾病的潛在能力。

由於癌症療法的進步，腫瘤科醫生可以自豪地說現在的癌症患者可以活得更久、更健康，就像腫瘤學雜誌一篇評論的標題：「千萬名癌症倖存者，活得堅強又有活力！」而且或許「每年還有一百多萬名美國人加入這個行列」。[151]這的確是醫學上的一大成就，但如果能事先防止這一百多萬個新增病例，不是更好嗎？

醫學上，把癌症的確診當成病人改善生活形態的一個「教育時刻」。[152]然而，真到了那個時候，有些可能為時已晚了。

為什麼亞洲女性較少罹患乳癌？

雖然乳癌是全球女性最常見的癌症，但亞洲女性罹患乳癌的機率比起北美女性要低五倍。[146]為什麼？一種可能的原因是喝綠茶。在亞洲飲食文化中，綠茶是常見的主要組成。研究顯示，綠茶能將乳癌風險降低三〇％。[147]而另一種更可能的原因，則是較高的豆製品攝取量，如果從孩童時期就持續食用大豆，在往後的人生中可以將罹患乳癌的風險減少至一半。不過，假如是在成人時期才開始攝取大豆的女性，大概只能把罹患乳癌的風險降低二五％左右。[148]

雖然綠茶和大豆可能說明了亞洲女性罹患乳癌風險為何比西方人低，但還是不能完全解釋東方人和西方人乳癌發病率之間如此大的差距。

或許，原因要往飲食內容尋找。比起西方人，亞洲人更愛吃菇類[149]，我們先前提過在培養皿實驗中，白蘑菇有阻斷雌激素合成酶的能力。因此，研究人員決定調查菇類攝取量與乳癌之間的關聯。他們找來了一千名乳癌患者，還有另一千名在年齡、體重、抽菸和運動狀態都類似的健康受試者，比較兩組的菇類攝取量。結果發現，每天平均吃至少半杯菇類的女性，比起完全不吃菇類的女性，罹患乳癌的機率減少了六四％。因此，如果你每天吃菇類加上喝至少半個茶包泡的綠茶，就能將乳癌的罹患率降低近九〇％。[150]是不是很棒呢！

第12章 如何不死於自殺性憂鬱症

健康的食物會對情緒產生強而有力的影響。但不要只聽我說，也來聽聽看瑪格麗特怎麼說。聽過我的演講後，她寄給我這封郵件：

親愛的葛雷格醫生：

我十歲時被診斷為憂鬱症，整個青少年時期加上二十歲的青春年華，一直都在吃治療憂鬱症的混合藥物。即使用了藥，每天我還是無法擺脫無時無刻浮現的自殺念頭。更糟糕的是，吃藥會讓我頭痛、噁心，還會常常做一些栩栩如生的噩夢。我總是昏昏欲睡，雖然會做可怕的噩夢，但我還是每天都會睡個午覺。我睡得很多：白天總要睡幾個小時，然後每晚差不多要睡十個小時左右。即使有這些副作用，我還是不敢不繼續吃藥，因為我想活下去；我很害怕如果不吃藥，我很可能會因為憂鬱而自殺。

終於，我結了婚，然後離了婚。婚後，我也曾因為憂鬱症而多次住院。說實話，我從沒有過任何的性衝動，而我丈夫心裡因此有了芥蒂。我之所以會失去性欲，究竟是因為藥物的副作用，還是憂鬱症本身的關係，我想我永遠也不會知道了。

大約在九年前，我在教會聽了你的演講。從中我了解到，過去近二十年裡，我一直活在藥物引起的陰霾中。而在這些日子，我沒有任何一天真的感覺很好。我跟我的心理醫生討論，我想徹底改變飲食，並試著在她的監督下停用藥物。出乎意料的，她很支持我的決定。如今，我已經採取全食物蔬食九年了，憂鬱症不再復發了。但這並不代表我每天都過得無憂無慮，但卻沒再有過自殺的念頭，也不再需要住院治療。現在，我已經能像個正常人一樣好好睡覺！每個人都告訴我，改變飲食習慣後的我，變成了一個完全不同的人。寫這封信，我只是想向你說聲謝謝，我的未婚夫也很感謝你，是你給了我再生的機會！

要如何避免自殺？那些不了解精神疾病痛苦的人，往往會輕率地回答：「不要去做就好了。」事實上，其他的主要死因，例如心臟病、第二型糖尿病和高血壓所導致的死亡，與自殺死亡一樣，全都是選擇的結果。而精神疾病可能會影響你的判斷。每年有近四萬名美國人自殺[1]，憂鬱症顯然是主要原因。[2]慶幸的是，生活方式的介入性改變，有助於同時修復身心健康。

一九四六年，世界衛生組織對健康所下的定義是：「健康不只是沒有疾病或不羸弱，而是一種身體、心理與社會的完全健康狀態。」[3]換句話說，你可能具有完美的體態——膽固醇低、體重維持良好、體能好，但這並未必代表你很健康。心理健康與身體健康，一樣重要。

憂鬱症是最常被確診的精神疾病之一。據估計，有七％的美國成年人有嚴重的憂鬱症，這代表每年至少有一個鬱期的人數大約是十六萬人。[4]的確，每個人偶爾都會有情緒低落的時候。所有的情緒，不論好壞，都是人性的一部分。然而，憂鬱症不只是情緒低落而已，而是低落或悲傷的情緒會持續好幾個星期，對曾經喜愛的活動失去興趣，還有體重增加或減少、感覺疲勞、不適當的罪惡感、難以集中注意力，以及經常出現想死的念頭等症狀。

沒錯，重度憂鬱症是可能威脅生命的疾病。

然而，良好的心理健康並非「僅僅是沒有病」。只是不憂鬱，並不代表你很快樂。關於健康和憂鬱的研究，比研究健康和快樂多了二十倍。[5]不過，近年來心理學發展的新趨勢已轉向「正向心理學」，研究的是最適心理和身體健康的關係。

有越來越多的證據指出，正向的心理幸福感跟降低身體疾病的風險有關，但孰先孰後？人們是因為快樂而比較健康，還是因為健康而比較快樂呢？

長時間追蹤個人的前瞻性研究發現，比較快樂的人確實會比較健康。分析七十個這類死亡率的相關研究，得出的結論是「不論對健康者或病患而言，正向的心理幸福感都會產生對生存有利的影響。」[6]快樂的人，似乎活得更長久。

不過，別這麼快就下定論。雖然正向的心理狀態可能與較少的壓力和更強的抵抗力有關，但正向的幸福感也可能是伴隨著健康的生活方式而來。一般來說，滿意度較高的人似乎比較少抽菸、較常運動，吃得也比較健康。[7]因此，快樂是否只是健康良好的一個指標，而不是原因？為了找到答案，研究人員開始讓人們生病。

卡內基美隆大學（Carnegie Mellon University）的科學家找來了幾百個人，有快樂的，也有不快樂的，然後付給每個人八百美元，把常見的感冒病毒滴進他們的鼻子裡。即使感冒的人直接對著你的臉打噴嚏，病毒跑進你的鼻子裡，你也不會馬上生病，要看你的免疫系統是否能對抗。因此，要研究的問題是：哪些人的免疫系統比較能夠對抗常見的病毒，是那些最初評鑑為快樂、活潑和放鬆的人，還是那些焦慮、敵視和憂鬱的人？

具有負面情緒的人，大約有三分之一未能成功擊退病毒，而罹患了感冒。但快樂的人裡，即使研究人員排除了睡眠模式、運動習慣和壓力程度等因素後，生病的也只有五分之一。[8]在後續研究中，研究人員甚至將受試者（也給了錢）暴露在更嚴重的流感病毒中。同樣的，正向情緒越高的人，感染率越低。[9]快樂的人，似乎比較不容易生病。

因此，心理健康確實在身體健康上發揮了部分的作用。這就是你所吃的食物非常重要的原因，因為食物會同時影響你的心靈和身體情況。正如你所見，一般常見的食物，從綠色葉菜類到常見的番茄，對大腦化學反應都有正向的影響，能幫助你抵抗憂鬱症。事實上，即使只是**聞一聞**普通的香料，就能改善你的情緒狀態。

但要避免憂鬱，不能僅僅靠吃綠色蔬菜，還要避開某些食物。因為食物裡也可能含有一些會增加憂鬱症風險的成分，例如花生四烯酸（arachidonic acid），這是主要存在於雞肉和蛋裡的一種會促進發炎的化合物，是導致大腦發炎而破壞情緒的主因。

好煩躁！都是花生四烯酸惹的禍

針對蔬食者情緒健康和情緒狀態的研究顯示，少吃肉不只是對身體好，也能幫助改善情緒。研究人員採用了兩種心理測試方法，一種是盤斯心情量表（Profile of Mood States，簡稱POMS），另一種是憂鬱、焦慮和壓力量表（Depression and Anxiety Stress Scale，簡稱DASS）。POMS測量憂鬱、憤怒、敵意、疲勞和困惑的程度；而DASS還量度了其他的負面情緒狀態，包括絕望、缺乏興趣、失樂（缺乏快感）、躁動、易怒，以及對其他人不耐煩。採行蔬食的受試者，似乎比雜食者明顯有較少的負面情緒。那些吃得更健康的人，回報的感覺是更有「活力」了。[10]

研究人員對這些發現，提供了兩種解釋。首先，飲食較健康的人之所以會更快樂，是因為他們更健康。[11]吃蔬食的人，除了比較不容易罹患主要死因的眾多疾病之外，似乎也比較不容易得到惱人的頑疾，例如痔瘡、靜脈曲張和潰瘍。他們比較不需要動手術，較少住院，需要用藥的機率也比一般人少了一半，包括鎮靜劑、阿斯匹靈、胰島素、降血壓藥、止痛藥、制酸劑、瀉藥，以及安眠藥。[12]（少了看醫生和醫療保險的麻煩，確實能讓人減少煩躁、壓力和憂鬱！）

此外，研究人員還提出了更直接的解釋：也許在動物性產品中所發現的促發炎化合物——花生四烯酸，會「導致神經發炎的連鎖反應，造成對心理健康的不利影響」[13]。當我們的身體代謝花生四烯酸時，會形成一組發炎性化學物質。事實上，這就是阿斯匹靈和布洛芬（ibuprofen）之類的消炎止痛藥減輕疼痛和腫脹的方式：抑制花生四烯酸轉化成這些發炎性的最終產物。或許，雜食者的心理健康問題是受到大腦發炎的連累。

當然，發炎並不全是壞事。當傷口周圍變得紅腫發熱，這個現象表明身體正在用花生四烯酸的發炎反應來幫助抵抗感染。但是，我們的身體已經製造了所需要的花生四烯酸，不需要再從飲食獲取。[14]在這一點上，花生四烯酸與膽固醇類似：兩者都是身體可以自行製造的基礎成分，當你從飲食攝取過量時就可能打亂體內系統的平衡。[15]研究人員懷疑，花生四烯酸的不當攝取可能會影響情緒狀態。有數據表明，血液中花生四烯酸濃度較高的人，憂鬱症發作和自殺的風險明顯較高。[16]

典型的美國飲食中，花生四烯酸的五大來源是雞肉、蛋、牛肉、豬肉和魚，其中雞肉和蛋的花生四烯酸含量，就比其他主要來源的總和還要多。[17]每天只要吃一顆蛋，就能大幅提高血液中的花生四烯酸濃度。[18]總之，比起蔬食者，雜食者大約要多攝取約九倍的花生四烯酸。[19]

顯示蔬食能改善情緒和情感狀態的研究，是一種橫斷面研究（cross-sectional study），意思就是一段時間的取樣結果。假如反過來，讓一些心理健康的人也吃得更健康，會怎樣呢？為了顯示因果關係，研究人員進行了介入性研究，也就是營養學的黃金標準：找來受試者，改變他們的飲食，看看會發生什麼事。同一組研究團隊就是這樣做的。他們找來了一些每天至少吃一次肉的男女，然後從他們的飲食中排除蛋、雞肉和其他肉類，看看對他們的情緒會有什麼影響。短短兩週，受試者所測得的情緒狀態就有顯著改善。[20]研究人員的結論是：「也許少吃肉有助於保護雜食者的情緒，尤其是那些有情緒障礙（如憂鬱症）的人。」[21]

鑑於這些結果，另一個研究小組決定在職場上測試健康飲食的影響。研究人員挑中的是一家大保險公司，鼓勵一群過重和糖尿病的員工遵循全食物蔬食的飲食，斷絕所有肉、油、蛋、乳製品和垃圾食物，但沒有份量的限制，也不計算熱量，不監控碳水化合物，而且也不用改變運動習慣。研究小組不提供餐點，但員工餐廳有提供一些可以選擇的日常餐點，比如墨西哥捲餅、小扁豆和蔬菜濃湯。至於對照組的員工，則沒有任何飲食限制。[22]

五個多月後，飲食受到限制的蔬食組，滿意度反而比對照組高。效果到底有多好？蔬食組的人，體驗到了前所未有的身心狀態：消化改善、活力增加、睡得更好，不管是生理功能、活力和心理健康都改善了。不出意外，他們的生產力及工作效率也表現出可測量的進步。[23]

有了這個成果後，研究人員在全美各地進行了更大規模的蔬食研究，從加州的聖地牙哥（San Diego）到喬治亞州的梅肯（Macon），選出了十家企業進行實驗。這次實驗同樣大獲成功，不僅改善了受試者的體重、血糖值和控制膽固醇的能力[24]，也改善了他們的情緒狀態，包括憂鬱、焦慮、倦怠、幸福感，以及日常生活功能。[25]

情緒低落，吃綠色蔬菜就對了

你可能沒有聽過以下的統計數字：較高的蔬菜攝取量，能將罹患憂鬱症的機率大幅減少六二％。[26]一篇在《營養神經科學》（*Nutritional Neuroscience*）期刊的回顧總結說：普遍來說，吃大量蔬果可能是維持大腦健康的一種非侵入性、自然又便宜的治療手段。[27]

不過，其中的原理是什麼呢？

傳統對憂鬱症的解釋，認為跟大腦的化學失衡有關，這種理論稱為單胺假說（monoamine theory）。人腦中有數十億條神經，彼此透過一種稱為神經傳導物質的化學物質互相溝通、傳遞消息。你的神經細胞並沒有實際接觸，而是製造和利用神經傳導物質來聯絡彼此。其中有一類重要的神經傳導物質就稱為單胺類，其中包括血清素（serotonin）和多巴胺（dopamine），濃度則由單胺氧化酶（MAO）控制——MAO能分解消除任何過量的單胺。由於罹患憂鬱症的人，大腦裡的MAO濃度偏高[28]，因此單胺假說認為，憂鬱症是由於單胺氧化酶的濃度增加，使得單胺類的神經傳導物質異常減少所致。

抗憂鬱藥物的作用，就是試圖提高神經傳導物質的濃度，以抵銷MAO加快分解的速度。但如果是因為過量的MAO導致憂鬱症，為什麼不開發一種藥物來阻擋這種酶呢？這類藥物確實存在，但具有嚴重的風險，其中最可怕的是「乳酪效應」：乳酪中的成分碰到這種藥物後，會造成致命性的高血壓，其他有相同作用的食物還有臘腸、培根和發酵食品。[29]

那麼，沒有更安全的辦法可以抑制MAO嗎？其實是有的。事實證明，許多植物性食物，包括蘋果、漿果、葡萄、洋蔥和綠茶，以及像丁香、奧勒岡、肉桂和豆蔻一類的香料，都含有能自然抑制MAO的植物營養素。[30]這可能有助於解釋，為什麼長期吃蔬食的人罹患憂鬱症的機率比較低。[31]

即便單就一大一天來看，也有研究指出吃越多蔬果的那一天，會感覺更快樂、更平和、更有活力，這些正能量甚至可以延續到第二天。不過，想要讓飲食對心理造成有意義的影響，你可能每天需要吃大約七份水果或八份蔬菜才行。[32]

種子與「快樂荷爾蒙」血清素

雖然有些植物性食物含有非常大量的血清素[33]，也就是所謂的「快樂荷爾蒙」，但血清素無法穿透過血腦屏障。這意味著從食物取得的血清素不能進入腦中，不過血清素的前驅物質色胺酸（tryptophan），卻可以從你的嘴巴進入到血液裡，再到達大腦。一九七〇年代進行的色胺酸耗損實驗顯示，飲食中缺乏色胺酸的人，會感到煩躁不安、憤怒和憂鬱。[34]那麼，假如給予受試者過量的色胺酸，他們是否會覺得更開心呢？

理論上應該如此。然而，一九八〇年代，某些色胺酸營養補充品卻引發了災難，導致多起死亡案例。[35]不過，既然色胺酸是一種胺基酸，而蛋白質是由胺基酸組成的，那麼能否透過攝取高蛋白飲食來提供大腦額外的色胺酸，從而提高血清素的濃度？研究人員試過這個方法，結果失敗了[36]，可能是因為富含蛋白質的食物還含有其他的胺基酸，在進入大腦時就把色胺酸擠掉了。然而，如果吃的是碳水化合物卻正好相反：它可以讓血液排出許多非色胺酸的胺基酸進入肌肉，讓出空間給較多的色胺酸進入大腦裡。比如說，鬆餅和柳橙汁這種富含碳水化合物的早餐，比起火雞肉、蛋和乳酪這種富含蛋白質的早餐，能讓受試者體內有更多的色胺酸。[37]

這個原理，或許可以解釋為什麼女性在經前症候群期間，有時會很想吃碳水化合物。研究顯示，甚至只要吃一頓高碳水化合物或低蛋白的餐點，就能改善經前症候群婦女的憂鬱、緊張、憤怒、迷茫、悲傷、疲累、警戒和冷靜指數。[38]在一項為期一年的研究中，隨機分配約一百名男女採取低或高碳水化合物的飲食。一年後，高碳水化合物組的受試者，比起低碳水化合物組的人，較少有憂鬱、敵對和情緒障礙的情況。其他研究也發現吃高碳水化合物、低脂低蛋白飲食的人情緒更好、更少焦慮。[39]兩者的研究結果相當一致。

碳水化合物可以促使色胺酸進入大腦，但你仍然需要從飲食攝取色胺酸。理論上，色胺酸與蛋白質之間的比值越高，越容易進入大腦。[40]像芝麻、葵花籽、南瓜籽一類的種子，都符合上述條件。的確，有一項安慰劑對照組的雙盲實驗，就是研究冬南瓜（butternut squash）種子對社交焦慮障礙的影響，結果顯示，受試者在食用冬南瓜籽一小時內，所測量到的焦慮指數就明顯獲得改善。[41]採用蔬食幾週後，情緒能獲得全面性改善，原因可能跟上述所有因素有關。[42]

番紅花比百憂解更優

早在三千六百多年前，就有香料用於醫療的紀錄，而證據顯示，第一個用於治療的香料就是番紅花。[43]幾千年後，科學家終於把番紅花拿來跟抗憂鬱藥物百憂解（Prozac）做臨床直接比較。結果是：無論是香料或藥物，減少憂鬱情緒的效果都同樣出色。[44]這樣的結果雖然提供的資訊不多，但起碼就副作用而言，番紅花要安全多了。比如說，服用百憂解的那一組，二〇％的人有性功能障礙（這是許多抗憂鬱藥物常見的副作用），但番紅花那一組就完全沒有這種副作用。

不過，使用番紅花可能比藥物要昂貴得多，這是自然療法的特例之一。番紅花是世界上最昂貴的香料，是用乾燥的雌蕊柱頭碾成粉所製成，大約要一萬五千朵的花才能收集到一百公克的柱頭。所以，生產一磅（約四五三公克）的番紅花香料，就需要超過五萬朵番紅花，這個數量足以覆蓋一整個足球場。[45]

等劑量的番紅花與百憂解，前者的價格要比藥物高出兩倍。然而，後續研究發現，即使只是聞聞番紅花的味道，對心理健康就有好處。即便研究人員將番紅花稀釋到無法察覺氣味的程度，仍然發現聞了二十分鐘番紅花的女性，比起安慰劑對照組，壓力激素明顯下降，焦慮的症狀也得到顯著改善。[46]

所以，如果你感到焦慮不安，起床時聞一聞番紅花，或許會有幫助。

喝咖啡千萬別加糖

說到在宜人的香味中醒來，就不能不提咖啡了。一杯咖啡除了讓大腦脫離早晨的渾沌狀態之外，還有其他作用。哈佛大學的研究人員檢視了三項大規模的世代研究數據（總人數超過了二十萬），結果發現每天至少喝兩杯咖啡的人，自殺風險大約只有不喝咖啡者的一半。[47]那麼，每天至少喝四杯咖啡的人呢？凱薩醫療機構（Kaiser Permanente）研究超過一百多萬人後發現，自殺風險似乎隨著咖啡劑量的增加而下降。每天至少喝六杯咖啡的人，自殺率降低了八〇％[48]；然而，每天至少喝**八杯咖啡**的人，自殺風險反而**提高**了。[49]

往咖啡裡加不同的東西，可能也會有不同的影響。追蹤數千名美國人十年之久的NIH-AARP研究發現，常常攝取含糖飲料，可能會增加老年人憂鬱症的風險。事實上，咖啡加糖可能會抵銷咖啡對情緒的正面效果，而加入人工甜味劑阿斯巴甜或糖精，則跟憂鬱症風險增加有關。[50]

關於阿斯巴甜對神經系統的影響，引發的爭論開始於一九八〇年代。[51]起初，探討的範圍僅限於已有精神疾患的人。美國凱斯西儲大學（Case Western Reserve University）的一項早期研究，由於安全原因而提前結束，因為有憂鬱症病史的受試者對甜味劑有非常嚴重的不良反應。研究人員得到的結論是：「有情緒障礙的人對這種人工甜味劑特別敏感，因此不應鼓勵此一族群使用人工甜味劑。」[52]

直到最近，才有研究調查阿斯巴甜對非精神病患在神經系統的影響。健康的受試者被分成兩組，一半被投以較高劑量的阿斯巴甜（相當於喝三公升健怡可樂），另一半則接受較低劑量的阿斯巴甜（相當於喝一公升的健怡可樂）。然後，兩組調換。[53]請注意，這裡的較高劑量，只是美國食品藥物管理局決定的阿斯巴甜每日容許攝取量的一半。[54]僅僅八天後，較高劑量的受試者就表現得更加憂鬱和煩躁，並在某些腦功能測試中表現更差。[55]由此可見，阿斯巴甜不僅會對敏感人群造成不利的心理影響，只要有足夠的劑量也可能危害一般大眾。

表象上，要避開無糖汽水和代糖糖包看似很容易，但人工甜味劑也存在於其他六千多種產品中[56]，包括薄荷糖、麥片、口香糖、果醬、果凍、果汁、布丁，甚至是營養棒和優格。[57]這種盛行程度讓研究人員斷言，阿斯巴甜「不可能從日常接觸中徹底排除」。[58]不過，只要你不吃加工食品就能辦到，這也是你應該把錢花在購買農產品的另一個充分理由。現在聰明的消費者買東西前都會先看成分表，但其實最健康的食物是連成分表都沒有的。

抗氧化物、葉酸、自由基

有越來越多的證據顯示，造成組織受損和老化的高度不穩定分子——自由基，可能在各種精神障礙（包括憂鬱症）的發展中也扮演了重要角色。[63]透過現代醫學影像技術來確認解剖研究，結果顯示：憂鬱症可能是由於自由基引起的神經細胞死亡造成大腦某些情感中心萎縮所致。[64]

吃抗憂鬱藥物，不如去運動

幾十年下來，我們已經知道單單一次運動，就能提升情緒[59]，也知道體能活動可以減輕憂鬱症狀。例如一項橫跨全美國近五千人的研究就發現，有運動習慣的人，罹患憂鬱症的機率降低了二五％。[60]

當然，這樣的研究結果不代表運動可以減少憂鬱症。或許我們可以反過來看：憂鬱症會讓人減少運動意願。換句話說，在你心情低落的時候，可能情緒會糟到連下床去散個步都不願意。為了測試這個想法，需要設計一項介入性研究：把患有憂鬱症的受試者隨機分成兩組，一組規律運動，另一組不運動。

這就是美國杜克大學研究人員的計畫。他們找來了五十歲以上、患有憂鬱症的男女隨機分配，一組人開始有氧運動計畫，另一組人則服用抗憂鬱藥物樂復得（Zoloft）。四個月內，藥物組的人情緒明顯改善，大抵上憂鬱症狀都消失了。而沒有服用任何藥物的運動組，也呈現了同樣驚人的效果。看來，運動似乎與藥物一樣有效。[61]

讓我們吹毛求疵一下：在杜克大學的研究中，不用藥的運動組每週都會因運動課程而碰面三次，所以說不定他們的情緒提升不是因為運動，而是社交刺激的緣故？由於存在著這樣的疑慮，同一組的研究人員隨後又進行了有史以來規模最大的憂鬱症患者運動實驗。這一次，他們增加了一個組別，一組服用抗憂鬱藥物，一組固定上運動課程，而新的一組則在家自己做運動。結果如何？無論是單獨或群體一起運動，對憂鬱症的緩解效果都跟服用藥物相當。[62]

因此，在醫生幫你開抗憂鬱的處方之前，別忘了問問看，是否能用每天運動來代替。

這種現象或許可以解釋為什麼多吃蔬果能夠抵抗憂鬱症，因為蔬果中含有豐富的抗氧化物，可以消除自由基。一項針對近三十萬名加拿大人的研究發現，蔬果攝取量越多，罹患憂鬱症、心理困擾、情緒障礙、焦慮症與缺乏心理健康自覺的風險就越低。研究人員的結論是，食用富含抗氧化物的植物性食物「有可能抑制氧化壓力對心理健康的不利影響」。[65]

不過，這項加拿大研究是採用問卷調查的方式，讓每個受試者自行報告蔬果的攝取量，準確度不是很高。一項全美國的研究，則進一步測量血液中類胡蘿蔔素植物營養素的濃度。這些植物營養素，包括在番藷和綠色葉菜所發現的黃色、橙色和紅色等天然抗氧化色素。血液中有較多這些營養素的人，不僅罹患憂鬱症的風險較低，也明顯有「劑量—反應關係」，意即植物營養素越多，人們的感覺就越好。[66]

抗憂鬱藥物真的有效嗎？

我們已經看到番紅花和運動在治療憂鬱症方面，效果可以媲美藥物，但這樣的結果又代表了什麼意義？數以千計發表過的研究顯示，抗憂鬱藥物的效果似乎很不錯。[72]然而，這裡的關鍵字是「發表過」。萬一製藥公司決定只發表那些有正面效果的研究，而偷偷擱置和掩蓋掉那些顯示藥物沒有作用的研究呢？研究人員為了探查真相，根據美國《資訊自由法》，向美國食品藥品管理局（FDA）申請調閱製藥公司所發表和未發表的研究。他們的發現令人震驚。

在已發表的文獻中，幾乎所有的抗憂鬱試驗結果都是陽性的。相反的，FDA根據試驗數據所做的分析（也包括未發表的研究），證明了大約有一半的試驗都顯示藥物完全沒有效。把所有發表過和未發表過的數據合併後，在臨床上抗憂鬱藥物並沒有比安慰劑糖錠有明顯的優勢。[73]這個發現意味著，抗憂鬱藥物顯著的臨床效果只是安慰劑效應罷了。換句話說，情緒的改善可能是病人對藥物的信任，而不是藥物本身發揮作用。[74]

更糟的是，由取得的檔案也發現，ＦＤＡ明知道帕羅西汀（Paxil）和百憂解這類藥物並沒有明顯比安慰劑有效，卻為了護航製藥公司而對民眾和處方醫師隱瞞這些資訊。[75]製藥公司為何能這樣做呢？因為製藥產業被認為是美國最有利可圖和最富政治影響力的產業之一，而精神疾患則是一直下金蛋的金雞母：慢性、常見，而且經常要使用多種藥物。[76]事實上，目前遵循醫師處方服用抗憂鬱藥的人口，占了美國總人口的八％以上。[77]

話說回來，雖然抗憂鬱藥物的效果可能沒有比假藥丸好，並不代表它們完全沒用。雖然安慰劑效應確實存在，但抗憂鬱藥物也的確為數百萬名憂鬱症患者提供了實實在在的好處，緩解了嚴重的憂鬱症狀，大約有一〇％的患者受惠（但不可否認的，這個統計數字也意味著處方藥對約九成的憂鬱症患者來說，效果可能微乎其微）。[78]

有些人認為，如果醫生願意給予患者相當於安慰劑的治療，那麼矇騙病患給他們實際上是糖錠的藥物，會比實際給藥更好。[79]因為糖錠不像藥物，不會引起副作用，比如說，有四分之三服用抗憂鬱藥物的患者會引發性功能障礙。其他問題可能包括體重增加和失眠；而大約五分之一的人，則會在嘗試停藥時產生戒斷症狀。[80]

但或許最悲慘的是，抗憂鬱藥物可能讓人更容易再次憂鬱。研究顯示，患者在使用抗憂鬱藥物後，比用其他治療方法（包括安慰劑療法）更容易再次陷入憂鬱。[81]因此，即使運動提高情緒也是一種安慰劑效應，但至少這個方法只有好處，沒有風險。

在類胡蘿蔔素中，抗氧化活性最高的是茄紅素（番茄的紅色色素）。事實上，一項針對近千名老年人的研究發現，每天吃番茄或番茄製品的人，罹患憂鬱症的機率比一週只吃一次或更少的人少了一半。[67]

如果抗氧化物這麼有用，為何不直接補充抗氧化劑藥錠就好了？答案是似乎只有食物來源的抗氧化物，才能對抗憂鬱症，膳食營養補充劑沒有相同的效果。[68]這個發現，可能意味著我們攝取抗氧化物的方式和傳遞方式，是維持最佳效果的關鍵。另一方面，抗氧化物可能只是植物性飲食富含其他營養成分的一個指標，例如葉酸。

葉酸★是維生素B群的其中一員，主要存在於豆類和蔬菜中。關於憂鬱症與低葉酸的早期研究，本質上都是橫斷面研究，也就是這些研究都只是一段時間內的取樣。所以，我們不知道究竟是低葉酸攝取量導致了憂鬱症，還是憂鬱症導致了低葉酸攝取量。[69]不過，近期長時間的追蹤研究顯示，低葉酸攝取量可能真的會讓嚴重憂鬱症的風險增加三倍。[70]然而，同樣的，葉酸營養補充品（人工合成的葉酸）似乎起不了作用。[71]

由此可見，蔬菜——包括富含抗氧化物的番茄和富含葉酸的綠色蔬菜，對身心健康都有好處。看研究資料上面的統計數字，你很難去實際體會憂鬱症的痛苦。看著數百人在憂鬱量表上的好表現，還不如我從電子郵件收到一封分享心得，更能打動我的心。

不久前，有位女士寫信給我，講述她如何跟憂鬱症搏鬥的故事。四十多歲的雪莉，一直是標準美國飲食的愛好者。近年來，她患有嚴重的偏頭痛、難以忍受的便祕，以及月經週期不規則等困擾。同時，她的憂鬱症也日益嚴重，已到她無法上班的程度。當雪莉發現了我的網站後，就開始自學營養攝取的知識。很快的，她明白西方飲食是如何摧殘她的健康，還有造成了她的不快樂。

她成為了 NutritionFacts.org 影片的忠實觀眾。

雪莉決定採行全食物蔬食，她不再吃動物性產品和垃圾食物，並大量增加蔬果的攝取量。四週後，她的精神變好，排便痛苦也減輕多了。七個月後，她可以輕鬆排便，曾經讓她痛苦到癱瘓的偏頭痛也完全消失了，她的經期變得規律、經痛減輕、經期縮短，同時她的憂鬱症也不藥而癒了。不過幾個月前，她感覺人生糟透了，早上甚至起不了床。但改善飲食後，她現在身心都非常健康。

這是一個真實的例子，見證健康飲食的力量有多大。

★葉酸的英文 folate 源自拉丁文 *folium*，意思是「葉子」，因為最初就是從菠菜中解析出來的。

第13章 如何不死於攝護腺癌

當NutritionFacts.org的一位長期讀者東尼聽說我在寫這本書時，就請我在書裡分享他的故事，希望能幫其他人避免重蹈他的覆轍。東尼是個工程師，婚姻美滿，已為人父。據他所述，他熱愛健身，總是努力做有益身體健康的選擇，而且很幸運的，他的祖父健康長壽。東尼有跑步的習慣，一直維持著健康的體重，遠離菸酒和毒品。一九八〇年代，東尼根據美國農業部的健康建議，說服他的家人以脫脂牛奶取代全脂牛奶，以魚和很多很多的雞肉取代牛肉。

東尼是醫生喜歡的那種病人，總是會問「我還能做些什麼，讓自己更健康？」因此，當他在五十出頭時被診斷出侵略性攝護腺癌，沒有人比他更驚訝了。東尼在世界著名的醫學中心尋求治療，並接受根除性攝護腺切除術，成功切除了癌細胞，但手術後遺症卻讓他每天都要面對日常的挑戰——漏尿和勃起功能障礙。

他告訴我，他很希望自己能早點知道，美國農業部的內部利益衝突（詳見第五章）如何影響了聯邦機構的獨立判斷，無能提出對公眾最有益的建議。

最後，東尼終於發現了你將會在這一章讀到的研究，身為一個科學家，他立刻了解到健康飲食可以提高男性健康的證據。過去幾年，他堅持蔬食，每天吃亞麻籽，癌症一直沒有再復發。正如以下我會提到的，可以預防攝護腺癌的飲食，同樣也被證明可能減緩（甚至逆轉）已經確診的癌症再持續惡化。因此，東尼（和我）希望，本章可以幫助你了解到健康飲食對攝護腺健康的重要性。

攝護腺位於直腸正前方，是在膀胱和陰莖根部之間一個核桃大小的腺體。它圍繞尿道，從膀胱出口，所分泌的攝護腺液是精液的一部分。正如乳腺組織可能發生癌變，攝護腺的腺體組織也有一樣的隱憂。

解剖研究顯示，八十歲以上的男性大約有一半都罹患了攝護腺癌。[1]但大多數死時患有攝護腺癌的男性，並沒有意識到自己罹患此病。這是篩檢的重點問題：許多被檢測出的攝護腺癌，即使從未被發現，也可能不會造成傷害。[2]遺憾的是，並非所有男性都這麼幸運。每年，有將近兩萬八千人死於攝護腺癌。[3]

喝牛奶會增加攝護腺癌的風險

一九八三年，美國通過《乳製品與菸草調節法》（*Dairy and Tobacco Adjustment Act*），並成立了一個隸屬於農業部的全國乳業推廣機構——國家乳品委員會（National Dairy Board）。從成立至今，這個機構已花了超過十億美元做廣告，各種口號也讓人琅琅上口，比如「牛奶是天然的」。但真是這樣嗎？好好想想：人類是唯一在斷奶後還繼續喝奶的物種，而飲用另一物種的奶，似乎也不能稱為自然吧？

那麼這個口號「牛奶，對身體好」又如何呢？所有來自動物的食物都含有雌激素等性荷爾蒙；瞧瞧現今基因「改良」過的乳牛，整個孕期都有奶可以擠，這正是牠們生殖激素的高峰期。[4]這些荷爾蒙自然存在於牛奶中（也包括有機牛奶），很可能跟各種由牛奶和其他乳製品所引發的荷爾蒙病症有關，包括痤瘡[5]、男性生殖能力降低[6]及性早熟[7]。牛奶中的荷爾蒙含量，或許可以解釋為什麼喝牛奶的女性，生雙胞胎的機率比不喝牛奶的女性高出五倍。[8]但是談到癌症，更應該留意的，卻是生長激素。[9]

根據大自然的設計，牛奶能在幾個月內將小牛養胖幾百磅。而人類一輩子暴露在這些生長因子下，或許可以解釋攝取乳製品和某些癌症的關聯。[10]哈佛大學的營養專家對此表示憂心，乳製品中的荷爾蒙和其他生長因子會刺激對荷爾蒙敏感的腫瘤生長。[11]實驗證據顯示，乳製品也會促進癌前病變，或讓突變細胞轉化成侵入性癌症。[12]

對於牛奶和其他乳製品的憂慮，首先是從人口規模的數據而來。比如說，自二次大戰以來，日本男性罹患攝護腺癌的人數增加了二十五倍，這與雞蛋消費量增加七倍、肉類消費量增加九倍以及乳製品消費量增加二十倍不謀而合。[13]雖然日本人的飲食內容相對穩定，而且在其他國家也出現類似的趨勢[14]，但在日本社會中，除了吃更多的動物性產品之外，還有其他變化也可能導致罹癌率上升。因此，科學家打算更進一步研究。

為了盡可能控制變量，研究人員採用培養皿實驗：在攝護腺癌細胞上滴入牛奶。他們選擇的是有機牛奶，以便排除外來荷爾蒙的任何影響，比如通常被用來注入乳牛體內的牛生長激素，讓牠們能生產更多的牛奶。[15]在十四個獨立實驗中，研究人員都發現，牛奶會刺激人類攝護腺癌細胞的生長，平均會加快癌症生長速度三〇％以上。相反的，杏仁奶則會壓抑癌細胞的生長速度至三〇％以上。[16]

不過，在培養皿發生的現象，未必就會在人體內發生。然而，病例對照研究也得出相同的結論，牛奶會增加攝護腺癌的風險[17]，世代研究的結果也一致。[18]二〇一五年的一項整合分析發現，乳製品（包括牛奶、低脂牛奶和乳酪，但不含非乳製品來源的鈣）的高攝取量，似乎會增加攝護腺癌風險。[19]

你可能會想，如果不喝牛奶，會不會影響骨骼發展呢？牛奶不是有助於預防骨質疏鬆症嗎？事實證明，這種宣稱的好處可能只是另一個空口無憑的行銷策略而已。一項針對牛奶攝取量和髖部骨折研究的整合分析顯示，牛奶並沒有顯著的保護作用。[20]

即使你在青春期開始喝牛奶，試圖加強顛峰骨密度，可能還是無法降低日後骨折的機率。[21]最近有一項追蹤十萬名男女長達二十年的研究甚至認為，喝牛奶反而會增加髖部骨折的機率。[22]

有些嬰兒天生帶有一種稱為半乳糖血症（galactosemia）的罕見缺陷，這是因為先天缺乏代謝半乳糖的酵素而引發的遺傳代謝疾病。這也意味著他們血液中有高濃度的半乳糖，可能會導致骨質流失。[23]一群瑞典的研究人員計算過，即使是可以代謝半乳糖的正常人，天天喝牛奶可能也對骨骼不太好。[24]半乳糖不僅可能傷害骨骼，事實上科學家用半乳糖就能引發實驗動物的過早老化。當研究人員塞給實驗動物一些半乳糖後，「動物的生命縮短，並表現出神經退化性疾病、智力發育遲緩和認知功能障礙……同時免疫反應與生殖能力也降低了。」[25]而且半乳糖的量不用太多，大約相當於一天喝一兩杯牛奶的量，就會發生上述影響。[26]

不過，人類說到底跟老鼠不一樣，所以研究人員轉而調查喝大量牛奶的人在死亡率和骨折風險的變化。[27]除了骨折和髖骨骨折的比率明顯較高之外，研究人員還發現，每天喝一杯牛奶的女性跟較高比率的早逝、心臟病與癌症有關。每天喝三杯牛奶的人，早逝風險會增為近兩倍。[28]至於喝較多牛奶的男性，儘管沒有顯示出較高的骨折發生率，但死亡率也較高。[29]

總之，該研究結果顯示喝越多的牛奶，會導致越高的死亡率（男女皆是）和骨折率（僅女性）。但有些乳製品的結果卻恰恰相反，例如酸奶和優格。不過，這樣的結果仍然符合半乳糖理論，因為酸奶和優格等食品在細菌發酵時，會帶走一些乳糖。[30]

在此一研究發表的醫學期刊裡有篇評論強調，有鑑於全球各地的牛奶消費量與日俱增，「如今，我們亟需確立牛奶與死亡率之間的關聯性。」[31]

蛋、膽鹼和攝護腺癌的關係

目前，全美國有超過兩百萬名的男性患有攝護腺癌，但至少能與攝護腺癌共存，比因攝護腺癌死亡要好。如果發現得早，癌細胞仍局限在攝護腺內，未來五年的死亡率幾乎為零。然而，一旦癌細胞擴散得太廣，五年存活率可能就會降低到三分之一。[32]為此，科學家拚了命想要找出攝護腺癌擴散的因素。

為了找出可能的罪魁禍首，哈佛大學的研究人員招募了一千多名有早期攝護腺癌的男性，並追蹤他們數年之久。相較於很少吃蛋的男性，一天吃少於一顆蛋的男性，攝護腺癌惡化（例如轉移到骨頭）的風險增為兩倍；而比蛋更糟糕的是禽肉：侵略性較強的攝護腺癌，如果經常吃雞肉和火雞肉，惡化風險會高達四倍。[33]

研究人員推測，食用禽肉和癌症惡化的關聯性，可能是熟肉中含有致癌物質（如第十一章中提過的異環胺）的關係。不知何故，比起其他動物的肉，這些致癌物質在雞肉和火雞肉中聚積得更多。[34]

那麼，蛋裡的促癌物質是什麼？每天吃不到一顆蛋，怎麼會讓侵入性攝護腺癌的風險加倍呢？答案可能是蛋裡一種稱為「膽鹼」的化合物。[35]

血液中含有高濃度的膽鹼，與原位攝護腺癌的風險增加有關。[36]這或許可以解釋蛋為何會促使攝護腺癌惡化。[37]但跟攝護腺癌死亡率的關聯呢？在一篇名為〈膽鹼攝取與致命攝護腺癌的風險〉（Choline Intake and Risk of Lethal Prostate Cancer）的論文中，哈佛大學的研究人員發現，從飲食中攝取最多膽鹼的男性，癌症死亡風險也會增加。[38]每週至少吃兩顆半的蛋（基本上是每三天吃一顆蛋）的男性，攝護腺癌死亡的風險會增加八一％。[39]蛋中的膽鹼，就跟紅肉中的肉鹼一樣，也會被存在於腸道的細菌轉化成一種叫「三甲胺」（trimethylamine）的毒素。[40, 41]一旦三甲胺在肝臟中氧化，就會增加心臟病發、中風和早逝的風險。[42]

諷刺的是，蛋中所含的膽鹼正是蛋農大力鼓吹的營養成分，即便大多數的美國人都已攝取過量的膽鹼。[43]我要告訴你的是，蛋產業的高層對於膽鹼與癌症的關聯大都心知肚明。多虧了《美國資訊自由法》，我得以看到一封雞蛋營養委員會（Egg Nutrition Board）執行主任寄給蛋產業高層的電子郵件，信中提到哈佛大學的膽鹼研究，研究結果顯示膽鹼是促進腫瘤惡化的元凶。「這絕對值得牢記在心，」他寫道：「不過我們仍將繼續宣傳膽鹼是另一個吃蛋的好理由。」[44]

飲食與運動，防癌哥倆好

納森．普里特金是生活形態醫療革命的推手，也是我祖母的救命恩人，他其實不是營養師，甚至不是醫生，而是一名工程師。普里特金在四十多歲時被診斷患有心臟病，在自行閱讀過現有的所有研究後，他決定試著採行非洲農村飲食，因為那些地方的心臟病極為罕見。他認為，如果停止食用會促進心臟病的飲食，就能阻止惡化。結果他發現，一切比他想像得更好。他不只進一步阻止了心臟病惡化，還逆轉了病程。[45]後來，他用一樣的方法幫了成千上萬的人。

在打敗我們的頭號殺手心臟病後，狄恩．歐尼斯博士和普里特金研究基金會的研究人員，開始對付二號殺手：癌症。他們開發了一系列實驗，讓受試者採用不同飲食，然後把他們的血液分別滴在培養皿的癌細胞上。猜猜看，誰的血液能更有效抑制癌細胞生長？

研究顯示，被隨機分配到蔬食組的人，比起繼續吃典型飲食的對照組，所採的血樣很明顯對癌細胞的生長較不友善。標準美國飲食組所採的血液還是會對抗癌症（若不是這樣，很多人早就死了），但是蔬食組血液的抗癌能力提高了約八倍。[46]

採用標準美國飲食的男性，其血液能把攝護腺癌細胞的生長速度減緩約九%。而採用蔬食一年的人，其血液可以把攝護腺癌細胞的生長速度減緩七〇%，比起以肉類為主的飲食，蔬食對癌細胞的阻止力高了近八倍。[47]類似的研究指出，吃蔬食的女性在短短十四天內，就可強化身體對抗乳癌的防禦能力（參見第十一章）。[48]彷彿在採行健康的飲食和生活方式幾週後，就變成了另一個完全不同的人。

值得注意的是，在所有這些研究中，防癌能力的增強都牽涉到蔬食和運動兩方面。例如，在關於乳癌的研究中，受試女性被要求每天要走路三十到六十分鐘。那麼，我們要如何確定，是飲食讓他們的血液更有效地抑制癌細胞生長呢？為了辨別飲食和運動對防治癌症的影響，加州大學洛杉磯分校的研究小組比較了以下三組男性：蔬食運動組、非蔬食運動組，以及標準飲食不運動的對照組。[49]

蔬食運動組的人，維持蔬食習慣十四年，還要做適度運動，例如每天散步。非蔬食運動組的人則採取典型的美國飲食，每天努力在健身房運動一小時，一週至少運動五次，如此保持十五年。研究人員想知道，運動夠強夠久的人，抗癌能力是否能跟散步的蔬食者相抗衡。[50]

為了找到答案，研究人員分別把這三組人的血液滴在培養皿中的攝護腺癌細胞上，看看何者能教訓更多的癌細胞。對照組的血液並非完全沒有防禦能力，即使你是一個吃薯條的懶骨頭，你的血液可能仍然能夠殺死一到二％的癌細胞。令人吃驚的是，十五年來努力運動的人，他們血液所消滅的癌細胞竟然比對照組多了兩千％。但好戲還在後頭，蔬食運動組血液的抗癌能力更是對照組的四十倍。顯然，光靠運動就能產生顯著的抗癌效果，但說到底，在健身房花了上千個小時運動，似乎仍不敵蔬食習慣的神奇功效。[51]

光靠飲食，就能逆轉攝護腺癌？

如果健康的飲食可以把血液變成抗癌利器，那麼除了預防癌症之外，是否還能治療癌症呢？其他幾個主要的死因，包括心臟病、第二型糖尿病和高血壓，都可以靠健康飲食來防治，甚至逆轉，所以癌症為什麼就不行？

為了回答這個問題，歐尼斯博士和他的同事找來了九十三名選擇不接受任何傳統治療的攝護腺癌患者。攝護腺癌的發展緩慢，加上治療的副作用又很多，因此被確診的患者通常會選擇稱為「觀察性等待」★或「預期處置」★★的醫療保留模式。由於下個步驟通常就是化療、放療和根治性手術，可能會留下尿失禁和陽痿的後遺症，因此醫生會盡可能將治療延後。正因為這類患者並沒有積極做任何事來治療癌症，所以是調查飲食和生活形態介入力量的理想族群。

★ 觀察性等待沒有治癒腫瘤的企圖，只有當腫瘤造成症狀或轉移時才會開始進行治療。
★★不採用藥物和手術治療，只是密切追蹤觀察病情。

這些攝護腺癌患者被隨機分為兩組：一組是對照組，沒有獲得任何醫囑以外的飲食或生活方式建議；另一組是健康生活組，被規定採用嚴格的蔬食習慣，以水果、蔬菜、全穀類和豆類為主，並配合其他健康的生活方式，比如每週六天、每天步行三十分鐘。[52]

研究人員使用ＰＳＡ值★來追蹤癌症的進展。一年後，對照組的ＰＳＡ值增加了六％，這就是癌症隨著時間生長的特性。但是，健康生活組的ＰＳＡ值卻減少了四％，顯示他們的腫瘤平均縮小了。[53]不開刀、不化療、不放療，單靠吃得更健康和活得更健康，就能達到這樣的效果。

在飲食和生活方式介入前後所做的活體切片檢驗顯示，有五百多個基因表達受到了影響。這是第一次證明改變飲食及生活方式可以影響基因，精確來說是改變基因開關的狀態。[54]在研究結束後一年內，對照組的患者因為癌細胞生長太快，其中有一〇％被迫接受根除性攝護腺切除術[55]，切除掉整個攝護腺和周圍組織。此種治療不僅會導致尿失禁（漏尿）和陽痿，也會造成大約八〇％的手術患者性功能改變[56]。相反的，健康生活組中沒有一個患者上了手術檯。

當初研究人員是如何說服一群年長的男性，吃上一年的純素呢？事實上，他們提供餐點外送到府的服務。[57]我猜想，研究人員了解男人一向懶惰成性，只要把食物放在他們面前，不論是什麼，他們都會吃下去——而這的確有用！

那麼，回到現實世界又會怎樣呢？醫生顯然無法讓多數的攝護腺癌患每天吃至少五份的蔬果[58]，所以麻州大學的一組研究人員決定只改變他們飲食中的ＡＶ比率，也就是他們飲食中動物性蛋白與植物性蛋白的比率。[59]有沒有可能僅僅減少飲食中的肉類和乳製品，並增加植物性食物，就足以讓癌症得到緩解？

為了驗證這個想法，研究人員將攝護腺癌患者隨機分成兩組，一組是吃更多蔬食的健康飲食諮詢組，另一組則是沒有接受飲食指導的常規護理組。健康飲食諮詢組將AV比降低到大約一比一，即分別從動植物中獲取各一半的蛋白質。至於對照組，動物性與植物性蛋白的比率還是維持在三比一左右。[60]

結果出來了，採取半素食的受試者，腫瘤生長的速度確實慢下來了。他們平均的PSA倍增時間（腫瘤大小的翻倍速度），從二十一個月放慢到五十八個月。[61]換句話說，雖然癌細胞還是在成長，但即使只採用部分蔬食，也能夠顯著減緩腫瘤的擴展。值得注意的是，歐尼斯博士和同事能夠證明，全蔬食飲食可以明顯**逆轉**癌症的生長：受試者的PSA值不僅沒有成長，還出現下降趨勢。因此，理想的動物性／植物性蛋白質比率，或許接近零到一之間。

亞麻籽與木酚素，清除癌細胞的兩把劍

攝護腺癌的發病率在世界各地的差距非常大。例如，非裔美國人的攝護腺癌發生率，在臨床上明顯比日本男性高了三十倍，比中國男性高了一百二十倍。這麼大的差距，部分要歸因於西方飲食中較高的動物性蛋白質和脂肪。[65]而另一個因素很可能是亞洲飲食中常見的大豆，發生作用的是稱為大豆異黃酮的保護性植物雌激素。[66]

我們在第十一章還提過一種主要類型的植物雌激素——木酚素。幾乎所有的植物中都含有木酚素，尤其亞麻籽的含量特別多，甚至比其他植物高出百倍之多。在攝護腺癌罹患率相對較低的

★ＰＳＡ為攝護腺特異性抗原（prostate-specific antigen）的縮寫，是由攝護腺上皮組織所分泌的特殊蛋白，在臨床上使用ＰＳＡ作為攝護腺癌的生物指標，但ＰＳＡ上升未必代表癌症。

男性族群中，攝護腺液裡所發現的木酚素濃度通常較高[67]，而且培養皿實驗也顯示，木酚素能減緩攝護腺癌細胞的生長。[68]

研究人員決定進行木酚素的實驗，他們徵求了一些預定下個月要進行攝護腺摘除手術的攝護腺癌患者，每天服用三大匙的亞麻籽。在摘除手術後，研究人員查驗了從這些癌患身上取出來的腫瘤。短短幾週內，攝取亞麻籽似乎降低了他們的癌細胞生長速度，同時也增加了他們的癌細胞清除速度。[69]

更好的消息是，亞麻籽還可能有預防攝護腺癌發展到必須動手術的階段。攝護腺上皮內瘤（簡稱ＰＩＮ）是切片檢查中所發現的攝護腺癌前病變，與攝護腺癌的關係類似於乳腺管原位癌與乳癌的關係。那些患有ＰＩＮ的人，具有高罹癌風險，在後續的切片檢查中，有二五到七九％的結果會發現癌症。[70]由於能夠重複切片檢驗來監測患者的情況，這個過程提供一個絕佳的機會，可以看看飲食介入是否能夠防止這些病變發展成癌症。

受試的十五名男性，在第一次攝護腺切片檢驗結果顯示ＰＩＮ為陽性後，被要求在六個月內每天吃三大匙亞麻籽，然後再做下一次切片檢查。六個月後，他們的ＰＳＡ值與切片中的細胞增殖率顯著下降，顯示亞麻籽確實阻止了攝護腺癌的發展。其中有兩名男性血中的ＰＳＡ濃度下降到正常值，甚至根本不需要進行第二次切片檢查。[71]

重點是：證據表明，亞麻籽是安全的營養來源，並可能降低腫瘤增殖率。[72]何不試試這種經濟又沒副作用的方法？只是別忘了，如果你買到的亞麻籽不是預先研磨過的，食用前請先磨碎，否則這些種子可能未經消化就直接隨著糞便排出體外了。

對攝護腺癌來說，最糟糕的食物與最好的食物

如果實在沒有辦法讓老人家吃素，你只能採取折衷辦法。那麼，有沒有一份簡單的食物清單，可以標明什麼是他絕對不該吃的，而什麼又是他應該吃的？

先前我們提過哈佛大學關於攝護腺癌惡化和死亡率的研究，蛋和禽肉可能是最嚴重的罪魁禍首：攝護腺癌患者即使每天吃的蛋不到一顆，還是可能會促使癌症以兩倍速度惡化；而即使每天吃的雞肉或火雞肉的份量不到一份，癌症惡化的風險也會上看四倍。[62]

相反的，如果你只想在現在的飲食中添加一種食物來防止癌症惡化，可以考慮十字花科的蔬菜：像綠花椰菜、球芽甘藍、包心菜、白花椰菜或羽衣甘藍等十字花科蔬菜，每天只要吃少於一份的份量，就能讓癌症惡化的風險降低一半。[63]

一般而言，控制動物性／植物性蛋白的比率，可能是預防癌症的一個有效方法。例如一項包括近五十萬名受試者，探討飲食和膀胱癌關聯的大規模研究發現，僅僅增加三％的動物性蛋白攝取量，就會讓膀胱癌的風險增加一五％。反之，僅增加二％的植物性蛋白攝取量，就能降低二三％的罹癌風險。[64]

攝護腺肥大，試試亞麻籽

假如健康的飲食可以減緩攝護腺癌細胞的異常生長，是否也能減緩正常攝護腺細胞的異常生長？良性攝護腺增生（簡稱BPH）是一種攝護腺腫大的病症，俗稱攝護腺肥大。在美國，BPH影響了數百萬名男性[73]，在五十多歲的男性中約占了半數，而在八十多歲的男性中則占了八〇％。[74]因為男性的攝護腺環繞著膀胱，如果變得太大，就會阻礙正常尿流，並可能引起尿流細弱和膀胱排空不足，讓人一直跑廁所。而滯留在膀胱的尿液，還可能會成為感染的溫床。

遺憾的是，隨著腺體持續增大，這個問題似乎只會變得更糟。為了治療BPH，在藥物和營養品的花費總計已經有數十億美元，而通過手術治療的美國男性，更高達數百萬人。[75]手術過程包括各種像「通樂式」的技術，不追究手術做法，光看技術的縮寫都很無害，例如TUMT（經尿道微波療法）、TUNA（刺針燒灼手術）和TURP（內視鏡刮除手術）；其中的T代表經過尿道（transurethral）。TUMT是用一種叫做切除鏡的儀器從陰莖進入體內，過程中，醫生會使用一種天線狀的工具導入陰莖，以微波燒灼過多的攝護腺組織。[76]在TUNA療法中，醫生使用的是一對加熱過的針頭，一次燒灼一排攝護腺組織。這些，就是所謂的微創技術！[77]而TURP則是攝護腺肥大的標準手術，外科醫生利用電刀經由尿道內視鏡將攝護腺組織一片片刮除。而副作用包括所有的「術後不適」。[78]你怎麼想？一定有更好的療法。

由於BPH太常見了，因此多數醫生可能都認為這只是老化的必然結果。但事實並非如此。例如，北京一所醫學院的報告指出，在一九二〇到三〇年代的中國，十五年來總共只有八十個BPH病例，而不是八〇%。在日本和中國，歷年來BPH和攝護腺癌都很罕見，主要原因被認為是這兩個國家傳統的蔬食習慣。[79]

想進一步鑽研這個想法的普里特金基金會研究小組，就是先前進行過蔬食前後人體血液對攝護腺癌細胞生長影響實驗的同一組人。這次，他們要針對阻礙尿流的正常攝護腺細胞進行同樣的實驗。短短兩週，從蔬食的人身上所採集到的血液，也能抑制非癌性攝護腺細胞的異常生長，而且效果似乎不會隨著時間消散。那些長期採行蔬食的人，血液中的有益效果能維持長達二十八年不變。這樣看來，只要我們繼續吃得健康，攝護腺細胞的生長速度將會持續下降，並維持在低點。[80]，換句話說，就不會有攝護腺肥大的問題。

有些植物性食物可能對攝護腺特別有益。研究發現，亞麻籽可用於治療攝護腺肥大。每天吃相當於三大匙的亞麻籽，所得到的緩解效果與服用坦洛新（Flomax）或波斯卡（Proscar）等一般處方藥相當[81]，而且沒有藥物副作用，如頭暈或性功能障礙等。

那麼，攝護腺肥大有可能事先預防嗎？研究顯示，吃大蒜和洋蔥能顯著降低攝護腺肥大的風險。[82]一般而言，煮熟的蔬菜可能比生菜更有效，而豆莢科植物（豆類、鷹嘴豆、豌豆和扁豆）也跟較低的攝護腺癌風險有關。[83]結構性植物蛋白（簡稱TVP）★是義大利麵醬和素辣椒醬經常使用的大豆產品，比起泌尿科所使用的TVP（經尿道攝護腺切除術）[84]，我比較建議使用這種TVP。

越矮越長壽？這種促生長因子很可怕

為什麼活到百歲以上的人瑞，能夠逃離癌症魔掌？隨著年齡增長，癌症發展和死亡的風險也會逐年增加；不過有趣的是，一旦活到八十五或九十歲時，罹患癌症的風險就會開始下降。[85]事實上，如果到了一定的年齡，你還沒有罹癌，就可能永遠都不會罹癌了。為什麼活得越老就越不可能罹癌？這很可能跟稱為第一型類胰島素生長因子（insulin-like growth factor 1，簡稱 IGF-1）的促癌生長激素有關。[86]

★結構性植物蛋白（textured vegetable protein）也稱作結構性黃豆蛋白或大豆分離蛋白，是一種廣泛使用在許多素食漢堡的成分，可用於製造各種素肉產品。

每年，你都會重生一次。你一年所創造和銷毀的新細胞，相當於整個身體的重量。每天，大約有五百億個細胞死亡，又有五百億個新細胞誕生，維持身體的平衡。[87]當然，嬰兒期或青春期的你需要成長，在成長過程中，你的細胞不會變大，只會變得越來越多。一個成年人的身體裡大約有四十兆個細胞，是孩童時期的四倍。

一旦過了青春期，新生的細胞就不再需要比淘汰掉的細胞多很多。當然，你的細胞仍會生長和分裂，持續汰舊換新。但除了取代舊細胞，你的身體不會想製造出更多的細胞。在一個成人體內，額外的細胞生長可能就意味著腫瘤的發展。

那麼，身體是如何維持平衡的呢？就是透過發送稱為「荷爾蒙」的化學信號給所有細胞。其中一個關鍵信號，就是IGF-1生長激素。這個聽起來像《星際大戰》機器人的名字，實際上是調節細胞生長的關鍵因子。當你還小時，為了促進發育，促生長因子IGF-1的值會上升；一旦成年後，IGF-1值就會減少。這是身體所給的提示，以阻止新生細胞比殺死的細胞數量更多。

然而，如果成年後，IGF-1值仍然過高，細胞就會不斷收到生長和分裂的指示，並持續分裂和成長。我們可以預見，如果在血液裡有更多的IGF-1，發展出癌症（例如攝護腺癌）的風險就會越高。[88]

萊倫氏症候群（Laron syndrome）是一種生長嚴重遲緩的罕見疾病，就是身體無法正常分泌IGF-1引起的。罹患此病的人身材比例正常，但特別矮小，而且幾乎終生不會罹患癌症。[89]萊倫氏症候群有點像是人類的一種抗癌突變，引起了科學家的好奇：如果童年時期能正常得到所需要的IGF-1，成長到正常身高後，在成年期往下調節這種荷爾蒙以截斷多餘的生長訊號，可以做到嗎？事實證明，你可以不靠手術或藥物，僅透過簡單的飲食選擇，就能做到這一點。

攝取動物性蛋白質似乎會觸發IGF-1分泌。[90]這或許能解釋為什麼在你開始蔬食的短短幾週內，就能顯著加強血液中的抗癌能力。還記得從吃健康飲食的人所抽取的血樣，可以用來殺死更多癌細胞的實驗嗎？如果你將蔬食者身上所失去的IGF-1量又加回到癌細胞身上，猜猜會發生什麼事？結果是，健康飲食和運動的抗癌效果消失了，癌細胞又會回歸到蓬勃生長的情況。這就是我們推測蔬食能提高血液抗癌能力的原因：透過減少動物性蛋白的攝取，我們減少了體內IGF-1的濃度。[91]

在削減動物性蛋白僅僅十一天後，IGF-1的濃度會下降二〇％，而IGF-1結合蛋白★的濃度則躍增五〇％。[92]你可以把IGF-1結合蛋白看成是身體的緊急剎車系統，這是身體保護自己免受癌症（細胞快速生長）侵犯的方式，也就是釋放結合蛋白進入血液中，與過量的IGF-1結合。即使你已經藉由飲食成功地將新產生的IGF-1往下調降，但別忘了，你兩週前吃下去的培根和蛋裡還有多餘的IGF-1仍在體內循環著，該怎麼辦呢？別擔心，肝臟所釋出的結合蛋白緝捕大隊，就足以將它們帶離循環。

那麼，飲食中的植物份量究竟要到什麼程度，才能降低IGF-1濃度？動物性蛋白——無論是肉類的肌肉蛋白質、蛋的蛋清蛋白或是乳製品中的乳蛋白，都會刺激IGF-1分泌。吃奶蛋素的素食者，並不能顯著減少IGF-1濃度。不論男女，只有限制所有動物性蛋白的攝取，才能讓IGF-1這種促癌激素顯著下降，並提高保護性結合蛋白的濃度。[93, 94]

總歸一句話，攝護腺癌並非不可避免。我曾在紐約州的貝爾波特（Bellport）演講，呼籲透

★IGF-1和這種蛋白結合後會失去活性，因此不會提高IGF-1的濃度。

過飲食來預防慢性病。演講過後，有一名叫約翰的聽眾寄給我一封電子郵件，講述他跟攝護腺癌的戰鬥過程。約翰在五十二歲時被確診攝護腺癌，先後做了六次粗針切片（治療前的診斷方法），結果全都顯示他的癌症極具侵略性。醫生建議他立刻動手術，切除整個攝護腺。

約翰決定先不動手術，而是把飲食改為全蔬食。八個月後，他又做了一次切片檢查。醫生非常驚訝，因為他的癌細胞只剩下一〇％。更重要的是，至今他的PSA測試完全正常。

約翰在一九九六年被診斷出癌症，在改變飲食後，他的癌症消失了，而且沒有再復發。

當然，約翰可能只是運氣好。我也不建議人們忽視正常的醫療措施。無論你和醫療團隊的共同決定是什麼，健康的飲食和生活方式都只是輔助性質。這就是生活形態介入的好處：無論你選擇哪種治療方式，都能同時併行。雖然在研究的設計上，這個特點可能會使問題更複雜，因為你不知道哪些行為可能造成何種改善。但是，在面對癌症時，你會想獲得所有可以得到的幫助。無論癌症患者選擇的是化療、放療或動手術，他們永遠都可以從改善飲食做起。對攝護腺有利的飲食，也是對乳房有利的飲食，同時也是對心臟健康有利的飲食，對於維持身體健康來說，更是萬中選一的飲食。

第14章　如何不死於帕金森氏症

在一九六〇年代民權運動最高峰的時期，我父親經常在布魯克林的暴動中一邊躲子彈，一邊找尋最合適的角度捕捉母親在抗議活動被逮捕與拖走的影像。他最著名的作品，是《君子時代》（*Esquire's*）一九六三年的年度照片之一，照片中是我們的家族友人布蘭萊特（Mineral Bramlet-ter）以基督相仿的姿態懸吊在兩名白人警察之間，而另一名警察則用手扣住了他的喉嚨。

對一個著名的攝影記者來說，罹患一種會導致手抖的疾病，是命運殘酷的捉弄。多年來，我父親一直為帕金森氏症所苦。在疾病一點一滴的凌遲下，他逐漸失去了照顧自己的能力，也完全無法像過去一樣生活。他臥床不起，並在能夠想像得到的各方面都受到了損傷。

在跟疾病對抗十六年後，他最後一次進了醫院。慢性病經常會產生併發症，而一個併發症會導致另一個。他得了肺炎，最後幾個星期都得依賴呼吸器，讓他經歷了一場痛苦而漫長的死亡。他去世前在醫院病床上度過的幾個星期，不論是對他或是對我而言，都是一生中最難受的時光。

醫院是個活著受罪、死也受罪的地方。這就是為什麼我們每個人都應該照顧好自己的健康。

正如家父的故事，帕金森氏症有可能導向悲慘的結局。它是繼阿茲海默症之後，第二常見的神經病變疾病。帕金森氏症是一種失能障礙，會影響到行動的速度、品質和靈活度。它的典型症狀，包括了手部抖動、四肢僵硬、平衡受損與行走困難，會隨著病情的發展而日益加重。帕金森氏症也會影響情緒、思考和睡眠。到目前為止，這種病無法治癒。

這種病是因為控制活動的大腦部位一些特化的神經細胞逐一死亡所引起的，通常發生在五十歲以後。頭部外傷會增加發病風險[1]，這或許可以解釋為什麼一些重量級的運動明星都淪為帕金森氏症的犧牲品，例如拳王阿里及美國職業橄欖球聯盟球星佛雷斯特・葛雷格（Forrest Gregg）。然而，大多數人更可能從環境的有毒污染物質中發展出帕金森氏症，這些毒物會在食物鏈中累積，並最終影響到我們的大腦。

美國國家癌症研究所在二〇〇八年及二〇〇九年美國總統府癌症研究小組的報告中，指出了我們被工業化學物質淹沒的程度。以下是他們所得到的結論：

> 一直以來，美國人都被這些危險物質的無數組合持續轟炸，甚至從出生前就已經開始。本小組強烈地希望您（總統先生）能運用總統府辦公室的力量，從我們的食物、水和空氣中除去致癌物質與其他有毒物質，以避免增加不必要的醫療成本，削弱國家的生產力，並摧殘美國人的生命。[2]

工業污染物質除了會增加許多癌症風險，也在帕金森氏症一類的神經病變上插了一腳。[3]而這些毒素，全都積存在大多數人的體內。

每隔幾年，美國疾病控制與預防中心就會測量全美國各地數千名美國人體內的化學污染物質。根據該機構的調查結果及美國生物學家瑞秋・卡森（Rachel Carson）一九六二年的暢銷書《寂靜的春天》（*Silent Spring*）所載，大多數美國婦女的身體都受到許多污染，包括重金屬、有毒溶劑、內分泌干擾物質、化學阻燃劑、塑膠化學物質，多氯聯苯，以及像是DDT一類的禁用農藥。[4]

許多案例裡均發現，數百名受試女性中，高達九九到一〇〇％的人，血液中有可測量的污染物質；甚至孕婦身上平均還殘留著多達五十種不同的化學物質。[5]這些潛在的有毒物質，是否也會轉嫁到嬰兒身上？研究人員決定用實驗來回答這個問題。他們取樣新生兒的臍帶血（只要在臍帶被剪斷時，取一點噴出的血到小瓶中即可），查驗其中的污染物質濃度。研究人員在三百多個樣本裡，發現有九五％的臍帶血樣本有DDT殘留。[6]可怕的是，這樣的結果竟是發生在DDT已禁用了幾十年後的今天。

那麼男性的情況又如何呢？男性體內某些污染物質的濃度，通常比女性要高。解決這個謎團的線索，就藏在哺乳史裡。沒有哺餵母乳的女性，體內某些有毒物質的濃度與男性相當；而哺乳時間越長，體內有毒物質的濃度越低，這顯示女性會透過哺乳將污染物質傳給子女，把毒素排出體外。[7]

女性血液中某些污染物質的濃度，似乎會在懷孕期間降低近一半[8]，部分原因就是母體會將這些有毒物質透過胎盤傳遞出去。[9]或許這就是為什麼在懷第一胎時，母乳中污染物質的濃度會比後來幾胎都要高。[10]這也可以解釋，為什麼出生順序會被認為是年輕人體內污染物質濃度的主要預測指標。基本上，第一胎的孩子可能會優先取得母體內積存的有毒廢物，而剩餘的部分則會留給弟妹們。[11]

自己在嬰幼兒時期吃母乳的母親們，長大後自身分泌的母乳通常含有更多的污染物質，顯示這些化學物質能夠代代相傳。[12]換句話說，你現在所吃的食物，會影響到你的子孫輩體內有毒物質的濃度。當然談到哺育嬰兒，母乳絕對是最好的[13]，但為了不要把有毒物質傳給孩子，首先我們要做的，就是盡量不要「毒害」自己。

二〇一二年，加州大學戴維斯分校的研究人員發表了加州二到七歲兒童的飲食分析（兒童在飲食上特別容易受到化學物質的影響，因為他們仍在成長，飲食攝取量相對於體重來說比成人高）。研究發現，在兒童體內從飲食取得的化學物質和重金屬，確實比成人的安全標準超出更多。單就罹癌風險來說，就超過了一百倍。幾乎每個受試兒童，體內的砷、禁用農藥地特靈（dieldrin）及戴奧辛的基準值都超標，DDE（DDT的衍生物）濃度也過高。[14]

究竟哪種食物含有最多的重金屬？就學齡前兒童來說，砷的主要食物來源是禽肉；而對他們的父母而言，則是鮪魚。[15]鉛的主要來源呢？答案是乳製品。汞呢？答案是海鮮。[16]

所有擔心孩子可能暴露在含汞疫苗的家長應該要知道，即使是懷孕期間，每週只吃一份魚，都可能讓胎兒體內的汞含量，比直接注射一打含汞疫苗還要多。[17]你的確該努力將汞的暴露量減到最低，但接種疫苗的好處遠大於風險。但同樣的道理卻不適用於鮪魚，因為不吃鮪魚不會讓你有感染風險。[18]

這些污染物質，到底是出現在食物供給鏈的哪個環節？如今，大多數的DDT都來自肉類，尤其是魚肉。[19]本質上，海洋無異是人類的下水道：一切最終都會流入大海。飲食中的多氯聯苯（這是另一組被禁用的化學物質，一度被廣泛用作電氣設備的絕緣油），同樣來自魚肉。一項橫跨十八個國家、包括一萬兩千多種食物和飼料樣品的研究發現，魚和魚油中有最高的多氯聯苯污染，其次是蛋、乳製品，然後是其他肉類。而污染程度最低的，則出現在食物鏈底部，也就是植物性食物。[20]

另一種在近半個世紀前被禁用的農藥六氯苯，如今主要存在於乳製品、肉類和魚類中。[21]全氟化合物（PFC）呢？答案同樣是魚類和其他肉類。[22]在美國，戴奧辛最主要的來源是奶油，接著是蛋及加工肉品。[23]蛋中的戴奧辛高含量，或許能解釋為何有研究發現，每天只要吃半顆蛋，罹患口腔癌、大腸癌、膀胱癌、攝護腺癌和乳癌的風險比完全不吃蛋的人會高出二到三倍。[24]

那麼，假如女性希望透過飲食在懷孕前清除身上的污染物質，究竟需要多久時間？為了找出答案，研究人員請受試者每週都吃一大份鮪魚或其他汞含量很高的魚類，提高他們體內的重金屬含量，連續吃十四週後停止。接著，科學家開始測量受試者體內汞含量的減少速度，以便計算出汞的半衰期。[25]受試者似乎在兩個月內，就能清除掉體內一半左右的汞。這樣的結果顯示，在停止吃魚的一年內，身體差不多可以排除九九％的汞。然而，要排掉其他從魚類而來的工業污染物質，我們的身體可能需要更長的時間。例如某些戴奧辛、多氯聯苯和DDT副產品，半衰期可能長達十年。[26]因此，想要把這些有毒物質九九％清除掉，可能需要超過一世紀的時間。想要完全排毒後才懷第一胎，這可是一段非常久的時間。

現在，你可能會想知道，這些化學物質一開始是如何進入到食物裡頭的。其中一個原因是，我們已經將地球污染得非常徹底了，所以這些化學物質會隨著雨水落下來。例如，科學家在洛磯山國家公園冰雪覆蓋的峰頂上，就發現了八種不同的農藥污染。[27]一旦污染物質進入土壤，就會在食物鏈中累積，一級一級往上增加濃度。想想看，在乳牛被屠宰成牛肉前，要吃掉相當於七萬五千磅的植物。植物中的化學物質會儲存在乳牛的脂肪裡慢慢累積，因此，每當你吃下一個漢堡，實際上就等於吃下組成這個漢堡的所有成分所吃下的一切東西。減少暴露於工業毒素的最好辦法，或許是盡可能食用食物鏈底層的食物，也就是蔬食。

避免禍從口入，慎防可怕的戴奧辛

戴奧辛是藏在動物脂肪中的高毒性污染物質，約九五%的人體暴露源自所食用的動物性產品。[28]部分原因是動物飼料受到污染。例如，一九九〇年代的超市調查發現，人工養殖的鯰魚含有最高濃度的戴奧辛。[29]很明顯的，用來餵養鯰魚的飼料中可能混入了一些防結塊劑，其中含有源自污泥的戴奧辛。[30]同樣的飼料也用來養雞，當時受影響的雞隻大約占五%的全美國家禽總產量。[31]這也意味著，美國民眾吃了上億隻受到污染的雞。[32]當然，雞裡頭有的，雞蛋裡頭也會有。事實上，美國生產的雞蛋裡也發現了升高的戴奧辛含量。[33]據美國農業部估計，受污染的飼料不到一%，但一%的雞蛋產量卻意味著每天有超過一百萬顆雞蛋被污染。鯰魚的污染更是普遍，美國有超過三分之一的養殖鯰魚被檢測出受到戴奧辛污染。[34]

一九九七年，美國食品藥物管理局呼籲飼料廠商停止使用這些受到戴奧辛污染的成分，並指出「持續讓動物暴露在含有高戴奧辛的飼料中，會對動物健康造成不利影響，同時對食用動物性產品的人也會有健康疑慮。」[35]那麼，我們能寄望飼料業者會自行整頓嗎？

每一年，美國仍有多達五億磅的鯰魚持續從養殖場被「粗製濫造」地推向市場[36]，但直到十多年後，美國政府才後知後覺地去查驗這些產品是否符合規定。美國農業部的研究人員，檢驗來自全國各地的鯰魚樣本，並在二〇一三年回報有九六%的樣品仍含有戴奧辛和戴奧辛類的化合物。而當他們回頭去檢查飼料時，猜猜他們發現了什麼？有超過半數的樣品都受到了污染。[37]

換句話說，這二十多年來，飼料業者用來餵食動物（最終進入我們大多數人的肚子內）的飼料[38]，可能都含有戴奧辛。顯然的，飼料業者對這種做法一點都不知收斂。

美國國立醫學研究院已經提出了如何減少戴奧辛暴露的建議，像是減少從肉類（包括禽肉和魚肉）攝取脂肪，以及避免從肉汁回收動物性脂肪。[39]由此看來，減少飲食中的動物性食物，才是更謹慎的做法。研究人員估計，蔬食習慣可以避免約九八％的戴奧辛攝取量。[40]

抽菸可以預防帕金森氏症？其實，你還有更好的選擇

美國疾病控制與預防中心最近剛慶祝了一九六四年衛生總署吸菸報告滿五十週年。這個具有里程碑意義的報告，首次公開表明吸菸會導致癌症，被視為這個時代公共衛生的偉大成就之一。[41]回頭讀一讀菸商對這個報告的反應，還滿有意思的。例如，一位業內人士反駁衛生總署對於抽菸花費美國數十億美元的說法：「抽菸讓越來越多的人在退休後不久就身亡，為國家節省了大筆支出。」[42]換句話說，我們應該感謝香菸，幫我們節省了很多醫療保險和社會安全的花費。

菸商還批評衛生總署的報告「沒有平衡報導抽菸的好處」。[43]當他們在國會接受質詢時表示，抽菸「對健康的正面好處」，包括「幸福感、滿足感及快樂，當然還有其他種種好處」。除了批評衛生總署報告中試圖抹滅的幸福感，菸草協會所提出的「其他種種好處」，甚至包括預防帕金森氏症。[44]

令人意外的是，在過去半個世紀裡，有超過五十二項研究都不約而同地表明，抽菸的確跟帕金森氏症的低發生率有關。[45]無論再大膽的假設，都無法解釋這些發現。公共衛生科學家反駁，或許這是因為吸菸者在罹患帕金森氏症前就已經死亡了？不對，吸菸的保護作用出現在所有年齡層。[46]或許是因為吸菸者也喝較多的咖啡（已知咖啡可以預防帕金森氏症）？[47]也不對，即使研

究人員排除了咖啡，香菸的保護作用仍然不變。[48]而同卵雙胞胎的研究，也排除了遺傳因素。[49]甚至只是在父母吸菸的家庭裡長大，似乎也可以對預防帕金森氏症有用。[50]難道菸商的說法是正確的？兩者真的有關係？

從一九六四年衛生總署發表那份開創性的報告以來，已有超過兩千萬名美國人因為吸菸而死。[51]即使你不介意死於肺癌或肺氣腫，只想保護你的大腦，你仍然不該抽菸，因為抽菸是導致中風的主要危險因子。[52]但有沒有可能，我們只獲得吸菸的好處，而不必承擔抽菸的風險？

或許真的有這麼好的事。香菸中可以保護神經的成分，似乎是尼古丁。[53]菸草是茄科植物的一員，同科成員還包括番茄、馬鈴薯、茄子和各種椒類。這些蔬菜都含有尼古丁，只是非常微量，比一根香菸少了幾百倍，因此其保護能力被認為微不足道。[54]但後來我們發現，僅僅抽一到兩口的菸，就能讓大腦一半的尼古丁受體呈飽和狀態。[55]我們從研究中了解到，即使抽二手菸也可以降低帕金森氏症的風險[56]，而坐在菸霧繚繞的餐廳中，所獲得的尼古丁量跟你在禁菸餐廳裡吃一頓健康膳食其實沒有差別。[57]所以吃大量的茄科蔬菜，究竟能不能幫你預防帕金森氏症呢？

華盛頓大學的研究人員決定一探究竟。他們在測試尼古丁含量時，發現茄子完全沒有，馬鈴薯只有一點點，番茄倒是有一些，而青椒則有可觀的含量。這些檢驗結果，跟他們針對近五百個帕金森氏症新病例所做的雙盲研究相符。吃富含尼古丁的蔬菜（尤其是椒類），可以顯著降低帕金森氏症的風險。[58]要注意的是，這種保護效果僅出現在非抽菸者身上，因為香菸中大量的尼古丁很可能會覆蓋掉任何健康飲食的效果。這項研究，可以解釋為什麼富含番茄、馬鈴薯及茄科蔬菜的地中海飲食有助於預防帕金森氏症。[59]

華盛頓大學研究人員的結論是，在個人考慮以飲食介入方式來預防帕金森氏症之前，還需要更多的研究來驗證。但是，當這種飲食介入只是讓你享受更健康的菜餚，例如番茄醬鑲甜椒，我看不出你有任何理由需要等待。

乳製品與帕金森氏症的關係

研究發現，帕金森氏症患者的血液中含有較高的有機氯農藥，這是一種含DDT、已被禁用的農藥。[60]解剖研究也發現，在帕金森氏症患者的腦組織中，農藥含量較高。[61]在他們的大腦中，同時還發現較高量的其他污染物質，比如多氯聯苯，而且某些多氯聯苯的含量越高，與帕金森氏症有關的大腦部位（即位於腦幹的黑質）的損害程度就越高。[62]如前所述，儘管許多化學物質在幾十年前就已被禁止，但仍然存留於環境中。透過飲食中被污染的動物性產品（包括乳製品），你會持續接觸這些物質。[63]事實證明，不吃乳製品的蔬食者，能夠明顯降低血液中多氯聯苯的濃度，從而減緩帕金森氏症惡化。[64]

一項包括三十多萬名參與者的綜合研究分析發現，整體的乳製品消費量與帕金森氏症的風險增加有關。研究人員估計，每天喝一杯牛奶會增加一七％的帕金森氏症風險。[65]他們的解釋是：「受到神經毒素污染的牛奶，可能就是最重要的關鍵。」[66]例如某些神經毒性化學物質，像是在實驗室研究中用來誘發靈長類動物帕金森氏症的化合物四氫異喹啉（tetrahydroisoquinoline）[67]，就主要存在於乳酪中。[68]雖然發現的濃度很低，但值得注意的是，它們可能會慢慢累積[69]，最終導致在帕金森氏症患者大腦中所發現的高劑量。[70]已經有人呼籲，乳品業者應該針對這類毒素進行篩選[71]，但至今仍沒有得到回應。

一份營養期刊新近的評論認為，以上發現已經塵埃落定：「對於此效應唯一的可能解釋，就是牛奶受到神經毒素的污染。」[72]但對於乳製品和帕金森氏症之間「一清二楚」的關聯性，還有其他解釋。[73]例如，污染物質的濃度無法解釋為什麼乳糖跟帕金森氏症的關聯性更密切，而不是牛奶中的脂肪[74]；也無法解釋為什麼牛奶會比奶油更容易引發帕金森氏症。[75]因此，或許罪魁禍首是半乳糖（在牛奶中發現的糖，可能會增加骨折、癌症和死亡的風險；參見第十三章）。[76]無法分解半乳糖的人，喝牛奶不僅會破壞骨骼，大腦也會受損。[77]這可能有助於解釋牛奶與帕金森氏症的關聯性，同時可能也跟另一種神經退行性疾病——亨丁頓舞蹈症有關。事實上，較高的乳製品攝取量，似乎會讓亨丁頓舞蹈症的發病風險提高一倍。[78]

另一種解釋是，喝牛奶會降低血液中的尿酸。尿酸是大腦很重要的抗氧化物[79]，證據顯示，尿酸能保護神經細胞免受農藥的氧化壓力。[80]尿酸可以減緩亨丁頓舞蹈症[81]和帕金森氏症[82]惡化的速度，而最重要的是，還可能降低罹患帕金森氏症的風險。[83]然而，過多的尿酸卻可能在關節結晶，造成讓人苦不堪言的痛風毛病，因此尿酸可以說是雙面刃。[84]過多的尿酸也跟心臟病和腎臟病有關；而尿酸量太少，則可能會引發阿茲海默症、亨丁頓舞蹈症、帕金森氏症、多發性硬化症和中風。[85]不過，那些不吃乳製品的蔬食者，體內的尿酸似乎能達到最適合的濃度，讓他們常保健康長壽。[86, 87]

牛奶對身體可能一無好處，至少對骨骼和大腦而言是如此。

★孟山都（Monsanto）是美國一家跨國生物科技公司，製造過許多爭議性的產品，例如多氯聯苯、DDT、橙劑和重組牛基因的生長激素，部分已被禁用。目前是全球最大的基因改造種子商。

要避開恐怖的污染物質，蔬食是唯一選擇

正如我們所討論的，有機氯是一組包括戴奧辛、多氯聯苯和DDT等農藥的化學物質。雖然這些化學物質大都在幾十年前就被禁用了，但它們恆久存在於環境中，還會潛入食物鏈，蟄伏在我們所吃的動物性脂肪之中。

假如完全都不吃動物性產品，會怎樣？研究人員在測量血液中的有機氯（包括各種多氯聯苯和孟山都★被長期禁用的一種多氯聯苯化合物）濃度時發現，素食者受到的污染明顯比雜食者要少很多。[88]這個發現，與肉食者的體脂肪[89]和母乳[90]中含有較高濃度的有機氯農藥的研究結果相符合。

研究發現，完全採行蔬食的人，體內戴奧辛濃度明顯較低[91]，環境荷爾蒙多溴聯苯醚（PBDEs）的污染也較少。[92, 93]這個結果完全不令人意外：在美國，食品供應鏈中含有最多阻燃劑的是魚肉（多溴聯苯醚是電氣用品所添加的一種防火物質），不過大多數美國人主要的攝取來源是禽肉，然後才是加工肉品。[94]這個發現，可以用來解釋為何採行無肉飲食的人，體內明顯有較少的多溴聯苯醚。[95]這樣看來，植物性食物吃得越多以及不吃動物性產品的時間越長，體內的污染值就越低。[96]雖然目前沒有明文限制食品中的多溴聯苯醚含量，但正如美國農業部的研究人員在一項本地肉品與禽肉含阻燃化學物質的調查所指出的：「降低飲食中不必要且持久的有毒化合物含量，絕對是值得採取的做法。」[97]

健康的飲食，也能減少體內的重金屬濃度。研究發現，蔬食者毛髮中的汞含量，比吃魚肉的人要低十倍。[98]在轉換成蔬食後的三個月內，毛髮中的汞、鉛和鎘含量顯著下降了（一旦又吃肉和蛋後，就會回升）。[99]可怕的是一些有機氯污染物，它們不同於重金屬，可以殘留在體內數十年之久。[100]肯德基裡頭的DDT，會跟著你一輩子不離不棄。

漿果：體內殘留農藥的反抗軍

帕金森氏症是以詹姆斯．帕金森（James Parkinson）醫生的名字命名，百年前他首先發表了紀錄此疾病的一篇文獻，在這份原始手稿中，他描述了帕金森氏症的特徵：排便「遲緩」或便祕。此後許多年，這個症狀成為優先診斷的依據[101]；甚至從腸道蠕動的頻率，還可預測帕金森氏症。例如，沒有每天排便習慣的男性，被發現在日後發展出帕金森氏症的風險高達四倍。[102]而反向因果關係則建議：或許不是便祕導致了帕金森氏症，而是帕金森氏症（甚至在確診的幾十年前）導致了便祕。這個想法受到軼聞證據★的支持：許多帕金森氏症患者表示，他們從來不覺得口渴；或許因為如此，他們喝水量不夠多而導致便祕。[103]

換個角度來看，既然已知飲食中的污染物質和帕金森氏症有關，那麼便祕就很可能有直接的促進作用：糞便停留在腸道的時間越長，飲食中的神經毒性化學物質就會被吸收得越多。[104]目前已有一百多項研究，將農藥與帕金森氏症的風險連結在一起[105]，但其中很多都是因為受試者的職業或環境暴露。在美國，每年噴灑的農藥量高達十億磅[106]，而僅僅在高噴灑地區生活或工作，就可能增加罹患帕金森氏症的風險。[107]即使是使用普通的家用殺蟲劑，也會顯著提高罹病風險。[108]

那麼，農藥為什麼會提高罹患帕金森氏症的風險？科學家認為，農藥可能導致ＤＮＡ突變，增加易感性[109]或影響大腦中某些蛋白質的折疊方式。為了有效發揮作用，每種蛋白質都有它的正確構形。當細胞製造新蛋白質時，如果折疊方式錯誤，就會被分解回收，再讓身體重新製造。然而，某些錯誤折疊的蛋白質，會構成身體無法分解的形狀。如果這類的脫序情形持續發生，畸形蛋白質就會逐漸累積，導致大腦神經細胞的死亡。例如，蛋白質錯誤折疊後形成的類澱粉蛋白，與阿茲海默症有關（見第三章）；普利昂蛋白（prion proteins）錯誤折疊會引起狂牛症，而不同的畸形蛋白則會引發亨丁頓舞蹈症；α突觸核蛋白（alpha synuclein proteins）錯誤折疊，則會導致帕金森氏症。[110]根據迄今為止在這方面最完整的研究，在十二種受試的普通農藥中，就有八種能觸發培養皿中的神經細胞出現α突觸核蛋白的沉積。[111]

正如我先前所說的，帕金森氏症是由於大腦運動區的特化神經細胞死亡所致。一開始出現症狀，這些關鍵性的細胞可能就有七〇%已經死亡了。[112]農藥對殺死這些神經細胞相當拿手，因此科學家經常在實驗室使用農藥，試圖在動物身上重現帕金森氏症，以找出新療法。[113]

如果農藥會殺死腦細胞，那麼除了減少暴露之外，我們還能做什麼來阻止這個進程？沒有任何已知的藥物可以防止這些錯誤折疊的蛋白質沉積，但存在於蔬果中的植物營養素「類黃酮」，可能具有保護作用。研究人員測試了四十八種能夠穿越血腦屏障的不同植物化合物，看看是否有任何一種能夠阻止α突觸核蛋白沉積在一起。結果令他們大吃一驚，有多種類黃酮化合物不僅能抑制這些蛋白質沉積，還能破壞已經存在的沉積物。[114]

這項研究顯示，健康飲食不僅能減少污染物質的暴露，同時也能對抗它們的影響。若說對抗農藥的效果，漿果可能特別有用。在一場農藥和漿果的肉搏戰中，研究人員發現，預先用藍莓萃取物培養的神經細胞，能夠更有效抵禦常見農藥的破壞性。[115]但這些研究大都是培養皿實驗，那麼有沒有任何臨床證據能證明漿果的效果呢？

幾十年前發表過的一項小規模研究，得出藍莓和草莓或許能預防帕金森氏症的結果[116]，但其

★指的是趣聞、軼事或傳聞般的證據，係藉由觀察或直覺聯想產生，非科學性證據。

中仍存在著不少疑問。直到哈佛大學一項包括近十三萬人的大型研究發現，多吃漿果的人似乎真的比較不會罹患帕金森氏症。[117]

《神經學》（*Neurology*）期刊在一篇相關研究的評論裡總結說道：雖然還需要更多研究證實，但「在那之前，一天一蘋果可能是個好主意。」[118]蘋果確實有預防帕金森氏症的作用，但效果僅限於男性。而藍莓和草莓則能讓每個人都獲得好處，它們也是此研究所使用的唯二漿果。[119]

如果你決定按照我的建議每天吃漿果，我勸你千萬不要加鮮奶油。不僅因為乳製品已被證明會阻擋漿果的某些有益效果[120]，還因為乳製品本身可能就含有一些化合物會造成嚴重的細胞受損，就如我們前面提過的。

咖啡在預防及治療帕金森氏症上的效果

早晨來一杯咖啡，是否有助於防止甚至治療人類最沉重的神經退化疾病呢？目前看起來是如此。咖啡對帕金森氏症的抑制作用，至少已經有十九項相關研究，總體的結果是：喝咖啡大約能降低三分之一的風險。[127]關鍵因素似乎是咖啡因，因為茶葉似乎也有同樣的保護作用[128]，但喝低咖啡因的咖啡則沒有效果。[129]就跟漿果的植物營養素一樣，咖啡因在培養皿實驗中也顯示出保護神經細胞的能力，可以避免農藥或其他神經毒素傷害神經細胞。[130]

那麼，咖啡對帕金森氏症的療效又如何呢？在一項隨機的對照試驗中，每天給予帕金森氏症患者相當於兩杯咖啡（或相當於四杯紅茶或八杯綠茶）的咖啡因，三週內，就可改善病人的活動能力。[131]咖啡能夠做到的，也只有這麼多了。所以製藥公司突發奇想，試著將咖啡因摻入 Preladenant 及 Istradefylline 等試驗新藥中。但事實證明，這些藥物對治療帕金森氏症似乎沒能比普通咖啡更有效，而普通咖啡更便宜也更安全。[132]

同類相食的生物放大作用

假如只吃食物鏈底部兩層的食物——植物以及吃植物的動物（餵食穀物和大豆的牛、豬和雞），為什麼美國民眾還會受到這麼多污染？如果你還記得狂牛症，或許知道答案。在現代的產業化農業中，基本上已經沒有草食動物了。

在美國，每年有數百萬噸屠宰場的副產品被拿來餵食家禽家畜。[121]我們不僅把這些動物變成了肉食者，更讓牠們變成了同類相食者。當我們拿數百萬噸的肉和骨粉來餵食家禽家畜時，也同時餵給牠們這些飼料可能包含的任何污染物質。然後，當那些牲畜被屠宰後，剩餘部分又被拿去餵養下一代的牲畜，默默地讓污染物質的濃度越來越高。[122]最終，我們就會像北極熊或老鷹一樣處在食物鏈的頂端，遭受污染物質被生物放大作用★的後果。當我們吃下這些家禽家畜後，幾乎也吃了牠們所吃的每一種東西。

把屠宰場的副產物當成動物飼料，會同時將有毒的重金屬和工業化學物質回收到食物供應鏈中。鉛會沉積在動物的骨頭中；而汞則會在動物性蛋白裡聚集[123]，所以蛋白的汞濃度才會是蛋黃的二十倍。[124]持久性親脂有機污染物（PLOP）[125]會沉積在動物性脂肪裡，因此減少肉類攝取量可以幫助減少污染物的暴露。但要小心的是，這些污染物質可以藉由各式各樣的動物性產品回到我們身上。「雖然素食的飲食方式可以降低PLOP、汞和鉛等污染物質對身體的負擔，」一位毒物學家說：「但這樣的好處，會因為攝取受污染的奶蛋製品而遭到破壞。用受到污染的動物

★生物放大作用（Biomagnification）：化學物質在生物體組織內的濃度，會隨著食物鏈的傳遞而逐漸累積增加。

性產品來餵養家禽家畜，會生產出受污染的奶類及蛋類產品。」[126]

如果你想要降低體內的ＰＬＯＰ，請盡可能吃食物鏈中最底層的食物。

你可以做一些簡單的事來預防帕金森氏症。比如，戴安全帽、繫安全帶以避免頭部遭到撞擊；經常運動[133]，避免體重超標[134]；多攝取椒類、草莓和綠茶，以及減少接觸殺蟲劑、重金屬、乳製品和其他動物性產品。這一切都是值得的。相信我，沒有一個家庭應該忍受帕金森氏症造成的悲劇，遠離帕金森氏症，我們都能做到。

第15章　如何不死在醫生手上

俗話說預防重於治療。但預防到底有多重要呢？如果現代醫學可以解決我們的所有毛病，為什麼要費心去改變我們的飲食和生活習慣呢？

遺憾的是，現代醫學並不像大多數人所想的那樣神通廣大。[1]醫生擅長治療急症，例如骨折和感染，但對於會導致死亡和殘疾的慢性病，傳統醫學並沒有占很大的優勢。事實上，有時反而會造成更多傷害。

例如，醫院處方藥物所產生的副作用，每年就造成了大約十萬六千名美國人死亡。[2]單單這項統計，就能讓醫療成為美國的第六大死因。而這個數字，僅僅反映的是因服用指定藥物而死亡的人數。此外，每年有七千人死於因失誤而接受錯誤的藥物治療，還有兩萬人死於其他的醫療疏失。[3]這樣看起來，醫院的確是個危險的地方，而這還沒有算上每年估計約有九萬九千人死於醫源性感染。[4]但這些感染致死的責任，要算在醫生頭上嗎？有可能，假如醫生連手都不好好洗的話。

一八四〇年代以後我們就已經知道，洗手是防止醫源性感染的最好方法，但會嚴謹遵守的醫護人員卻不及五〇％。醫生則是最大的罪魁禍首。[5]一項研究發現，即使是在重症加護病房，即便到處張貼著「接觸注意事項」的標示（表示感染風險特別高），在治療患者時，能夠正確洗手或使用洗手液的醫生還是不到四分之一。[6]你沒看錯。四位醫生中，甚至只有不到一位會在看病前洗手。許多醫生擔心，如果每年被醫生無意中殺死的人數廣為流傳，可能會「破壞公眾的信任」。[7]但是，如果醫生連洗手都懶，又值得多少信任呢？

這個不幸（且噁心）的情況意味著，當你進醫院做一項簡單的手術時，可能會帶著危及生命的感染出來——如果你還出得來的話。每年，有一萬兩千名美國人死於手術併發症，而這些手術甚至不是絕對必要的。認真計算下來，總共有超過二十萬人由於所謂的「醫源性原因」★而死亡。而這個數字，僅僅是住院患者的統計數字。在門診中，光是處方藥的副作用就可能導致額外的十九萬九千人死亡。[8]

據國立醫學研究院估計，醫療疏失導致的全美死亡人數可能更多，高達了九萬八千人[9]，將每年的死亡總人數提高到接近三十萬人。這個數字，比紐華克（Newark）、水牛城（Buffalo）或奧蘭多（Orlando）等城市的總人口還多。即使採用更保守的估計方式來計算醫療疏失導致的死亡人數，醫療保健仍穩居美國的第三大死因。[10]

對於這種譴責性結論，醫學界怎麼回應呢？答案是如死寂般的沉默。[11]第一個這類報告出現在一九七八年，文中暗指約有十二萬件發生於醫院的死亡案例是可以避免的。[12]而十六年後，刊登在《美國醫學協會期刊》的另一個尖銳提醒，則暗指醫源性致死人數可能「相當於每兩天就有三架巨型噴射客機墜毀」。[13]就在這兩個報告相隔的十六年裡，可能有多達近兩百萬名美國人死於醫療疏失，但醫學界卻拒絕對此悲劇發表意見，也沒有做出任何實質性的努力來減少死亡人數。[14]在另一項六十萬人的死亡估計後，德高望重的國立醫學研究院發布了具里程碑意義的醫療疏失災難性後果報告[15]；但同樣的，醫學界幾乎沒有做出任何回應。[16]

終於，幾個改變應運而生了。比如說，實習和住院醫師一週再也不能工作超過八十小時（至少在紀錄上），而輪班時間也不能連續超過三十個小時。這聽起來可能不像是重大改變，但當我開始在醫院實習時，每隔三天就要進行三十六小時的輪班，加上其他工作日的時數，一週總共要工作一百一十七個小時。研究顯示，當實習和住院醫師被迫熬夜，可能會導致三六％的嚴重醫療疏失、五倍的診斷錯誤，並造成兩倍的「缺乏注意力」情形（例如在手術過程打瞌睡）。[17]外科手術時，該睡著的是病人，絕對不該也不能是醫生。因此，過勞的醫生可能會造成三〇〇％與疲勞相關的醫療疏失，導致患者死亡，這並不令人意外。[18]

假如每天都有客機墜毀，造成數百人的重大傷亡，我們預期美國聯邦航空總署將會介入，並採取一些相關措施。然而，為什麼沒有人用同樣的標準管理醫學界呢？像是國立醫學研究院這一類的機構，除了發表報告以外，明明還可以要求醫師和醫院採取最低限度的預防措施，例如藥物都貼上條碼以避免混淆。[19]（這就像店家會在商品上貼條碼一樣，連奶油蛋糕 Twinkies 的外包裝上都有。）

話說回來，只有吃藥的人才會因為用藥錯誤或藥物副作用而死亡；只有實際去醫院的人，才會因醫療疏失而死亡或受到感染。好消息是，大多數必須到醫院求診的疾病，都可以用健康的飲食和生活方式來加以預防。[20]

要避免醫療檢查和治療帶來的不良影響，最好的辦法不是逃避看醫生，而是事先預防疾病。

★ iatrogenic causes，又稱醫源性結果或醫源效應，指的是因為醫療建議、醫療過程、藥物治療或醫療器材，對病患造成醫療傷害，因而產生疾病、不利影響或併發症。

少照X光，放射線對身體的傷害

不僅是治療，有時連診斷也會有風險。二〇〇一年，一篇出自哥倫比亞大學、標題為〈兒科電腦斷層輻射所引起的致命癌症風險評估〉（Estimated Risks of Radiation-Induced Fatal Cancer from Pediatric CT）的論文，重新燃起了對於醫療診斷的輻射暴露風險長期存在的擔憂。電腦斷層掃描使用了多種X光，從不同角度照射來建立截面影像，因此身體所暴露的輻射量，比單純照X光片要多出幾百倍。[21]根據暴露在類似輻射劑量的廣島原爆倖存者的超高癌症風險[22]，估計接受過腹部或頭部斷層掃描的所有兒童中，每年有五百人「可能最終因為CT輻射導致的癌症而死亡」。[23]針對這樣的揭露，頂尖的放射學期刊主編承認：「在照看孩子的問題上，我們放射科醫生可能和其他人一樣難辭其咎。」[24]

以女嬰來說，在單次斷層掃描後罹患癌症的風險可能高達一百五十分之一。[25]平均而言，診斷醫療輻射在一年中估計造成了兩千八百名美國女性的乳癌，以及兩萬五千名其他癌症病患。[26]換句話說，醫生每年可能造成了數萬個癌症病例。

然而，經歷這些掃描的病人卻很少被告知這些風險。例如，你可知道進行一次胸部斷層掃描所造成的癌症風險，大約和抽七百根香菸差不多？[27]全球每兩百七十名中年婦女裡，就有一名由於單次血管攝影而發展出癌症。[28]斷層掃描和X光或許能拯救生命，但可靠的證據顯示，有五分之一到一半的斷層掃描是完全不必要的，可以用更安全的影像技術取代，甚至根本完全不需要。[29]

許多人對機場安檢中使用背向散射X光全身掃描儀的輻射暴露量表示憂心[30]，所以這些機器都已被淘汰了。然而，千萬不要忽略搭飛機的輻射風險。在高空中會接觸到更多來自外太空的宇宙射線，僅僅一趟跨國的往返飛行，就可能讓你遭受相當於一次胸部X光的輻射劑量[31]。（根據我過去演講的行程表，我現在應該會在黑暗中閃閃發光！）

那麼，我們可以做什麼來緩和輻射風險呢？答案與其他大多數的健康問題相同：吃得健康點。

在一項由美國國家癌症研究所資助的調查中，研究人員針對每天不斷受到輻射攻擊的飛行員進行研究，檢視了他們的飲食和染色體完整性，看看哪些食物可能具有保護作用。他們發現，攝取最多膳食抗氧化物的飛行員，身體所受到的DNA損傷最少。請注意上述所說的是「膳食」。抗氧化劑補充品，例如維生素C和維生素E錠，似乎沒有幫助。相反的，從蔬果中攝取最多維生素C的飛行員，似乎就受到了保護。[32]服用抗氧化劑補充品，或許只是白白浪費錢而已。每天吞五百毫克維生素C錠的受試者，被發現反而有更高的DNA氧化壓力。[33]

別忘了，食物的天然抗氧化物，其保護效果是由許多不同的化合物綜合而來的；而營養補充品中，卻只有高劑量的單一抗氧化物。事實上，從多種植物性食物（如柑橘類、堅果、種子、南瓜和椒類等）攝取植物營養素的飛行員，在每天的宇宙輻射衝擊中，DNA的損傷最輕微。[34]

研究小組發現，比起其他蔬果，菠菜和羽衣甘藍這一類的綠色葉菜具有更好的輻射保護作用。[35]因此一直以來，我在搭飛機時都會帶一些羽衣甘藍脆片，不只是因為攜帶方便，也因為它可以保護我的DNA。

同樣的植物性保護作用，不僅讓飛行員獲益，也出現在原爆倖存者身上。幾十年來，研究人員一直持續追蹤三萬六千名廣島和長崎的原爆倖存者。那些飲食中偏重蔬果的倖存者，約減少了三六%的罹癌風險。[36]在烏克蘭的車諾比核事故之後，我們也看到同樣的結果：攝取新鮮蔬果的兒童，免疫系統的保護效果明顯提升了；而蛋和魚肉的攝取，則明顯增加了DNA損傷的危險。

研究人員認為，這個結果可能是他們所吃的動物性食物受到放射性元素的污染，也可能是動物性脂肪在自由基形成中所起的作用。[37]

核災事件固然不幸，但也提供了人類對輻射影響的學習機會，顯而易見的，蓄意讓人體暴露在輻射中是不道德的。然而，正如我們從美國冷戰時期輻射實驗的解密文件所了解的，這樣的道德約束沒能阻止美國政府將鈽注射到「有色」人種身上[38]，或者把放射性同位素加在「智能障礙」兒童的早餐麥片中。[39]儘管五角大廈堅持，這些是為了保護人們免受輻射所發展出的「唯一可行方法」[40]，但研究人員早已提出不違反紐倫堡公約★的一些方法。

其中一種方法，就是在試管中研究輻射對人類細胞所造成的影響。例如研究發現，預先以生薑萃取的植物營養素處理過的白血球，在被 γ 射線照射時，所遭受的DNA損傷較少。生薑化合物對DNA的保護作用，幾乎與頂尖的抗輻射藥物相當[41]，但劑量低了一百五十倍。[42]那些吃生薑來防止暈機的人，或許防止的不僅是頭暈噁心的症狀而已。

其他對輻射損傷可能有保護作用的常見食物，還包括大蒜、薑黃、枸杞和薄荷葉[43]，不過都未經過臨床測試。那麼，我們要如何在培養皿以外，測試食物對身體的保護能力呢？研究飲食對宇宙射線的保護作用時，科學家選了飛行員當研究對象。猜猜看，他們研究食物對X光的保護作用時，挑中的研究對象是誰？答案就是操作X光的技術人員。

比起醫院其他員工，經常操作X光機的醫院員工遭受更多的染色體損傷，也有較高的氧化壓力。[44]為此，研究人員招募了一批X光技術人員，要求他們持續一個月每天飲用兩杯檸檬香蜂草茶（這是一種薄荷類的藥草茶）。即使在這樣短的時間裡，檸檬香蜂草茶似乎能增加受試者血液中的抗氧化酶，同時也能有效減少DNA損傷。[45]

吃菜比吃藥好，飲食與藥物實際效益的比較

根據一項包含十萬多名明尼蘇達州居民的研究指出，有十分之七的人在一年中至少服用過一種處方藥。半數以上的人被開立兩種以上的藥物，而二〇%則被開立至少五種藥物。[46]總的來說，在美國，醫生每年約開出四十億張用藥處方。[47]這相當於每人每年約有十三張處方箋，包括成年男女和孩童。

醫生最常開的兩種處方藥，是降膽固醇藥物辛伐他汀（simvastatin），以及降血壓藥利欣諾普（lisinopril）。[48]由此可見，很多醫生開出的藥物都是為了防止疾病。但是，這數十億顆藥錠的效果有多好呢？

過於相信藥物和醫療手段的防病能力，很可能是醫生與患者低估健康飲食和生活方式潛力的原因之一。調查結果顯示，人們往往會高估乳房X光攝影和大腸鏡檢查預防癌症死亡的能力，也會高估福善美（Fosamax）治療骨質疏鬆症的能力，或立普妥防止致命性心臟病發的效果。[49]事實上，就像史他汀類藥物在預防心臟病發作的表現一樣，患者想像的功效比實際功效要放大了二十倍。[50]難怪大多數人會依賴藥物來拯救他們！但一個祕而不宣的真相是，受訪的大多數人紛紛表示，要是他們早知道這些藥物的實際效益，可能就不會願意服用了。[51]

★紐倫堡公約是二次大戰結束時，審判法庭針對人體實驗所訂下的第一項國際倫理規範，內容包括十項原則。例如受試者的自願同意；試驗目的必須能為社會帶來福祉，且無法以試驗以外的方式獲得；試驗過程應避免所有不必要的身體或心智的痛苦和傷害等等。

一些美國最常見的藥物，效果到底有多差？以膽固醇、降血壓和血液稀釋的藥物來說，即使是高風險的患者，連續使用五年的受益機會通常小於五％。[52]大多數患者被詢問時都表示，他們希望能得知真相。[53]然而，身為醫生的我們知道，假如透露這樣的訊息，願意每天服用這些藥物的病人將會變得很少，而這將影響到極少數真正從中受益的人。這就是為什麼知情的醫生和製藥公司會過度誇大這些藥物的好處，而不提這些好處其實多麼微小。而在慢性病治療上，臨床使用的常規藥物可以當成臨床欺騙性藥物來看待。

對於成千上萬服用藥物卻未受益的人而言，這不單單是花錢和忍受副作用的問題而已。對我來說，真正的悲劇是失去解決病情根本原因的所有機會。當人們大大高估處方藥的保護作用，就不太可能改變原有的飲食習慣，去採行能夠大幅降低患病風險的健康飲食。

以降低膽固醇的史他汀類藥物為例，在減少後續心臟病發作或死亡的絕對風險上，這類藥物所能提供的最好效果，六年內大約只有三％。[54]對比之下，全食物蔬食的效果大概高出二十倍，在不到四年的期間，就能將絕對風險降低六〇％。[55]二〇一四年，卡爾德威爾．耶瑟斯汀（Caldwell Esselstyn Jr.）醫生發表了近兩百個嚴重心臟病的系列病例，顯示足夠健康的蔬食習慣或許能阻止九九．四％重大心臟病持續惡化。[56]

如果你可以自由選擇，是要選健康飲食或服用藥物來防止心臟病發作呢？實際上，你也不用太掙扎，因為在近九七％的案例中藥物並沒有發揮作用。當然，飲食和藥物也可以雙管齊下。在耶瑟斯汀醫生照料下的許多病患，就明智地同時繼續服用他們的心臟病藥物。你只需要認清現實，明白藥品櫃比起冰箱裡的食物，對疾病的預防和治療更顯得侷促有限。如果醫生繼續依靠藥物和心臟支架來治療心臟病，那麼這個頭號殺手可能會繼續成為成年男女的主要死因，而最終也將會是我們孩子的致命公敵。不過，如果你採取足夠健康的飲食，或許可以逆轉心臟病這個桎梏。這是醫生可以自信地告知病人的資訊。

阿斯匹靈是救心仙丹？

那麼，成藥的效果又是如何呢？以阿斯匹靈為例，阿斯匹靈藥錠已問世超過一個世紀，可能是世界上最常使用的藥物。[57]它的有效成分水楊酸在自然形態下（即柳樹皮萃取物），早在數千年前就被用來緩解疼痛和發燒。[58]儘管現在已經有更好的消炎止痛藥，但阿斯匹靈仍然非常受歡迎，其中一個原因是目前已有數百萬人每天都把它當血液稀釋劑使用，以減少心臟病發作的風險。正如第一章中所見，心臟病發作通常都是由於某條冠狀動脈的粥狀硬化斑塊破裂，造成血塊凝結而發生的。服用阿斯匹靈，有助於阻止這種情況。

阿斯匹靈也能夠降低罹癌風險。[59]阿斯匹靈能夠抑制血小板和環氧化酶的結合，達到抗凝血的作用，同時也阻礙癌症的生長和擴散。同時，阿斯匹靈也會抑制攝護腺素這種會誘發炎症的化合物，來減少疼痛、腫脹和發燒症狀。攝護腺素也會擴張腫瘤內的淋巴管，促使癌細胞擴散。科學家認為，阿斯匹靈之所以有助於預防癌症死亡，其中一種方式就是打消腫瘤想逃出淋巴牢籠以傳遍全身的企圖。[60]

那麼為了保健起見，每個人是不是應該每天服用「嬰兒」劑量的阿斯匹靈呢？（請注意，嬰兒或兒童都不應服用阿斯匹靈）[61]並非如此。真正的問題在於，阿斯匹靈會引起副作用。防止心臟病發作的抗凝血優點，也可能會引發出血性中風。此外，阿斯匹靈也會破壞消化道內壁。然而，對那些有過心臟病發作病史，還在繼續吃導致第一次心臟病發作的相同飲食的人來說（有非常高的風險會再次發作），風險效益分析很清楚：服用阿斯匹靈所阻止的健康問題，可能會比它引發的健康問題多六倍。相反的，對未曾發作過心臟病的一般人來說，服用阿斯匹靈的風險與效益，幾乎一樣。[62]因此，一般不會建議每天服用一顆阿斯匹靈。[63]不過，只要再加上降低一〇%的癌症死亡率這個優勢，就可能將風險效益打平的狀態扭轉成阿斯匹靈勝出。[64]最近研究發現，服用低劑量的阿斯匹靈可以減少大腸直腸癌三分之一的發生率及四分之一的死亡率[65]，這聽起來很吸引人，似乎每個人都應該來一顆。如果完全沒有風險，何樂而不為。

說不定，你真的可以做到。

柳樹不是唯一含有水楊酸的植物。事實上，水楊酸廣泛存在於植物界的眾多蔬果中。[66]因此，即使未服用阿斯匹靈的人，其血液中也經常會發現阿斯匹靈的活性成分。[67]你所吃的蔬果越多，體內的水楊酸就可能越多。[68]事實上，採行蔬食的人，體內水楊酸的濃度不輸給服用低劑量阿斯匹靈的人。[69]

我們都知道阿斯匹靈很傷胃，這是因為含有水楊酸成分，所以你可能會認為吃蔬食的人會有更高的胃潰瘍發生率。但實際上，遵循蔬食飲食的人，腸胃潰瘍的風險明顯降低了。[70]這怎麼可能？因為植物中的水楊酸會被保護腸道的營養素包裹起來，例如從膳食硝酸鹽攝取到的一氧化氮，會藉由增加血流量以及在胃壁製造保護性黏液來保護胃，預防阿斯匹靈引發消化道潰瘍。[71]因此，對一般人而言，用蔬食來取代阿斯匹靈，不僅能沒有任何風險地獲得阿斯匹靈的好處，也能得到吃蔬食的綜合效益。

有過心臟病發作病史的人，確實應該遵循醫囑，其中可能包括每天服用阿斯匹靈。但其他人呢？我認為，每個人都應該攝取水楊酸，但不是吃阿斯匹靈，而是吃農產品。

植物中的水楊酸含量，可能有助於解釋為什麼蔬食有很好的保護作用。例如，日本人在飲食西化前，動物性產品只占一般日本飲食的五%左右。[72]在一九五〇年間，日本的大腸癌、攝護腺癌、乳癌和卵巢癌的標準年齡死亡率比美國低了五到十倍，而胰臟癌、白血病和淋巴癌的發生率則低了三到四倍。這種現象並不只限於日本。正如我們在本書所看到的，西方世界的癌症和心臟病高罹患率，在飲食以植物性食物為主的人口中明顯低很多。[73]

如果這個保護作用，有部分是源自阿斯匹靈所含的植物營養素，那麼有哪些植物的含量特別多呢？水楊酸普遍存在於蔬果中，尤其以草藥和香料所含的濃度最高。[74]辣椒粉、紅椒粉（paprika）和薑黃都富含水楊酸，但都比不上孜然。僅僅一茶匙的孜然粉，水楊酸的濃度就相當於嬰兒劑量的阿斯匹靈。這可能就是為什麼飲食中富含香料的印度，會是全世界大腸癌罹患率最低的國家之一[75]，因為阿斯匹靈預防大腸癌的效果最為突出。[76]

越辣越好！辛辣的印度咖哩，水楊酸含量是不辣的馬德拉斯（Madras）咖哩醬的四倍。只要吃一餐，你就可以讓血液中的水楊酸濃度提升到跟吞一顆阿斯匹靈一樣。[77]

水楊酸的好處，是你應該盡量選擇有機農產品的另一個原因。水楊酸是植物的防禦激素，當植物被蟲咬時，水楊酸的濃度就會增加；反之，噴灑農藥防蟲害的植物，產生的水楊酸就少得多。在一項研究中發現，有機蔬菜湯含有的水楊酸，比非有機食材的蔬菜湯要高出五倍。[78]

另一種獲得水楊酸更划算的方法，就是選擇全穀物食品。例如，全麥麵包不僅能提供更多的水楊酸，還比白麵包多了百倍以上的植物化學物質——大約是八百比八的差距。[79]

由於有阿斯匹靈的大量研究數據為後盾，水楊酸一直備受矚目，但其實已知有數百種其他的植物營養素，也同樣具有抗炎和抗氧化的活性。儘管如此，阿斯匹靈的有力證據，讓公共衛生界人士注意到普遍的「水楊酸攝取不足」問題，而建議將水楊酸這種化合物命名為「維生素S」。[80]說到底，無論是水楊酸或全食物蔬食中其他的有益成分，解決方案都是一樣的：多吃點。

做大腸鏡檢查前你要知道的事

你很難找到比大腸鏡檢查更可怕的常規醫療程序了。每年為了檢測大腸和直腸的異常變化，所做的大腸鏡檢查超過一千四百萬件[81]。過程中，醫生會從肛門插進去一條五英尺長、裝有微型攝影機的軟管，並用空氣膨脹大腸，以利觀察大腸內壁。任何可疑的息肉或其他異常組織，都可在檢測過程中進行切片檢驗。大腸鏡檢查能協助醫生診斷直腸出血或經常性腹瀉的原因，但最常見的原因可能是大腸癌的定期篩檢。

醫生發現，很難說服病患回來做大腸鏡檢查的原因，包括事前必要的清腸（病患要喝很多強力瀉藥），以確保在開始檢查前能將腸道完全清空，還有檢查過程中要忍受的疼痛及不適感[82]（雖然醫生會特意讓你服用抗焦慮和失憶效果的藥物）[83]、困窘和脆弱，以及擔心併發症的恐懼。[84]這些擔心並非杞人憂天。儘管大腸鏡檢查是例行檢查，但每三百五十個案例中，大約就會出現一例嚴重併發症，包括腸穿孔和致命性出血等問題。[85]當大腸鏡的尖端刺穿大腸壁、大腸過度膨脹，或者當醫生燒灼切片部位止血時，都可能出現腸穿孔。在極少數的情況下，燒灼過程會點燃一些殘餘氣體，導致大腸真的爆炸。[86]

因大腸鏡檢查導致的死亡很罕見，大約每兩千五百次檢查才會發生一次。[87]然而，這也意味著大腸鏡檢查每年可能會害死數千名美國人，讓我們不禁要問：這麼做，真的利大於弊嗎？

大腸鏡檢查並非篩檢大腸癌的唯一技術。美國預防醫學工作小組（Preventive Services Task

Force）認為大腸鏡檢查只是三種可接受的大腸癌篩檢策略之一。從五十歲起，每人都應該每十年接受一次大腸鏡檢查，或者每年接受糞便潛血測試（完全不需要內視鏡），抑或每五年接受一次乙狀結腸鏡檢查，加上每三年的糞便檢測。虛擬大腸鏡檢查及糞便ＤＮＡ檢測，已被認定無法充分篩檢（較微細的病變有時無法檢查出來）。[88]雖然常規篩檢在七十五歲時就不再建議使用，不過這是假設二十五年來的檢測結果都呈陰性。假如你現在七十五歲，但從來沒有做過篩檢，那麼你至少應該接受篩檢到八十多歲會比較好。[89]

乙狀結腸鏡比大腸鏡採用了更小的內視鏡，併發症也少了十倍。[90]然而，因為乙狀結腸鏡僅能進入體內大約兩英尺，可能會錯過更深入內部的腫瘤。因此，整體評估下來，哪種篩檢方式比較好？答案可能要等到二〇二〇年代中期，大腸鏡隨機試驗研究的結果出來之後，我們才會知道了。[91]不過，其他大多數的已開發國家，都不建議任何內視鏡的侵入性檢驗，對於大腸癌的定期篩檢，仍然以非侵入性的糞便潛血測試為主。[92]

這三個篩檢選項，哪個最適合你？美國預防醫學工作小組建議，你應該跟醫生依照個人情況權衡利弊之後，再做出決定。

話說回來，關於這些選擇，醫生應該對病患說明到什麼程度呢？研究人員把就診的過程錄音下來，試圖找出答案。他們要找的是告知決策模式的九大要素，其中包括解釋每個選擇的利弊、描述替代方案，以及確保患者充分了解這些選擇。[93]

遺憾的是，在大多數情況下，醫生和專業護理師並**沒有**傳達任何關於大腸癌篩檢的重要訊息，也完全沒有符合九大告知決策要素中的任何一個。[94]正如《美國醫學協會期刊》一篇評論所說的：「患者要考慮的可能性和不確定性太多了，而臨床醫生與病人討論的時間卻太少。」[95]因此，醫生往往只是替患者做決定。那麼，醫生又是怎麼做選擇的呢？一項由國家癌症研究所資助的研究，調查一千多位醫師後發現，幾乎所有的醫生（九四．八％）都會建議患者做大腸鏡檢查。[96]為什麼當世界上大多數國家寧願選擇非侵入性的其他方法時，美國醫生仍然推行大腸鏡檢查[97]？或許，這是因為在其他國家，大部分的醫生並非按療程來獲得給付[98]。正如美國一位腸胃科醫生所說的：「大腸鏡檢查……是會下金蛋的鵝。」[99]

《紐約時報》的一篇報導，揭露了急遽上升的醫療成本。文中指出，在許多已開發國家做大腸鏡檢查只需花幾百美元；而在美國呢？這個篩檢程序可能要花數千美元。記者的結論是，這與提供頂級醫療服務沒有多大關係，更可能的原因是將目光放在收益最大化、行銷和遊說的營業計畫書。[100]那麼又是誰負責訂定收費標準的？答案是美國規模最大的醫生組織——美國醫學協會（American Medical Association, AMA）。《華盛頓郵報》的調查揭露，神祕的AMA委員會決定了每年常規醫療的收費標準。結果就是嚴重高估了大腸鏡檢查等經常性醫療服務的時間。正如《華盛頓郵報》指出的，假如AMA的標準是可信的，那麼有些醫生每天就必須工作超過二十四小時，才能完成他們對醫療保險和私人保險公司所申報的醫療程序。所以，一個腸胃科醫生每年收入近五十萬美元，又有什麼好奇怪的呢？[101]

不過，你的家庭醫生或內科醫生並不是實際操作的人，為什麼他們也會建議你這麼做呢？許多將病患轉介給腸胃科的家庭醫生，都會收到一筆回扣。美國政府審計總署（Government Accountability Office, GAO）說明這種所謂「自我轉介」的做法：醫療提供者將患者轉介給有利益關係的機構。GAO估計，假如醫生不涉及這種利益關係，他們每年所做出的轉診決定將會減少近百萬件。[102]

顯而易見的，在美國，患者所獲得的醫療照護可能比他們真正需要的更多。這是為基礎醫療寫了一本書的芭芭拉．史塔菲爾德（Barbara Starfield）醫生說過的話。[108]史塔菲爾德醫生是美國最具聲望的醫生之一，她在《美國醫學協會期刊》發表嚴厲的評論，指名醫療已成為美國的第三大主要死因。[109]

做大腸鏡檢查前，該吃些什麼？

你是否曾在餐館大吃一頓後，含一顆薄荷糖？薄荷糖不只會讓你的口氣清新，也有助於減少胃結腸反射（gastrocolic reflex），亦即飯後立刻想排便的衝動。飯後，胃裡的神經會被伸展，從而引發結腸痙攣，使身體能容納更多食物進入。而含一顆薄荷糖可以放鬆結腸肌肉，減少這些痙攣。[103]

這和大腸鏡檢查有什麼關係？如果在手術過程中，切除一小圈的結腸放在桌子上，就可以看到它每分鐘會自發收縮三次左右。是不是令人毛骨悚然？但是，只要你滴上幾滴薄荷醇（薄荷糖中的成分），收縮力道就會明顯減弱很多。[104]在做大腸鏡檢查時，這種痙攣會阻礙內視鏡往前伸展，並導致患者的不適。吃顆薄荷糖會讓你放鬆結腸肌肉，讓整個檢查過程更順利進行。

醫生已經實驗過在大腸鏡的尖端噴上薄荷油[105]，並在開始檢查之前，使用手動幫浦將薄荷溶液灌滿結腸。[106]但最簡單的方法，可能才是最好的：讓患者吞服薄荷油膠囊。研究發現，醫生在大腸鏡檢查四個小時前，讓患者吞下相當於八滴薄荷精油的膠囊，比起安慰劑更能顯著減輕結腸痙攣與患者的疼痛，並讓內視鏡更容易插入與抽出。[107]

如果你真的需要做大腸鏡檢查，可詢問醫生這個簡單的植物療法是否可行。這對醫生與病人雙方來說，都有好處。

史塔菲爾德醫生的基礎醫療工作廣被接受，但她坦率指出美國醫療無效、甚至有害的本質，卻幾乎沒能引起注意。她後來在接受採訪時說：「美國大眾似乎已被誤導，相信更多的醫療介入會帶來更好的健康。」[110]正如一位醫療品質顧問所述，史塔菲爾德醫生提出的證據受到普遍漠視，「讓人想起喬治．歐威爾（George Orwell）著名小說《一九八四》的反烏托邦，在其中，所有不光彩的事實都被『記憶洞』吞噬了，好像從來不曾存在過。」[111]

諷刺的是，史塔菲爾德醫生的過世可能跟她聲嘶力竭警告我們的藥品不良反應有關。在醫生對她使用兩種血液稀釋劑以防止心臟支架堵塞後，她告訴心臟科醫生她身上的瘀傷變多了，而且流血不止的時間也變長了——你會希望這些用藥風險永遠都不要壓過藥效。後來史塔菲爾德醫生顯然在游泳時不慎撞到頭，由於血液稀釋劑的作用，導致血流進大腦而死亡。[112]

我會問自己的問題，不是她不該使用兩種血液稀釋劑這麼久，或者一開始就不該安裝支架。相反的，我所想的是她能否在一開始就不要得心臟病，那麼就不會有後續的用藥和手術問題。研究認為，採用健康飲食和生活方式的女性可以避免九六%的心臟病發作。[113]對於女性來說，這個頭號殺手幾乎不該存在。

part 2

今天要怎麼吃？吃什麼？

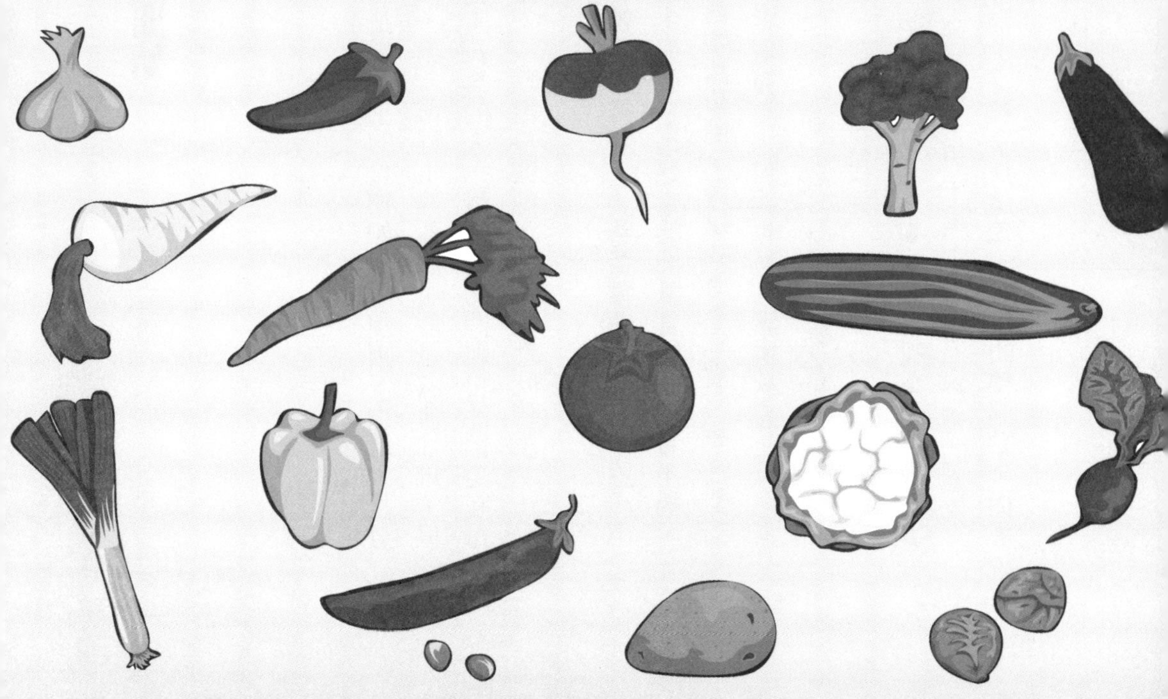

【前言】養成健康吃的好習慣，就從現在開始

本書第一部探討的是蔬果飲食科學，主要談的是以蔬果為主的食物如何能預防、治療，甚至逆轉十五項主要死因。對已經診斷出不只一種疾病的人，第一部提供的資訊可能是救命仙丹，但對其他只是擔心自己遺傳家族病史或單純想靠飲食更健康長壽的人，最重要的問題可能還是在每日飲食。我講過上千場演講，最常聽到的一個問題就是：「葛雷格醫師，你每天都吃什麼？」

第二部，就是我給出的答案。

說我愛吃甜食，倒不如說我偏愛油膩食物。義大利辣肉腸披薩、一整籃雞翅、酸奶洋蔥洋芋片，還有高中時期幾乎每天一份的哈帝漢堡培根起司堡，只要是高熱量的油膩食物我來者不拒，最後再灌下一瓶冰涼的 Dr. Pepper 可樂。我也愛吃草莓糖霜甜甜圈，所以我應該算愛吃甜食吧。

雖然我祖母的心臟病神奇不藥而癒，讓我因此立志當個醫生，但我也是在讀過狄恩．歐尼斯一九九〇年出版的代表作《心臟病生活療法》（*Lifestyle Heart Trial*）後，才戒掉原本的飲食習慣。高中時期的我是個書呆子，整個暑假都泡在大學圖書館，在那裡我找到一本世界最具威信的醫學期刊，並證實了我祖母的情況並非偶然：心臟病確實可以逆轉。狄恩．歐尼斯和他的團隊對人類動脈進行X光前後比對，說明不用血管修復術就能疏通動脈。你不用手術，也不需要神奇的靈藥，只需要蔬食和健康的生活形態。這就是讓我改變飲食、愛上營養學長達二十五年的轉捩點。從那

一刻起，我就決定要好康相報，分享能讓大家變健康、保持健康，甚至恢復健康的食物力量。

為了這本書，我打造了兩種簡易工具，將我的畢生所學融入你的日常飲食：

一、快速辨識健康食物的紅綠燈系統。

二、將必需食物融入理想飲食的每日十二清單。（參見355頁圖6，iPhone和Android系統有免費的app）

那麼，什麼食物對你有好處？什麼食物對你有害無益？

這問題聽起來很簡單，但其實不好回答。每次演講時有人提問哪種食物健不健康時，我都一成不變地回問：「看你跟什麼比？」舉個例子，雞蛋健康嗎？跟燕麥比絕對不健康，那麼跟香腸比呢？雞蛋要健康多了。

白肉馬鈴薯呢？白肉馬鈴薯是蔬菜，肯定健康了吧？在哈佛大學研究人員提出烤馬鈴薯和馬鈴薯泥的疑慮後[1]，幾年前曾有人問過我這個問題。所以說健康嗎？跟薯條比，當然健康；但跟烤地瓜或地瓜泥比呢？不夠健康。

我知道有的人只是想知道到底該不該吃馬鈴薯，而以上回答差強人意，但唯一的好答案，還是你要問問自己其他的選擇有哪些。比方說在速食店，烤馬鈴薯可能是最健康的選擇了。

「看你跟什麼比」，不只是我跟病患或學生之間的蘇格拉底式練習。飲食其實就是一場零和賽局：當你選吃一樣東西的同時，等於選擇不去吃另一樣。當然你也可以選擇餓肚子，可是接下來你就會大吃大喝，藉此達到平衡，所以我們選吃每一樣食物都有機會成本。

健康吃，會不會很花錢？

哈佛大學研究人員想要找出最划算的吃法，於是比較國內各種食物的價格和健康程度。他們發現，如果希望攝取符合經濟成本的營養，應該多購買堅果、大豆食品、豆類和全穀物類，少吃肉類和乳製品。結論是：「購買植物蔬食對飲食健康是最好的投資。」[2]

唯有以每卡路里的成本為基準來進行計算，不健康食品才可能勝出，但這也是十九世紀測量食物價格的方法；當時強調的是廉價卡路里，而不去看卡路里的攝取來源。那時豆類和糖同樣價錢（都是一磅五分錢），但美國農業部卻推廣糖具有純「熱量值」[3]，因此更划算。

當時還沒有人發現維生素，所以美國農業部低估了豆類和純糖的營養差異，或許情有可原。但現在我們知道的更多了，也能依照食品的營養內容進行比價。一份蔬菜的價格平均是一份垃圾食物的四倍，可是蔬菜計算出的營養卻平均多出二十四倍。所以以每份營養成分的售價為基準，一美元的蔬菜營養價值是高度加工食品的六倍，肉類價格約是蔬菜的三倍，但營養價值卻整整少了十六倍。[4]肉類不營養又貴，同樣一美元，蔬菜的營養價值是肉類的四十八倍。

如果你想盡量用少少的錢把卡路里送入嘴裡，那健康食品就出局了；但如果你想要盡可能在花最少錢的情況下，把最多營養塞進嘴裡，就別錯過超市的農產品區。每天只要多花五十分錢買蔬菜水果，就能降低一〇％的死亡率。[5]你說這不划算嗎？試想要是下一個十年出現一種可降低一〇％死亡率的新藥，又不會帶來任何副作用，你覺得製藥公司會賣多少錢？肯定超過五十分錢。

每一次當你隨便把東西塞進嘴裡，就損失一次把健康食物送進嘴裡的機會。假設你每天的卡路里帳戶都存有二千元，你想怎麼花？你可以用同樣的卡路里吃一份大麥克漢堡、一百顆草莓或一桶五加侖的沙拉。當然這三者的定位與價值都不同（你想吃漢堡就去吃，我也不期待馬上就能在麥當勞的菜單中看見幾公斤的草莓），我只是說明你可以用同樣多的卡路里攝取到堆積如山的營養素。

這裡說的機會成本不只是你能攝取到的營養成分，還包括你可以避開的不健康食材。你上一次聽到朋友被醫生診斷出惡性營養不良、壞血病或糙皮病是多久以前的事？傳統的營養缺乏疾病讓我們發明出營養學，但直到今日，營養學和飲食業仍把重心放在我們可能缺少的營養素，偏偏大多數慢性病反而是跟我們過度攝取某樣食物有關。那麼，你認識的人之中有誰患有肥胖症、心臟病、第二型糖尿病或高血壓？

依據紅綠燈法則進食

美國政府推出的官方國民飲食指南，其中一章提到「應減少攝取的食物成分」，洋洋灑灑列出添加糖、卡路里、膽固醇、飽和脂肪、鈉和反式脂肪[6]，另外還列出九種至少四分之一美國人攝取不足的營養素，包括纖維質、鈣、鎂和鉀等礦物質，以及維生素A、C、D、E和K。[7]但你吃的不是「食物成分」，而是「食物」本身，超市裡也不會有賣鎂的食品專區。那麼，哪種食物的好處最多、壞處最少？在此我簡單製成一張紅綠燈圖來說明（參見圖5）。

就跟在馬路上的紅綠燈標示一樣，綠燈代表可以走，黃燈代表注意，紅燈則代表「停」（這裡的意思是指把食物放進嘴巴前先停下來思考）。理想狀況應該是要大量攝取綠燈食物，減少黃燈食物，避開紅燈食物。

「避開」兩個字是否太重了？畢竟美國國民飲食指南只是鼓勵你「適量」攝取不健康食

品[8]，像是「少吃糖」之類的[9]，但為了健康著想，不是本來就應該盡量避免吃糖嗎？再說公共衛生機關沒有只要求你減少抽菸吧？而是要你戒菸。雖然我們都知道很少癮君子會聽話，但告訴大家什麼對自己最好，再讓他們自己做決定，不就是公共衛生機關的責任嗎？

這就是為何我欣賞美國癌症研究院（AICR）的做法。美國癌症研究院不怕美國農業部，直言不諱地說出飲食背後的科學。最猛的是癌症研究院完全不放水，他們的防癌指南不是建議你「少喝汽水」，而是「避開含糖飲料」。[10]美國癌症研究院也不是要大家減少食用培根、火腿、熱狗、香腸和午餐肉，癌症指南直接了當地告訴你「避開加工肉品」。多簡單明瞭。原因何在？因為「數據無法顯示食用加工肉品零風險」。[11]

最健康的吃法就是多攝取天然植物蔬食，減少攝取動物性食物和加工垃圾食物。簡單來說，就是多食用綠燈食物，黃燈食物減量，而紅燈食物還要更少。就跟在真實世界闖紅燈一樣，偶爾闖闖還沒

紅綠燈食物

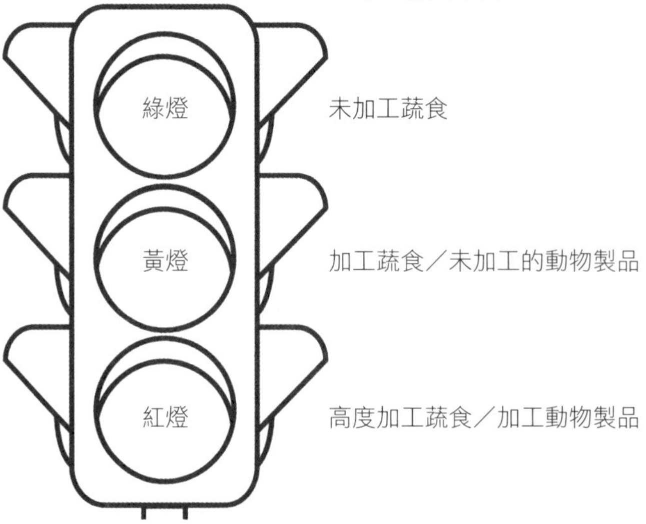

圖 5

事，但不建議你養成習慣，小心夜路走多總會遇見鬼。

你在第一部讀到的，現在來看就很有道理。未加工的天然蔬食往往含有許多美國人欠缺的保護性營養素，引發疾病的因子也較少。怪不得最能控制食源性疾病流行的飲食習慣，就是以天然食物及植物為主的飲食。畢竟食物是整批交易的，你要好壞全收。

所有營養概念中，這一點最重要。乳酪裡有鈣質，豬肉裡有蛋白質，牛肉富含鐵質，但這些有營養的食物卻會帶來負擔。例如，乳製品的荷爾蒙含量、豬油、飽和脂肪，該怎麼說？即使漢堡王聲稱「隨你怎麼吃」，但你總不可能走到櫃台點一份漢堡，說你不要飽和脂肪也不要膽固醇吧。食物確實是整批交易的。

乳製品是美國人的首要鈣質來源，也是第一名的飽和脂肪來源。那食用綠葉蔬菜會有哪些「負擔」呢？纖維質、葉綠素、鐵質和抗氧化物，這些都是牛奶沒有的營養素。從天然植物蔬食中獲取絕大多數的營養，你得到的是額外好處，不是負擔。

美國豬肉委員會（National Pork Board）推廣火腿是「優良的蛋白質來源」時[12]，我不禁想起麥當勞某位副總說過的行銷名言，他在法庭發誓，可口可樂富含營養，因為它「供應水分」。[13]

美國飲食指南為何不說ＮＯ？

健康宣導閃著綠燈要你「多吃蔬果」，可是政治策略卻讓黃燈和紅燈變得朦朧，若有似無。也就是說，飲食指南明確要你「多吃」什麼（例如多吃新鮮農產品），但「少吃」的聲音就變得含糊不清，只稍微提及生化成分（像是「少吃飽和脂肪和反式脂肪酸」）。很少國家的健康專家會直接說「少吃肉類和乳製品」，這就是為何你會覺得我的綠燈建議很耳熟（「多吃蔬果」——

這你我都聽過），但黃燈和紅燈聽起來就比較有爭議。（「什麼？肉要少吃？真的嗎？」）

美國農業部的任務之一就是「推廣農產品市場」[14]，而美國聯邦局的任務則是協助發展美國國民飲食指南，維護公眾健康。這就是為何這兩個機構宣導應該「多吃」的食物，會明確地異口同聲要民眾「多多攝取水果」、「多多攝取蔬菜」。[15]但當這兩個機構的立場發生衝突時，比如「改善營養和健康」跟「推廣農產品」不一致時[16]，飲食指南的「少吃」訊息又得重新包裝，最後僅僅指向生物化學成分：「減少食用固態脂肪（飽和脂肪和反式脂肪酸的主要來源）」。

那麼，一般消費者應該怎麼看待那一小塊界線模糊的脂肪？當飲食指南告訴你少吃添加糖、卡路里、膽固醇、飽和脂肪、鈉和反式脂肪時，意思是要你少吃垃圾食物、肉類和乳製品、蛋和加工食品。但他們無法明確說出口，因為過去明講時曾經引發眾議。美國農業部員工電子報建議

標準的美國飲食有多可悲？

雖然我對美國的飲食和營養忿忿不平，但讀到國家癌症研究所（NCI）二〇〇二年的報告，了解到美國的飲食現況時，我還是大吃一驚。例如，每四個美國人就有三個一天吃不到一塊水果，十個美國人中近九個人的蔬菜攝取量沒有達到低標。

九六%的美國人每週吃不到最低綠色蔬菜或豆類攝取量（成人一週建議三份），九八%沒吃到最低橘色蔬菜攝取量（一週兩份），九九%未達到全穀類最低攝取量（一天約三至四盎司）。[25]

再來是垃圾食物。聯邦飲食指南寬鬆到容許二五%的飲食可以是「自由支配的卡路里」，也就是所謂的垃圾食物。這四分之一的卡路里可能是一份棉花糖以及一瓶 Mountain Dew 汽水，而這仍然落在指南範

圍之內。儘管標準寬鬆，我們還是吃不到最低蔬菜攝取量。令人驚訝的是，仍有九五%的美國人所攝取的卡路里份量超出自由支配的量。一千名二至八歲的美國小孩之中，僅有一個不會這麼吃——一天攝取的糖少於十幾匙。[26]

情況都這樣了，我們還想不通肥胖怎麼會流行起來？怪誰？

「綜上所述，」研究人員寫道：「幾乎全美國人口的飲食都不符合建議值，以上發現讓日漸浮現的美國飲食危機前景更是堪慮。」[27]

不營養的食品不是為了讓你生病才上市，他們只是想要賺你的錢。舉個例子，可口可樂的利潤約是零售價的四分之一，所以軟性飲料製造商和菸商成為最賺錢的產業。[28]而讓人更難理解的是，公共衛生團體居然放任不管。

「在解決肥胖問題的世界史中，」耶魯大學路德食品政策與肥胖中心（Rudd Center for Food Policy & Obesity）主任寫道：「最大的敗筆可能就是與食品業合作，姑息養奸。」[29]例如全球最大的乳癌防治組織——蘇珊科曼乳癌防治基金會（Susan G. Komen），就和速食業龍頭肯德基合作，販賣粉紅桶子裝的炸雞。[30]

救助兒童會（Save the Children）曾經帶頭推動開徵汽水稅，抵銷解決兒童肥胖問題的費用，但後來該組織卻突然一百八十度大轉彎，撤回先前的行動，聲稱這樣的活動「不符合救助兒童會的作風」。但巧合的是，他們找了可口可樂當金主，還準備收取百事可樂的五百萬補助。[31]

儘管比起抽菸習慣，飲食習慣殘害更多的美國人[32]，但我還是經常聽到公共健康小團體老調重唱，說我們應該要跟這些公司合作，而不是與他們做對，因為香菸可以不抽，但飯還是得吃。[33]嗯，也對，我們是需要呼吸，但不必要吸二手菸；飯還是得吃，但也不必要吃垃圾食物。

一週一天無肉午餐，這也是約翰霍普金斯大學公共衛生學院的「無肉週一」計畫[17]，卻在肉品業掀起一場政治風暴，美國農業部只好在幾小時後撤回建議。[18]《食品與藥品法期刊》分析後，做出以下結論：「利益衝突讓飲食指南沒能宣導正確不偏頗的飲食建議，保障公眾利益，反而維護食品產業和藥物產業的利益。」[19]

這讓我想起美國國家科學院（National Academy of Sciences）醫學研究所的一份指標性報告。[20]這間國內最具威信的機構認為反式脂肪從來就不安全，「要是過度攝取反式脂肪酸，恐怕會增加罹患冠狀動脈心臟病的風險」。[21]而反式脂肪本來就存在於肉品和乳製品之中[22]，這點讓他們很為難：「因為普遍的非全素飲食無法避免反式脂肪，若想要攝取零熱量，大幅改變飲食模式是必要的。」[23]

既然肉品和乳製品含有反式脂肪，完全不攝取才是唯一安全的做法，意思不就是醫學研究所鼓吹大眾食用蔬菜？不，他們才沒有呢。哈佛心血管疾病流行病學系主任有個知名的解釋：「我們不能要大家別再吃肉和乳製品，」他補充道：「好吧，是可以叫大家吃素。要是一切都以科學為基礎，倒是可以這麼宣導，但這麼做只怕有些極端。」[24]

我們當然不希望科學家凡事都講科學啊！

什麼是「加工」？你應該更嚴格把關

我提出的紅綠燈系統，強調的是兩個普遍的重要概念：蔬食有更多的保護性植化素、更少的致病因子，所以說蔬食比動物性食品更健康，而未加工食品則比加工食品健康。這說法百分百正確？未必。我有說所有的蔬食比所有的動物性食品都好嗎？沒有。事實上，貨架上最不健康的就是部分氫化的植物奶油——這種產品居然還有「植物」兩個字！有些未加工的蔬菜（例如藍綠藻）可能有毒[34]，曾經吃野葛出過問題的人都知道，植物不見得都能食用。但一般的原則是吃植物性食物／不吃動物性食物，挑選未加工食品／避開加工食品。暢銷書作家麥可．波倫（Michase Pollan）在《雜食者的兩難》（*The omnivore's Dilemma*）一書中就說：「是植物長出來的，就吃；在工廠製作的，就別吃。」[35]

我所說的「加工」是什麼？典型的加工就是穀物經過研磨後製成白麵粉，取名「精製」穀物不諷刺嗎？「精製」不是改良過或更精緻的意思嗎？十九世紀時，上百萬人死於一種維生素B缺乏症（腳氣病），把米從棕色研磨成白色就是促發腳氣病的原因[36]，我想死於腳氣病的人應該不覺得精緻吧。（現在的白米都有額外添加維生素，以補足「精製化」的結果。）米糠是米粒被移除的棕色部分，缺乏米糠所含的營養成分正是腳氣病的病因，而揭開腳氣病奧祕並治癒腳氣病的醫生後來更獲得了諾貝爾獎。腳氣病可能造成心肌受損，導致心臟衰竭死亡。當然這種情況已不可能再發生。但如今心臟病也快成了流行性疾病，能靠改變飲食來防治嗎？當然（參見第一章）。

然而，有時加工反倒讓食物更健康。例如番茄汁，就是一種可能比新鮮番茄更健康的常見果汁；而番茄加工產品甚至還多出五倍的抗氧化物——茄紅素。[37]去除油脂製成的可可粉，營養價值也跟著提升，這是因為可可油是少數可能增加膽固醇負擔的飽和植物脂肪（其他還有椰子油和棕櫚仁油）。[38]

所以，以紅綠燈模式來說，我認為「未加工」是指沒有添加不良物質，同時也保留了好的物質。上述例子中，番茄汁就可能算是未加工食品，因為就連番茄纖維都保留下來了，除非另外添加鹽，我才會將它列為加工食品，不列入綠燈食物。巧克力也一樣（不是可可粉），因為添加了糖，所以是加工產品。

依照「沒有添加不良物質，同時保留好物質」的定義，燕麥粒、燕麥片，甚至一般的即食燕麥都是未加工食品。杏仁是純天然的全蔬食，而原味杏仁醬也是綠燈食物，但未加糖的杏仁奶因為營養流失，所以算加工食品。不過，我可沒有說杏仁奶對身體不好。食物沒有絕對的好與壞，只有比較好或比較不好。我要說的是，未加工食品比加工食品更健康，你可以這樣想：直接吃杏仁比喝杏仁奶健康。

依我來看，黃燈食物在健康飲食扮演的角色，就是促進綠燈食物的攝取。例如，如果加杏仁奶是唯一能讓病人心甘情願吃早餐燕麥的方式，那我會要他們放心加杏仁奶。紅燈食物的道理亦同。要是少了辣醬，我可能就不會大口吃深綠色蔬菜。我知道市面上出了很多不含鈉、帶有異國風味的醋，確實更健康，有一天我或許會戒掉辣醬，但對目前的我來說，只要是為了多攝取一些綠燈食物，我就會大方地吃紅燈食物。如果你只有在撒上 Bac-Os 醬後才肯吃一大碗沙拉，那就放心撒吧。

高度加工的 Bac-Os 醬不含營養成分，也不像是從地面生長出來的植物，而且還含有不良添加物，像是反式脂肪、鹽、糖以及好幾個歐洲國家禁食的四十號紅色色素。[39]這種醬料跟紅燈食物一樣，都是我們應該避開的東西，但如果要在肯德基和淋上 Bac-Os 醬的大份沙拉之間做個選擇，還是吃 Bac-Os 醬的沙拉比較健康。吃 Bac-Os 醬就像良藥入口後的一塊糖，碎培根也一樣。

我知道有的人因為宗教或民族背景完全不吃動物食品（我是猶太人，小時候住在密西西比西部規模最大的豬肉工廠附近，所以特別有共鳴）。可是為了身體健康，還是要看整體飲食決定，而不是一概排斥動物性食品及加工食品。

「全食物蔬食」指的是什麼？

有些人有自己的飲食信仰，我還記得曾有個人告訴我，他這輩子無法只吃「蔬食」，因為他不能不喝他阿嬤燉的雞湯。啥？那就繼續喝吧！我請他代我向他阿嬤問聲好，然後告訴他只要其他時候吃得健康，偶爾享受阿嬤的愛心雞湯也不是問題。「要嘛吃，要嘛乾脆都別吃」，這種思維大有問題，讓人往往連第一步都跨不出去。要是你心想「以後永遠都不吃」臘腸披薩，最後就會變成每週都要點臘腸披薩的藉口。何不退而求其次，變成每月一次或留在特殊場合再吃不就好了嘛！不要讓這種「追求完美」變成你養成健康習慣的敵人。

我們每天吃的東西才是最重要的。跟你平日吃的東西一比，特殊場合偶一為之所吃的東西根本不重要。所以要是你想在生日蛋糕上插根可食用的培根口味蠟燭，也別太苛責自己（真的有這種蠟燭，我沒有胡扯！）[40]。我們的身體有強大的修復能力，可以修復偶爾發生的損害，只要別習慣性拿起叉子就沒事了。

這本書不是要談素食主義、全素主義或任何「主義」。有人會為了宗教或民族背景完全放棄動物性食品，最後很可能造成反作用。[41]但從人類的健康來看，你很難理直氣壯說九六％以植物蔬菜為主的傳統沖繩飲食，會比典型百分之百的西式純素飲食不健康。[42]在凱薩醫療機構的指導手冊《蔬食：吃得更健康》裡頭，作者就把蔬食定義為完全排除動物性產品的飲食法，但他們也加註：「如果你無法遵從百分之百的純植物蔬食，就設定八〇％，只要多攝取蔬菜、少吃動物性食品，就能促進健康！」[43]

從營養的角度切入，我不喜歡素食和純素這類的專有名詞，因為這些名詞是以我們不吃的東西來定義的。我在大學校園演講時，就遇過吃薯條喝啤酒的純素食者。嚴格來說是純素沒錯，但對健康卻沒太大助益，這就是為何我比較喜歡「全蔬食營養」這種說法。我理解的是，最均衡的飲食就是未加工、以蔬食為主的健康飲食法。每日吃的天然蔬食越多、加工和動物性食品吃得越少，對身體就越好。[44]

從現在起，養成健康吃的好習慣

首先，你要先了解自己的心理狀態。有的人是要全心投入才做得好，而如果你是傾向「成癮」型人格，或者屬於行事極端的類型（例如平時滴酒不沾，但只要一喝就過量），那對你來說最好的做法就是按表操課。不過，有的人抽菸是屬於「社交型」，一年只點幾次菸，也不會對尼古丁產生依賴性。[45]身為醫生，我們鼓勵癮君子完全戒菸，不是因為我們覺得偶爾一根菸會造成無可逆轉的損害，而是因為我們怕一根菸最後會變兩根，不用多久不健康的習慣就會找上你。同理，一個漢堡不會害死你，每天吃的東西才重要，因為會日積月累。你得綜觀你個人的飲食傾向，知道自己是否能克服溜滑梯般的墮落風險。

心理學有個概念叫「決策疲勞」，這是行銷人員用來剝削消費者的做法。人類在短時間內無法做出許多決策，因此做決定的品質會衰退，最後開始做出完全失去理性的抉擇。你有想過為何超市在結帳櫃台邊堆放垃圾食物嗎？在充滿四萬件商品的超市走一圈後，抵抗衝動性購物的意志力會跟著衰退。[46, 47]所以你要給自己定下規矩，好好遵守，長期下來做出更有理智的選擇。例如，嚴守烹調不用油、避開所有肉類，或者只吃全穀物，這些都能讓你的人生有更健全的改變。家裡不擺放垃圾食物，你就沒得選，也少了誘惑，像我如果肚子餓了，吃顆蘋果就解決了。

另外有一派生理學論點建議，不要太悖離已規畫好的飲食。剛從遊輪之旅回到家，在習慣船上的大魚大肉後，你的味蕾可能會麻木到一週前還覺得美味的天然食物卻變得很難入口。某些人可能只需要一段時間就能調適回來，但對有些人來說，這種偏離健康飲食的吃法，很可能讓他們重返添加鹽、糖和脂肪的飲食習慣。

對我們這些在SAD（standard American diet，美國標準飲食）下長大的人來說，吃得健康是一大改變。對我來說就是如此，雖然在家時我媽會盡量讓我們吃對身體好的食物，但跟朋友在一起就會吃小黛比（Little Debbie）布丁卷，大啖中國餐館的油膩餐點，還會點小排骨或有大塊炸肉的菜，至於我最愛的零食則是吉姆瘦子（Slim Jim）的烤乾酪玉米片。

幸好在健康出現嚴重問題之前，我成功逃離了SAD的魔爪。那已經是二十五年前的事了。回想當初，就覺得這是我這輩子做過最棒的決定之一。

有的人一鼓作氣改變飲食，有的人則是運用各種方法慢慢改變。我建議病人使用的方法是凱薩醫療機構的三步驟法。大多數的美國家庭習慣在同樣的八或九道菜色間輪替，所以在這裡，第一步就是找出三種你喜歡吃的蔬食主菜，例如你可以輕而易舉地換成全穀類義大利麵、加入蔬菜的義大利麵和義式番茄醬麵。第二步可以想想能調整成綠燈餐點的三餐，像是把牛肉辣醬換成五豆辣醬。第三步也是我最喜歡的：找出新的健康菜色。[48]

弔詭的是，報告顯示許多實踐健康飲食的人，比先前「不節制」時吃得更多元。在網路普及之前，我曾鼓勵大家去公立圖書館借本烹飪書回家看。但現在你只要去 Google 搜尋蔬食食譜，就會跳出一千多條的搜尋結果。如果你一無頭緒，可從下面幾個網站開始：

- ForksOverKnives.com：這個紀錄式網站和它的同名書籍超受歡迎，總共提供幾百種食譜。
- StraightUpFood.com：烹飪老師凱西・費雪（Cathy Fisher）在網站分享超過一百種食譜。
- HappyHealthyLongLife.com：網站口號是：「一名（克里佛蘭診所）醫學圖書館員的實證生活冒險。」她用「實證」這兩個字，就讓我愛上了！

找出三樣你喜歡的新菜色，就可以輕輕鬆鬆準備，第三步就這麼完成了。你現在有九種餐點可以輪替，那就開始吧！之後再準備早餐和午餐就容易多了。

如果你討厭下廚，只想用最便宜簡單的方式製作健康餐點，我強力推薦你飲食學家傑夫・諾維克（Jeff Novick）的快速飲食系列（Fast Food）DVD。傑夫用常見的罐裝豆、冷凍蔬菜、快煮全穀和綜合香料等食材，示範如何每天只花一人四美元，在最短時間內健康又營養地餵飽你家人。這套DVD也帶你逛商店，提供購物祕訣，還有如何解讀營養標示的資訊。快到 JeffNovick.com/RD/DVDs 上看他的烹飪作品吧。

如果你希望更組織化，獲得社群的協助，華盛頓的非營利組織，提倡嚴格素食及預防醫學的美國責任醫療醫師委員會有個很棒的三週啟動課程，教你如何採行蔬食計畫。快上 21DayKickstart.org，免費的營養課程每月一號開始，提供完整的餐飲計畫、食譜、訣竅、資源、餐廳指南和社群論壇，目前共有四種語言，已經有幾十萬人受惠，去嘗試看看吧。

我常鼓勵病人把健康飲食當成實驗。畢竟光想到要徹底大改變，還是會讓人怯場，所以我只要求他們給我三週時間。我發現，如果我的病人純粹把這當成實驗，可能會從中發現健康飲食的好處，全力進行到底。但這只是我的手段，因為我知道要是三週挺過去了，他們就會感覺健康很多，實驗就有了意義，他們的味蕾也會開始改變。只要長期堅持下去，健康食物就會變美味。

我還記得我跟尼爾．巴納德醫師聊過這件事。他是美國責任醫療醫師委員會的創辦主席，發表過為數可觀的健康飲食研究，經手過各種常見的疑難雜症——從青春痘、關節炎到經痛和偏頭痛都有。他常用所謂的「A－B－A」研究設計，從日常飲食切換至治療飲食，對參與者的健康進行基線評估。確認過參與者在嘗試全新飲食後的健康改善不是巧合後，就可以回到平時的飲食，看看改變是否會消失。

這種研究設計的結果更有效力，但巴納德醫師說儘管如此還是有個問題，有時人們經過幾週的蔬食後覺得身體好很多，所以就算研究草案規定要切換回原本的飲食，他們還是拒絕回到基線飲食。[49]由於無法如期完成研究，研究數據就得捨棄，無法當成最終論文發表。好笑的是，健康飲食居然還有效到能讓這種飲食研究失去效力。

請問葛雷格醫師，我要怎麼吃？

每天都有人問我這個問題，我都不知道要如何回答，這有幾個原因。第一，不管是我或誰吃什麼、說什麼或做什麼都不重要。科學就是科學，營養學界分成太多不同派別，每一派都有自己追隨的大師。但有哪種嚴肅的科學研究是這樣的？不管你最喜歡的數學家怎麼想，二加二永遠都等於四，也沒有哪個獲利上萬億的產業是靠讓大家算數算到頭暈腦脹大賺一筆的。如果你從各方聽到相互衝突的簡單數據，很可能會想隨便挑一個專家跟著他就好，然後默默希望那個專家提供的研究正確有用。畢竟誰會有空去閱讀和解讀所有的原始資料？

執業初期我就決定不仰賴別人的詮釋，因為這麼做攸關我病人的生死。我有途徑、資源和背景可以詮釋科學，每年回顧自己的營養論文時，我都想起自己只一心想成為更好的醫生，所以我發現豐富的資訊寶庫後知道我不能自己一人獨享，我希望盡可能跳脫公式，散播資訊，但不想宣傳我個人的飲食法，而是呈現最好又有用的實證飲食，盡可能減少個人詮釋的聲音，所以我才會在NutritionFacts.org的影片中公開原始論文、圖表、曲線圖和引言。但坦白說，有時我真的克制不了自己！

選擇處理資訊的方式是很個人的，往往要看目前的人生狀態而定，同時也要看自己如何面對風險。同樣的資訊到了不同的人手裡，最後做出的決定可能截然不同，但同樣有效。因為這樣，我才不願分享個人的方法，因為我擔心我的選擇會不恰當地影響別人，讓他們做出對自己不好的決定。我寧願讓大家看科學資料，自己做決定。

再說每個人的味蕾不一樣，我可以想像得到某人在內心暗想：他說他在上面加辣醬?!我大談闊論鷹嘴豆泥有多好，而不是茄泥沾醬（中東烤茄抹醬）有多優時，讀者或聽者可能會產生一種印象，以為鷹嘴豆泥比茄泥沾醬更健康。有可能（確實很有可能）是這樣沒錯，但我喜歡鷹嘴豆泥的理由其實很簡單：我純粹就是不喜歡茄子的味道。

反過來說，只因為我吃某樣食物，並不表示那樣食物特別健康，例如別人聽到我使用鹼化可可粉時都很吃驚。這種可可粉經過加工後，超過一半的抗氧化物和黃烷醇植物營養素都不見了[50]，既然如此我為何要用？因為我覺得它的味道比未加工的可可好吃。雖然我鼓勵大家用天然可可，卻無法當大家的楷模，所以有時聽我說的去做，而不是跟著我做會比較好。

再說，要是我分享的食譜讓別人覺得噁心反胃，怎麼辦？我不想讓對方覺得，要是這就是健康飲食，那我寧可不要吃！只要你慢慢改變，吃得健康，味蕾也會跟著改變。這個轉變很好，味蕾會不斷調整——事實上，每一分鐘都在改變。例如你現在喝柳橙汁是甜的，但如果先吃糖再喝柳橙汁，味道就會變苦了。只要持續吃得健康，健康食物就會變得越來越好吃。

我還記得我第一次喝綠色果昔的慘痛經驗。那時我在密西根參加一對可愛的醫師夫婦舉辦的演講，他們告訴我他們早餐都喝「攪拌過的沙拉」。我很喜歡這說法，綠色蔬菜本來就是地球上最健康的食物，現在甚至還變成方便飲用的蔬果汁了。我想像著自己每天早上在上班途中喝一碗沙拉的景象，但我真正一喝卻感覺自己像在喝誰家的草皮，忍不住乾嘔，差一點就在主人的廚房餐桌上吐了出來。

綠色果昔是需要時間適應的，果昔有誰不愛，冷凍香蕉和草莓就很美味。不可思議的是，就算將一大把嫩菠菜加進果汁機攪拌，也幾乎吃不出味道。試試看吧！結果會讓你很吃驚的。如果你覺得加入一大把很美味，那加兩大把如何？你的味蕾會慢慢適應更多的綠色蔬菜。你的感官也一樣，走進一間黑漆漆的房間，眼睛會慢慢適應；泡進熱水浴時，一開始覺得很燙，但身體會逐漸習慣，找回平衡的溫度。這裡也一樣，短短幾週，你就會開始習慣、甚至愛上你現在認為噁心到不行的攪拌食物。

話雖如此，我還是要跟你分享我吃什麼、喝什麼、做什麼，還有怎麼做。接下來的每一章，我會深入探討我的每日十二清單，告訴你我最愛的綠燈食物，以及我準備食物的訣竅和技巧。我不會仔細探討我吃的每種豆子、水果、蔬菜、堅果或香料，我只會在各個分類中探討幾樣我最愛食物背後的有趣科學。

請記住我的策略只是實踐方法之一，不是唯一的方法。要是正好適合你，那太好了。如果不適合你，我也希望你利用這些經過證實的資訊，找到其他延年益壽的方法。

第16章 葛雷格醫師的每日十二清單

全蔬食營養，光聽名字就不用再解釋了。但綠燈食物也有分好壞嗎？比如說，你可以好一陣子只吃馬鈴薯[1]，照理說馬鈴薯應該算天然健康食品，也是蔬食，但這種吃法並不健康，不是所有蔬食都一樣健康。

經過好幾年研究，我逐漸了解健康食物未必要替換，有些食物和食物種類的特殊營養素在其他食物的含量並不高，比如我在第九章和第十一章提到的超強化合物蘿蔔硫素（可以誘發肝臟中的解毒酵素），幾乎只有十字花科的蔬菜才有。你一天內可能吃了其他種的綠色蔬菜，但只要沒吃到十字花科的蔬菜，就攝取不到足夠的蘿蔔硫素。亞麻籽和具抗癌功效的木酚素化合物也一樣，我在第十一和十三章提過，亞麻籽的木酚素含量平均是其他食物的一百倍，而蘑菇不是植物，屬於另一種生物分類——蕈類，含有植物界所沒有的營養素（比如麥角硫因）[2]。所以嚴格說起來，或許我應該講全食物蔬食和蕈類飲食，但聽起來又覺得拖泥帶水。

每次我從醫學圖書館帶著令人振奮的新資料回到家時，我的家人都會翻白眼嘆氣，然後問我：「這下又不能吃什麼了？」或說：「等一下，為什麼每樣菜裡突然都加了荷蘭芹？」我可憐的家人，他們真的對我太包容了。

我的每日食物清單漸漸變長，我做了一張核對清單，寫在冰箱的白板上，然後我們就當作在玩遊戲勾選項目一樣，這張核對清單最後就變成了每日十二清單（見圖6）。

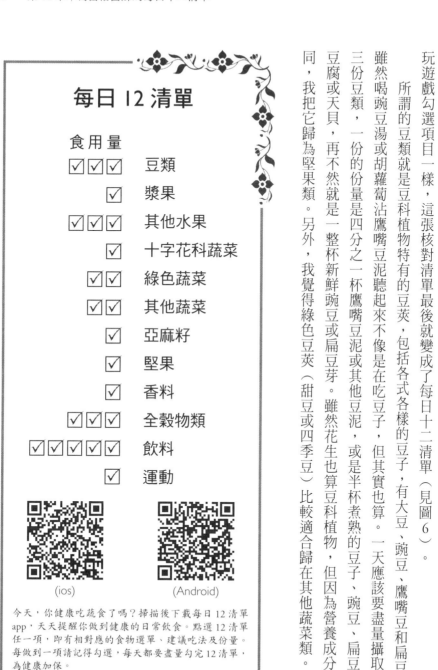

所謂的豆類就是豆科植物特有的豆莢，包括各式各樣的豆子，有大豆、豌豆、鷹嘴豆和扁豆。雖然喝豌豆湯或胡蘿蔔沾鷹嘴豆泥聽起來不像是在吃豆子，但其實也算。一天應該要盡量攝取到三份豆類，一份的份量是四分之一杯鷹嘴豆泥或其他豆泥，或是半杯煮熟的豆子、豌豆、扁豆、豆腐或天貝，再不然就是一整杯新鮮豌豆或扁豆芽。雖然花生也算豆科植物，但因為營養成分不同，我把它歸為堅果類。另外，我覺得綠色豆莢（甜豆或四季豆）比較適合歸在其他蔬菜類。

每日 12 清單

食用量

☑☑☑	豆類
☑	漿果
☑☑☑	其他水果
☑	十字花科蔬菜
☑☑	綠色蔬菜
☑☑	其他蔬菜
☑	亞麻籽
☑	堅果
☑	香料
☑☑☑	全穀物類
☑☑☑☑☑	飲料
☑	運動

(ios) (Android)

今天，你健康吃蔬食了嗎？掃描後下載每日12清單app，天天提醒你做到健康的日常飲食。點選12清單任一項，即有相對應的食物選單、建議吃法及份量。每做到一項請記得勾選，每天都要盡量勾完12清單，為健康加保。

圖6

一份漿果的量是半杯新鮮或冷凍漿果，或者四分之一杯的果乾。但在生物學上，我會把酪梨、香蕉甚至西瓜都視為漿果類，而一般也把小巧的水果稱為漿果，所以金桔和葡萄（還有葡萄乾）也歸為漿果類。另外，一般人認為是漿果，但嚴格來說不算的黑莓、櫻桃、桑椹、覆盆子和草莓也涵蓋在內。

至於其他水果，一份等於整顆水果的一半，或一杯切好的水果，或四分之一杯果乾。這裡用的同樣是一般的習慣說法，而不是植物學的定義，所以我把番茄分到其他蔬菜類。（好玩的是，美國最高法院在一八九三年還針對番茄驗明正身，最後阿肯色州決定保留水果及蔬菜兩種分法，番茄既是阿肯色州的代表性水果，同時也是阿肯色州的代表性蔬菜。）

常見的十字花科蔬菜有花椰菜、高麗菜、芥藍菜和羽衣甘藍，建議食用量是一天至少一份（通常是半杯），每天至少再攝取兩份綠色蔬菜，十字花科蔬菜或其他蔬菜都可。其他綠色蔬菜和一般蔬菜的份量是生菜一杯、半杯生菜或煮過的蔬菜，以及四分之一杯的乾菇。

除了每天吃一份堅果或其他種子外，最好在飲食中加入一匙亞麻粉。四分之一杯堅果算一份，兩湯匙堅果醬或種仁醬（包括花生醬）也算一份。（栗子和椰子因為營養成分不同，不歸在堅果類。）

我另外建議每天要攝取四分之一茶匙的薑黃香料，還有其他你自己喜歡的無鹽香草和香料。

一份全穀類可以是半杯熱早餐麥片，像是燕麥粥或米飯之類的煮熟穀物（包括「類穀物」的莧籽、蕎麥和藜麥）、煮熟的義大利麵或玉米粒，或一杯即食冷麥片、一份墨西哥薄餅或一塊麵包、半份貝果或瑪芬，或者三杯爆米花。

飲料類每份是一杯（十二盎司或三四〇毫升），建議一日喝五杯，但你從食物中攝取的水分不算在內。

最後，我建議每天也要來「一份」運動，一天內分次進行，建議是每天九十分鐘的中度運動，像是快走（每小時四英里），不然就是四十分鐘的激烈活動（例如慢跑或動態運動）。為什麼要做這麼多運動？在運動那一章中，我會再解釋原因。

聽起來好像有很多選項需要勾選，但是一次勾掉幾項並不難，一份簡單的花生醬香蕉三明治，就能讓你勾選四個。想像一下你坐著吃一大碗沙拉，一碗沙拉就有兩杯菠菜、一把芝麻葉、一把烤胡桃、半杯鷹嘴豆、半杯甜紅椒和一顆小番茄，這樣一份餐點就能在七項中打勾。撒上亞麻籽，加入一把枸杞，再搭一杯白開水，把水果當點心吃，光這一餐就幾乎把每日十二清單都勾掉一半了。如果你還能在跑步機上邊跑邊吃……開個小玩笑別當真！

我有把每一杯喝掉的水勾掉嗎？其實不用這麼麻煩了。因為我已經沒在使用核對清單了，清單只是一開始讓我適應這種飲食的工具而已。每次坐下來吃飯時，我都會問自己：「這道菜可以加點綠色蔬菜嗎？可以加點豆子嗎？」（我的冰箱裡一定會有即食的罐裝豆子）。「可以撒上亞麻籽或南瓜籽嗎？或撒一點果乾？」清單的目的只是讓我習慣用這種方式思考：我要如何讓自己吃得更健康？

買菜時，核對清單也很好用。雖然我的冷凍庫一定找得到冷凍漿果和綠色蔬菜，但我想到超市買一週份的新鮮食材時，只要比對清單就知道我還需要買多少芥藍菜或藍莓。

核對清單也讓我對一餐的內容多少有些概念，看著清單時，你會看到豆子、水果和全穀類各三份，還有超出其他食材兩倍份量的蔬菜。望著餐盤，我可以想像盤子裡四分之一是穀類、四分之一是豆子，還有半盤擺的是蔬菜，另外可能還會有一小份沙拉和當點心吃的水果。我比較喜歡一個大碗裡應有盡有，全部混在一起，而清單能讓我想像餐盤裡的東西有什麼。我想到的不是一大碗義大利麵上面堆著少量的蔬菜和扁豆，而是一大碗混入少量義大利麵和扁豆的蔬菜。我想像的畫面不是一大盤盛著少許蔬菜的糙米，而是一盤幾乎全是蔬菜的餐點，而且你看，米飯和豆子只是點綴而已。

話說回來，每日十二清單也不必非徹底執行不可。旅遊舟車勞頓，我吃光零食之後，會盡量在機場餐廳東湊西湊出一份健康餐，要是我運氣夠好，有時能吃到目標的四分之一。如果你一天都沒好好吃，隔天再補回來就行。我希望核對清單可以當成一種有用的提醒，讓你記得每天要補充各種健康食物。

不過說到蔬菜，要生吃或是煮熟吃比較好？需要選有機蔬菜嗎？還是一般的蔬菜就可以了？那基因改造的食品呢？麩質呢？接下來幾章，在細談每日十二清單時，我會一一回答這些問題。

第17章 豆類，蛋白質的最佳來源

美國聯邦政府發布的最新飲食指南「我的餐盤（MyPlate）」，把一個盤子區分成四個色塊，鼓勵美國人民攝取均衡的飲食。餐盤應該要疊滿蔬菜和穀物，而且最好是全穀類，其他則是水果和蛋白質類。豆莢類的身分比較特殊，橫跨蛋白質和蔬菜類，豆莢類富含蛋白質、鐵和鋅，可以取代動物性蛋白質來源，同時也含有蔬菜的特有營養素，包括纖維質、葉酸和鉀。吃豆莢或豆子可以兼得動物界與植物界的最佳營養素，飽和脂肪與鈉都低，也不用擔心膽固醇。

二〇〇七年，美國癌症研究院公開史上最全面的飲食和癌症分析，由九組全球獨立研究團隊、二十一位世界級頂尖癌症研究員合力審查篩選五十萬份研究，打造出這一份猶如里程碑的科學共識報

葛雷格醫師最愛的豆類

黑豆、米豆、白鳳豆（黃帝豆）、白腰豆、鷹嘴豆（雪蓮子）、毛豆、豌豆、北美腰豆、腰豆、扁豆（黑扁豆和紅扁豆）、味噌、白豆、花豆、小紅豆、裂莢豌豆（黃色或綠色）和天貝

食用量

1/4 杯鷹嘴豆泥或豆子沾醬

1/2 杯煮熟的豆子、裂莢豌豆、扁豆、豆腐或天貝

1 杯新鮮豌豆或扁豆芽

每日建議食用量

一日三份

告。對於防癌，他們其中一個建議就是每餐都要食用全穀物和豆莢類（豌豆、裂莢豌豆、鷹嘴豆或扁豆）。[1]不是每週或每天，是每一餐！

早餐吃燕麥粥很容易就做到吃全穀類的目標，但豆莢類呢？誰早餐會吃豆子？其實世界上很多人都這麼做。傳統英式早餐就搭配多種鹹食，像是吐司配烘豆、蘑菇和烤番茄。傳統日式早餐有味噌湯，印度小朋友每天早餐都吃蒸過的扁豆餅——米豆蒸糕（idli）。美國人熟悉又符合防癌指南的早餐選擇，則有夾著鷹嘴豆泥的全穀貝果。我朋友保羅會在燕麥粥裡加入白腰豆泥，他發誓絕對看不到也吃不出白腰豆的味道，何樂而不為?!

大豆

大豆可能是美國人最習慣在早餐吃的豆類，例如豆漿就很受歡迎，有好幾兆美元的市場。豆漿和豆腐都是加工食品，在大豆製成豆腐後，大豆的營養素——纖維質、鐵、鎂、鉀、蛋白質和鋅都少了一半。但豆子是非常健康的食物，就算流失一半的營養，還是很健康。要吃豆腐的話，請選用富含鈣質的豆腐（可以看成分表），每一塊（三盎司）豆腐就有五百五十毫克的鈣質。

但全豆食品比豆腐更優，例如豆類發酵食品的天貝。如果你仔細觀察天貝，可以看見小小的大豆。我早餐不常吃天貝，不過我很喜歡切成薄片，沾濃稠的亞麻籽蛋液（食譜見424頁），混入迷迭香全穀麵包粉或藍玉米粉，再用吐司機以華氏四百度（攝氏二〇五度）烤至金黃，然後沾水牛城辣醬，就變成我小時候愛吃的雞翅健康版本。

味噌是另一種發酵全豆食品，這種濃稠的醬料加熱水可以調製成美味的湯，這是日本人傳統的食物之一。如果想試試，我建議你選用白味噌，白味噌的味道比味噌溫和。味噌湯很好做，只要用一湯匙味噌兌兩杯熱水，再加入你想吃的蔬菜就完成了！

味噌可能含有益生菌[14]，最好不要下水煮，以免好菌被煮到所剩無幾。煮味噌湯時，我會拿一個鍋子先下水煮乾香菇、一小把相良布海藻（又稱荒布）、幾顆油漬乾番茄和綠色蔬菜，然後用勺子撈出約四分之一杯的熱湯，注入大碗中加味噌攪拌至剩一層薄薄的醬，再把剩餘的湯倒入碗中攪拌，混合味噌。我吃什麼都要加辣醬，所以還會加一點Sriracha辣椒醬來增加風味。最近我迷上新鮮烤好的芝麻籽，我會倒一層去殼的生芝麻籽放進電烤箱，烤到顏色金黃，再熱騰騰撒入湯裡，整間廚房香味四溢。

全豆莢的毛豆因為豆子還包在豆莢裡，你可以買冷凍毛豆，想吃健康零嘴時抓一把丟進滾水裡煮五分鐘就行。接下來就只要瀝乾水分，如果你跟我的口味接近，可以撒上新鮮的胡椒粉，直接咬開豆莢吃豆子。（你也可以買已經去殼的毛豆，但這樣吃起來就少了很多樂趣。）

位於加工食品另一端的是植物原料製成的素肉，例如素漢堡，唯有在取代真正的肉類時才算是比較健康的產品。例如，超越雞肉（Beyond Meat，美國的素肉品牌）就具有纖維質、零飽和脂肪、零膽固醇等優點，蛋白質也跟真正的雞胸肉一模一樣，卡路里還更低（可想而知也少了食物中毒的風險）。但跟大豆、黃豌豆和「超越雞肉」所使用的原材料莧籽一比，超越雞肉的營養價值還是相形失色。當然選擇這些肉類替代品的人，不會站在超市的走道上苦惱，究竟是買超越烤雞柳條好，還是吃一碗豆科植物和全穀類好。所以，要是想吃墨西哥烤肉，那麼選擇植物原料製成的素肉當然還是比真肉好。我認為這種替代真肉的食品，就是幫大家擺脫標準美式飲食的過渡健康食物。即便之後你還是無法全部吃天然蔬食，買素肉還是比吃真肉好。當然，要是能夠多吃天然健康食品更好，你也不希望自己永遠卡在黃燈食物吧。

基因改造大豆，該不該吃？

一份近期知名期刊有篇社論說，雖然我們有大量關於基改作物的資訊，但內容大都不實——兩方爭執的論點都不對。社論諷刺地指出：「但這種不正確的資訊多半複雜，大都有講得頭頭是道的正規研究在背後撐腰。」基改食物的說法之所以多方謬誤，很可能是因為「發表的語氣太斬釘截鐵」。[2]

孟山都公司一種品牌名為「抗農達」（Roundup Ready）的基改大豆就是首屈一指的基因改造作物，可以抵抗年年春除草劑（也是孟山都產品），年年春除草劑噴灑在農作物上，除去雜草的同時又能保留大豆植株。

雖然基改作物可能帶來的風險爭議不斷，但人類健康的更大隱憂還是基改作物可能藏有高劑量的殺蟲劑殘留。[3]二〇一四年，在基改大豆殘留高含量的嘉磷塞殺蟲劑（非基改大豆或有機大豆沒有這個問題）問題被披露後，證實了這種恐懼不是空穴來風。[4]殺蟲劑劑量以當時最高殘留限量來說確實很高，不過真的有高到對食用者產生反效果嗎？

反基改運動人士指出，研究顯示嘉磷塞殺蟲劑可能影響胚胎發育，干擾荷爾蒙。但研究的實驗對象是海膽胚胎[5]及老鼠睪丸[6]。部落客口號高喊「男人們救救自己的睪丸吧！」還引述了標題令人憂心忡忡的文章，像是「青春期前暴露於市售年年春嘉磷塞除草劑下，恐將改變睪固酮濃度和睪丸組織形態」[7]。但該份研究的對象是老鼠，我懷疑要是文章標題改為「男人們救救青春期前的老鼠睪丸吧！」部落格點擊率是否還會這麼高。

是我太苛刻嗎？畢竟科學家要上哪兒去找人類組織做實驗？有個研究團隊就想出一個聰明的解決妙方——研究人類胎盤！美國每年有好幾百萬名女人生產，胎盤只是子宮內用來培育胚胎的臨時性器官，等到生產完便會火化處理。既然如此，何不用人類胎盤組織來測試嘉磷塞？結果研究員發現，噴灑在農作物上的殺蟲劑濃度，確實會傷害人類組織。[8]

這項發現或許能解釋，少數實驗性研究提到殺蟲劑工人及他們孩子可能遭到的毒害[9, 10, 11]，但殺蟲劑進入食物時早已經過高度稀釋，食物中的嘉磷塞殺蟲劑濃度只有百萬分之幾，吃進體內後恐怕就只剩下十億分之幾。但研究人員卻發現，即便只有兆分之幾的濃度，殺蟲劑依然可能有效果。即使非常微量，研究人員還是在試管實驗中發現嘉磷塞殺蟲劑會對雌激素造成影響，誘發雌激素受體陽性型乳癌細胞生長。[12]

我們在第十一章曾提過食用大豆可降低乳癌風險，提高乳癌存活率。或許是因為美國的基改大豆多半用於餵雞、豬和牛，而主要的大豆食品製造商使用的多半是非基改大豆，但也可能只是因為食用任何種類的大豆所帶來的好處遠遠超過風險。不管怎樣，當你能自由選擇有機大豆產品，又何必屈就自己去承擔風險呢？

更重要的是，目前尚無人體實驗數據直指食用基改作物會造成健康損害，也沒有出現相關研究（評論家說這就是重點）。所以基改產品的強制標示很有幫助，如此一來公共衛生研究人員就能追蹤觀察基改食品，是否會為身體帶來任何危害。

不過，我相信用正確態度看待基改非常重要，就像我也試著讓大家了解，我們可以藉由改變飲食和生活方式，來杜絕心臟病、中風、糖尿病和癌症，挽救上百萬人的生命。生化科技產業對基改食品引發的疑慮表示忿忿不平，對此我無話可說，畢竟就算吃非基改食物，我們也一樣難逃一死。有則評論做出以下結論：「食用基改食品所帶來的風險，跟吃傳統食物的風險差不多。」[13]換句話說，即使你買的是非基改原料製成的 Twinkie 奶油蛋糕，對你的健康也不會好到哪裡去。

豌豆

就跟毛豆一樣，豌豆也是一種很棒的天然零食。我還小時，某年夏天和哥哥一起去了農場，那是我第一次從藤蔓摘下豆莢，從那刻起我就愛上豌豆了。豌豆就像糖果，每年我都期待著能買到新鮮豌豆的那幾週。

扁豆

扁豆是形狀如鏡片的豆莢類。扁豆的英文lentil源自拉丁文，lens在拉丁文就是扁豆的意思。一九八二年發現所謂的「扁豆效應」：扁豆是低GI（升糖指數）的食物，食用扁豆後的下一餐，好幾個小時都能控制血糖高峰。[28]扁豆因此聲勢大噪。扁豆含有豐富的益菌生（腸道益生菌所需要的特殊營養素），簡直就像一場乳酸菌饗宴，會帶來丙酸鹽等對身體有益的化合物，讓你的胃放鬆，減緩血糖被吸收的速度。鷹嘴豆和其他豆莢類都有類似的效應，這個現象後來又稱為「第二餐效應」（上一餐食物降低血糖的作用，會影響下一餐身體對醣類食物的反應能力）。[29]

味噌湯：大豆槓上鈉

在製造味噌的過程中會添加鹽巴——大量的鹽，光一碗味噌湯所含的鹽，可能就直逼美國心臟協會每日建議攝入量上限的一半，所以我都下意識避開菜單上的味噌湯，但後來認真研究後的發現讓我非常驚訝。

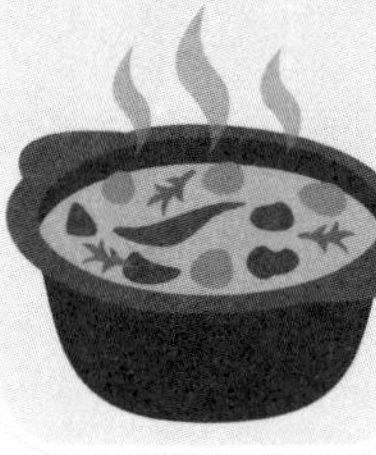

避開鹽巴的主要原因有兩個：胃癌和高血壓。過度攝取鹽「可能導致」胃癌[15]，美國每年都有好幾千件因攝取鹽分過量的胃癌案例。[16]胃癌風險提高跟鹽的攝取有關，幾乎與抽菸或酗酒的風險不分軒輊，但可能只有吸食鴉片或每天吃肉的一半危險。[17]一份近五十萬人參與的研究發現，天天吃肉（約一疊牌的大小）導致胃癌的機率高達五倍之多。[18]

或許這就是吃蔬食的人，胃癌風險明顯較低的原因。但胃癌高風險不只跟高鈉的加工肉品和鹹魚等肉類息息相關，醃漬蔬菜也一樣脫不了關係。[19]香辣的醃漬泡菜是韓國飲食的主食，說明了韓國的胃癌發生率為何會居世界之冠。[20]

但發酵食品味噌卻不會提高罹癌風險[21]，大豆的抗癌效果可能抵銷了鹽的致癌效果。例如，食用豆腐會降低五〇%的胃癌風險[22]，反之，鹽會增加五〇%的罹癌風險[23]，所以兩者彼此抵銷了。蔥屬植物（包括洋蔥）的保護能力[24]，可以讓加入蒜頭或青蔥的味噌湯增加抗癌效果。

但我們飲食少鹽的主要原因，不是為了預防癌症。來看看味噌湯和高血壓的關係又如何？情況應該也很類似。味噌湯裡的鹽分會讓血壓升高，而味噌湯的大豆蛋白質則可降低血壓。[25]例如，如果你拿豆漿和脫脂牛奶（除去飽和乳脂後比較，更公平）做比較，豆漿降低血壓的功效是脫脂牛奶的九倍。[26]不過，大豆的好處足以抵銷味噌鹽分的後遺症嗎？日本研究人員決定找出答案。

四年來，他們研究追蹤六十歲血壓正常的男女性，把他們分為兩組：一組是一天喝至少兩碗的味噌湯，另一組是一天只喝一碗以下，然後觀察哪一組比較可能診斷出高血壓。一天兩碗味噌湯的人就像每日飲食多加了半茶匙鹽，然而一天喝兩碗味噌湯的人得到高血壓的風險卻降低了五倍。研究人員的結論是：「味噌湯的研究結果指出，味噌的抗高血壓功效很可能壓過鹽分帶來的高血壓風險。」[27]結論就是味噌湯可能具有保護作用。

扁豆是營養素最豐富的豆莢類，但發芽後扁豆的抗氧化能力會雙倍成長（鷹嘴豆芽甚至高達五倍）。[30]發芽後的扁豆是最健康的天然零嘴，我第一次種豆芽時被嚇到了，原本狀似小顆硬卵石的豆子不到幾天就變成柔嫩的小零嘴。果昔中加入扁豆芽，就不用再加入蛋白質粉了。在專用的發芽罐或玻璃罐蓋上一層粗棉布，再以一條橡皮筋固定住，讓扁豆在水裡浸泡一整晚，接下來幾天每天都用水沖洗再瀝乾兩次即可。我覺得豆子發芽就像打了類固醇一樣，只要短短三天就可以在廚房流理台上種出一片新鮮嫩巧的小「叢林」。（當然，如果你直接開一罐扁豆，三秒內就可以享用了。）

鷹嘴豆泥沾蔬菜也是一舉兩得的零嘴吃法，但別忘記其他豆子也能攪拌磨碎，製成蒜味白豆抹醬、花豆泥醬和辣黑豆沾醬。另一種美味到飛上天的零嘴是烤鷹嘴豆（看得出我多愛吃零食了吧），你可以Google一下做法。來說說我的最愛，不意外的就是家鄉農場口味（你可以去Kid Tested Firefighter Approved的部落格參考做法）。記得使用方便的矽膠烘焙墊。

餐點選擇包括豆子墨西哥捲餅、墨西哥燉辣肉醬、義式麵豆湯、紅豆飯、義式蔬菜湯、托斯卡尼燉白豆，以及黑豆、扁豆或豌豆湯等。我媽則讓我愛上了預煮的脫水真空包裝豆子湯，我找到含鈉量最低的是約翰．麥克杜格爾（John McDougall）醫師的系列食品。只要用滾水澆灌脫水湯包和冷凍綠色蔬菜，稍微攪拌一下就完成了。在美國全食物超市（Whole Foods Market）有賣價格合理、已經切好的袋裝冷凍蔬菜，每包都一磅重，混合芥藍、羽衣甘藍和芥菜，是再簡單不過的選擇！我出遠門時會將脫水豆湯收進行李，重量很輕，可以用飯店房間的咖啡壺煮來吃。

我最喜歡的快速簡餐，就是先烤墨西哥玉米餅，接著把罐裝豆放在玉米餅上用叉子壓碎，再加入一兩匙罐裝莎莎醬。若是還能在上面撒點新鮮香菜、綠色沙拉或酪梨會更好。如果運氣夠好，家裡有新鮮的羽衣甘藍，我就會蒸上好幾片當墨西哥捲餅來吃。在家裡我們都稱它為羽衣甘藍捲餅，綠色蔬菜和豆類一起吃，再也沒有比這個更健康的食物了！

那麼，如果想吃點心呢？給你五個字：黑豆布朗尼。我沒有自創的食譜，但上網就能找到很多不錯的食譜，比如喬・傅爾曼（Joel Fuhrman）醫生在《奧茲醫師秀》（*The Dr. Oz Show*）節目分享的食譜就很不錯。他用杏仁醬當符合綠燈的脂肪來源，椰棗則是綠燈的糖分來源。

罐裝豆也可以吃得很健康嗎？

罐裝豆很方便，但跟自己煮的一樣營養嗎？最近一份研究發現罐裝豆確實跟自己煮的豆子一樣健康，只除了一點，那就是鈉含量。罐裝豆往往會添加鹽，鈉含量最後會比自己煮的不加鹽豆子高一百倍。[31]罐裝豆瀝乾水分後再用清水沖洗，就可去除一半左右的鹽分，但同時也會流失部分的營養。我建議選購無添加鹽分的原味罐裝豆，然後利用罐子裡的湯汁來做菜。

自己煮的豆子味道可能更好，口感尤佳。罐裝豆有時會比較軟爛，如果豆子經過正確浸泡和煮過，味道也許會更好，口感也更扎實。用乾燥豆也比較便宜，有些精打細算的研究人員發現比起自己煮，罐裝豆要貴上三倍，但每份豆子的價差可能只有二十分錢。我家人寧可多花二十分錢，省了花幾小時來煮豆子的時間。

唯一讓我有耐心慢慢從頭開始煮的豆子就是扁豆。扁豆很快就能煮開，也不必事先浸泡。你可以像煮義大利麵那樣，將裝滿水的鍋子轉小火，煮半個小時左右。其實要是做義大利麵的時間充足，可以水煮扁豆二十分鐘後再丟入義大利麵。扁豆跟義大利醬很搭，我煮飯或煮藜麥時就是這麼做的：先把乾扁豆丟進飯鍋裡，飯煮熟扁豆也好了。水煮扁豆用攪拌機打過調味後，也是一種很棒的素食沾醬，一舉兩得！

我多半會在自己煮的料理中加豆子，盡量在冰箱裡擺一罐打開的豆子提醒我，我們家買黑豆也都是論箱買的。（黑豆含有的植物營養素比其他豆類多[35]，但最好的豆類，還是你最常吃的那一種！）

吃豆會放屁，疑雲退散！

豆子對你的心臟好，吃越多，活得越久。據說豆科植物是全球「預測老人長壽的重要關鍵」[36]，不論是日本人吃大豆製品，瑞典人吃棕豆和豌豆，地中海地區的人吃扁豆、鷹嘴豆和白豆，吃豆莢類一向都跟長壽息息相關。研究人員發現每天多吃二十公克的豆類，早死率會降低八％，才兩湯匙的份量，作用就這麼大！[37]

既然如此，你應該好好把握這種猶如「青春之泉」的飲食習慣。有人質疑說，吃太多豆子腸胃會脹氣。難不成你真的只有這兩個選擇？排氣或斷氣？放屁或嗝屁？

不過，豆子會讓人放屁的疑慮，是否只是空穴來風呢？

研究人員試著在飲食中多加半杯豆子，結果發現多數人都沒異狀，即使確實有排氣現象，七〇％以上的人都說第二或三週後情況就減少了。研究人員的結論是：「果然是擔心腸胃脹氣的人誇大其辭了。」[38]

話說回來，即便不吃豆子，腸胃脹氣可能都比你想的要常發生。美國人一天平均排氣十四次[39]，排二十三次還算在正常範圍內。[40]腸胃脹氣的主要原因有兩個：吞入空氣，以及腸子的發酵作用。會讓你多吞嚥空氣的原因包括嚼口香糖、假牙裝得不正、吃棒棒糖、用吸管喝飲料、吃得太急、邊吃飯邊說話，以及抽菸。所以要是得肺癌的風險還不能讓你戒菸的話，或許擔心腸胃脹氣可以讓你成功向香菸說掰掰。

氣體會產生主要還是因為糖分無法消化，因此在大腸內變成細菌發酵。乳製品是引起腸胃嚴重脹氣的主因[41]，是乳糖不耐症導致的消化不良[42]。醫學文獻裡，據說只要在飲食中排除乳製品，腸胃脹氣最嚴重的病人便可獲得痊癒。而最嚴重的案例刊登於《新英格蘭醫學期刊》，還登上金氏世界紀錄，事主在食用乳製品後的「四小時內排氣七十次」。[43]我說真的，把起司戒了吧。

長期吃高纖植物蔬食的人，腸胃脹氣沒有明顯增多現象。[44]而脹氣導致浮便，其實可能是因為纖維質攝取充足[45]，而豆類無法消化的糖到了大腸可能會變成益菌生，增加腸胃裡的好菌群落，讓腸道變得更健康。

即便一開始吃豆子真的會讓你脹氣，但它們還是對健康有益，無論如何都應該盡量找機會加入飲食之中。扁豆、豌豆和罐裝豆子往往不太會發生脹氣，豆腐也不太會造成這種問題。不過，

世上不只有大豆好

大豆產品的健康益處，享有十多年罕見的「美國食品藥物管理局認證」食品標章認可，指出大豆可以讓人遠離心臟病。億萬產業「大大豆」（Big Soy）砸大錢宣揚大豆好處的研究，但大豆真的是最好的豆類嗎？還是其他豆類其實也一樣好？研究結果發現，非大豆的其他豆類，比如扁豆、黃帝豆、白豆和花豆等，在降低壞膽固醇的功效上並不輸大豆蛋白。[32, 33]有份研究就發現持續兩個月每天吃半杯花豆，可以降低一九%的膽固醇。[34]

要是你自己煮豆子時，可以在水裡加小蘇打粉（每加侖加四分之一茶匙的小蘇打粉），浸泡後再把水濾掉，可能會有幫助。香料試驗後發現，丁香、肉桂和蒜頭似乎最有消除脹氣的作用[46]，再來是薑黃（沒煮過的薑黃）、胡椒和薑。最差的選擇就是吃含有α-半乳糖苷酶（α-galactosidase）的便宜營養補充品，這種酵素可以分解豆類的糖，不會讓你脹氣。[47]

至於氣味是另一回事了。出現異味顯然是含硫食物消化不良，所以如果你希望減少臭味排放，專家建議減少肉類和蛋之類的食物。[48]硫化氫之所以被人說是「臭雞蛋氣體」，不是沒有原因的。或許這就是為何習慣吃肉的人，產生的硫化物是素食者的十五倍之多。[49]

但有些含硫食物也很健康，像是大蒜和花椰菜。如果你在吃過北印度咖哩料理的香辣馬鈴薯白花椰菜後，要馬上搭乘密閉的長途交通工具，那麼消化胃乳和類似的藥品能夠中和腸胃裡的硫，幫你消除異味。但這招治標不治本，長期用這招可能會造成鉍中毒。[50]

另外，還有高科技的解決方法，比如經過連串研究以碳纖維製成的消臭內褲，「包覆活性碳的襯墊可以吸收滯留肛門的八種含硫氣體」，此一科技已經經過評測。[51]至於這種碳底襯墊叫什麼名字？答案是「屁屁看門人」（Toot Trapper）。

最重要的是，腸胃產生氣體很正常也很健康，就連醫學之父希波克拉底這樣的專家都說過：「排氣是健康的行為。」[52]回顧減少排氣的藥物和設備時，腸胃病學主席約翰・法迪（John Fardy）醫師寫道：「或許只要多容忍脹氣的狀況就是解決之道，要是一心想減少無害的自然現象，反而可能害了自己。」[53]是的，法迪醫師用的是本名★。

吃豆子、豆莢會讓腰圍變小、血壓降低，隨機測試還顯示豆類除了降低卡路里、減少腹部脂肪等功效之外，甚至還有更厲害的功效：調節血糖、胰島素濃度及膽固醇。豆子富含纖維、葉酸和植酸，大豆含有的植物性雌激素可以預防乳癌，增加乳癌患者的存活率。怪不得防癌指南會建議你每餐都不能少吃豆子，而且吃豆子又是這麼容易！你每一餐都可吃豆子，當零嘴或者做成料理，多試試，你可以變出多種花樣。

★ 法迪（Fardy）發音類似 farty（放屁）。

第18章 漿果，抗氧化物的天生好禮物

本書不斷強打漿果的好處，例如漿果含有抗癌的保護療效（見第四章和第十一章）、增進免疫系統功能（見第五章）、保護肝臟（見第八章）和大腦（見第三章和第十四章）。美國癌症協會研究十萬名男女後發現，吃越多漿果的人罹患心血管疾病的機率越低。[1]

等等，你不會是說漿果不但好吃，還能延年益壽？沒錯，蔬食就是有這種功效。

綠色蔬菜是最健康的蔬菜，漿果是最健康的水果，部分是因為所含的不同植物色素。葉子含有綠色的葉綠素，光合作用一觸即發，所以說綠色植物肯定富含抗氧化物，可以對付已經形成的高能電子。（還記得第三章提到的超氧化物嗎？）漿果也有色彩繽紛、五顏六色的外皮，可以吸引吃果實的動物幫它們散播種子。賦予漿果絢爛外表的分子特性，可能就是它們具抗氧化能力的原因。[2]

葛雷格醫師最愛的漿果

巴西莓、刺莓（barberry）、黑莓、藍莓、櫻桃（甜的或酸的都喜歡）、康科德（concord）葡萄、蔓越莓、枸杞、金橘、桑椹、覆盆子（黑色或紅色都好）和草莓

食用量

1/2 杯新鮮或冷凍漿果

1/4 杯果乾

每日建議食用量

每日一份

美國人吃的食物顏色多半是蒼白的米色系：白麵包、白義大利麵、白馬鈴薯、白米等。色彩繽紛的食物之所以比較健康，是因為含有抗氧化的色素，不論是讓胡蘿蔔和地瓜呈現橘色的β胡蘿蔔素、讓番茄紅光滿面的茄紅素，或是讓藍莓變成漂亮藍色的花青素，全都是天然的抗氧化物。光知道這一點，就能讓你在農產品區走一遭時改變你的生活。

猜猜看哪種洋蔥的抗氧化物比較豐富：紅洋蔥或是白洋蔥？不用忙著找答案了，瞄一眼就知道了。確實，紅洋蔥的抗氧化能力比白洋蔥多七六％，而黃洋蔥則居中。[3]既然我們可以自由選擇，何必再固執地買白洋蔥呢？

紫紅色的高麗菜富含抗氧化物，可能是綠色高麗菜的八倍[4]。所以，你在我家冰箱絕對找不到綠色高麗菜。

隨堂考：以下哪種蔬果可以消滅更多的自由基：粉紅色的葡萄柚或一般葡萄柚？青蘋果或五爪紅蘋果？結球萵苣或蘿蔓生菜？黑葡萄或是綠葡萄？黃玉米或白玉米？你看，你根本不需要我陪你上市場，你自己就知道怎麼挑了。

那麼，如果是去皮的紫色茄子和去外的白色茄子，又要怎麼選擇？難了吧！你要牢記：色素是珍貴的抗氧化物，所以如果你把皮去掉了，不管是紫色或白色茄子都沒有差別了。我們在第十一章曾經提過，吃蘋果時一定要連皮一起吃，正因為如此，所以連皮都可以一起吃的金橘可能會是最健康的柑橘類水果。

上市場時，記得要挑顏色最鮮豔的草莓、黑得發亮的黑莓、紅潤可喜的番茄、綠油油的花椰菜。這些顏色都是可以抗老化、防癌抗癌的抗氧化物。

抗氧化物是我特別為漿果另闢一章的主要原因，漿果含有豐富的抗氧化物，要論排名可以排在前三，抗氧化物含量僅次於香草和香料。這一群水果的抗氧化物比其他蔬果平均要多出近十倍（超出動物性食品五十倍）。[5]

漿果抗氧化的力量

就跟其他綠燈食物一樣，你最常吃的食物就是最健康的食物。所以，如果你早餐習慣吃燕麥粥，何不選幾樣含有最多抗氧化物的漿果一起吃呢？多虧了一項針對一百多種漿果和漿果製品的抗氧化力研究，讓我們知道哪一種漿果的抗氧化能力最強。[6]

美國人最喜歡吃的水果是蘋果和香蕉，抗氧化能力分別為六十單位和四十單位。芒果是美國境外最受歡迎的水果，抗氧化物含量更高，約是一百一十單位（想想看，芒果那黃澄澄的果肉有多誘人）。但這些水果都比不上漿果，一杯草莓的抗氧化能力大約是三百一十單位，蔓越莓是三百三十單位，覆盆子是三百五十單位，藍莓則是三百八十單位（野生藍莓的抗氧化物更是高出兩倍）[7]，黑莓則高達六百五十單位。除此之外，還有一些生長在北極凍原的野生特殊品種，例如紅越橘（red whortleberry，聽起來是不是很像蘇斯博士童畫故事裡會出現的東西）。但要說到你能在店裡買到的漿果，還是黑莓的抗氧化能力最強。

以我來說，我會用抗氧化能力第三名的蔓越莓來製作全果飲料（參見213頁的紅粉果汁食譜）。只要你每天吃一份漿果，不管是哪一種，我都很感欣慰。但說到抗氧化能力，吃黑莓的效果比起草莓要多出一倍。[8]

冷凍的漿果會跟新鮮漿果一樣營養嗎？櫻桃、蔓越莓和草莓的研究指出[24, 25, 26]，冷凍後依然能完整保存營養。我常買冷凍漿果，一整年都有得用，也比較便宜。如果你看到我家的冷凍庫，會發現一半都是綠色蔬菜，另一半則是冷凍漿果。我都怎麼用這些漿果？當然是拿來做冰淇淋啊！

我們家喜歡的甜點，就是直接把冷凍水果放進攪拌機、食物調理機或果汁機中製成「冰淇淋」，馬上就是現成的全果冰淇淋，你要親自嘗嘗看才會相信它有多好。最簡單的水果冰淇淋只需要一個食材：冷凍香蕉。剝去成熟香蕉的皮（越熟越好，外皮有褐斑的那種），冷凍後直接丟進食物調理機攪拌，馬上就會變成綿密輕盈又細緻的點心，比你去流行的優格店買的要便宜、健康又美味。

當然漿果冰淇淋或漿果香蕉冰淇淋，更健康。我最愛吃的是巧克力冰淇淋，食材包括：櫻桃或草莓、一湯匙可可粉、你想加的任何奶類（只要少許，如果要製作奶昔可加多一點）、一瓶蓋的香草精、少許去核椰棗（如果你這天還沒吃堅果，可以加入杏仁醬），一起放進食物調理機攪拌一下，就能做出一份美味奢華的營養巧克力點心，吃得越多越健康。讓我再次重申：越吃越健康。這就是我百吃不膩的冰淇淋！

酸櫻桃

半世紀前的研究指出酸櫻桃可抗發炎，能成功治癒一種讓人這裡痛那裡痛的關節炎：痛風。[27]不用吃藥又美味兼具的療法當然是最好的。再說，痛風藥每份可高達兩千美元[28]，況且無毒、有毒和致命的份量之間並無清楚界定[29]，有時還會引發罕見的脫皮副作用[30]。所以說有天然的方法可治痛風，當然要義無反顧。平常吃更多蔬食，就能避免痛風，這是對付痛風的最好方法。[31]

櫻桃有驚人的抗發炎效果，用在健康的人身上也能減少發炎程度及機率（可用C反應蛋白來測量發炎，C反應蛋白是發炎的指標，身體發炎時很快就會出現，發炎好了就會消失）。[32]我發現有一種綠燈食物整年都買得到時，簡直興奮死了，那就是僅有櫻桃和水這兩種東西的櫻桃罐頭。瀝乾水分（瀝出來的水可用在洛神花茶飲，見475頁），把櫻桃加在煮好的燕麥粥上，還可調入可可粉和南瓜子，想吃甜的可用椰棗或藻糖醇來提味，吃起來就像早餐吃了一份裹上巧克力的櫻桃一樣。

水果含有高糖分，該如何取捨？

有些熱門的瘦身飲食法要大家別吃水果，因為水果含有會讓人變胖的天然果糖。事實上，唯有添加糖的果糖才會跟肝功能衰竭[9]、高血壓和體重增加[10]扯在一起。你應該會質疑，同樣是果糖，怎麼可能糖果裡的果糖有事，而水果中的果糖卻沒事？好吧！請想想一塊方糖和一根甜菜的差別（甜菜是美國的主要糖來源）。[11]天然的果糖本身富含纖維質、抗氧化物和植物營養素，這些都能抵銷果糖的負面效果。[12]

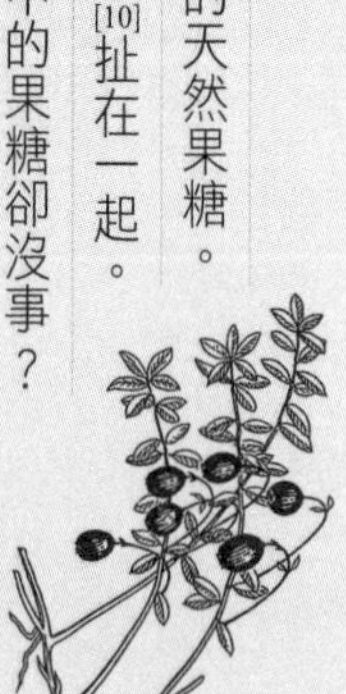

研究顯示，如果你喝一杯倒入三湯匙糖的水（跟一罐汽水差不多），第一個小時內血糖濃度就會急劇攀升，你的身體會釋出大量的胰島素來因應你攝取過量的糖分，進入第二個小時後，血糖會變得過低，也就是你的血糖已降到禁食的程度。你的身體會察覺到低血糖現象，以為你正處於挨餓狀態，於是血液中的脂肪會增加以便作為熱量來源讓你保住性命。[13]一旦血液中的脂肪量過多，接下來就會引起更多的問題。（詳見第六章）

要是除了攝取糖，你又吃一杯綜合漿果會更慘嗎？漿果本身有果糖（一杯漿果的果糖含量約是一湯匙），所以血糖一定會更往上飆升吧？其實不會，參與研究的受試者除了吃漿果，還喝下一杯糖水，結果血糖不但沒有飆升，之後也沒出現血糖過低的情況。他們的血糖指數只有上升和下降的變化，血液裡也沒突然出現脂肪。[14]

攝取水果中的糖分非但無害，還很有益處，例如吃漿果可以壓下白麵包等高升糖食物導致的胰島素分泌增加。[15]這有可能是因為水果中的纖維質在腸道裡會形成凝膠作用，可以減緩糖分釋放[16]；或是因為水果中某些植物營養素明顯會堵塞腸壁的糖分吸收，不會讓糖分子進入血液裡。[17]因此，攝取天然果糖的好處高於風險。

低劑量的果糖可能確實有控制血糖的作用，每餐吃一塊水果反而可以降血糖，不會提升血糖的反應。[18]那麼對第二型糖尿病的病人來說呢？研究人員隨機挑選一組糖尿病患者，限制他們每天不能吃超過兩塊水果，結果他們的血糖控制也沒比每天至少吃兩塊水果的糖尿病患者好。研究人員總結：「不該限制第二型糖尿病患者吃水果。」[19]

雖然果糖是來自綠燈食物的天然蔬果，但多吃點難免還是會有害處吧？答案不是如此哦。實驗找來十七個人，每人每天吃二十份水果，持續幾個月後，發現吃含大量水果的飲食除了果糖含量明顯變高——一天約是八罐汽水的含糖量——研究人員仍只看到對身體有益的結果，整體上並沒出現體重、血壓[20]、胰島素、膽固醇和三酸甘油酯[21]等方面的負面影響。

最近首創升糖指數的研究團隊也讓研究對象吃水果、蔬菜和堅果為主的飲食——每天吃約二十份水果，長達數週——結果也沒有在體重、血壓或三酸甘油酯等方面出現負面效應，反倒是低密度膽固醇（壞膽固醇）驚人地降了三八%。[22]

膽固醇降低還不是唯一一項他們所破的紀錄：除了水果外，參與研究的人還被要求一天要吃四十三份蔬菜，根據研究人員的記載，這是飲食介入研究有史以來腸胃蠕動最活躍的一次。[23]

注意：妊娠第三期應該避免服用阿斯匹靈等抗發炎藥物，至於懷孕後期，可可、漿果和抗炎性高的多酚類也要適可而止。[33]

枸杞

酸櫻桃含有天然的褪黑色素，能改善睡眠且不會引起副作用[34]；而枸杞的褪黑色素含量最豐。就果乾來說，枸杞的抗氧化能力排名第三，比葡萄乾多出五倍，只輸給石榴種子和刺莓（專賣中東產品的超市和香料店通常都找得到這種比較罕見的果乾）。[36]枸杞有讓玉米變黃的特殊抗氧化色素：玉米黃素。食用枸杞，玉米黃素會傳送到眼睛後方的視網膜，保護眼睛視力且能預防黃斑部病變。[37]

雞蛋業者誇口蛋黃也含有玉米黃素，但枸杞的玉米黃素含量卻是雞蛋的五十倍。[38]一個隨機、有安慰劑組的雙盲試驗發現，枸杞或許還能幫已經有黃斑部病變的患者改善視力。[39]研究人員使用牛奶促進玉米黃素的吸收（就像所有類胡蘿蔔素一樣，玉米黃素也是脂溶性的），但更健康的做法是使用綠燈食物的脂肪來源，比如堅果和種子。換句話說，就是你可以吃枸杞綜合堅果！

枸杞在天然食品店賣到一磅二十美元，但在亞洲卻是非常普遍的一種果乾，價格比葡萄乾還便宜。不論你以前是怎麼吃葡萄乾的——當零嘴、烘焙、加入早餐麥片或燕麥粥一起吃，我都強烈建議你把葡萄乾換成枸杞。

黑醋栗和山桑子

講到漿果與視力的關係，就不得不提黑醋栗。研究人員曾做過黑醋栗的安慰劑、雙盲的交叉試驗，發現黑醋栗能改善電腦眼（以醫師的話來說就是「電腦終端機工作誘發的短暫折射變化」）。[40]美國人吃的通常不是真正的黑醋栗，而是香檳葡萄乾的冒牌貨，因為早在一個世紀前美國伐木業害怕黑醋栗會散播一種疾病影響到白松，於是全面禁種這種灌木（但現在已不開採白松了，所以某些州已經取消禁令）。慶幸的是，現在市面上已有真正的黑醋栗，就如研究人員所料的，黑醋栗所含的有益植物營養素就是花青素，山桑子（歐洲藍莓）、藍莓或黑莓等其他漿果也有。一般來說，深藍色、黑色、紫色和紅色的蔬果都含有豐富的花青素。漿果中，花青素含量第一的是野櫻莓（aronia berry）和接骨木漿果（elderberry），其次是黑色蔓越莓、藍莓（尤其是更小粒的野生品種）及黑莓。要說最物超所值，可能還是紫紅色的高麗菜。[41]

山桑子在二次世界大戰期間曾經「惡名」遠播，英國皇家空軍聲稱他們是「吃了山桑子果醬而改善了夜間視力」[42]，所以能展開夜間突襲。後來證實這只是他們捏造出來欺騙德軍的說法，能在黑漆漆的夜裡瞄準納粹轟炸機的，不是因為吃了山桑子，而是有全新的祕密武器：雷達。

可惜的是，漿果經過加工製成果醬後，花青素就七零八落了。草莓一旦製成草莓果醬，九七%的花青素都流失了。[43]不過，冷凍漿果或果乾就能有效保留營養素。[44]我還記得小時候去太空博物館時曾經吃過「太空冰淇淋」，對我來說冷凍草莓的味道就是那樣，入口即化、可口、營養，可惜不便宜。

當然能吃新鮮的漿果最好，我家人喜歡去野外採漿果。很多人都知道我會在住家附近的公園找桑樹，然後在樹下鋪一塊布，再用掃帚柄輕輕敲下熟透的桑椹。幾乎所有北美野生的「集生型」聚合果（有許多小單果聚生在同一花萼上所形成的果實，例如黑莓、覆盆子和桑椹）都可以吃[45]，但為安全起見，還是先確定是否為可食性的品種再採摘。

各種漿果的色澤、甜度和風味都不一樣，但都是保護健康的抗氧化發電機。你要擔心的不是吃不到每日的最低攝取量，而是不知道怎麼停下來別再吃了。打成果昔、做成甜點、當點心吃、做成蔬果沙拉，怎麼吃都好。

第19章 一日多水果，疾病真的遠離我

來自五十個國家、三百多間機構的近五百名研究人員同心協力，投入數年心血的「二〇一〇年全球疾病負擔研究」，由比爾與梅琳達．蓋茲基金會所贊助，是史上規模最大的死亡與疾病風險因子分析。[1]在美國，這個大規模的研究確定了最主要的死亡與致殘因子是美國傳統飲食，再來是抽菸。[2]那麼，美國人最糟糕的飲食習慣是什麼呢？答案是水果吃得不夠多。[3]

不要覺得水果就是長在樹上的果實，是讓你摘下來就吃的。當然，便利正是水果能成為美妙零嘴的地方，但別忘了，有些水果還能拿來當食材。想想看，烤蘋果、紅酒燉洋梨和烤鳳梨，是不是讓人垂涎三尺？

如果你喜歡用喝的，攪拌機會比果汁機好，

葛雷格醫師最愛的其他種水果

蘋果、杏乾、酪梨、香蕉、哈密瓜、小柑橘、椰棗、無花果乾、葡萄柚、白蘭瓜（洋香瓜）、奇異果、檸檬、萊姆、荔枝、芒果、油桃、柳橙、木瓜、百香果、桃子、梨子、鳳梨、李子（尤其是黑李）、杏李（俗稱恐龍蛋）、石榴、黑棗、橘子和西瓜

食用量

1顆中型水果

1杯切好的水果

1/4杯果乾

每日建議食用量

每日三份

這樣才能完整保留營養成分。果汁機榨掉的不只有纖維質，纖維裡頭的多酚植物營養素（參見第三章）也會一併流失[4]；這些植物營養素會被腸道中的菌群吸收。若是只喝果汁，就太可惜了。即便是含有少量水果纖維的混濁蘋果汁，都比清清如水的蘋果汁含有近三倍的多酚化合物。[5]

想要攝取完整的植物營養素，就要掌握「全食物」的吃法，盡可能連皮帶籽吃整顆水果，也可以降低罹患第二型糖尿病的風險。哈佛大學的研究人員更發現，經常喝果汁的人得糖尿病的風險比較高。所以，當你選擇黃燈食物的水果食品（比如果汁或果凍）時，可能錯失的不只是營養素，也給自己的健康找麻煩。[6]

一日一蘋果，你做到了嗎？

說自己沒空吃得健康的人，應該不知道蘋果的好處。如果你只知道五爪蘋果和青龍蘋果，我要開心地告訴你一件事，世上的蘋果品種有好幾千種。從健康層面來看，野生的酸蘋果恐怕拿第一名[7]，但以味道來說，我個人最愛的是甜度及脆度俱佳的脆蜜蘋果（Honeycrisp），當然有現摘的蘋果更好。如果你沒吃過親手摘的蘋果，那真的太可惜了。此外，小農市集也有品質優良的便宜蘋果，我通常一買就是十五公斤。

橄欖和橄欖油

橄欖和冷壓初榨的橄欖油是黃燈食物。用鹽水醃漬過的橄欖要少吃，因為十二顆大橄欖幾乎就快達到一天的鈉建議攝取量。橄欖油不含鈉，但營養多半已經流失了，冷壓初榨橄欖油其實有點像橄欖果汁，雖然有營養，但跟一整顆橄欖比起來，除了熱量，其他幾乎為零。比起整顆橄欖，壓榨過的橄欖汁已經流失部分營養，而橄欖油廠商丟掉不要的橄欖水中含有水溶性營養素，等到冷壓初榨橄欖油裝瓶後，完整橄欖的營養就只剩下一點點了。還有一種叫「精煉」的橄欖油（不是初榨的）更糟糕。我之所以把橄欖油跟其他蔬菜油歸在紅燈食物，是因為它們的熱量高，營養卻相對較少。一湯匙橄欖油的熱量就高達一百多大卡，卻無法餵飽你。

我覺得食用油就像是油脂界裡的糖：製造商把甜菜等健康天然的食物拿來製糖，玉米也被搞成了玉米油。就像糖一樣，玉米油的卡路里可能也是沒有比有的好。我在第一章曾稍微提過，吃完速食和乳酪蛋糕等紅燈食物幾小時內，動脈功能就可能受損。攝取橄欖油[8]和其他油脂類[9]也可能發生類似的有害效應，反之，吃堅果等綠燈食物的油脂就不會。[10]即便是冷壓初榨的橄欖油，都可能毀損動脈收縮和舒張的正常功能。[11]所以說，就像所有的黃燈食物一樣，油脂類也應該減少使用。

烹調不用油其實非常簡單，你可以用葡萄酒、雪莉酒、高湯、醋或清水避免食物黏鍋。如果是烘焙，我曾經成功使用過香蕉泥或酪梨泥、用水泡開的黑棗，甚至罐裝南瓜等綠燈食材來取代油，也會有類似的濕潤軟綿感。

少吃黃燈食物其實就是減少使用的數量和頻率，如果你打算「闖」黃燈和紅燈，我的建議很簡單：想好再行動。小小縱容自己一下固然無可厚非，但值得浪費在垃圾食物上面嗎？我不想像個老媽子，但如果你真的想吃不怎麼健康的食物，乾脆就放開好好享受。當我想吃橄欖時，我不可能去吃那些黑色的罐裝橄欖，我會切一些黑紫色的生鮮卡拉馬塔（kalamatas）橄欖，這種橄欖的味道清香不酸澀。如果你偶爾想放任一下，我會說：想好了，就去做吧！

椰棗：生命之果

秋冬時節，我最愛的零食就是蘋果片搭配椰棗吃，不論是做成甜點塔或甜食都是完美絕配。小時候我不喜歡吃椰棗，乾澀的感覺如同嚼蠟一般。後來我才發現，原來還有軟嫩肉美多汁的椰棗，完全沒有小時候讓我害怕的那種像吃粉蠟筆的感覺。比如說，巴海椰棗（Barhi dates）就很軟綿滑順，冷凍後不論是味道或口感都像焦糖。說真的，跟脆蜜蘋果一搭，就像在吃一顆奶油糖口味的焦糖蘋果。在專賣中東特產的超市可以找到品質良好的椰棗，如果要買軟綿潤滑的椰棗，可能就要上網找一找了。

芒果：抗氧化能力一級棒

芒果是我春夏最愛的水果，你要先曉得怎麼挑選。好吃的芒果，你應該能在一臂的距離外就聞到它散發出來的果香。

講到吃芒果方式，我最喜歡把熟透的芒果放在袋子裡，在雙手間滾動揉捏，輕輕擠壓，直到果肉鬆軟如泥，再用牙齒咬開最上端，就像在吸可沛利（Capri Sun）果汁一樣，直接吸食果皮內的芒果肉泥。

天然威而鋼，吃西瓜可治勃起障礙

某些水果的營養價值比其他水果好？以抗氧化物含量來說，漿果最多，而瓜類跟結球萵苣差不多。不過，西瓜籽的抗氧化物含量不錯，所以盡量不要買無籽西瓜。一匙西瓜籽所含的抗氧化物，跟一整杯甜瓜球一樣多[12]。無論有籽還是無籽的西瓜，都含有一種叫瓜胺酸（citrulline）的化合物。瓜胺酸可以促進一種酶的活性，而這種酶能讓陰莖的血管勃起充血。義大利研究人員發現，一天吃五份紅肉西瓜，所攝取的瓜胺酸可以改善輕微的男性勃起功能障礙，讓每個月的性生活頻率增加六八%。[13]

如果是黃肉的小玉西瓜，瓜胺酸含量是紅肉西瓜的四倍[14]，所以一天大約只吃一片（中型瓜的十六分之一）也有相同的功效。如果你從來都不知道西瓜還有這種功能，那也在意料之中，因為輝瑞（Pfizer）藥廠每年靠賣性功能障礙藥物就能大撈好幾兆美元[15]，而他們的廣告預算是全美西瓜促進委員會總預算的一千倍。[16]

買果乾，請避開二氧化硫添加物

我喜歡芒果乾，但很難找到沒有添加糖的原味芒果乾。還記得有次我還傻傻地問一個在食品產業工作的朋友，為何他們會在本來就很甜的水果中加糖。「增加重量。」他解釋道。只要是論斤賣的東西，這種在重量上灌水的做法就屢見不鮮，比如雞肉加工業者往雞肉注射鹽水來灌重，而加工食品用的是糖。

所以，我決定自己做芒果乾。我從 eBay 買了一台便宜的食物風乾機，我很慶幸做對了。水果有九成是水分，所以想像一下把一顆成熟芒果壓縮成果乾，果味濃縮成十倍會是什麼樣子！芒果皮不好剝，要有點耐心。剝好後，把芒果切成一公分的厚片，放進食物風乾機前撒上奇亞籽★。

★奇亞籽（chia seed）是鼠尾草的種子，跟台灣的山粉圓很像。

通常我不會完全風乾，只會把表皮烤乾（撒上奇亞籽會多了一種酥脆口感），讓內裡的果肉還有點濕度。不過，如果我要帶芒果乾去搭飛機或登山，就會完全風乾。看影片或看書時千萬不能吃這種零食，因為會好吃到讓你閉上眼享受。

我也喜歡薄薄的脫水蘋果片，可以撒上肉桂粉，或是抹上新磨好的薑末。蘋果可以風乾至有嚼勁的程度，或完全脫水乾燥成脆脆酥酥的蘋果乾。一天吃十幾片脫水蘋果片，三個月內能降低一六％的ＬＤＬ壞膽固醇，六個月內甚至還可降低二四％。[17]

如果你要買果乾，我建議你不要買用二氧化硫（當漂白劑及防腐劑）處理過的。二氧化硫和葡萄酒使用的防腐劑亞硫酸鹽，可能在你的腸道形成硫化氫（一種聞起來像臭雞蛋的氣體），從而造成潰瘍性大腸炎等腸道發炎疾病。硫化氫主要是動物性蛋白質的代謝產物，平常要盡量避免暴露在這種有毒氣體中，因此不要買添加二氧化硫的水果乾（選購前務必細看標籤及成分表，或挑選不加防腐劑的有機產品）。相反的，十字花科蔬菜所含的天然硫不會增加腸道發炎的風險[19]，所以大可放心地把蔬菜片放進健康零嘴的清單裡。

奇異果的治失眠處方

研究奇異果臨床益處的文獻非常多，奇異果真的有那麼神奇？還是奇異果產業的研究資金龐大？要說目前奇異果市場獨霸一方的國家，就是紐西蘭了，幾乎統攬了所有奇異果的相關研究，也因此宣傳奇異果好處的論文也沒少過。

我會在失眠患者的處方箋上備註，建議他們多吃奇異果（睡前一小時吃兩顆奇異果，對入睡、睡眠持續及睡眠品質都有顯著改善）[20]；奇異果對便祕型的大腸躁鬱症也有幫助（一天吃兩顆奇異果似乎能明顯改善腸胃功能）。比起用來治療大腸躁鬱症的藥物，奇異果或許是更好的選擇。畢竟這種藥物出過太多人命，最後終於下架了。[21]

奇異果對免疫功能也好，隨機分組學齡前孩童，讓他們每天吃黃金奇異果，結果吃奇異果的孩子比吃香蕉的孩子，罹患感冒或流感的機率少了一半。[22]這個實驗也用來測試上呼吸道感染的高危險群：吃香蕉的老人喉嚨痛、鼻塞整整持續了五天；而吃奇異果的老人則在一、兩天後好轉了。[23]不過要注意的是，奇異果是前三大常見過敏原之一（僅次於牛奶與雞蛋），每一百三十名兒童就會有一個對奇異果過敏[24, 25]，所以奇異果不是人人都能吃的。

柑橘類：小心葡萄柚與藥物產生交互作用

食物中加入橘皮不僅能增色提味，而且除了一展烹飪創意外，還有滿滿的營養。橘皮可讓菜餚充滿活力，有助於DNA修復。一般來說，人類的DNA每小時會受損八百次。若未能及時修復，可能引起致癌突變。[26]比較過異卵雙胞胎和同卵雙胞胎後，研究人員確定部分DNA的修復功能是由先天的基因決定的，但其餘部分則是操之在自己的手上。[27]

最能激活DNA修復能力的食物，就是柑橘類水果。[28]食用柑橘類後不到兩小時，你的DNA就更能應付損傷[29]，這也解釋了為什麼吃柑橘類水果可以降低乳癌風險。[30]對身體有好處的柑橘植化素（可以防治乳癌及修復DNA）[31, 32]，大都集中在果皮，這就是為何吃果皮的人罹患皮膚癌的機率比不吃的人低。[33]

我一向強調全食物的優點，你吃整顆水果獲得的好處，比如強化ＤＮＡ的修復能力[34]，營養補充品無法給你，柑橘果汁也無法給你。事實上，如果你每天早上都喝柳橙汁，反而可能增加皮膚癌的風險[35]，最好還是選擇綠燈食物。你可以直接吃柑橘類，然後用果皮入菜提味，以未經加工的方式來食用完整的柑橘類水果。以我來說，喜歡把檸檬、萊姆和柳橙整顆冰在冷凍庫，隨時要用就有，做料理時可以磨碎入菜提味。

對於柑橘類水果，我的警告只有一個：如果你有吃葡萄柚，請務必告訴你的醫生。葡萄柚會抑制腸壁內一種酵素的活性（這種酵素會代謝掉某些藥品），讓殘留在體內的藥物濃度變高[36]，可能的結果包括藥物的作用增強、發生副作用的機率提高。比如說，你希望早上喝的咖啡能夠更有咖啡因的效果[37]，或是醫生想幫你省錢，讓藥效持續久一點[38]，你就可以吃葡萄柚。不過，體內殘留藥物的副作用付出的代價可能更高，所以如果你經常吃葡萄柚，還是請醫生幫你檢查一下處方，或是改變用藥量。

進口水果，我的榴槤食記

我就讀的醫學院位於波士頓的中國城地帶，我還記得第一次到亞洲超市時，看到長相詭異的火龍果和模樣奇特的紅毛丹，感覺自己像是來到另一個星球。後來我每週都會去嘗試新東西，其中有些東方食物我到現在還是很喜歡（比如，我現在還是會偷偷帶著荔枝進戲院），但也有不少東西就真的只是「一日情」了。

在此，我要跟你分享我第一次接觸榴槤的經驗。

榴槤是水果中的大魔王。想像一下，一顆五磅重的足球包裹著猶如中世紀鎚矛尖刺的樣子。

有什麼水果能在醫學文獻中被形容「引起嚴重的身體創傷」；還有論文的標題是「榴槤造成眼球穿刺傷」[39]。喔，我還沒講到這種水果最傑出的特色：它的氣味。

這種味道可以形容成「豬屎加上松脂和洋蔥，再配上健身房的臭襪子」，榴槤在公車、地鐵和機場等密閉的公共場所都被禁止攜帶，而且連東南亞等榴槤的生長地都不例外。

我非試試看這種瘋狂的水果不可！超市賣的榴槤一般是冷凍的（不久我就知道原因了），我帶了一顆回學校，沒刺傷自己就成功地剝下一塊果肉。吃起來就像帶有焦糖味的洋蔥冰棒，然後我把剩下的放在置物櫃裡。這麼做，真是天大的錯誤！隔天回到學校時，發現醫學中心整層樓（包括院長辦公室）都圍上了封鎖線，他們破壞所有置物櫃的鎖，一一敲開來尋找臭氣來源，卻徒勞無功。味道強烈到連來源在哪裡都找不到，就像一團臭氣迷霧，醫院員工以為有人從大體解剖實驗室偷走了人體部位。到了這個時候我才驀然驚覺，噢，完蛋了，一定是我買的榴槤退冰了。我發現是我鑄下的大錯後，連滾帶爬地去找院長求情。我永遠不會忘記那天院長對我說的話：「這件事跟你有關，我一點都不意外！」

盡量多吃水果，但也未必要選擇這種炸藥級味道的水果，當然也不必老吃同樣的幾種水果。市面上的水果形形色色，盡量揀選本地生長的水果，不管是直接吃、入菜、打成果昔、脫水風乾當零嘴，都能得到不同於蔬菜的營養成分。當然，能現場採摘自然熟的水果更棒！

第20章 十字花科的子弟兵，個個是抗癌防癌高手

我還在塔夫斯大學醫學系任教時，曾教過一堂介紹新藥「iloccorB」的課，頭頭是道地講這種藥效的證據、妙處以及絕佳的安全性。當學生打算大肆開買，囤貨賣給未來的病人時，我說出了一個天大祕密：請把藥名反過來讀——Broccoli（綠花椰菜）。

我在這本書講最多的就是綠花椰菜，這是有原因的。我們已在第二章講過綠花椰菜等十字花科蔬菜能預防DNA受損和轉移性癌症擴散，在第五章提到綠花椰菜能啟動防禦機制，抵抗病原體和污染源，在第九章說到綠花椰菜能預防淋巴瘤，第十一章講到綠花椰菜能提升肝臟解毒酶的能力，還能對付乳癌幹細胞，第十三章講它能降低攝護腺癌惡化的風險。精確來說，帶來這種種好處的，是綠花椰菜的蘿蔔硫素，幾乎只有十字花科蔬菜才有蘿蔔硫素，這就是為何十

葛雷格醫師最愛的十字花科蔬菜

芝麻葉、青江菜、綠花椰菜、球芽甘藍、高麗菜、白花椰菜、芥藍葉、辣根、羽衣甘藍（黑色、綠色和紅色品種）、芥菜、蘿蔔、蕪菁葉和西洋菜

食用量

1/2 杯切好的蔬菜

1/4 杯球芽甘藍或綠花椰菜芽

1 湯匙辣根

每日建議食用量

一天一份

字花科蔬菜能擠進每日十二清單之中。

除了是效果可觀的抗癌劑，蘿蔔硫素也能保護腦部和視力，降低鼻子過敏性發炎，以及對治第二型糖尿病，最近還發現蘿蔔硫素可以成功治療自閉症。經過對自閉症男童隨機進行的雙盲安慰劑試驗，發現每天食用約兩至三份的十字花科蔬菜，所攝取的蘿蔔硫素就可在幾週內改善社交互動、異常行為和口語溝通。來自哈佛大學和約翰霍普金斯大學的研究人員說，療效可能來自蘿蔔硫素的「解毒」功能。[1]

一湯匙辣根的功效

每天只要吃到我在書中建議的辣根食用量，就能有效預防乳癌。如你所見，辣根的食用量最少，它是十字花科蔬菜中濃度最高的一種，只要吃一湯匙，你就可以劃掉每日十二清單的一項。辣根可以製成醬、佐料或淋醬，口感嗆辣，可以加入馬鈴薯泥中一起吃。更健康的做法，是加在白花椰菜泥裡。先把白花椰菜水煮十分鐘煮到軟，再以叉子或壓泥器搗成泥，或使用食物調理機加些煮白花椰菜的水來打成滑順的菜泥。我會用胡椒、烤蒜頭和辣根來調味，然後淋上蘑菇醬汁，美味又營養！

烤十字花科蔬菜

我喜歡吃白花椰菜泥，但要說我的最愛則是烤白花椰菜（或綠花椰菜），烤菜會帶有堅果與焦糖味。首先，我會把白花椰菜切成「肉排狀」，然後用華氏四百度（攝氏二〇五度）烤半小時，再淋上檸檬白芝麻醬。有時我會走極簡路線，只撒上檸檬汁、檸檬皮、酸豆和蒜末。

植化素不流失：綠花椰菜切好後，等四十分鐘再煮

十字花科蔬菜所含的蘿蔔硫素，形成過程就像化學爆炸反應一樣。只要在前驅物質跟一種稱為黑芥子酶（myrosinase）的酶混合後才能轉化成蘿蔔硫素，但過度烹煮會讓黑芥子酶失去活性（微波處理的綠花椰菜可以保留部分抗癌力）。這說明了為何生鮮的綠花椰菜、白花椰菜和球芽甘藍能有效壓抑試管的癌細胞，但煮過後可能不會或很少有任何反應。但有誰會想吃生的球芽甘藍？幸好後來找到了方法，讓煮熟後的綠花椰菜還能保有生鮮蔬菜的好處。

咬一口綠花椰菜就像引爆化學爆炸，生的綠花椰菜（或其他十字花科蔬菜）在切好或咀嚼時，蘿蔔硫素的前驅物質就會跟黑芥子酶混合，而在砧板上或在上胃部等著被消化時，就會釋出蘿蔔硫素。雖然過度烹煮會破壞黑芥子酶，但前驅物質和最終產物卻能耐熱。所以訣竅如下：切好後，先不要下鍋。切好綠花椰菜（或其他十字花科蔬菜）後，先等上四十分鐘，然後隨你怎麼煮都行。因為這時的蘿蔔硫素已經形成了，所以不怕黑芥子酶會失去活性。（你也可以買袋裝、切好的生鮮綠花椰菜或其他的十字花科蔬菜，這樣不用等就能馬上煮。）

明白這點後，你就知道有多少人都錯失了攝取綠花椰菜珍貴的植化素了。所以，不應該先煮好綠花椰菜再用調理機，而是先用調理機攪拌好，等四十分鐘後再煮熟，這樣就能攝取到最多的蘿蔔硫素。

那麼，冷凍的綠花椰菜和其他十字花科蔬菜呢？如果是已煮過的冷凍綠花椰菜，無法產生蘿蔔硫素，因為蔬菜在冷凍前已經先用沸水燙過，破壞當中的酵素以延長保鮮期限，這時無論你怎麼切、怎麼等，都不會形成蘿蔔硫素。所以試管試驗中，生鮮的羽衣甘藍比冷凍的羽衣甘藍，抑制癌細胞生長的能力高出十倍。[2]

不過，冷凍、煮熟的十字花科蔬菜依然含有耐熱的前驅物質，所以你可以重新加入黑芥子酶來獲得大量

的蘿蔔硫素。你要去哪裡找黑芥子酶呢？科學家都是跟化學公司買，而你可以走進超市。芥菜也是十字花科蔬菜，而你要買的是香料區研磨好的芥子粉。只要在煮好的綠花椰菜上撒少許芥子粉，就能產生蘿蔔硫素，效果幾乎跟生吃的一樣！所以要是你沒有時間切菜，然後等上四十分鐘再煮，或說你習慣使用冷凍蔬菜，只要在十字花科蔬菜上撒些芥子粉就行了。白蘿蔔、辣根和日本山葵等十字花科蔬菜，都可比照處理。

只要一小撮的芥子粉就能活化蘿蔔硫素；你也可以在煮好的綠花椰菜上加一些生菜來吃，比如說我喜歡加紫紅色高麗菜，不僅好看又有脆脆的口感，還有更多能形成蘿蔔硫素的酵素。

羽衣甘藍脆片

想吃羽衣甘藍脆片，很簡單。食材只有一樣：羽衣甘藍。首先把羽衣甘藍一片片拔下，撕成大片備用（葉子必須是乾的，否則帶著水氣烤就不脆了）。烤盤鋪好烘焙紙或使用矽膠烤盤墊，把葉子鋪滿，然後低溫（約攝氏一二一度）烘焙，不時查看有沒有烤焦。不用二十分鐘，羽衣甘藍就會變成香脆又健康的零嘴。你可以在進烤箱前先調味，或在烤好後撒上你想要的香料。網路上有好幾千種食譜，我建議你先從安．艾瑟斯丁（Ann Esselstyn）的食譜下手，可以上她兒子雷普的網站（Engine2Diet.com）看看。

把十字花科蔬菜當配菜來吃

我前面提過，我會在冰箱裡放一罐打開的豆子，提醒我每天都要吃豆子；同樣的，我也會在冷藏室裡放一顆紫紅色高麗菜，讓我餐餐都能吃到十字花科蔬菜。我會切成細條，吃什麼東西都加上一些。紫紅色高麗菜能在冰箱放上好幾個禮拜，這種生鮮蔬菜比起任何保健食品的抗氧化物都要多，而價錢比起作用相同的藍莓更是便宜三倍。想要精打細算吃得健康，選紫紅色高麗菜絕對錯不了。

還有一種更經濟實惠的方法：自己種綠花椰菜芽。你可以上網或在天然食品店買到綠花椰菜的種子，自己培育的這種芽菜，蘿蔔硫素大約是綠花椰菜的四倍之多。

培育綠花椰菜芽就跟孵豆芽菜一樣簡單，專用的芽菜盒或玻璃罐都可以，先倒入一湯匙的種子浸泡過夜，隔天早上把水倒掉，迅速清洗再瀝乾水分，一天兩次。大多數的人會等五天後種子完全發芽再吃（很像苜蓿芽），但有項最新的科學研究說，在第一次瀝乾水分後的四十八小時，蘿蔔硫素的含量最高。[3]我只要沒出遠門就會輪流用幾個罐子來種。尤其隆冬時節，不用出門就能在自家廚房吃到新鮮的蔬菜，真是令人有滿滿的幸福感。

買營養補充品？別當冤大頭

如果不喜歡吃十字花科的蔬菜，但又想獲得蘿蔔硫素的好處，能用市面上的綠色營養補充品來替代嗎？目前市面上有一款知名的補充品「花椰多」（BroccoMax），宣稱每顆膠囊的營養等於半磅綠花椰菜，最近有研究人員測試這種補充品，讓研究對象一天吞六顆或吃一杯綠花椰菜芽，結果證明補充品幾乎沒有作用，而綠花椰菜芽卻以少於八倍的價格提升八倍的植化素濃度。研究人員的結論是「我們的資料證實，若研究對象食用綠花椰菜補充品，而不是吃新鮮的綠花椰菜芽，蘿蔔硫素的生物可利用率便會大幅降低。」[4]

我要告訴你的是十字花科蔬菜美好到不真實，這些蔬菜可以為健康帶來奇蹟，從對抗癌症惡化、提升免疫力和對抗污染源，到保護你的大腦、視力，不一而足。這個蔬菜家族可以讓你在廚房扮演科學狂人，操控酶（酵素）的化學公式來讓保健效應更加倍。

面面俱到的綠花椰菜，美好到不真實

既然綠花椰菜芽便宜又有效，是否可以一天吃好幾碗？一份正式的安全分析發現，每天吃一杯半的綠花椰菜芽不會有明顯的副作用，但上限到哪卻沒人知道。於是，義大利的研究人員想要找到能當化療使用的份量，又不會造成過量使用的反效果。他們得出的結論是，吃四杯以上的綠花椰菜芽因為血液中植化素的濃度過高，可能對身體有害[5]，但「可以被身體吸收的植化素濃度」不會對人體造成傷害。然而，這個報告未必為真，因為有人就一天吃四杯的綠花椰菜芽。（我想，這些研究人員可能不認識養生狂人，我就有認識這樣的人。）

我要分享一個故事。幾年前我在邁阿密時，某個人下課後跑來找我，說他聽說喝小麥草汁對身體很好。他讀到小麥草汁「有淨化作用」，所以他想既然對身體有好處就多喝一點。他告訴我，他算過人體消化道的容量，於是連續喝了好幾夸脫的小麥草汁，直到從身體另一端排出來。

有意思，我問他後來發生什麼事。他用一種難以形容的表情看著我：「一發不可收拾。」

第21章 綠色蔬菜該怎麼吃？

卜派吃菠菜會吃成「大力水手」，一點也沒誇張。深綠色葉菜類是地球上最健康的食物，同為天然健康食物，以每卡路里來計算，深綠色葉菜提供的營養最豐富。《營養與癌症》（*Nutrition and Cancer*）期刊發表的研究強調過這一點，研究標題為「論松針的抗氧化、抗突變及抗腫瘤的效益」。[1]不論形狀大小，只要是能吃的綠色蔬菜幾乎都是健康食物。

一七七七年，喬治．華盛頓將軍頒布一條命令，要美國軍隊搜尋營區附近的野生綠色蔬菜，理由是「這類蔬菜對健康有益，也能夠預防所有討人厭的毛病」。可是在那之後，美國人就對綠色蔬菜敬而遠之，如今每二十五個美國人中，只有一個人每個月吃到十二份蔬菜[2]，而我建議的食用量是一週吃十二份以上。

每天吃綠色蔬菜是延長壽命最有效的一種方法。經過

葛雷格醫師最愛的綠色蔬菜

芝麻葉、甜菜葉、芥藍菜、羽衣甘藍（黑色、綠色和紅色品種）、綜合生菜葉、芥菜、酸模、菠菜、牛皮菜（swiss chard）和蕪菁葉

食用量

1杯生菜

1/2杯煮過的蔬菜

每日建議食用量

一天兩份

哈佛大學研究團隊的分析，所有食物類別裡，就是綠色蔬菜最具保健效果，可以遠離常見的慢性病，每天多吃一份綠色蔬菜就能降低多達二〇％的心臟病發和中風的風險。[4, 5]

想想看，要是有一種藥能夠延長壽命，而且有百利無一害，大家都會搶著買吧！只不過，如果這種「藥」換成是綠色蔬菜，人們就興致缺缺了。

製藥公司還在爭取綠花椰菜的專利（孟山都正試著這樣做）[6]，但醫生不用等製藥公司送紅酒陪吃飯，連哄帶騙地請他們開輝瑞牌的菠菜或葛蘭素史克牌的芥藍給病人，他們應該馬上要為病人開立像圖 7 這樣的處方。

所有植物色素都有保健效益，為何吃綠色蔬菜最健康？當新英格蘭的秋天如火焰般燃燒著絢爛色彩時，那些黃色和橘色是從哪裡來的？其實這兩個顏色一直都在，但只有葉綠素在邁入秋天開始分解後才看得見。同樣的，光是深綠色葉菜這一類蔬菜中就含有多種其他的植物色素。我先前曾提到，這些色彩繽紛的植物色素通常都是蔬果中最豐富的抗氧化來源，換句話說，吃綠色蔬菜就像吃下了整道的彩虹。

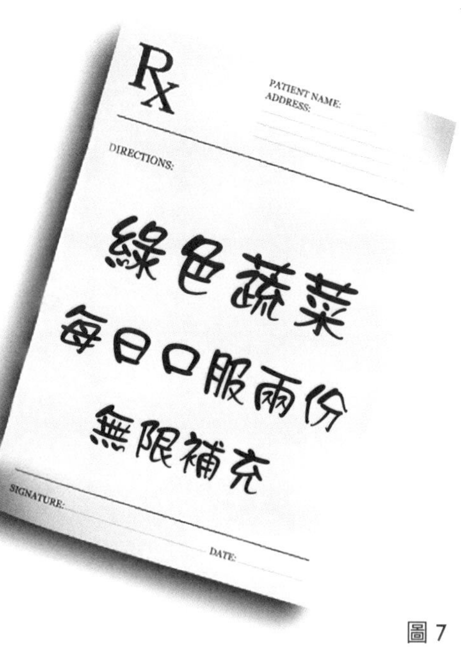

圖 7

警告：正在吃抗凝血劑的人要小心綠色蔬菜的食用量

一九八四年，有位三十五歲婦女沒有告知醫生她改變了飲食而發生了一場悲劇。她因為安裝金屬心臟瓣膜，正在服用抗凝血劑，後來她想要減重而開始以沙拉、綠花椰菜、蕪菁葉和芥菜為主的飲食。結果五週後，她發生血栓死掉了。[3]

如果你正在服用可邁丁（Coumadin）等抗凝血藥物，在增加綠色蔬菜的攝取量之前請務必諮詢過醫師。這是因為富含維生素K的食物會降低抗凝血劑的作用而導致血栓，綠色蔬菜就是富含維生素K的食物。你還是可以繼續吃綠色蔬菜，但要先讓醫生重新衡量劑量，以配合你平日的綠色蔬菜食用量。

綠葉蔬菜，吃出美味＋好臉色

我希望我已經說服你多多吃綠色蔬菜了。不過，很多人可能會煩惱要怎麼讓這些綠色蔬菜變得更好吃。我想，應該有不少人對小時候營養午餐上的綠色蔬菜還心有餘悸。

以羽衣甘藍來說，這種高纖維質葉菜，吃起來總是帶有青草味或苦澀味。一般在超市你可以找到綠色、黑色和紅色這三種顏色的羽衣甘藍，三種的營養成分都差不多，重點是你願不願意吃。老話一句，最健康的羽衣甘藍就是你常吃的那一種。

把買來的羽衣甘藍用流動的水清洗好葉子，然後撕成一口大小的尺寸，或者捲起來切成細長條狀。想更省事，可以買冷凍的羽衣甘藍。冷凍蔬菜比較便宜，也可以久放，通常都已經先洗好切好了。

你可以依據自己的喜好來調整味道，但事實上，我們的味蕾適應性很強，只要幾週後你就能適應這種帶點苦澀的青菜原味。研究人員曾拿綠花椰菜沾糖，或噴灑糖水或阿斯巴甜，讓東西變好吃，但其實這只是欺騙味蕾、遮蔽苦味的一種障眼法而已，許多芥菜食譜的祕密武器就是加一匙糖，用的正是這一招。當然，如果因此能夠多吃幾口綠色蔬菜，值得你光明正大地使用黃燈或紅燈調味料。以我來說，即使義大利黑醋醬有添加糖，我還是照加不誤，雖然用無花果或蘋果絲來提升甜度會更健康。

加糖，也是讓綠色蔬菜果昔變好喝的訣竅。顏色詭異的綠色果昔是讓孩子乖乖吃綠色蔬菜的變通方法，基本的三個材料就是水、成熟水果和新鮮的綠色蔬菜。一開始的比例，水果與綠色蔬菜是二比一，然後再慢慢增加綠色蔬菜的份量。例如，一杯水、一根冷凍香蕉、一杯冷凍漿果和一杯嫩菠菜，就是最經典的一〇一號綠色果昔。

我也喜歡加新鮮的薄荷葉增添香氣（也多了一種綠色葉菜）。店裡賣的新鮮香草可能不便宜，但在自家庭院或窗櫺邊種薄荷盆栽，能長得跟野草一樣好。早餐加點綠色葉菜也可以很可口，像是薄荷巧克力燕麥就很好吃，裡面有煮熟的燕麥粥、剁碎的薄荷葉、可可粉和健康的甜味劑（參見473～475頁）。

如果你想把綠色蔬菜跟喜歡的食材配對，好讓綠色蔬菜更可口時，可以考慮混入綠燈食物的油脂：堅果、種子、果仁醬或種子醬，酪梨也可以。很多綠色蔬菜的營養素都是脂溶性的，包括β胡蘿蔔素、葉黃素、維生素K和玉米黃素。綠色蔬菜跟富含油脂的綠燈食物配對，不但讓青菜的味道變得更好，還能促進營養吸收，比如生菜沙拉搭配香滑的白芝麻醬汁，或是在煸炒過的羽衣甘藍上撒少許烤過的芝麻。

天然的尚好！你可以自然生成輔酶Q10

綠色蔬菜是最健康的綠燈食物，其中一個原因就是它們是綠色的。幾十年前有人開始尋找人體對抗癌症的第一道防線──「攔截者」，理論上要是我們能找到與致癌物密切相關的物質，防止它們進入DNA，就可能預防導致癌症的突變。經過幾年搜尋後，總算找到了一個攔截者：葉綠素。這種世界上無所不在的植物色素，一直都在我們眼皮底下（前提是你要吃得夠健康）。

在培養皿實驗中，葉綠素可以「完全瓦解」因接觸致癌物而損壞的人體細胞DNA。[7]那麼人體實驗呢？為了研究需要，志願者們喝了會致癌的黃麴毒素溶液，然後一組給予菠菜的葉綠素，另一組不給。結果發現，只要六杯菠菜的葉綠素就能阻擋四〇%的致癌物質。[8]是不是很棒？但葉綠素的效果不止如此。

讀了大學，你就知道高中學的生物幾乎都不是真的；讀了研究所，你又會放棄大學教的生物學。每次以為自己掌握到了，卻發現生物學比你想的要複雜得多。例如，有一陣子我們都以為只有植物能夠直接利用太陽能源。植物有葉綠素可以行光合作用，而動物不能。但嚴格來說，在食用綠色蔬菜後，你的體內確實會有葉綠素（雖然是暫時的）。但進入你血液裡的葉綠素似乎不可能對陽光產生反應，因為光線無法穿透你的皮膚，不是嗎？

錯了，曾經拿手電筒照過手指頭的小朋友都能告訴你答案。陽光裡的紅色波長確實會穿過你的皮膚[9]，事實上，要是你在陽光普照時走出戶外，充足的光線會進入你的腦部。你的內部器官沐浴在陽光底下，血液裡還有流動的葉綠素，雖然這樣的光合作用產生不了什麼能量，但你的體內卻能生成一種重要的分子，那就是輔酶Q10。[10]

輔酶Q10又稱泛醌，是一種抗氧化物。當輔酶Q10的還原態（Ubiquinol-10）消滅自由基時會變成氧化態（Ubiquinone-10）。由於只有還原態的輔酶Q10才具有抗氧化作用，想要維持有效的抗氧化能力，身體必須重新把氧化態的輔酶Q10還原回來。重點來了，還原型輔酶Q10在重新被啟動前只能使用一次，這時就要仰賴陽光和葉綠素了。

研究人員把氧化態輔酶Q10和膳食葉綠素的代謝物暴露在進入血液的光線下，然後就像變魔術一樣，還原態輔酶Q10又回來了。

要是沒有葉綠素或光，什麼都不會發生。我們先前一直以為陽光對人體的直接效益是形成維生素D，而綠色蔬菜的好處則是含有抗氧化物，但現在我們推測，這兩者的結合還能幫人體製造及保存體內的抗氧化物。

正在服用降膽固醇、降血脂藥物的人，更需要採行富含葉綠素的蔬食，因為這些藥物會妨礙輔酶Q10的生成。

研究人員曾經試著讓受試者搭配油脂類來吃健康的菠菜、蘿蔓生菜、胡蘿蔔和番茄沙拉，接下來八小時，他們血液中的類胡蘿蔔素明顯提升了。相反的，若使用的是零脂肪淋醬，類胡蘿蔔素的吸收力就會降至微乎其微，跟完全沒吃沙拉一樣。[11]同樣的，在莎莎醬裡加入酪梨能讓進入血液的脂溶性營養素增加三倍（這裡指的是番茄裡的茄紅素）。[12]不用太多，一整頓熱食只要三公克的油脂就足以促進吸收，而這樣的份量只要一顆胡桃、一匙酪梨或一匙椰子粉就夠了。餐後再吃幾顆開心果，更加妥當，只要讓綠色蔬菜和油脂同時待在胃裡就行。

另一種去除綠色蔬菜苦味的方法，就是汆燙。比較可惜的是，這樣會讓部分營養成分跑到滾水裡，不過如果是煮湯就沒問題了。話說回來，如果汆燙能讓你多吃兩倍的綠色蔬菜，營養流失一些也值得了！每次煮義大利麵時，我都會在撈出義大利麵前幾分鐘加入一把新鮮的綠色蔬菜，我知道這樣會流失部分的營養素，但把所有東西丟進一鍋煮非常省時方便，還能讓家人吃到更多的綠色蔬菜，也算一舉兩得了。

盡可能把綠色蔬菜加進三餐裡，比如我會在每道餐點下鋪上一層綠色蔬菜，這樣就能混著一起吃，讓青菜吃起來更有味道。如果你單純想吃一盤青菜，可以拌入檸檬汁、調味醋、紅椒片、大蒜、薑、低鈉醬油或焦糖洋蔥來調味。我個人偏愛帶點辣味、甜味和煙燻味的蔬菜，所以用的是辣醬、義大利黑醋醬、匈牙利煙燻紅椒粉等佐料。

苜蓿芽，你要提防的綠色蔬菜

雖然綠色蔬菜是最健康的食物，但你必須小心苜蓿芽。這十幾年來，美國就有二十八件沙門氏菌食物中毒跟苜蓿芽有關。[18]當然，比起雞蛋引發的沙門氏菌感染，「苜蓿芽中毒」的災情算不上嚴重。為什麼會發生苜蓿芽中毒呢？因為苜蓿芽種子有各種微小到無法洗乾淨的小孔穴，受到肥料污染的灌溉水會把細菌藏在裡面，就算家裡種的苜蓿芽都不安全。

有一回我在波士頓參加一個遊戲節目，當晚我把所有健康美味的食物都當禮物分送給觀眾，後來只剩下苜蓿芽。雖然我才剛告訴觀眾不要吃苜蓿芽，但我一向討厭浪費食物。於是，我把苜蓿芽加進我當晚吃的沙拉裡。沒錯，這些苜蓿芽已經放在我的車上一整天，還在錄影期間放了好幾個小時。但我心存僥倖：一小包苜蓿芽遭污染的機率能有多高呢？哈，不騙你，隔天我就到新英格蘭醫學中心的急診室報到了。

除了苜蓿芽之外，綠色蔬菜真的是地球上最健康的食物了。每卡路里的最高營養來源非它們莫屬，你吃下的每一口綠色蔬菜，身體都會感謝你。

女人啊！要多吃醋

醋是一種對身體很好的調味料。由糖尿病和無糖尿病的人一起參與的隨機對照實驗顯示，一餐增加兩茶匙的醋對血糖控制更為有效，餐後攀升的血糖可下降二〇％。[13]所以在馬鈴薯沙拉或米飯中加醋（像日本人做壽司一樣），或者麵包沾義大利黑醋吃，都能減少高升糖指數食物的不良作用。

二十多年以來，我們都知道醋能夠對抗血糖上升，卻不知道其中的機制。原本我們以為醋能讓食物消化得更慢，但就連餐外喝醋都有用。例如，第二型糖尿病患者在睡前喝兩湯匙的蘋果醋，隔天早上起床時血糖會比較穩定。[14]不過，吃醃黃瓜或醋製成的藥物，似乎不會有這樣的效果。要提醒你的是，千萬不要直接喝醋，有可能會灼燒食道，而且也不要飲用過量，一天一杯醋持續喝六年（等於喝了兩千杯），不是個明智的做法。

醋對多囊性卵巢症候群也有幫助，能改善動脈功能及降低體脂肪。每天喝一湯匙的蘋果醋持續數月，七個患有多囊性卵巢症候群的女性中，就有四個人的卵巢功能獲得改善。[15]一湯匙的米醋能改善更年期婦女的動脈功能，原因不確定，但醋酸中的醋酸鹽或許能促進一氧化氮的生成。[16]喝醋對高血壓應該也有幫助，有份研究確實聲稱每日喝一匙醋，對維持血壓有益。[17]

喝醋還能減重。有份雙盲安慰劑的交叉比對實驗，讓過胖的研究對象每天喝一或兩匙蘋果醋，另一組對照組則喝味道像醋卻不含醋酸的飲料，結果喝醋組明顯瘦了下來，雖然三個月才掉了四磅，但電腦斷層掃描顯示喝醋組的人減去了大量的「內臟」脂肪，而這種腹部脂肪跟慢性病的風險有關。

標榜天然健康食品的市售醬料，往往添加了鹽、油或糖，所以我都盡量在吃特別健康的食物時才會使用。把黃燈食物和紅燈食物混在一起（比如薯條和麥克雞塊沾烤肉醬吃）可能更不好，但話說回來，要是不沾辣味番茄醬，迷迭香烤地瓜我連一半都吃不完。想找個好藉口吃非綠燈的食物，我想就只能是為了吃更多的綠色蔬菜了。

還在念大學時，我常常叫中國餐外帶，而且點的都是綠花椰菜和蒜醬（不要白米飯）。然後我自己煮飯：把糙米（或藜麥）跟乾扁豆一起丟進飯鍋，飯鍋內同時再蒸一磅的綠色蔬菜（有時會用微波）。等到外賣送來，飯菜都煮好了，然後全部拌在一起吃，份量很夠，有時還吃不完。

你也可以上網買印度料理的即食包，或是去天然食品市場買。我要強調的是，我一般都把這些當醬料使用，而不是當主餐。你自己可以多加些綠色蔬菜，讓吃青菜成為一種享受而不是負擔。

幫自己安排一個沙拉日

一天一大碗沙拉是快速勾除每日十二清單的好方法，吃綜合生菜（以綠色蔬菜和芝麻葉為主）時，我會加入番茄、紅甜椒、豆子和刺莓，如果我用的沙拉醬不含油脂，我還會加炒過的堅果一起吃。建議你使用自製的沙拉醬，目前我最喜歡的沙

凱薩沙拉醬食譜

食材

2 湯匙杏仁粉　　3 瓣壓碎的大蒜
3 湯匙第戎芥末醬　　3 湯匙營養酵母片
2 湯匙白味噌　　3 湯匙檸檬汁
1/3 杯水

做法

只要把以上食材攪拌均勻就可。如果有攪拌機，或許可以使用整顆杏仁下去打碎。

拉醬食譜是麥可．克拉伯（Michael Klaper）醫師的凱薩沙拉醬。

寶寶菠菜（baby spinach）的營養價值高過一般的菠菜，但蔬菜苗的營養素密度更高。例如，紫紅色高麗菜苗的維生素C就比紫紅色高麗菜多六倍，而維生素K甚至高了七十倍。你可以自己種蔬菜苗，使用育苗盤就能種好幾盤，用剪刀採收就是一盤最健康的沙拉了。更棒的是，只要經過一兩週又可再採收一輪。

第22章—換換菜色，還有哪些蔬菜值得端上桌

「全球疾病負擔研究」發現，典型的美國飲食是美國人死亡與致殘的主要原因[1]，而蔬菜攝取不足則是第五大飲食風險因子，幾乎跟吃加工肉品一樣可怕。[2]「憂思科學家聯盟」（The Union of Concerned Scientists）預測，美國人若多攝取蔬果，達到國民飲食指南標準，每年就能拯救十幾萬人的性命。你應該要像不吃就會死一樣地狂吃蔬果，因為搞不好真的就是這樣。

花園蔬菜：增進蔬菜的多樣化

最沒爭議的營養攝取建議也許就是多吃蔬菜、水果，還有地瓜、大黃等根莖類蔬菜，以及豌豆等豆莢類，更重要的是綠花椰菜等十字花科的蔬菜（「花」可不是叫假的）。我們已經在綠色蔬菜的

葛雷格醫師最愛的其他種蔬菜

朝鮮薊、蘆筍、甜菜、甜椒、胡蘿蔔、玉米、大蒜、蕈菇類、秋葵、洋蔥、紫薯、南瓜、海菜類（荒布、紅藻和紫菜）、甜豆、地瓜、番茄、櫛瓜

食用量

1 杯生鮮葉菜

1/2 杯煮過或生鮮的非葉菜類

1/2 杯蔬菜汁

1/4 杯蕈菇類

每日建議食用量

一天兩份

章節裡談過葉菜類，如果深綠色葉菜是最健康的食物，那我們還有「蔬（輸）」的理由嗎？（沒錯，我在用諧音玩雙關語）理論上，你應該吃所有彩虹食物，但現在你已經知道，綠色葉菜類已經包攬各種顏色了。

不同於維生素C這種蔬果裡常見的化合物，其他營養素的分配並不均勻。柑橘類的水果有其他水果沒有的非色素植物性營養，不同蔬菜也負責提供不同的植化素。白花椰菜不具抗氧化色素，但因為屬於十字花科家族，所以是最健康的一種食物。白蘑菇看起來單調，卻能提供整個植物界所沒有的真菌營養素。

現在我們知道某些植物性營養素，只能與身體特定的受體和其他蛋白結合。我在第五章提到綠花椰菜與芳香烴受體，你的體內也有兒茶素（綠茶主成分）受體，還有葡萄、洋蔥和酸豆等特定植物營養素的結合蛋白。最近，還發現一種細胞表面受體會結合蘋果皮的營養素。但除非你吃下特定食物，否則這些特定蛋白不會被活化。

不同的植物性營養素可能會有不同的臨床效果。例如，因為兩週蔬果不足而免疫功能受損的受試者，在喝下番茄汁後情況獲得好轉，但胡蘿蔔汁卻沒有這種功效。[3]就算是同一種蔬菜，只要部位不同都可能具不同效果。番茄產品可以保護心臟的原因之一，就是包著番茄籽的黃色液體具有一種化合物，能夠壓抑血小板的活性[4]（血小板會觸發導致心臟病發作和中風的血栓）。阿斯匹靈也有類似作用，但不是每個人都有用，也可能增加出血風險——但番茄的化合物或許能克服這兩個限制。[5, 6]但不要只吃番茄醬、喝番茄汁，你可能會錯過其他營養素，因為番茄籽在加工過程被拿掉了。所以在挑選罐頭番茄時，要選用整顆番茄壓碎製成的產品。

不同的植物，可能會對同一個身體部位造成不同影響。例如，某些蔬果能讓執行功能、感知速度和語意記憶更優異，而其他蔬果則跟視覺空間能力和自傳式記憶有關。[7]換句話說，你吃的蔬果種類要越多越好，才能滿足身體功能的所有基本需求。

研究可能小看了植物性食物的保護效益，其中一個原因可能是研究往往測量的是蔬果食用量，而不是品質。大家常吃香蕉和小黃瓜，少吃藍莓和羽衣甘藍，但多樣性非常重要，美國人常吃的水果幾乎不外這五種：蘋果和蘋果汁、香蕉、葡萄、柳橙汁和西瓜，而經常吃的蔬菜則是番茄罐頭、馬鈴薯和結球萵苣。

針對蔬果多樣化所進行的研究不多，其中一份講到，我們可從蔬果的多樣化來預測中年後身體的發炎降低率，而不是吃了多少份量。即便排除份量因素，每週多吃兩種不同的蔬果就能降低八%的第二型糖尿病發生率。[8]這類數據讓美國心臟協會在最新一期的飲食指南中，加入了「要多吃不同種類蔬果」的建議。[9]

只吃蘋果就會錯過柳橙的營養素，比如檸檬苦素、檸檬醇或橘皮素。每種蔬果的特殊植物性營養都不一樣，所以你才要什麼都吃。但從某個角度來看，所有水果都只是果實，而蔬菜則可能是任何植物部位。根莖部位所含的營養素，可能跟枝葉不一樣，只從這一點就能知道，多吃不同種類的蔬菜才能攝取到植物的全部有益成分。有份針對近五十萬人進行的大規模癌症研究，也有同樣的發現。[10]最近一份評論說：「因為每種蔬菜都含有獨一無二的營養素組合，所以什麼蔬菜都要吃，才能獲得所有的健康效益。」多樣化不僅是生命的調味料，也能延長生命。

常見的植化素（植物性營養素）有六大類：(1)類黃酮素，例如花青素、兒茶素；(2)植物性雌激素，例如異黃酮、木酚素；(3)類胡蘿蔔素，例如葉黃素、玉米黃素、茄紅素；(4)有機硫化物，例如大蒜素、蘿蔔硫素；(5)酚酸類，例如鞣花酸、水楊酸；(6)其他，例如薑黃素、檸檬苦素。

吃好一點，就能漂亮一點

我們都聽說過的金黃光澤，通常象徵著健康、活力和年輕。但除了躺在日曬機外，還可以吃綠色蔬菜達到同樣效果。有的動物會利用飲食增加性吸引力。大山雀是一種歐亞常見、橄欖色與黑色相間的鳴禽，牠們喜歡吃富含類胡蘿蔔素的毛毛蟲，讓胸前的羽毛呈現更明亮的黃色，對求偶的對象更具吸引力。這種現象在人類之間也看得見嗎？

研究人員拿出非洲、亞洲和高加索男女生的照片，請大家以指針將照片人物調整至他們認為最健康的膚色，結果是：不管男女生都比較喜歡「金黃光澤」。[11]想要獲得這種泛著金黃光澤的氣色，可以攝取膳食胡蘿蔔素。換句話說，吃下蔬果的黃色和紅色色素（例如地瓜的β胡蘿蔔素和番茄的茄紅素），不論男女都能自然而然出現如玫瑰色般的好氣色。

研究人員決定進行測試。這份研究由大學生參與，連著六週都能吃每日十二清單裡九份蔬果的人，臉色比一天只吃三份的人要健康漂亮。[12]吃得越健康，看起來就越健康。確實，研究發現「原本蔬果吃最少的人，外觀獲得的改善最顯著」。[13]

那麼皺紋呢？一項日本研究使用六分式丹尼爾量表，來評比七百多名女性眼角的魚尾紋長度，一分最輕微，六分最嚴重。研究人員發現「綠色與黃色蔬菜攝取越多，臉部皺紋就越少」。每天食用少於一份綠色和黃色蔬菜的女性獲得三分，而一天吃超過兩份的女性則不到兩分，研究員很開心得知「這些研究可能提升健康飲食習慣……」。[14]

我當然不認為外表勝於一切，但我那些年輕病人對飲食改變有興趣，多半是因為飲食能清除臉上的痘痘，而不是可以排除未來得慢性病的風險。所以我很開心能看見這類研究，標題最好是「讓你能吃得更美的綠色蔬菜」。外表亮麗固然好，加上內在漂亮就好上加好了。

蘑菇，含有另一種人體必需維生素

麥角硫因（Ergothioneine）是一種稀有的胺基酸，雖然在一個世紀前就被發現，但一直都沒人進行研究。最近研究人員發現人體裡存在著一種運輸蛋白，專門用來引出食物裡的麥角硫因進入身體組織裡，這也意味著，麥角硫因一定在生理上扮演著相當重要的角色。但是什麼角色呢？第一個線索就是組織分布。麥角硫因都集中在氧化壓力大的身體部位，例如肝臟和眼球晶體，還有骨髓和精子等敏感組織。研究人員猜測麥角硫因可能是所謂的細胞保護劑，後來的發現證明確實是如此。[15]

麥角硫因的角色就是強大的粒線體內抗氧化物，能進入我們細胞的微小發電廠粒線體內。粒線體內的DNA對於自由基的傷害特別脆弱，由於很多抗氧化物都無法穿透粒線體膜，所以麥角硫因才會這麼重要。

人體細胞要是少了這種胺基酸，就會加速DNA受損和細胞死亡。不幸的是，人體無法製造麥角硫因，我們只能從食物攝取。約翰霍普金斯大學研究人員的結論是：「因為來自食物，耗盡的話對人體有害，所以麥角硫因可能會成為新種維生素。」若此事成真，麥角硫因就會成為繼一九四八年分離出維生素B_{12}後的第一個新種維生素。

那麼，什麼食物是麥角硫因的最佳來源？目前知道含量最豐的是蘑菇，比如秀珍菇就含有超過一千個單位的麥角硫因，是黑豆（排名第二）的九倍，而排名第三的雞肝又跟黑豆差了八倍。雞肉跟牛肉豬肉一樣，麥角硫因約只有十個單位，跟秀珍菇差了一百倍。含有四十五個單位的腰豆是肉類的四倍，但跟蘑菇一比，腰豆依舊相形失色。

麥角硫因耐熱，所以煮蘑菇不會破壞麥角硫因。這是好消息，因為蘑菇含有一種叫蘑菇氨酸（agaritine）的毒素，這種毒素煮過後就會消失了，比如放進微波爐三十秒就能除掉蘑菇氨酸，冷凍也能達到同樣效果，但乾菇就不行了（煮乾菇時，最好至少能煮五分鐘）。比較特殊的是羊肚蕈，毒素濃度較高，即使煮過還是會跟酒精起反應。[16]但我覺得其他煮過的可食菇類都是綠燈食物，而可以生吃的蘑菇則是黃燈食物。但是，生的羊肚蕈，或是煮過的羊肚蕈跟酒一起食用，以及所有野生摘取的蘑菇，對我來說應該都是不建議食用的紅燈食物。

不吃蘑菇，就不夠健康嗎？當然不是。我媽這輩子都沒吃過蘑菇，以後也不會吃，她的理由是蘑菇「長得很詭異」。我在第五和第十一章中提到蘑菇可能富有免疫和抗癌功效，所以我還是鼓勵把蘑菇加入飲食中。而且老實說，我覺得烤波特菇（波特菇是大型的白洋菇）滿好吃的，我會淋上少許義大利黑醋，烤到開始滴汁，再撒上碎胡椒後食用。

蘑菇可以當填料、煮蘑菇薏米湯，燉飯、醬汁和義大利麵醬更少不了它。你也可以用紅酒和搗碎的蒜頭開文火慢煮，簡單又好吃。

吃蔬菜，永遠不嫌多！

我最愛的一種生吃蔬菜的方式，就是把甜椒條、胡蘿蔔或豆莢沾鷹嘴豆泥或豆泥吃，而我最愛的烹調方式是烤蔬菜。烘烤可以讓蔬菜變得更美味，你可以試試烤紅椒、球芽甘藍、甜菜或南瓜。你不喜歡有黏液的秋葵？請試試烤秋葵。

春天時，我最喜歡吃烤蘆筍沾酪梨醬。地瓜是我最愛的零嘴之一，在波士頓讀醫學院時，每到嚴寒的冬季我會把兩顆剛微波好的地瓜塞進外套口袋，當作天然的暖暖包；等到稍涼後，暖暖包就立刻成為好吃的零嘴！當然最好的烹調方式是蒸地瓜，比較能保留營養成分，但無論你用什麼方式煮，地瓜皮都要留著。地瓜皮的抗氧化能力比地瓜肉多出十倍，直逼藍莓的水準。

便宜的地瓜有可能成為地球上最健康的食物之一，也許有一天還會被當成外太空的健康食物——美國太空總署已把地瓜列為未來太空任務的食物。[17]挑選不同品種的地瓜時，請記住地瓜的營養會直接反映在顏色上，地瓜肉顏色越黃或越橘，表示越健康。

地瓜比馬鈴薯健康，如果真要買馬鈴薯，請記得買藍皮或紫皮品種，一天吃一顆水煮的紫皮馬鈴薯，六週下來可以大幅降低發炎現象，白皮或黃皮馬鈴薯沒有這種功效。在抗氧化能力方面，紫皮種吃後不到幾個小時，血液裡的抗氧化能力就會增加；而白皮種的澱粉似乎反而會有促氧化作用。[18]至於藍皮種的抗氧化力，可以是白皮種的十倍。[19]日前有一項讓人振奮的紫皮馬鈴薯研究，高血壓患者一天吃六至八顆微波過的小紫薯，一個月內血壓就明顯下降了。[20]

孩子不愛吃蔬菜，怎麼辦？

要讓小孩（和所有年齡層的人）都喜歡吃蔬菜，可以把蔬菜切成條狀、棒狀或星形，星形特別受歡迎。把卡通貼紙貼在蔬菜上，可以引誘五成小朋友選擇吃綠花椰菜，而不是巧克力棒。如果他們還是不肯好好吃蔬菜，你可以用我拿來騙我家小狗吃藥的伎倆：蔬菜沾花生醬。有項研究發現蔬菜搭配花生醬，能成功讓「最抗拒蔬菜的小孩」多吃蔬菜；沾沙拉醬也有用。

事實上，有時只要把食物擺出來就可以了。在派對上，除了買給幼稚園或學齡前小朋友慶生吃的食物外，研究人員還故意端出好幾碗切好的新鮮水果，猜猜發生什麼事？根本不用你鼓勵，小朋友自己就會去拿水果吃。小朋友在面對一堆誘人的生日蛋糕、冰淇淋和起司酥時，真的會去吃水果嗎？沒錯！每個小孩平均吃掉了一份水果。[21]

即使只是幫蔬菜改個名字，也有用。有間小學幫蔬菜想了新名字，讓小朋友覺得蔬菜更可口，而吃下平日兩倍的份量。要是胡蘿蔔不叫胡蘿蔔或「一日蔬果」，而是叫「透視眼」，學生就會吃下兩倍份量。那麼大人好騙嗎？同樣很好騙。例如，他們會說「紐奧良風味紅豆米」的滋味比「紅豆飯」好吃，但其實這兩種根本是同一道菜。

當學校餐廳的餐點名牌擺出「活力滿點綠花椰菜」和「小瓜呆青豆」，或者把綠花椰菜取名為「好好吃小樹頂」，學生點綠花椰菜的機率會高出一一〇％，點青豆的機率高出近一八〇％。[22]研究人員的結論是「研究證實幫健康食物取個吸引人的名字確實有效，效果也很持久，不需花錢，也不用經驗。這些名字沒有經過精心構思，也沒經過焦點小組討論和預先測試，只是大家一時興起取的」。大人只要擺出愚蠢的小名牌，小朋友就會上當，連吃好幾週的健康食物。在學校餐廳擺出這種創新有趣的名字，點蔬菜率確實增加近百分之百，而沒有使用名牌的對照組學校，點蔬菜率一直很低，甚至每況愈下。下次在家長會上，你或許可以提個建議。

千萬別忘了，你還可以偷偷把蔬菜藏起來。例如，你可以把綠花椰菜、白花椰菜、番茄、南瓜和櫛瓜偷偷加進前菜裡，樣子、味道和口感都看不出來（比如把蔬菜打成泥混入義大利麵醬裡）。研究也發現，這招不管對小朋友、大人都有用。研究人員曾經偷偷把一磅蔬菜加進每天的料理中，長達一週都沒人發現（吃進去的卡路里少了三百五十大卡）。[23]話說回來，讓孩子習慣吃完整的蔬菜很重要，畢竟他們總不能一輩子都只在家吃飯吧。想讓孩子多吃蔬果，最重要的是父母要以身作則，所以如果你想讓孩子吃得健康，你自己就要先吃得健康。

紫色地瓜的營養價值是地瓜和馬鈴薯中最高的，我在超市看到時還興奮到裝在聖誕襪裡送給家人，一份可以讓他們填飽肚子的聖誕禮物！

最強防癌蔬菜

根據一份美國癌症研究協會的指標性報告，蔬食的效果「不只在於不吃肉，而是吃多樣性的大量植物性食物，獲得各種防癌成分」。換言之，只減少吃肉是不夠的，還要盡量吃天然健康的植物性食物。流行的週一無肉日固然不錯，但要是接下來是週二番茄日、週三西洋菜日會更好。

不同癌症需要不同蔬菜的療效，有時甚至連同一種器官都需要不同蔬菜。例如高麗菜、白花椰菜、綠花椰菜和球芽甘藍都能降低身體中央和右側的大腸癌風險，而胡蘿蔔、南瓜和蘋果則能降低身體下部及左側的大腸癌風險。

《食品化學》（*Food Chemistry*）期刊發表一項傑出的研究，利用試管實驗測試三十四種常見蔬菜對八種不同人體癌症細胞的作用，包括乳癌、腦瘤、腎臟癌、肺癌、兒童期腦瘤、胰臟癌、攝護腺癌和胃癌。以乳癌為例，茄子、青江菜、胡蘿蔔、番茄、苦苣（endive）、茴香球莖和蘿蔓生菜這七種蔬菜最多只能控制乳癌細胞生長，無法改善病情；橙色甜椒、大黃瓜、菊苣、墨西哥辣椒、馬鈴薯和甜菜根這六種蔬菜幾乎能讓癌症生長減半，但有五種蔬菜（白花椰菜、球芽甘藍、蔥、韭蔥和大蒜）則能完全讓癌症真的「停擺」，阻止乳癌細胞繼續生長。[24]

這項出色的研究告訴我們兩個重要訊息。其一，攝取蔬菜要多樣化，以蘿蔔來說，對於胰臟癌細胞沒有作用，卻能百分百終止胃癌細胞發展；而橙色甜椒無力對抗胃癌，但抑制攝護腺癌細胞的能力卻超過了七五％。研究人員的說法是「想要有效防癌，飲食要多樣化，必須吃到好幾種不同的蔬菜及植化素」。

如何製作抗癌沙拉

想像你在沙拉吧前排隊，選擇你要的生菜、配料和淋醬。首先從綠色蔬菜挑起，假設你要從五種《食品化學》研究的蔬菜做選擇，包括：波士頓萵苣、苦苣、菊苣、蘿蔓生菜和菠菜。你會選哪一種？從研究結果來看：你應該選菠菜。在這五種選擇中，在對抗乳癌、腦瘤、腎臟癌、肺癌、小兒腦瘤、胰臟癌、攝護腺癌和胃癌方面，菠菜打趴另外四種蔬菜。第二名是誰？菊苣。[26]

菠菜沙拉應該加哪種配料？你只有五種可以選，查看過放在錢包裡的每日十二清單表後，你應該馬上就能勾出三個：豆類、漿果和堅果。現在你只剩下兩種配料可選，這個研究裡還剩下三十二種蔬菜，你應該選以下哪兩種？請謹慎作答：

橡果南瓜	蘆筍	甜菜根	馬鈴薯
青江菜	波士頓萵苣	綠花椰菜	菊苣
球芽甘藍	高麗菜	胡蘿蔔	蘿蔔
白花椰菜	芹菜	皺葉高麗菜	紫紅色高麗菜
茄子	苦苣	大黃瓜	蘿蔓生菜
茴香球莖	嫩蕨葉	大蒜	大頭菜
青豆	青蔥	墨西哥辣椒	番茄
羽衣甘藍	韭蔥	橙色甜椒	黃色洋蔥

你選了哪兩種？如果你選的是球芽甘藍、高麗菜、皺葉高麗菜或羽衣甘藍之一，以及大蒜、青蔥或韮蔥之一，恭喜你獲得一顆星星！所有測試過的蔬菜中，這幾種蔬菜的防癌功效最好。注意到它們的共通點了嗎？它們都來自兩種天然健康食物家族：十字花科蔬菜和蔥屬家族，大蒜和洋蔥也是蔥屬的成員。研究人員的說法是「飲食中加入十字花科和蔥屬家族，是效果出色的化學防癌策略」。[27]

至於其他常見的蔬菜，完全沒有上榜，研究人員總結：「本研究測試的蔬菜萃取物包括西方國家常食用的蔬菜，例如馬鈴薯、胡蘿蔔、萵苣和番茄，這些蔬菜對抑制腫瘤細胞株的擴散，效果多半不大。」

其中最有效的蔬菜首推大蒜，在對付乳癌、兒童與成人腦癌、肺癌、攝護腺癌、胰臟癌和胃癌都是第一名，而大蒜在防治腎臟癌的功效僅次於韮蔥（請試試404頁的凱薩沙拉醬）。

大蒜與洋蔥超強的抗癌效果

上面已說明大蒜、洋蔥、韮蔥和其他蔥屬家族的蔬菜都具有抗癌的特殊成分，但是否也會像化療一樣，不只會殺死癌細胞，也會波及到正常細胞呢？研究人員也有過同樣的疑慮，所以決定比較大蒜和其他蔬菜對癌細胞和正常細胞的生長有什麼效果。答案是：具有八〇％抗癌效果的大蒜份量，不會抑制正常細胞的生長，其他蔥屬及十字花科蔬菜的實驗結果也一樣。換句話說，蔬菜具有選擇及判斷能力，會殺死癌症細胞，留下正常細胞。

這些都只是培養皿實驗的結果，與這類研究直接相關的都是會接觸到食物的消化道癌，如果要抵抗其他癌症，這些食物的抗癌化合物必須被血液吸收，如果是腦瘤的話，抗癌化合物還必須能穿越過血腦障壁才行。所幸，其他人口和實驗室的研究都跟這個發現吻合，證明十字花科蔬菜、大蒜和洋蔥的抗癌益處。此外，這項研究也說明了各種蔬菜的生物容受力各自不同，進一步強調飲食涵蓋各類蔬菜的重要性。

最好的烹調方式是什麼？

蔬菜要生吃，還是煮過比較好？答案是不管生吃或煮熟都好，要看蔬菜種類及個人喜好。維生素C之類的營養素受熱後會流失一部分，例如綠花椰菜蒸過後的維生素C會少一〇%。但要是你最多只能生吃六朵綠花椰菜，而煮過後可以吃七朵以上，就沒有多大差別了。

此外，有些營養素經過烹調後反而更容易吸收，以胡蘿蔔來說，水煮或油炒過的維生素A吸收率會比生吃來得好，甚至可以差到六倍之多。[28]一份研究發現，長期生吃胡蘿蔔的人，血液裡的茄紅素濃度非常低。[29]說到底，重要的不是你吃什麼，而是你吸收了多少，比如說番茄煮過後，茄紅素吸收率似乎會增加。蒸煮方式也能改善蔬菜的膽酸結合能力[30]，有助於降低乳癌風險。[31]

生食意味著你必須排除大多數的紅燈和黃燈食物，這是標準美國飲食的一大進步，也是蔬食的一大進展。但並沒有實際證據，可以說明生食一定比生食與熟食併行的全食物蔬食更健康。

但話說回來，有些烹調方法還是盡量避免。不論是植物（像薯條）或動物（像炸雞），油炸過後都會增加罹癌風險。油炸肉品，會產生危險的異環胺（參見第十一章），而油炸植物性食物則會產生致癌物質丙烯醯胺。小時候就吃薯條的人，每一萬人就可能有一或兩人有終生的致癌風險。研究人員建議油炸時，盡量將油炸時間和溫度控制地越低越好，「同時保留美味的口感」。但對業者而言，他們更關心東西好不好吃，而不是可能有癌症風險。先用水汆燙馬鈴薯能降低丙烯醯胺的形成，但洋芋片廠商卻反駁，這樣做會流失部分的維生素C，而對「油炸食品的營養成分」造成負面影響。但如果你需要靠洋芋片來攝取維生素C，恐怕也不用擔心丙烯醯胺了。

如何才能在烹煮蔬菜時保留最多的營養成分？我經常被問到這個問題，但實在不好回答，因為不同種類的蔬菜料理方式不同，結果也會不同。我們需要的是一份以各種烹調方式料理不同蔬菜的研究，謝天謝地，二〇〇九年終於有了這樣一份研究報告。西班牙的一支研究團隊，用二十種蔬菜和六種烹調方式進行了三百多次的實驗，同時用三種不同的方式來測量抗氧化活性。六種烹調方式包括：烘烤、水煮、油炸、乾煎（炒鍋裡不放油）、微波和使用壓力鍋燜煮。[32]

我們先從最容易流失抗氧化物的煮法說起：水煮和使用壓力鍋。水煮時，部分營養素會流失至水中，但流失的營養沒有我們想的那麼多，研究人員發現水煮流失的抗氧化物大約一四%。所以，如果你要煮玉米條時，可以多加四分之一條玉米下鍋煮（六又四分之一條的水煮玉米，所含的抗氧化物相當於五又四分之一條的生玉米、烤玉米或微波玉米）。在上述那六種煮法中，乾煎和微波是最溫和的煮法，蔬菜微波後平均可以保留九五%以上的抗氧化物。[33]

這是二十種蔬菜的平均值，其中有些蔬菜比較不會流失養分，或者用煮的反而增加某些蔬菜的抗氧化能力。那你猜猜最禁不起煮的蔬菜（也就是最適合生吃的蔬菜）是哪一種？答案是甜椒。甜椒放進烤箱烤，失去的抗氧化能力高達七成，但我會繼續烤甜椒，因為我真的太愛烤甜椒的口感，雖然我明白我吃進去的營養素變少了。但不要緊，我只需要在烤好的紅椒義大利麵醬上撒一些奧勒岡（或稱牛至）香料，就可補回來了。

另外，有三種蔬菜幾乎完全不會受到烹煮影響：朝鮮薊、甜菜和洋蔥，甚至水煮後的抗氧化能力還多達九七．五%。

最後，有兩種蔬菜是煮過後反而更健康的，那就是貌不驚人的胡蘿蔔和芹菜梗。無論你怎麼煮，即使是水煮，胡蘿蔔和芹菜的抗氧化能力都會增加。青豆則能獲得榮譽獎，除了水煮或壓力鍋外，不論是哪種煮法，抗氧化能力都不減反增，比如說微波過的青豆，抗氧化物就比生鮮的青豆還要多。所以，就放心煮你喜歡的蔬菜湯，多種食材截長補短，不用怕攝取不到抗氧化物。

有機商品值得掏腰包嗎？

到超市農產品區走一圈，你會看見很多食物標籤寫著「有機」，但這兩個字究竟什麼意思？根據美國農業部規定，有機農產旨在維護環境，避免使用殺蟲劑和抗生素等合成物質。其他要求，還包括有機農地每年必須接受檢驗，而且只能使用美國農業部核准的原料，不能使用基改作物。想要擠進獲利三百五十億美元的美國有機市場，商品必須貼上美國農業部的有機標章。

事實上，標榜有機的食品未必一定健康，畢竟有機食品業者不是靠賣胡蘿蔔來賺錢的。例如，你現在買得到不含農藥的馬鈴薯洋芋片和有機雷根糖，甚至還找得到有機的奧利奧（Oreo）餅乾，但垃圾食物終究是垃圾食物，就算有機也不會改變，有機標章並不能把紅燈食物變成綠燈食物。

很多人得知幾百項研究的發現後都感到很震驚（我就是其一），沒想到有機產品含有的維生素和礦物質也沒有想像得多。但有機的天然蔬果，確實含有更多非傳統營養素，例如多酚抗氧化物。[34]原因可能是以高劑量合成氮肥進行傳統栽種的植物，會把肥料用在生長而不是用來抵抗病蟲害[35]，這或許說明了我們在第四章讀到的，在試管實驗中，有機漿果比傳統漿果更能抑制癌細胞生長。

有機產品的抗氧化力提升，可能也連帶提升了二〇％至四〇％的保健效果。但有機產品也貴了四成左右，你大可用同樣的錢去買更多的傳統農產品。以平均每美元所買到的營養素來看，有機產品不見得更好。話說回來，人們不是因為有機食品更健康才買的，而是有機產品更安全。

傳統產品的鎘含量可能比有機產品高兩倍。鎘是糧食作物的有毒重金屬前三名之一，僅次於汞和鉛。[36]鎘主要來自傳統作物使用的磷酸肥料，但傳統農作物最讓人憂心的還是農藥殘留。

不過，一般人不但高估了有機食品的營養益處，也高估了農藥危機。調查發現，許多消費者誤信傳言，真的以為有不少人因為吃了農藥殘留的傳統食物而死亡，彷彿吃非有機食品就跟一天抽一包菸一樣可怕。這樣的想法很危險，可能會導致蔬果攝取量的大幅降低。

要是有一半的美國人每天多吃一份蔬果，每年新增的癌症病例預期將會少兩萬件。這個預估數字是以食用傳統農產品來計算的；反觀多吃農產品所帶來的農藥威脅，估計每年可能會帶來十起新癌症病例。這份研究要說的是，如果有半數的美國人每天能夠多吃一份蔬果，每年癌症新增病例就能減少一萬九千九百九十件。對我來說，這是個好消息！

遺憾的是，這份研究的操刀者是美國傳統農產品業者付錢找來的，這樣的科學只會誇大農產品的好處，並且避談風險。[37]無論如何，我覺得最重要的還是健康。食用傳統蔬果的好處實在太多了，多到我們可以不計農藥的風險。但如果你有能力買有機產品，就去買吧！只要做得到，我家人都會盡量買有機產品，但我們也會盡可能吃大量的蔬菜水果，即便對農藥殘留仍心有疑慮。

你的餐盤上至少要有一半是蔬菜，以下有個簡單的法則：不論吃什麼都要加蔬菜，越多越好。墨西哥捲餅加豆子比墨西哥燉豬肉好多了，但更棒的是包滿蔬菜的墨西哥捲餅加豆子。與其吃紅醬義大利麵，不如吃加了一堆蔬菜的紅醬義大利麵。紅醬（番茄醬汁）絕對比奶油醬好，然後再加入一堆你愛吃的蔬菜，這樣的紅醬更優喔！

第 23 章　亞麻籽該怎麼吃

我先前曾提過亞麻籽的神奇療效，包括對付高血壓（第七章）、乳癌（第十一章）和攝護腺癌（第十三章）。還記得亞麻籽為何對某些重症有「奇蹟似」的效果嗎？

很好，所以你都記住了，但是亞麻籽要上哪裡買呢？又要怎麼用呢？

在健康食品店就能以每磅幾美元買到一堆亞麻籽，亞麻籽擁有最天然的包裝：讓亞麻籽保持新鮮的天然硬殼。不過大自然把它們包裝得太好，所以如果你吃的是完整的亞麻籽，營養素就會原封不動地排出體外。為了獲得最高效益，先用攪拌機、咖啡機或香料研磨機磨碎亞麻籽，或是買已經磨好或「碾磨過」的亞麻籽（還有一個做法，那就是靠自己細嚼慢嚥）。多虧豐富的抗氧化物，研磨過的亞麻籽至少能在常溫中保存四個月。[1]

磨好的亞麻粉充滿了堅果的香氣，可以撒在燕麥粥、沙拉和湯品裡——坦白說只要是吃的都能撒，甚至還可烘烤，木酚素或

葛雷格醫師最愛的亞麻籽

黃金亞麻籽或棕色亞麻籽

食用量

1 湯匙研磨的亞麻籽

每日建議食用量

一天一份

Omega-3脂肪酸不會遭到破壞（這點跟亞麻油不一樣）。讀醫學院時，我曾經一口氣烤幾十個亞麻籽瑪芬，然後冰在冷凍庫，每天早上衝出家門前微波一個，然後偷偷在地鐵上吃早餐，攝取每日所需的亞麻籽份量。

亞麻籽的其他吃法

除了把亞麻粉撒在早餐麥片、沙拉或湯裡面，或是烤瑪芬蛋糕之外，你還有其他的方法可以吃到每日食用份量的亞麻籽。市面上有很多便利的亞麻籽能量棒、餅乾和零嘴，其中幾款用的還都是綠燈食材。

其實自製亞麻籽餅乾很容易。把兩杯亞麻粉和一杯水混合後，加入你想要的香料和香草，在烘焙紙或矽膠烤盤墊上鋪一層薄薄的麵團，切割成三十二塊，然後推進烤箱以華氏四百度（攝氏二〇五度）烤二十分鐘左右。我一般會用各半匙的匈牙利煙燻紅椒粉、大蒜粉和洋蔥粉來調味，但你應該盡量嘗試多種口味，直到找到你最喜歡的（無鹽）香料為止。切成三十二等份的餅乾，剛好每一塊都達到了每日十二清單的食用量。

我也會用我最信賴的食物風乾機做生亞麻餅乾。只需要混合一杯全穀亞麻籽和一杯水，再倒入油漬番茄和羅勒等調味食材，靜置一小時變硬後，就會變成像果凍般的濃稠質地，然後抹一層薄薄的拿去風乾脫水。試試看吧！這種亞麻餅乾拿來沾鷹嘴豆泥或其他豆泥一起吃，一口氣就能把每日十二清單勾掉兩項。由於用的是全穀亞麻籽，所以要注意完全咬碎，效果才會最好。

亞麻籽很黏稠，適合用來製作像奶昔般濃稠的果昔。把一湯匙亞麻粉倒入攪拌機，再放入冷凍漿果、無糖豆漿和半根成熟香蕉、芒果或幾顆椰棗一起攪拌，這樣就能一次喝到兩種保護性植物雌激素——亞麻籽的木酚素和大豆異黃酮（請見第十一章），還有天然的甜味。你也可以加可可粉，就成了可防治乳癌和攝護腺癌的巧克力奶昔。

減重者禁區，水果棒和堅果棒熱量超高？

市面上有好幾款全用綠燈食材做成的能量棒，成分有果乾、種子和堅果。消費者喜歡買這種能量棒是因為當零嘴吃很方便，可以隨手塞進公事包、背包或小包包裡，邊走邊吃。

果乾、種子和堅果都是富含營養素的食物，但卡路里也很高。光一根小小的能量棒就有很高的卡路里，會不會讓人越吃越胖？為了找出答案，耶魯大學的研究人員將約一百名過重的男女生分成兩組，所有參與者都照常吃飯，但有一半的人必須每天吃兩根水果與堅果能量棒。兩個月後，即使每天多攝取三百四十大卡，食用能量棒那組的體重並沒有增加。[2]

果乾和堅果很有飽足感，吃了後不容易覺得餓，自然就能減少其他卡路里的攝取。同樣的實驗換成蘋果乾、無花果、黑棗和葡萄乾，結果也很相似。以蘋果的研究報告來說，更年期婦女每日增加與兩顆蘋果份量相當的蘋果乾，六個月後非但沒有變胖，ＬＤＬ壞膽固醇還降低了[3]（效果直逼降血脂藥）。一般來說，七％的美國人平均一天吃至少一湯匙的果乾，反而沒有超重或肥胖的問題，腰圍也比果乾吃較少的美國人來得纖細，鮪魚肚也沒那麼嚴重。[4]

當然在買能量棒時，一定要先閱讀標籤，要留意很多品牌都有添加糖。不然你也可以省點錢，選買傳統的綜合堅果。那麼，換吃新鮮的水果呢？當然更好了。不過想吃零嘴時，要你在能量棒和棒棒糖之間挑一個，你應該知道要選哪一個了。

亞麻籽的黏稠，也讓它成為取代玉米粉的綠燈黏稠劑。我都用亞麻籽做我最愛的快速炒菜醬，先從青江菜和新鮮蘑菇開始：青江菜洗好後會有水殘留，加上蘑菇烹煮時釋出的水分，已經足以在熱鍋上快速蒸煮蔬菜，不用再倒油。

青江菜煮至微軟、還保有脆度時，我會淋上一杯混合白芝麻醬、亞麻粉和蒜蓉豆豉醬（各一湯匙）的水，等醬汁變稠後，可以撒上新鮮的胡椒粉（愛吃辣的人，還可以加辣醬），然後就可盛好上桌了！

烘焙時也可以用亞麻粉來取代蛋。想要把食譜裡的一顆蛋替換掉，只要把一湯匙亞麻粉和三湯匙的水一起拌到質地變濃稠。這種「亞麻蛋」跟雞蛋不同，不但不含膽固醇，還滿滿都是水溶性纖維質，不怕膽固醇上升，反而還能降膽固醇。

小小的亞麻籽居然含有對身體好處多多的成分，你是不是很驚訝？一天只需要一小湯匙的份量，而且又有這麼多美味簡單的方式可以將亞麻粉融入飲食中。所以，別跟我說你找不到方法可以吃每日十二清單裡的亞麻籽哦。

第24章—長壽之鑰：堅果與種子

有時候總感覺時間不夠用，事情忙不完。別想著怎麼把一天延長，想想要怎麼讓人生多活兩年吧！常吃堅果，壽命就能延長——每週至少五天吃一把堅果（約四分之一杯）[1]，這個簡單又美味的行為就能辦到。

「全球疾病負擔研究」的數據顯示，堅果和種子攝取不足是世界第三大死亡與致殘的飲食風險因子，因此致死的人數比起食用加工肉品還要多。堅果和種子攝取不足每年會導致幾百萬人死亡，這個數字是過量服用海洛因、古柯鹼和其他禁藥總死亡人數的十五倍。[2]

堅果醬的健康效益

堅果是簡便又好吃的零嘴，但我個人最喜歡把它們當作綠燈油脂來源——製成濃郁滑順的堅果醬。腰果醬、薑—花生醬或白芝麻醬，不論是用來當沾醬或淋醬，都能最大化吸

葛雷格醫師最愛的堅果與種子

杏仁、巴西堅果、腰果、奇亞籽、榛果／榛子、大麻籽、夏威夷豆、核桃、開心果、南瓜籽、芝麻、葵瓜子和胡桃

食用量

1/4 杯堅果或種子

2 湯匙果仁醬或種子醬

每日建議食用量

一天一份

收堅果和種子的營養成分，滑順的口感還能讓人一口接一口吃下更多的蔬菜，攝取到更多不同的植物營養素。

堅果還有個經常被人忽略的用途，那就是拿來煮湯，例如非洲花生燉湯。腰果經過攪拌加熱會變得濃稠，可以製成口感特別滑順的湯底。堅果和種子抹醬跟蔬果也很搭，我想應該沒人不喜歡芹菜或蘋果沾花生醬吃吧。我最愛的點心之一，就是草莓沾墮落的巧克力醬，巧克力醬的做法如下：半杯無糖牛奶、一湯匙奇亞籽、一湯匙可可、一茶匙杏仁醬和甜味劑（我加的是一湯匙的赤藻醣醇）。混合所有原料後，加熱到杏仁醬融化、甜味劑溶解，然後倒進碗裡，攪打到質地變細膩，最後放進冰箱冷藏。可可粉中的奇亞籽和纖維會讓質地變濃稠，成為引人垂涎的點心（你可以磨碎奇亞籽使用，但我更喜歡整顆的奇亞籽，吃起來帶點珍珠粉圓的質地）。

吃哪種堅果最好？首推胡桃

哪種堅果最健康？通常我會說就是你肯吃也最常吃的那一種，但胡桃顯然值得我大力推薦。胡桃是抗氧化物和 Omega-3 最豐富的一種堅果，在抑制癌細胞生長的試管實驗中打趴其他堅果，但胡桃在實驗室外的真實人生也能遙遙領先嗎？

在全球規模最大的長期飲食介入追蹤實驗——地中海飲食預防醫學研究（PREDIMED）中，研究人員經過不斷的主要研究後，得出吃堅果的人往往能活得比較久，也比較少人因為癌症、心臟病和呼吸疾病而死亡。但這個結論還存在著一個未解決的問題：這些發現顯示出因果關係嗎？還是只是相關性？或許吃堅果的人生活習慣本來就健康，對健康也更重視。相反的，如果科學家隨機指定幾千個人吃不同數量的堅果，而得出吃最多的人最健康，那麼我們就能有信心地說堅果不只跟健康**有關**，還能帶給你健康，這就是 PREDIMED 的目的。[3]

在這個大型研究中，超過七千名心血管高風險的男女被隨機分成不同的飲食類組，其中一組幾年來每週收到半磅免費堅果，除了食用更多堅果外，研究人員還建議他們改善其他的飲食習慣，像是多吃蔬果、減少肉類和乳製品，但比起對照組，他們在這方面做得沒有比較成功。儘管如此，四年來每週收到的半磅免費堅果，還是成功讓他們多吃了一些堅果（研究人員沒有順便偷塞一些免費的綠花椰菜實在太可惜了）。

研究開始之前，堅果組的幾千名參與者每天都會吃半盎司堅果，現在多虧免費好康，他們吃的堅果量多達一盎司（約一把）。如此一來，研究結果就能斷定，持續採行原先飲食習慣的心臟病高風險族群，如果每天多吃半盎司堅果會如何。

由於受試者沒有大幅改變肉類和乳製品的攝取量，所以飽和脂肪或膽固醇攝取並沒有改變，他們的血膽固醇濃度或心臟病發作機率也沒有明顯變化，這點並不意外。但多吃堅果，卻讓中風機率明顯降低了。事實上，所有受試者一直以來都在吃會誘發中風的飲食，幾年下來所有人都曾中風過。照理說，他們應該選擇可以終止或逆轉疾病的飲食，但如果不願改變飲食習慣，多吃一點堅果也能減少一半的中風風險。[4]多吃堅果的類組還是會中風，但發生率只有一半。要是這個方法奏效，那麼光美國一年內就能預防八萬九千次中風，等同於一小時少了十起中風。而這樣的結果，只是因為每日飲食多出四顆胡桃、杏仁和榛果而已。

研究發現：不論參與者被分配到哪個類組，整體來說每天多吃堅果，早死風險都有明顯降低。[5]改吃橄欖油或冷壓初榨橄欖油等紅燈和黃燈油脂來源，不會增加存活率。[6]地中海飲食之父安賽爾・基斯（Ancel Keys）對橄欖油的看法，也是如此。他覺得橄欖油的好處只有取代動物性脂肪，讓人少吃豬油和牛油而已。[7]

在所有 PREDIMED 研究的堅果中，研究人員發現胡桃的益處最多，尤其能預防癌症死亡。每週至少吃三份胡桃，癌症死亡風險會少一半。一份科學文獻的評論總結：「食用胡桃等植物為主的飲食具有深遠的正面效益，可能就是給大眾最重要的訊息。」[8]

吃花生，防乳癌

你知道花生不屬於堅果嗎？正確來說，花生是豆科植物，但花生在飲食調查和研究中經常被歸類為堅果，因此很難釐清它們的保健效益。不過，哈佛大學研究人員透過「護士健康調查」的研究終於得出了一個結果。他們調查受訪者吃多少花生醬，結果發現心臟病高風險的女性每週至少五天吃堅果或一湯匙花生醬，跟一週只吃一份花生醬的女性相比，心臟病發的風險能夠降低一半。[9]真正的堅果和花生的交互保護作用，能預防乳房纖維囊腫疾病，青春期的高中女孩每週至少吃一份花生，似乎比較不會出現乳房腫塊；而乳房出現腫塊是乳癌風險的一個指標。[10]所以，女孩們，多吃點花生果醬三明治吧！

堅果與肥胖不等值

堅果和堅果醬富含營養，當然卡路里也很多，兩湯匙堅果醬或種子醬可能含有將近兩百大卡的熱量。儘管如此，吃兩百大卡的堅果醬可能還是比大多數美國人從其他食物攝取到的兩百大卡熱量要好。堅果的熱量濃縮，你要吃下一整顆高麗菜才會攝取到同樣的熱量，所以每日飲食中加入一份堅果，難道不會發胖？

截至目前為止約有二十個相關的臨床試驗，但沒有一個結果顯示出你所預期的體重增加，所有研究情況都指出體重既沒增加也沒減少，就算研究對象每天多吃一兩把堅果，結果也一樣。[11]但這些研究都只是幾週或幾個月的短期觀察，或許長期吃堅果確實會導致體重增加？不會，有個相關研究持續了八年，分別用六種方式檢驗這個問題。其中一種沒發現到顯著變化，其他五種方法則發現多吃堅果反而能明顯減重，有效降低腹部肥胖的風險。[12]

熱力學第一法則指出，熱量既無法被製造也無法被破壞。所以，如果熱量既沒有消失，那麼這些卡路里都上哪去了？在一項試驗中，連續三個月每天下午吃一百二十顆開心果當零嘴的受試者一磅體重都沒增加[13]，請問這三萬卡路里是怎麼憑空消失的？

有個理論套用了「開心果原理」：因為吃堅果很花工夫。開心果買來時通常帶殼，吃起來很麻煩，有時間讓大腦調節食欲。聽起來似乎很可信，但杏仁和腰果這種已經去殼的堅果又怎麼說？日本有項研究說明，要是增加「飲食硬度」（意思就是咀嚼困難度）會讓腰圍變細。[14]或許光多咀嚼幾次，就讓你夠累了？

還有一種「排泄理論」。比如說，咀嚼過的杏仁細胞壁在消化道依然完好如初，直接被排出體外，也就是說許多堅果的卡路里不會被身體消化吸收。有個國際研究團隊就針對這兩種理論進行測試，他們給受試者半杯去殼花生或半杯磨好的花生醬。要是開心果原理或排泄理論沒錯，那麼吃花生醬的那一組就會變胖，但最後這兩組的體重都沒有增加，所以肯定還有其他解答。[15]

那麼，飲食補償理論呢？這理論是說堅果具飽足感，也能抑制食欲，因此最後吃下的東西自然就少了。這可用來說明為什麼某些研究發現吃了堅果反而會變瘦。為了測試這個理論，哈佛大學研究人員給兩組受試者卡路里相同的果昔，其中一杯含有胡桃，另一杯沒有。即使喝下一樣的卡路里，對照組（沒有堅果）的果昔飽足感卻比含有胡桃的低。[16]沒錯，堅果確實比某些食物更讓人有飽足感。

所以，似乎堅果的七成卡路里都消失在飲食補償中，而有一成則被當成脂肪由糞便排出。但最後還有兩成的卡路里跑哪去了？除非所有的卡路里都消耗排出，否則體重應該會增加才是。答案顯然就是堅果可以促進新陳代謝。吃堅果能讓你消耗更多的體脂肪，研究人員發現飲食對照組每八小時消耗的脂肪約二十克，攝取同樣卡路里和脂肪的另一組，飲食中多了胡桃後，他們燃燒掉的脂肪甚至更多，大約三十一克。[17]如果有藥物辦得到這點，製藥公司絕對不會錯過這個機會大撈一筆！

重點是什麼？沒錯，堅果的卡路里含量很高，但經過綜合飲食補償機制，你的身體無法吸收堅果的部分油脂，加上新陳代謝促進燃脂，堅果就能在不讓你腰圍增加的情況下救你一命。

開心果，重振男性雄風

勃起功能障礙意指週期性或反覆性無法勃起，有此困擾的美國男性有三千萬人，而全世界約有一億男人為此所苦。[18]等一下，美國人口不到全球的百分之五，但性無能的比率卻高達三〇％？原因可能出在阻塞動脈的飲食習慣。勃起功能障礙和頭號殺手冠狀動脈疾病是同一種疾病，都是動脈發炎、栓塞和損傷，只是兩者症狀不同、受影響的器官不同罷了。別緊張，美國人還有威而鋼等紅色、白色和藍色小藥丸呢！問題是這些藥丸只能改善血管疾病的症狀，無法改變潛在的病變。

動脈粥狀硬化是一種全身性失調，會影響全身所有的主要血管。動脈粥狀硬化會導致陰莖軟化，因為變硬的動脈無法放鬆擴張讓血液流通，因此勃起功能障礙可能只是全身性失調的冰山一角，三分之二因為胸部壓迫痛而去急診室報到的男人，陰莖好幾年前早就在警告他們血液循環出問題了。[19]

動脈粥狀硬化為何會先找上陰莖？陰莖動脈的尺寸只有心臟冠狀動脈的一半，因此會阻塞一半陰莖動脈的血小板數量，對冠狀動脈來說根本毫無所覺。這就是為什麼勃起功能障礙被稱為「陰莖的心絞痛」。事實上，醫生要是用超音波測量男人陰莖的血流量來預測病人心臟壓力，準確度可高達八成。就像陰莖壓力測驗一樣，男性的性功能是「男性心臟的一扇窗」。[20]

在醫學院時，我們學過一個「四〇四〇原則」：年過四十歲的男性，四〇%有勃起功能障礙。年屆四十、有勃起困難的男人，心臟出問題的風險（像猝死）可能增加五十倍。[21]

我們過去以為青壯年男子（四十歲以下）若有勃起功能障礙，都是「心因性」的，也就是說問題出在內心那個關卡。但是，現在我們知道勃起功能障礙比較像是血管疾病的前兆，有專家甚至認為患有勃起功能障礙的男人即便沒有心臟病徵，「除非經過檢查證實不是，否則應該視為心臟病患……」[22]

即便是年輕男人也應該留意他們的膽固醇，因為膽固醇要是高，人生後半段很可能會導致勃起功能障礙，更可能引起心臟病發作、中風和短命。有份醫學期刊強調，請切記：勃起功能障礙（Erectile dysfunction, ED）等於早死（Early Death）。[23]

所以，這跟堅果有何關係？一份關鍵的研究發現，連續三週一天吃三至四把開心果的男性，會感覺到陰莖的血液流動有明顯改善，勃起時陰莖也更堅挺。研究人員總結食用三週開心果，「能大幅改善勃起功能……且不會有副作用」。[24]

不只是男性，膽固醇高的女性也明顯有性冷感、難以達到高潮、無法潤滑、性滿意指數低等現象。骨盆動脈硬化會讓陰道很難充血，導致「陰蒂勃起不足症候群」，也就是「陰蒂無法充血腫脹」，這是女性性功能障礙的主要原因。「哈佛護士健康調查」告訴我們，每週吃兩把堅果可延長女性壽命，效果就跟一週慢跑四小時一樣。[25]所以，吃得健康不但能讓你的愛情生活更長久，還能延長你的人生道路。

為何豆類、堅果和全穀類可以促進健康？或許是因為這些都是種子。想想看，一顆橡實只需要水、空氣和陽光就能茁壯成長為一棵橡樹，而成長所需要的養分全在一顆橡實裡，所有種子都擁有長成一棵植物或樹木所需要的完整保護性營養素。無論你吃的是黑豆、胡桃、糙米或芝麻，你都從這些小小的種子吃到整棵植物的營養。有兩位知名的營養學專家做了以下結論：「飲食建議鼓勵大家食用植物性食物時，也涵蓋了各類種子……」[26]

如果對花生或木本堅果過敏的人，種子和種子醬是安全的選擇。但要是你患有憩室症，可以吃堅果嗎？過去五十年來，醫生都要這類腸病患者避免食用堅果、種子和爆米花，但後來進行測試後才發現，這些健康食物更可能有保護作用。[27]所以憩室症不能拿來當不吃堅果或種子的理由，這是一個可以讓你多活幾年，卻不會多長幾塊肉，既簡單又美味的食療養生法。

第25章｜哪些香草和香料值得你擁有？

這裡跟你分享一個簡單的小撇步：憑感官挑選健康食物。色彩鮮豔的農產品之所以吸引人，是有充足的生物理由的：很多時候天然色素確實都具有抗氧化物，哪顆番茄的顏色較深，就知道那顆的抗氧化物比較多。當然也有食品業者濫用我們追求繽紛食物的直覺，製造出像是家樂氏香果圈（Froot Loops）這樣的不良食品，但如果你只吃綠燈食物，那麼讓顏色來指導你挑選食物準沒錯。我們現在知道，香味也一樣。

不僅許多植物性色素都對身體有益，科學家發現許多香料與香草的香味化合物也是強而有力的抗氧化物。你猜抗氧化物「迷迭香酸」是從哪裡來的？那麼茴香醛、百里酚、生薑醇呢？這些香味都是抗氧化物，知道後在超市買菜時就懂得怎麼挑選了。用看的，你就知道紅洋蔥的抗氧化物比白洋蔥多，也吃得出一般洋蔥的抗氧化物勝過味道較溫和、不嗆

葛雷格醫師最愛的香草與香料

眾香子（allspice）、刺莓、羅勒、月桂葉、小豆蔻、辣椒粉、芫荽、肉桂、丁香、芫荽籽、小茴香、咖哩粉、蒔蘿、葫蘆巴、大蒜、薑、辣根、香茅、墨角蘭、芥末粉、肉豆蔻、奧勒岡（牛至）、匈牙利煙燻紅椒粉、荷蘭芹、胡椒、薄荷、迷迭香、番紅花、鼠尾草、百里香、薑黃和香草

每日建議食用量

1/4 茶匙薑黃，搭配其他個人喜歡的（無鹽）香草和香料。

辣的甜洋蔥。[1]

十字花科和蔥屬家族的刺鼻苦澀化合物對健康很有好處，強烈的顏色和香味可能就是好處多多的指標，為了健康，你應該多吃色彩豐富和香味四溢的食物。好幾個國家的飲食指南確實特別鼓勵大家食用香草與香料，不只是因為它們能取代鹽巴，更因為它們本身就含有健康成分。我的健康香料與香草清單中，第一名就是薑黃，而薑黃的顏色和香味都很出色。

為何應該把薑黃加入每日飲食

近年來與薑黃素相關的研究報告已經超過五千篇，薑黃素是讓薑黃呈現亮黃色的原因。薑黃素最初是在一個世紀前被分離出來的，但在幾千次實驗中，有人類參與實驗的臨床研究只有少數幾個。不過，進入二十一世紀後，關於薑黃素對抗各種疾病的臨床試驗就超過五十個，目前還有幾十個研究正在進行中。[2]

我們已經知道薑黃素在預防或治療肺病、腦部疾病和各種癌症（包括多發性骨髓癌、大腸癌和胰臟癌）可能有效果。但薑黃素也有助於術後恢復[3]，還能有效治療類風濕性關節炎，效果比吃常見的處方藥還好[4]；在治療骨關節炎、狼瘡和發炎性腸病等發炎症狀上可能也有成效。[5, 6]最近有一個潰瘍性大腸炎的實驗，在這個隨機、有安慰劑對照組的雙盲研究中，發現超過五成病患攝取薑黃素不到一個月，就能減輕症狀，而給予安慰劑的對照組沒有一個病患有好轉現象。[7]如果你也認為應該在飲食中加入薑黃來獲得薑黃素的好處，那麼接下來的問題就是：要吃多少、要怎麼吃、有何風險？

每天只要四分之一匙薑黃

薑黃潛力無限。如果在你的血液樣本中加入氧化物，研究人員就能精密計算出DNA單股斷裂的數量，量化血球細胞的DNA受到多少損害。接著，我給你一小撮薑黃，要你連續一週每天吃一次，然後抽血檢驗，再一次將你的細胞混入同樣的自由基，你就能看見那一小撮薑黃的作用——受損的DNA細胞數量減少了一半。[8]這不是培養皿實驗，而是薑黃在人體內真正消化吸收後的表現。這不是高級的薑黃素保健補充品，也不是薑黃萃取物，而是你能在任何一家超市買到的平價香料。食用份量也不多，只有八分之一茶匙。

所以，薑黃簡直太夠力了！

人體臨床試驗使用的薑黃有多有少，從每日不到十六分之一茶匙到將近兩湯匙都有，即使吃多了也沒有副作用，但是研究通常只維持一個月左右，沒人知道長期吃下來會怎樣。由於薑黃的效果可能強到不輸給藥物，除非已經有更安全的數據，否則我不建議大家食用超過長期認可的安全烹煮份量。那麼安全份量是多少？雖然印度人通常每天會在食物裡加入一茶匙左右的薑黃，但他們平均攝取量較接近每日四分之一茶匙，所以這也是我在每日十二清單裡所建議的份量。

薑黃該怎麼吃？

原始人類常使用各種方法來使用香料，例如早在瘧疾被辨識出來之前，金雞納樹皮裡的奎寧就用來治療這種病症；在德國商人拜耳（Friedrich Bayer）獲得阿斯匹靈專利之前，阿斯匹靈的原成分水楊酸就是一種很受歡迎的止痛藥。過去二十五年來發現的新藥中，有一半來自天然材料。

南非有種植物叫「鴨嘴花」（adhatoda，味道苦到連山羊都不吃）。爵床科的鴨嘴花，葉子跟胡椒一起浸泡就成了一種能夠有效治療氣喘的民間療法，不過直到一九二八年科學家才知道：加入大量胡椒能促進鴨嘴花的氣喘療效。現在，我們知道原因了。重量比占五%的黑胡椒，含有一種稱為「胡椒鹼」的生物鹼（胡椒嗆辣香氣與味道的由來），胡椒鹼會抑制其他藥物的代謝過程，而提升許多藥物或化合物的利用率，這也解釋了胡椒與鴨嘴花混合為什麼能提高鴨嘴花的氣喘療效。同樣的，黑胡椒對薑黃素也有一樣的效果。

吃下薑黃一小時內，薑黃素會出現在血液中，但濃度很低，為什麼？根據推測，這是因為你的肝臟會很努力排出薑黃，但如果你吃下黑胡椒來抑制薑黃排出呢？假如你吃下等量的薑黃素，同時加入四分之一茶匙的黑胡椒，那麼你體內的薑黃素會攀升到兩千%。[9]即使只是一小撮胡椒（二十分之一茶匙），都能讓血液中的薑黃素濃度變得很高。[10]許多咖哩粉中除了薑黃之外，還有一個共同成分，猜猜看是什麼？答案是黑胡椒。印度的咖哩粉也常被當成油脂來源，光是咖哩粉就能促進薑黃素的生體可用率高達七至八倍。[11]（遺憾的是，在印度人的傳統認知裡，最好的油脂來源不是咖哩粉，在印度料理中往往會使用大量的澄清奶油，充分解釋了為何印度人的飲食雖然健康，但心臟病發生率卻很高。）

就我個人來說，我喜歡使用新鮮的薑黃根，大型的亞洲超市都有賣。薑黃根長得很像生薑的細長手指，折斷後會看見發著光的螢光橘色。我建議的四分之一茶匙薑黃粉，換算成新鮮的薑黃根大約等於四分之一寸。薑黃根冷藏可以放上好幾週，甚至擺更久一點都沒問題。

另外，還有證據指出吃煮過的薑黃和生吃薑黃各有不同功效：煮過的薑黃，ＤＮＡ保護力似乎更高；而生薑黃則具有更好的抗發炎功效。[12]不管生的或熟的薑黃我都喜歡，每天我會研磨四分之一寸的新鮮薑黃，加進我正在煮的食物裡（或是撒在煮好的地瓜上），或是直接把一片生薑黃丟進攪拌機打成果昔。由於新鮮薑黃的味道比薑黃粉還要淡，所以對不喜歡薑黃味道的人來說，不失是個好選擇。不過，要當心薑黃會沾染布料和表面，不只讓你的健康發亮，也會讓你的指尖發黃。

薑黃跟大豆一起吃，或許會為骨關節炎患者帶來加乘效果。[13]薑黃炒豆腐是典型的薑黃大豆組合，但我要分享我最愛的兩種薑黃料理：一種是南瓜派果昔，不用三分鐘就能變得出來，把一罐南瓜泥、一把冷凍覆盆子和去核椰棗充分攪拌後，再加入南瓜派香料調味，以及加入四分之一寸的薑黃片（或四分之一茶匙薑黃粉），最後倒入無糖豆漿，就能打出你想要的滑順感。

另一道我喜歡的料理是南瓜蛋奶凍（或南瓜派）。首先，把一罐南瓜泥、十盎司（約二八四克）的絹豆腐、南瓜派香料（份量由你決定）、十至二十顆去核椰棗（看你愛吃的甜度）一起充分攪拌。然後倒入盤子裡，以華氏三百五十度（約攝氏一七六度）烤到表面出現裂痕即可。至於蛋奶凍的材料，只要用到蔬菜、豆腐、香料和水果。這道料理吃越多越健康。

無論是新鮮薑黃或薑黃粉，薑黃都是適合印度和摩洛哥料理的天然香料，但我幾乎煮什麼都會加。我發現薑黃跟糙米料理、扁豆湯和烤白花椰菜也很搭。外面賣的黃芥末通常已經加了薑黃來增色，但可以試著找無鹽的黃芥末——只有用醋、十字花科蔬菜（芥末籽）和薑黃的那一種。再也沒有比這個更健康的調味料了。

我可以直接吃薑黃保健食品嗎？

每天吃薑黃保健食品不是更方便嗎？除了更花錢外，我還發現了三個潛在的缺點。第一，薑黃素不是薑黃，保健食品廠商通常跟製藥公司一樣，都會掉入簡化法陷阱。他們覺得香草只含有一種主要活性成分，所以如果能分離和淨化香草提煉成藥丸，就能促進功效。薑黃素是薑黃的活性成分，但不是唯一的活性成分。事實上，這種健康天然食品擁有眾多有益健康的成分，薑黃素只是其中一種。

雖然很少有研究比較薑黃和薑黃素的不同，但已經有些研究說明薑黃的效果可能更好。例如，安德森癌症中心的研究人員利用試管實驗，拿薑黃和薑黃素對抗七種不同的人類癌症。以乳癌來說，薑黃的抗癌能力比薑黃素更強。至於在對抗胰臟癌、大腸癌、多發性骨髓癌、骨髓性白血病等其他癌症方面，薑黃也比薑黃素的效果更好。這些發現均顯示，薑黃素以外的成分也有抗癌作用。[14]

雖然薑黃素被認為是薑黃主要的健康活性成分，但過去十年發表的研究指出，去掉薑黃素的薑黃可能一樣有保健效果，效果甚至更好。比如薑黃裡的薑黃酮（在薑黃素保健品的加工過程中會被移除），可能有抗癌和抗發炎的雙重功效。

我第二個顧慮就是劑量問題。薑黃試驗所用的份量很少（都是透過飲食方式取得），而薑黃素試驗都是用整杯的薑黃香料，即便你是個咖哩痴也要吃個好幾世紀。此外，有些保健食品也會加入黑胡椒來促進效果，等於一天要吃二十九杯薑黃，根據試管實驗的數據來看，血液中薑黃素濃度過高可能會造成ＤＮＡ受損。[15]

最後一個就是有毒金屬污染，例如砷、鎘和鉛。美國抽查市面上的薑黃粉沒有查到重金屬污染，但薑黃素保健品就不一樣了。[16]

還有一個因素是你需要考慮的，那就是價格。幾乎所有的薑黃保健品都是萃取的，否則一磅賣不到二十美元的香料，怎麼可能一小罐藥就要賣到二十美元？一瓶保健食品可能讓你吃一到兩個月，但同樣價格的薑黃粉以每日十二清單的用量來計算，卻夠你用上兩、三年。

事實上，如果你嫌做料理麻煩，也可以自製薑黃膠囊。市面上有賣專用的工具及空心膠囊，你可以自己動手填裝薑黃。一顆「００號」的空心膠囊能裝下每天四分之一茶匙的薑黃粉份量。如果世上真的有單一成分的神奇藥丸，薑黃根粉末可能就是最好的選擇。

什麼人不應該吃薑黃

如果你有膽結石，薑黃可能會誘發疼痛，因為薑黃會促進膽囊收縮，好讓膽汁不淤塞。超音波研究顯示，四分之一茶匙的薑黃會導致膽囊收縮，擠出一半膽汁[17]，這麼一來就能預防膽結石發生。但是，如果已經有膽結石阻塞你的膽管呢？薑黃引發的收縮就會帶來疼痛。至於其他人，薑黃能夠降低膽結石風險，甚至減少膽囊癌的風險。[18]

然而，吃太多薑黃可能會引發腎結石。薑黃富含可溶性草酸，會與鈣結合而形成最常見的一種腎結石——不可溶草酸鈣結晶，約占所有腎結石病例的七五％。容易腎結石的人應該限制草酸的攝取量，一天以五十毫克為限，意思就是一天最多不超過一茶匙的薑黃。[19]順帶一提，妊娠期食用薑黃很安全，但薑黃素保健品就不見得了。

我所建議的每日四分之一茶匙薑黃，不包括你愛吃的（無鹽）香草與香料。每日十二清單用意是鼓勵大家不要只吃薑黃，還要多吃其他香草與香料。薑黃確實具有獨特功效，但其他香草與香料也證實具有健康益處，例如我提過番紅花能治療阿茲海默症（第三章）和憂鬱症（第十二章）。香料不只讓食物更美味，還對健康有好處。我鼓勵你在櫥櫃裡儲存一些香料，不管吃什麼都習慣性地加一些你喜歡的香草和香料。

以下是其他香草與香料的深入檢視，這些食材都有最多的科學資料來驗證。我會跟你分享某些出色的研究，說明這些香料有何保健益處，以及要怎麼用最簡單的方式來入菜。

葫蘆巴

葫蘆巴粉是印度和中東料理的常客，葫蘆巴能大幅改善肌力和舉重力道。相較於食用安慰劑的人，食用葫蘆巴的男性在做重訓時能夠多推蹬起八十磅。根據試管實驗顯示，葫蘆巴可能含有「強效的抗癌成分」。[20]我個人不喜歡葫蘆巴粉的味道，所以在種綠花椰苗種子時，會跟葫蘆巴種子一起種，採收菜芽來吃。

不過，吃葫蘆巴籽有個副作用：可能會讓你的腋下飄出一種焦糖味。我不是在開玩笑，這個現象無害，有害的是楓糖尿症，這是一種嚴重的先天性代謝異常。要是哺乳的母親正在服用葫蘆巴刺激乳汁分泌，嬰兒可能會被誤診出這完全不相關的疾病。所以，如果你在懷孕或哺乳時食用葫蘆巴，請記得告知你的產科醫師，別讓他誤會你的寶寶患有楓糖尿症。

芫荽（香菜）

根據美國人口學的趨勢研究，有個正在改變的跡象是莎莎醬逐漸取代了番茄醬，成為美國最常見的餐桌調味料。莎莎醬最受歡迎的成分就是芫荽，這是人類史上最兩極化又最分歧的食材之一，有人超愛，有人恨之入骨。有趣的是愛吃和厭惡芫荽的人，味覺感受完全不同。喜歡芫荽的人會形容這種香草新鮮、芬芳或帶有柑橘香，而討厭芫荽的人則說吃起來像肥皂、黴菌、泥土或昆蟲。我不確定這些人怎麼知道昆蟲吃起來是什麼味道，但很少有對一種香味如此分歧的意見。

各個文化對芫荽的厭惡程度似乎也不一樣，最討厭芫荽的是阿胥肯那斯猶太人（Ashkenazi Jews）。另外還有一條雙胞胎研究的線索顯示，同卵雙胞胎對芫荽的感覺可能一樣，而異卵雙胞胎就沒這麼強烈的聯繫。人類的遺傳密碼約有三十億個字母，所以我們得分析約一萬人的DNA才能找出芫荽基因。想也知道，遺傳學研究員應該還有比這更重要的事要做。

但，未必如此。有幾項超過兩萬五千人參與的遺傳學研究，就在十一號染色體找到不喜歡芫荽的相配基因。到底是哪個基因？這是一種叫OR6A2的嗅覺基因，這個基因對癸烯醛（E-(2)-decenal）化學物特別敏感，這是芫荽的主要成分，也是臭蟲防禦性分泌物的氣味，所以芫荽或許吃起來真的有臭蟲味！至於喜歡芫荽的擁護者，可能是基因突變，聞不出這種讓人不舒服的化合物氣味。[21]

這可能是一項優勢，因為芫荽有益健康。如果說大自然是一間應有盡有的藥局，那麼芫荽就是這間藥局最古老的藥草處方之一。每天吃二十根芫荽，兩個月後就能減緩關節發炎、降低一半尿酸，結論就是：吃大量芫荽可能對痛風患者有幫助。[22]

紅椒粉（Cayenne Pepper）

在一份名為「在男性鼻黏膜塗抹辣椒素誘發分泌物、疼痛與打噴嚏」的研究中發現，要是你切一根辣椒，塗抹在鼻孔就會開始流鼻水、疼痛、打噴嚏。用過辣椒的人都知道，要是把辣椒塞進鼻子，就會感到強烈的灼燒感（辣椒素是辣椒粉讓人產生灼燒感的成分）。他們為何要做這種實驗？因為研究人員發現「這些現象還無人探究」。

研究人員網羅一批醫學院學生，在他們的鼻子裡滴幾滴辣椒素，學生們開始打噴嚏，產生灼熱感，鼻涕直流；如果疼痛指數的滿分是十分，他們的不適感已經高達八或九分。這不意外，但更有趣的來了，日復一日實驗下去會怎樣呢？你可能以為學生會對辣椒素越來越敏感，因為前一天的不適已經讓鼻子不舒服了，第二天再來一次，結果應該會更痛更不舒服，不是嗎？事實上，他們反而沒那麼痛了。到了第五天，已經沒有痛感，就連鼻水都不流了。

難道這些可憐的學生已經麻痺到對辣椒沒感覺了嗎？不是的，經過一個月左右，在敏感度鈍化的情況消失後，當研究人員在他們的鼻子裡滴辣椒素時，他們又開始回到痛苦狀態。所以，這有可能是痛覺神經纖維用光了P物質（substance p，痛覺傳導分子）的結果。等數週後又重新製造出更多的P物質後，又會感覺到疼痛了。

這能為醫學帶來什麼貢獻呢？有一種罕見的頭痛症候群稱為叢發性頭痛，被形容為人類能感受到最劇烈疼痛，這種頭痛有個別稱叫「自殺性頭痛」，因為患者會痛到受不了而自殺。

叢發性頭痛的起因可能是臉部三叉神經引起的壓力，治療方法形形色色，從神經阻斷術、肉毒桿菌到手術都有。但同一條神經也會連接到鼻子，所以要是你讓整條神經一次用光P物質會怎樣？研究人員試著讓叢發性頭痛的患者每天進行辣椒素實驗，不同於先前的醫學院學生，這群已經習慣劇痛的人只為辣椒素引發的疼痛程度打了三或四分。實驗進行到了第五天，他們對辣椒素的疼痛已經無感了。那麼，他們的頭痛呢？把辣椒素塗抹在頭痛那側的鼻孔，可將頭痛發作次數減少一半。事實上，有半數患者的叢發性頭痛完全消失了。總之，當時可行的療法至少對八成病人有效，辣椒素的效果也不差。[23]

那麼，其他疼痛症候群呢？大家普遍認為腸躁症是大腸黏膜高度敏感引起的，怎麼判斷腸子是否過敏呢？富有創新精神的日本研究人員發展出了一種儀器，可以讓人感受到「反覆性疼痛的直腸膨脹」，基本上就是將半夸脫氣球固定在腳踏車幫浦上，被插入充氣的幫浦就會充氣到你無法承受疼痛為止。患有腸躁症的人痛閾都很低，「直腸容受性」比其他人低很多。[24]

如果耗盡P物質的庫存，讓腸子變得不再敏感會如何？在鼻子裡抹辣椒已經夠慘了，現在要在哪裡抹辣椒來治療腸躁症呢？幸好，研究人員選擇的是嘴巴。他們發現讓患者服用紅椒粉的腸溶性膠囊，可以大幅降低腹痛和脹氣的強度，亦即這是一種有用的方法，「能夠對付這種令人困擾的機能性疾病……」。[25]

那麼，紅椒粉對慢性胃弱（消化不良）引起的疼痛有用嗎？每天食用一．五茶匙的紅椒粉不到一個月，腹痛和噁心感就沒那麼嚴重了。[26]效果幾乎跟常見處方藥西沙必利（Propulsid）沒兩樣，而西沙必利藥錠因為有心律失常的風險，現在已經全面下架了。

薑的醫療用途

許多成功的自然療法都是這樣開始的：有醫生得知傳統的古老醫學使用某種植物，於是心想：「何不試試？」好幾個世紀以來，薑都被用來治療頭痛，有丹麥外科醫師建議一名偏頭痛病患嘗試看看，偏頭痛的第一個徵兆出現時，就把四分之一茶匙的薑粉混入水中喝掉，三十分鐘內她的偏頭痛消失了，而且屢試不爽，也沒有副作用。[27]

這就叫個案報告。雖然情節誇大了點，但個案報告在醫學史上還是有很重要的地位，從愛滋病的發現[28]，到失敗的心絞痛用藥卻因為副作用而大賺億萬美元的威而鋼[29]，這些都來自個案報告。個案報告的證據通常被認定最不具效力，卻成了深入探究的一個起因。所以，用薑成功治療一名偏頭痛患者的個案報告雖然沒什麼幫助，卻讓研究人員動了進行測試的念頭。

後來出現了一個隨機、有對照組的雙盲臨床試驗，比較薑和全球大賣好幾億美元的處方藥舒馬普坦（sumatriptan，藥品名 Imitrex）在治療偏頭痛的功效如何。結果發現，只需八分之一茶匙的薑粉就能跟處方藥的效果一樣又快又好，許多偏頭痛患者一開始都是中度或重度疼痛，但吃過藥或薑粉後，頭痛都轉為輕微或完全消失。相同比例的偏頭痛患者也說對這兩種治療結果都很滿意。

就我而言，薑絕對大勝。不只因為薑便宜了好幾十億美元，更因為薑的不良副作用要少很多。服用舒馬普坦後會出現頭暈、鎮定劑效果、暈眩和胃灼熱，但薑唯一的副作用是每二十五人中，約有一人會感到胃部不適[30]（空腹一口氣吞下整整一湯匙的薑粉，任誰都會不舒服，所以別食用過量）。只要服用八分之一茶匙薑粉，不但比吃藥便宜三千倍，也不怕自己會變成可怕的個案報告，一不小心就成為藥物副作用的犧牲品。

偏頭痛是「最常見」的疼痛症候群，受影響的人口高達一二%。[31]這算常見嗎？那折磨九成年輕女性的經痛呢？薑也有用嗎？即使只是八分之一茶匙薑粉，一天服用三次，就能讓滿分是十的疼痛指數從八分降至六分，第二個月的經痛甚至降至三分。[32]這些女性不是一整個月每天都要吃薑粉，而是在生理期開始的前一天吃，所以即使第一個月幫助不大，還是應該繼續吃下去。

那麼，疼痛的持續時間呢？每日吃三次四分之一茶匙的薑粉，不僅能讓經痛從七分降到五分，甚至連十九個小時的疼痛都降至十五個小時左右[33]，比服用麵包粉膠囊的對照組好太多了。如果跟止痛藥布洛芬（ibuprofen）比較呢？研究人員拿八分之一茶匙的薑粉與四百毫克的布洛芬進行一對一研究，薑的效力完全不輸給藥物。不同於布洛芬的是，薑還能減少經血量，從每次半杯減到四分之一杯。此外，經期開始前一週，每天食用兩次八分之一茶匙的薑粉，就能減輕經前症候群的症狀。

我喜歡吃地瓜時撒一些薑粉，或用生薑做檸檬薑汁蘋果嚼片，對付噁心想吐的症狀（我從小就會暈車）。市面上有很多強效的止暈藥，但這些藥都有副作用，所以一直以來我都盡量為自己和病人找天然療法。

傳統療法使用薑已有數千年，印度人稱薑為「maha-aushadhi」，意思是「良藥」。然而，直到一九八二年才出現薑與導安寧錠（Dramamine）的一對一測試，導安寧錠是預防及緩解動暈症的成藥。受試者矇住雙眼，坐在傾斜的旋轉椅轉圈，最後薑大獲全勝，證實薑具有減緩噁心嘔吐的療效。薑不具毒性，屬於廣效性的止吐劑，對付暈車、妊娠、化療和放射線治療與術後暈眩噁心的效果良好。[34]

你可以試做看看我喜歡的檸檬薑汁蘋果嚼片：用一塊手掌大的生薑根去擠壓一顆去皮檸檬，壓出果汁後，再把四顆蘋果切薄片裹上檸檬薑汁，然後放進食物風乾機，直到蘋果風乾至你要的脆度。我喜歡蘋果稍微帶點水分，但你也可以把蘋果完全風乾脫水製成檸檬薑汁蘋果片，這樣可以存放更久。對我來說，出發前二十分鐘吃幾片對暈車暈機很有效。

注意：妊娠期吃薑算安全，但懷孕時一天最高用量建議為二十毫克（約四茶匙新鮮研磨的薑根），超過二十毫克可能就會刺激子宮。有晨吐症狀的孕婦想止吐，四顆蘋果份量的嚼片必須分好幾天吃。

薄荷

哪種香草含有的抗氧化物最高？答案是挪威熊果（Norwegian bearberry）的乾燥葉片，不過非常難找。至於最多抗氧化物的「常見」香草則是薄荷，這就是為什麼我會在我最愛的洛神花飲中加入薄荷（請見475頁），我也會盡量找機會把薄荷加入食物中。薄荷是中東沙拉、印度甜酸醬、越式湯品及新鮮越南米紙卷的傳統食材。另外，我也喜歡在巧克力食譜中添加薄荷。

奧勒岡與墨角蘭

奧勒岡（牛至）是富含抗氧化物的香草，研究人員想測試這種香草是否能減輕放射線對DNA的傷害。有些甲狀腺機能亢進或甲狀腺癌患者會被投以放射性碘，作用是破壞部分甲狀腺或清除術後殘留的腫瘤細胞。注射同位素幾天後，患者的身體會充滿放射線，因此不建議親吻或跟任何人同房睡覺等親密行為（就連寵物也一樣），並盡量與孩子或孕婦保持距離。這種療法或許很有效，但所有暴露於放射線的治療都可能增加日後發展出新癌症的風險。研究人員想要預防放射線治療帶來的DNA損害，於是以試管實驗來測試奧勒岡是否具有保護作用，讓血球細胞的染色體不會受到放射性碘的影響。結果發現，奧勒岡調到最高劑量時，染色體受損減少了七〇%，因此研究人員總結奧勒岡可能「是有效的放射線保護劑」。[35]

其他的培養皿研究，則顯示奧勒岡含有抗癌與抗發炎成分。試管實驗中，比較月桂葉、茴香、薰衣草、奧勒岡、匈牙利紅椒粉、荷蘭芹、迷迭香和百里香等眾多香料萃取物的功效，看看哪種香草能夠抑制子宮頸癌細胞成長，卻不會傷害正常細胞。結果除了月桂葉外，奧勒岡壓倒性地贏過其他香料。[36]以試管測試一百一十五種不同食物的抗發炎成分後，奧勒岡也擠入前五名，另外四名分別是秀珍菇、洋蔥、肉桂和茶葉。[37]

墨角蘭（marjoram）跟奧勒岡是同一屬的植物，實驗室的研究結果也前途無量，試管測試顯示墨角蘭可以抑制乳癌細胞的轉移與入侵。不過，以牛至屬這個香草家族所進行的研究，都不是以人為對象，所以我們也不清楚要是換成臨床實驗，效果是否一樣明顯。我知道唯一的隨機對照試驗，就是墨角蘭茶對多囊性卵巢症候群（PCOS）具有療效。在傳統香草醫學中，墨角蘭茶有「恢復荷爾蒙平衡」的功效，所以研究人員決定進行測試。他們先請患有多囊性卵巢症候群的婦女每天空腹喝兩杯墨角蘭茶，持續一個月。研究人員最後總結墨角蘭對荷爾蒙的益處：「傳統醫學認為墨角蘭能改善荷爾蒙平衡，在此得到證實。」

丁香

含最多抗氧化物的常見香料，還有丁香。丁香的香味強烈，所以通常添加肉桂或薑的料理，在改放丁香時只需要一小撮。丁香粉很適合拿來做燉梨和烤蘋果，更添迷人芬芳的熱蘋果酒香氣，而印度奶茶（chai tea）更是攝取香料的好選擇，一口氣就包辦了大量的常見強效香料。

餘甘子（Amla）

餘甘子又稱印度醋栗，含有豐富的抗氧化物。除了阿育吠陀傳統醫學及一位西方醫師用過這種香料之外，我沒聽過其他人使用過，所以當我發現竟然有四百份醫學文獻探討這種圓形蒴果時大感訝異，而有些標題更開章明義地寫著「餘甘子……是防治癌症的神奇蒴果」。餘甘子可能是阿育吠陀醫學最重要的一種藥用植物，傳統用途無所不包，從中和蛇毒到生髮水都有。我之所以會吃餘甘子，是因為它似乎是地球上抗氧化物最多的綠燈食物。[38]

研究人員用氬雷射即時追蹤類胡蘿蔔素的抗氧化能力，最重要的發現就是壓力導致氧化的兩小時內，身體的抗氧化能力就會急劇下降。當你被困在車陣中吸廢氣、睡眠不足或感冒時，你身體裡的抗氧化物庫存就會開始耗損，而兩小時耗損掉的量需要三天才能補齊。[39]

就連普通的身體運作，例如將食物轉化為熱量的過程都會產生自由基，不過只要你吃的食物充滿抗氧化物就沒問題，但要是你沒能補充抗氧化物，還猛灌糖水，那麼血液中的自由基和氧化脂肪在接下來幾小時就會升高，維生素E的濃度則會隨著身體的抗氧化物消耗而降低。但如果你吃的是柳橙而不是糖水，就不會有氧化問題。研究人員的結論是：「這說明每一餐都必須吃含有高抗氧化物的食物，才能預防氧化還原（自由基對上抗氧化物）失衡。」

在標準的美國飲食中能攝取到的抗氧化物沒多少，某些典型美國早餐的抗氧化物含量如下：培根（七單位）加蛋（八單位）；一碗加了牛奶（十單位）的玉米片（二十五單位）；一份滿福堡（十一單位）；淋上楓糖漿（九單位）的美式煎餅（二十一單位）；或是一個夾有乳酪抹醬（四單位）的貝果（二十單位）。平均下來，一頓典型的美式早餐可能含有大約二十五個單位的抗氧化物。[40]

再來看看我今天早餐喝的果昔。一杯水（零單位）、半杯冷凍藍莓（三二三單位）和熟芒果肉（一〇八個單位），然後加入一湯匙亞麻粉（八單位），還有半杯新鮮的薄荷葉（三十三單位）和一個手掌大小的散裝白茶葉（一〇三單位）。我早餐吃的果昔，所含的抗氧化物超過了五百個單位，要是我還加入一茶匙的餘甘子粉，就會多出七百五十三個抗氧化物單位。想想看，在我還沒完全清醒時，已經攝取了超過一千個單位的抗氧化物，比平常人一整週所攝取的量還要多。要注意的是，其中一半的抗氧化物主要來自一茶匙的餘甘子粉。

網路上或任何一間印度香料店都買得到餘甘子粉，但我建議你別碰阿育吠陀的草本保健食品，這種產品可能受到嚴重的重金屬污染，其中一些重金屬還是刻意添加的。但到目前為止，抽驗的餘甘子粉都沒有發現污染；如果想買生鮮的餘甘子，可以到印度專營超商的冷凍食品區找找看。不過老實說，我覺得生鮮的餘甘子味道酸澀、帶有苦味，而粉末也不是很好吃，所以加一茶匙在果昔裡是最好的吃法，或是你也可以填裝成餘甘子膠囊。每次我出遠門巡迴演講，飲食無法如常時，都會盡量把薑黃和餘甘子膠囊帶在身邊。

綜合香料

雖然有不少針對香料的研究，但很少人研究增加香料攝取量的結果。不過，賓州州立大學的研究人員倒是進行過一項實驗：吃下添加或未添加九種香料香草的高脂雞肉餐，對人體有何不同影響。他們會選擇香草和香料是因為以每盎司來看，它們的抗氧化物比其他食物還要多；同時也是因為該研究背後的金主是味好美（McCormick）香料公司。[41]

不意外的，吃香料雞的這組人血液裡的抗氧化能力是沒加香料那組的兩倍。添加香料的這組，餐後血液裡的脂肪（三酸甘油酯）少了三〇%，胰島素敏感性也獲得改善。研究人員總結：「在每日飲食裡添加香料有助於維持葡萄糖和脂質的恆定性，調節餐後不適，同時促進抗氧化防禦力。」

這個研究提醒我，食用綠色蔬菜來預防老菸槍得癌症的相關研究，主要目的不是勸老菸槍吃綠色蔬菜，而是勸他們戒菸。當然他們可以繼續抽菸，同時也吃綠色蔬菜；而香料研究則說明：採取富含抗氧化物的綠燈飲食，就能兼得綠色蔬菜和香料的好處。

我最喜歡的綜合香料是南瓜派香料、咖哩粉、辣椒粉、五香粉、名叫「葛拉姆瑪薩拉」

煙燻液（liquid smoke）★安全嗎？

我也不知道我活了這麼久，怎麼會一直不知道有匈牙利煙燻紅椒粉這種東西。我發誓它的味道真的很像烤肉洋芋片。發現這種辣椒粉後，我立刻就變成匈牙利煙燻紅椒粉的忠實粉絲，幾乎吃什麼都加，但現在我主要都留在煮綠色蔬菜和烤新鮮南瓜時使用（這是我最喜歡的萬聖節活動了）。

我本來很擔心煙燻調味料會含有致癌物質（類似香菸煙霧和柴油廢氣裡的多環芳香族碳氫化合物「苯芘」），但這些化合物都是脂溶性的，所以煙燻香料或製作煙燻液的水性溶液，即使取得了煙燻氣味的化合物，也不會含有煙燻致癌化合物。但要提醒你的是：煙燻的高熱量食物就不一樣了。你可能要灌下三瓶山核桃煙燻液才會超過安全標準，但是一份煙燻火腿或煙燻火雞肉三明治幾乎就讓你超標了，而吃一塊烤雞腿立刻就超出安全範圍。更可怕的是鮪魚或鮭魚等煙燻魚，一個夾有燻鮭魚的貝果馬上就超標十倍。[42]

（garam masala）的印度綜合香料、名叫「貝若貝若」（berbere）的衣索比亞綜合香料、義大利調味料、雞肉香料粉，以及一種叫渣塔（za'atar）的中東香料。綜合香料不但能提供均衡的香氣，更能增加香料攝取，但記得一定要買無鹽的香料粉。

調味料的風險報你知

可以用於食物調理的植物香料非常多，我也建議要多嘗試各種不同香料，因為每一種香料的特性和功效各自不同。不過要注意的是，有幾種香料因為效果太強大了，使用時要特別小心份量，例如罌粟籽、肉豆蔻、肉桂。

罌粟是海洛因的原料，也用來製作瑪芬蛋糕和貝果。雖然歐洲古老傳統曾建議要讓嬰兒停止哭鬧可以使用填塞罌粟籽的奶嘴[43]，但一直以來，卻沒有可信的證據讓人相信罌粟籽是厲害的麻醉劑來源。直到有位母親為了讓六個月的寶寶安睡，餵孩子喝了用罌粟籽煮過的牛奶，結果效果太強，孩子竟然暫時停止呼吸了，幸好有活過來。[44]

罌粟籽食用過量不只發生在孩童身上，文獻還記載有個成年人在吃完撒上半杯罌粟籽的義大利麵後覺得「頭暈」。所以，罌粟籽最多吃多少才安全？以半數嗎啡量來看，大約是每十磅（約四．五公斤）體重一茶匙罌粟籽，例如體重一百五十磅（六十八公斤）的人，一次不該吃超過五湯匙的生罌粟籽。[45]

烹調後或許能少掉罌粟籽一半的嗎啡和可待因，而烘焙流失掉的會更多。如果你要做罌粟籽酥皮點心或其他給小孩吃的烘焙食物，可以先浸泡罌粟籽五分鐘，濾乾水分的罌粟籽能除去剩下一半的嗎啡和可待因。一般來說，正常攝取量應該不會有風險，除非你正好要去做藥檢，這種時候就要避免吃罌粟籽。

肉豆蔻吃太多也可能有問題。曾經有份論文的標題是「聖誕節薑餅……歡樂聖誕節：如安非他命般能提振心情的化學物可能扮演什麼角色……」內容提到像肉豆蔻的某些天然香料成分，可能會在人體內形成安非他命化合物，足以在假期「提振心情，讓聖誕節過得更歡樂」。[46]

這個假設性的風險首先發表於六〇年代的《新英格蘭醫學期刊》，文章標題為「肉豆蔻中

★煙燻液不是化學合成的東西，而是將燃燒天然木柴或木屑產生的煙霧凝結濃縮，使煙霧中產生的物質溶於水中的產品，主要用於食物保質和調味。

毒」，探討一個世紀以來在蛋酒中加肉豆蔻的傳統，其實是起源自肉豆蔻中毒案例所說的「心理藥物效應」。這些案例可上溯至一五〇〇年代，那時肉豆蔻被拿來當墮胎劑，而到了一九六〇年代則被拿來當治療精神異常的藥物。那個年代的心理健康專家，都說肉豆蔻「比會讓人成癮的海洛因便宜很多，也沒那麼危險，但還是要說清楚，肉豆蔻不是完全沒有危險，也可能致死。」[47]

肉豆蔻的有毒劑量是兩至三茶匙，我本來以為不會有人特意吃這麼多，但在我讀到一篇報告後就改觀了。有對夫妻吃了義大利麵後倒地不起而送醫住院，後來這名丈夫透露他在煮義大利麵時不小心加了三分之一罐的肉豆蔻（等於四茶匙的份量），我真的不知道他們怎麼吃得下去！我猜，他可憐的老婆應該是不想讓他難過而硬吞的吧。

另一種受歡迎的強效香料就是肉桂，肉桂在降血糖方面十分出色[48]，效果好到你甚至可以在糖尿病檢測前一晚服用兩茶匙肉桂來「作弊」。就算是一天一茶匙也會帶來極大的差異，不幸的是，肉桂已經不是大家認為能安全有效治療糖尿病的方法。

肉桂主要分為兩種：錫蘭肉桂及中國肉桂（中藥名為桂皮）。在美國只要標籤上寫著「肉桂」的都可能是中國肉桂，因為價格比較便宜。其實這種肉桂不太好，因為含有一種叫香豆素（coumarin）的化合物，食用過量可能會對肝臟產生毒害。除非特別標明錫蘭肉桂，否則就算一週只吃幾次四分之一茶匙的中國肉桂，對小朋友都算過量，一天一茶匙則超過成人最高的安全食用量。那麼，換成錫蘭肉桂就不會有風險嗎？是不會有風險，但我們不能確定有沒有好處。

幾乎所有研究都說肉桂降血糖的益處是來自桂皮。我們原以為安全的錫蘭肉桂對降血糖也有好處，但最近研究人員才剛用錫蘭肉桂做測試，發現錫蘭肉桂少了桂皮降血糖的好處。事實上，具毒性的香豆素很可能就是桂皮裡的活性降血糖成分。所以換成錫蘭肉桂後，在避開毒素的同時，也沒了降血糖的好處。總歸一句話，想要降血糖，桂皮可能不安全，而安全的錫蘭肉桂卻無法有效降血糖。

但我還是鼓勵大家多吃錫蘭肉桂，畢竟錫蘭肉桂是最便宜且常見的抗氧化物來源，僅次於紫紅色高麗菜。但如果是第二型糖尿病患者呢？就算用的是桂皮，也只能稍微降低血糖，換句話說，桂皮的作用無法超越常用的糖尿病藥物庫魯化錠（Glucophage）。[49]要防治糖尿病，最好還是靠健康飲食來獲得根本性的治療（請見第六章）。

有誰會想到你丟進醬汁和撒在菜餚上面的香草與香料，居然對健康有這種效果？試著發揮你的創意，讓餐點飲料都能增味增色，又能吃得更健康。最重要的是，別忘了每天四分之一茶匙的薑黃。現有證據讓我可以很大聲地說，每個人每天必吃的香料就是薑黃了。

第26章　全穀物類該怎麼吃

就跟癌症與心臟病領導權威人士的建議一樣，我也推薦大家每天至少食用三份全穀物。前面提過哈佛大學出色的兩個相關營養研究——護士健康調查及健康專業人員追蹤研究——目前累積了近三百萬筆的人年資料。一份二〇一五年的分析發現，不管你其他吃的是什麼，也不論生活形態，吃較多全穀物的人都活得比較久。[1]不意外的，保留完整營養素的全穀物可以降低心臟病、第二型糖尿病、肥胖及中風的風險。多吃全穀物，每年可以拯救全球超過一百萬人的性命。[2]

關於全穀物的營養，網路上眾說紛紜，卻都欠缺科學背書。我甚至看見有書籍、網站、文章和部落格高聲疾呼：「穀物會引起發炎，全穀物也逃不掉。」忍不住好奇作者到底有何高見。

葛雷格醫師最愛的全穀物類

大麥、糙米、蕎麥、小米、燕麥、爆米花、藜麥、裸麥、苔麩（teff）、全麥義大利麵，以及菰米

食用量

1/2 杯熱麥片或煮過的穀物、義大利麵或玉米粒

1 杯冷麥片

1 份墨西哥薄餅或一片麵包

1/2 個貝果或英式瑪芬

3 杯爆好的爆米花

每日建議食用量

一天三份

隨便選一個發炎指標，就拿C反應蛋白（CRP）來說明。體內的CRP會回應發炎情況，可當成全身性發炎的篩選指標，而全穀物的每日食用量應該可以降低約七%的CRP濃度。[3]此外，發炎指標還有自己的字母組合，比如血清細胞因子ALT、GGT、IL-6、IL-8、IL-10、IL-18、PAI-1、TNF-α、TNF-R2，以及血液黏滯度和紅血球過濾指標，這些似乎都能透過吃全穀物來改善。或者，套用《美國臨床營養學期刊》（*American Journal of Clinical Nutrition*）比較不那麼專業的講法：「食用全穀物可以鎮定發炎現象。」即便排除了心臟病和癌症，固定食用全穀物也能明顯降低死於發炎性疾病的風險。[4]

麩質食品該不該吃？

你可能聽過一種叫乳糜瀉的自體免疫疾病，是對麩質過敏而引發的腸胃問題。麩質是某些穀物含有的蛋白質群，包括小麥、大麥和裸麥都含有麩質。然而，乳糜瀉畢竟是少見疾病，只影響不到一%的人口，對另外九九%的人來說，食用麩質真的沒問題嗎？麩質也跟其他植物性蛋白一樣，對健康有益嗎？

一九八〇年，英格蘭的研究人員曾提出一份報告，說有幾位慢性腹瀉的女患者改吃無麩質食物後，病症不藥而癒，問題是這些人都沒有乳糜瀉，所以對麩質過敏非關乳糜瀉。當時醫療界對這個報告都深表懷疑，就連現在還有專家質疑這種情況是否真實存在。[5]事實上，醫生一般會讓非乳糜瀉的麩質過敏患者轉診精神科，因為他們認為這群人有潛在的心理疾病。[6]

以往醫界會把一些病症當成「只存在於腦子裡」的心理毛病，其中包括創傷後壓力症候群（PTSD）、潰瘍性大腸炎、偏頭痛、潰瘍、哮喘、帕金森氏症、萊姆病和多發性硬化症等等都是。

即便醫療界主流的反對聲浪不斷，但這些病症都已被確認為法定疾病。[7]話說回來，關於無麩質飲食的謠言滿天飛，透過網路到處傳播，彷彿麩質成了我們這個時代的大壞蛋，同時也讓無麩質的加工食品業跟著水漲船高。一旦跟錢有關，就很難完全相信誰的說法為真，所以一切還是要回歸到科學來看。我們要問，如果麩質過敏真的這麼普遍，證據在哪？

第一個挑戰麩質的隨機、有對照組的雙盲實驗發表於二〇一一年。實驗對象是一群抱怨自己有大腸激躁症狀的病人，他們聲稱吃了無麩質飲食後感覺好轉了，但其實他們都沒有乳糜瀉。所以研究人員想看看，他們是否能分辨自己拿到的麵包和瑪芬是否含有麩質。所有受試者都先從無麩質食品吃起，前兩週都沒有事，然後再換成另一種麵包和瑪芬，但即使吃的是無麩質食品，他們還是覺得不太舒服，反映說感覺有絞痛和脹氣等症狀，這就是所謂的反安慰劑效應：給予無害的東西，卻覺得病情惡化了。然而，拿到真正含有麩質食品的受試者確實覺得病情惡化了。所以研究人員的結論是，非乳糜瀉的麩質不耐症確實存在。[8]

但這只是個小型研究，即使研究人員說無麩質和麩質產品根本難以區分，但患者還是可能分得出來。所以二〇一二年，義大利的研究人員又進行了另一個雙盲測試，找來九百二十名非乳糜瀉的麩質過敏患者，給予每個人小麥粉或安慰劑的粉末膠囊。超過三分之二的人沒通過測試：服用安慰劑反而病情惡化，或是服用小麥粉反而覺得病情好轉。但通過測試的人在食用不含小麥的食物後確實有益，證實了「非乳糜瀉的小麥過敏症真的存在」。[9]但請注意他們說的是「小麥過敏」，不是「麩質過敏」，換句話說，麩質本身可能根本不會引發腸道症狀。

多數對小麥過敏的人，對其他食物也會很敏感。例如，有三分之二的小麥過敏患者對牛乳蛋白也敏感。蛋則是下一個主要疑犯。[10]如果你讓人們吃不太會引發腸躁症狀的食物，然後再讓他們吃麩質，結果不會造成什麼影響，那就讓人不禁質疑是否真有非乳糜瀉的麩質過敏症。[11]

有趣的是，就算知道避吃麩質不會減緩腸躁症狀，很多受試者還是繼續無麩質飲食，因為他們的主觀描述是「感覺有改善」。這讓研究人員好奇，或許避吃麩質會讓對小麥過敏的人改善情緒，這些病人短時間接觸麩質後確實情緒沮喪。不論非乳糜瀉的麩質過敏者是屬於心理疾病或腸胃病，都不該輕忽。

那麼，下一個問題是：要避開小麥和其他含麩質穀物的人究竟有多少比例？每千人中約有一人對小麥過敏[12]，而百人中將近有一人是乳糜瀉患者[13]，且人數似乎有持續攀升的趨勢。然而，美國每年被確診的乳糜瀉患者，每萬人中不到一人。[14]我們預測對小麥過敏的普遍性跟乳糜瀉差不多：稍微高過一％。所以，大約只有二％人口有小麥過敏的問題，幾年下來人數可能累積到幾百萬人，而這些人可能光靠簡單的飲食就能解決問題。

由此可知，九八％的人沒有小麥過敏的問題，也沒有證據指出吃無麩質食品對身體有益。[15]事實上，反而有證據指出，沒有乳糜瀉、沒有小麥過敏的人如果採行無麩質飲食可能會破壞腸道健康。研究發現食用一個月的無麩質食品，可能會讓腸道裡的壞菌增加，而對腸道菌叢和免疫功能造成不利影響。諷刺的是，造成這些問題的，正是會引發小麥過敏者不適的有益成分，例如可發酵性短鏈醣類多元醇（FODMAP）的果聚糖，具有益菌生的功效又能補充好菌，而麩質本身也可能促進免疫功能。在吃了不到一週添加麩質蛋白的飲食後，可以明顯增加自然殺手細胞的活性[16]，改善身體對抗癌症和病毒感染的能力。

但無麩質飲食最可怕的一點，就是讓我們無法診斷出自己有比小麥不適症更嚴重的病：乳糜瀉。醫生若想要診斷出乳糜瀉，就得從麩質引起的發炎狀況來判斷，但萬一病患因消化問題就診前，早就停吃麩質食品，醫生就診斷不出他有乳糜瀉。

如果都已經在吃無麩質食品了，正式診斷重要嗎？首先，乳糜瀉是一種遺傳性疾病，所以你會要求家人也一起接受檢驗；但更重要的是，很多人吃所謂的無麩質食品，卻不知道自己吃的不是真正的無麩質食品。有時即使標有「無麩質」的食品對乳糜瀉患者還是不安全，就算僅有百萬分之二十的機率，還是會對乳糜瀉患者造成傷害。[17]

要是懷疑自己對麩質過敏該怎麼做？首先，**不要**急著吃無麩質食品。如果你有慢性大腸激躁症的症狀，例如脹氣、腹痛和排便異常，先去正式檢查看看自己是否有乳糜瀉。如果有，就嚴格遵從無麩質飲食；如果沒有，目前的建議就是先嘗試更健康的飲食：多吃蔬果、全穀類和豆類，避免加工食品。有些人發現吃了無麩質食物後症狀好轉了，然後就說自己對麩質過敏，這其實是因為他們停止吃太多的速食和其他加工垃圾食物。換句話說，如果你吃油炸的 Twinkie 餅乾然後胃痛，很可能不是麩質搞的鬼。

如果健康飲食沒幫助，我建議你盡量去排除其他會引起慢性腸胃不適的因子。研究人員在調查避吃小麥和麩質的人（People Who Avoid Wheat and/or Gluten, PWAWG）時，發現約有三分之一沒有麩質過敏症的人，反而有其他狀況，像是小腸細菌過多、有果糖或乳糖不耐症，或者是有胃輕癱或骨盆底功能不良等神經肌肉障礙。排除以上原因後，我才會建議有疑似症狀的人嘗試無麩質飲食。

目前沒有數據證實一般大眾應該避吃麩質，但對於已確診出乳糜瀉、小麥過敏或對小麥敏感的患者，無麩質飲食可能就是救命恩人。

吃全穀物，不只是把白米換糙米，把白吐司換成全麥吐司

吃全穀物不是要你把白米換成糙米這麼簡單。全穀物種類繁多，你可能吃過藜麥，但你有試過白藜（kañiwa）或西非小米（fonio）嗎？或是菰米（其實不算米，是茭白筍的種子）、中東小麥（freekeh）？你還可以試試莧籽、小米、高粱或苔麩，蕎麥是我媽最喜歡的一種穀物類主餐。

就像挑蔬菜一樣，選購穀物類時也可以從顏色下手：選紅藜麥而不是白藜麥，選黃玉米而不是白玉米。實驗證明含有色素的穀物（像是紅色、紫色或黑色）都比糙米更好，除了多達五倍的抗氧化物之外，有色米的抗過敏性也較好，對付乳癌和白血病的抗癌效果也更出色。[18, 19]

如果要挑方便料理的穀物，以下是易煮的選擇：莧籽、小米、燕麥、藜麥和苔麩，不用二十分鐘就能煮好。至於需要久煮的穀物，像是大麥、法老小麥（farro）或燕麥粒，可以考慮在週末時用大鍋子先煮一鍋起來，要吃時只需要加熱就可以了，不用花時間重新煮。

全麥義大利麵只需煮十分鐘，新一代的全穀義大利麵已經沒有以往的粗粉狀質地，我最愛的品牌是 Bionaturae 義大利麵，帶有可口的堅果味，試試配上「八美青醬」（見下頁食譜）。

爆米花也是一種全穀物，爆米花機便宜又好用，不用五分鐘就能嘗到你想要的鹹的、甜的或辣的各種口味。我喜歡加上綠藻和營養酵母（由於顏色是綠的，所以我家人都叫它「僵屍爆米花」）。用噴霧瓶稍微噴一下已經爆好的爆米花，可以幫調味料固著在上面。我喜歡灑一些義大利黑醋，注意不要使用人工奶油調味料。原本我們以為奶油味的人工化學物丁二酮，只會對工人造成職業傷害，死於後來被稱為「爆米花肺」（又稱爆米花工人肺病）的疾病。[20]不料後來發現，吃微波奶油口味的爆米花也接二連三爆出肺病案例後，才明白食用者也有生命危險。[21]

再提供一個一分鐘全穀物快餐：把市面上預煮好的碗裝或袋裝的糙米及藜麥，放進微波爐加熱一下就能吃了。

五比一原則

如果你要買包裝穀物，只要標籤有「多種穀物」、「石磨」、「百分百純小麥」、「碎麥粒」、「七種穀物」或「米糠」等字眼，都不是真正的全穀物產品，只不過是為了分散你的注意力，讓你無法察覺他們使用的其實是精緻穀物。有時連顏色都幫不了你，比如「濃縮葡萄汁」等原料能讓白麵包的顏色看起來更健康。即使原料標籤的第一個字是「全」，你也不能盡信，因為使用的其他原料有可能是紅燈食物。

我建議你在挑選全穀物產品時使用「五比一原則」，注意看包裝上的營養成分表，將碳水化合物的公克數除以膳食纖

葛雷格醫師的八美青醬食譜

食材

2 杯新鮮羅勒葉
1/4 杯新鮮烤胡桃
2 瓣大蒜
1/4 顆去皮檸檬
1/4 茶匙檸檬皮
1/4 杯花豆
1/4 杯罐裝豆的汁液
1 湯匙白味噌
1/4 寸新鮮薑黃根（或 1/4 茶匙薑黃粉）
適量胡椒

做法

用食物調理機攪拌混合以上原料到質地細緻，再舀出拌入一杯半煮好的全穀義大利麵。

維的公克數，看看結果是否在五以下（請見圖 8）。以百分之百全麥的神奇麵包（Wonder Bread）為例，包裝上列出每一份含有三十克碳水化合物和三克纖維，所以三十除以三等於十，十大於五，所以即便百分百全麥的神奇麵包算是全穀物產品，但你還是放回架子上吧。接著，我們再來看看以聖經命名的發芽穀物麵包「以西結麵包」（Ezekiel bread），這種麵包含有十五克碳水化合物和三克纖維，十五除以三，得出的答案是五，通過測試。以西結英式瑪芬搭配全果醬或堅果醬都很好吃，雖然發芽穀物的優點還在研究當中，但現有的資料卻顯示這種穀物前景光明。[22]

最健康的全穀是加工最少、人稱「完整穀物」的那種。雖然小麥粒、全麥麵粉和膨化麥片可能都是百分之百全麥製成，但人體處理這些食物的方式非常不同。穀物磨成粉或膨化處理後消化得更快，也更能完整吸收，如此一來升糖指數就會增加，大腸裡接收到的好菌也會跟著減少。

研究人員將實驗對象分成兩組，其中一組吃形狀完整的堅果、種子和豆類，另一組吃的食物一樣，但都先磨成粉和搗成糊狀。換句話說，這兩組吃的都是全穀食物，只是形態不同。結果如何？即使吃下的份量和食物都一樣，但吃完整

圖 8　**營養標籤**

營養成分
每份重量（100g）

每份	% 每日值
卡路里 80	
脂肪卡路里 5	
總脂肪 0.5g	1%
鈉 75mg	3%
碳水化合物 15g	5%
膳食纖維 3g	12%
蛋白質 4g	

營養成分
兩片重量（75g）

每份	% 每日值
卡路里 190	
脂肪卡路里 18	
總脂肪 2g	3%
鈉 300mg	13%
碳水化合物 37g	12%
膳食纖維 2g	8%
蛋白質 6g	

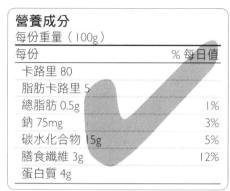

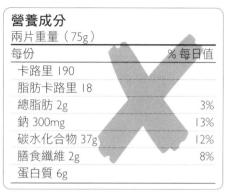

穀物的那組，排便份量增加一倍，比另一組高出很多。[23]這怎麼可能？這是因為吃完整穀物，腸道菌叢有更多可以消化的東西。很多人不了解糞便不是未消化的食物渣滓，而是含有好幾兆的細菌。[24]這可能就是為什麼你每吃一盎司的纖維，糞便量會增加近兩盎司。這可不只是水分的重量，而是當你餵食了腸道好菌，它們自然就會成倍數生長。[25]

這項研究說明，要是你吃的是完整穀物，即便你仔細咀嚼，種子和穀物的碎片一樣會輸送澱粉和其他良好的物質到你的大腸，讓菌叢享用。但穀物要是磨成粉末，幾乎所有的澱粉都會在小腸裡消化完，就輪不到大腸裡的細菌了。這種狀況要是時常發生，就會引起腸道菌叢失衡，一旦壞菌數量過多，就可能造成發炎性疾病或大腸癌。[26]這個故事教會你的一件事是：全穀物很好，但完整的全穀物更好。

所以，別再吃膨化的糙米麥片了，直接吃天然糙米如何？早餐吃糙米對西方人來說可能有點奇怪，但在很多國家，早餐都習慣吃溫熱的穀物，甜或鹹的口味不拘，你也可以加入漿果或果乾一起吃。

燕麥

燕麥粥是相當典型的全穀物早餐。就跟十字花科蔬菜及亞麻籽一樣，燕麥也含有其他食物所沒有的有益化合物，比如一種叫多酚化合物（avenanthramides）的抗氧化物，具有特殊的抗發炎能力，就是這種化合物讓燕麥有股新鮮的味道和口感，也是燕麥乳液能夠消除皮膚搔癢的原因。據整型用的人工皮研究來看，燕麥萃取物有出色的抑制發炎作用，厲害到可以治療化療引起的嚴重皮疹。[27]有趣的是，有兩種對化療有抵抗力的癌細胞株，經過試管實驗卻發現對多酚化合物很敏感，意思就是我們的身體內部應該也要補充燕麥粥，以達到防癌抗癌的目的。

出門在外時，燕麥粥是我的早餐，我會去星巴克買燕麥粥，或用飯店房間的咖啡機沖泡即食燕麥粥和果乾。在家時，我會想花樣變化燕麥粥的風味，Google 一下「鹹燕麥粥」，就能找到各式各樣有意思的餐點，香草、菠菜、咖哩、烤蔬菜等口味應有盡有。

每日十二清單建議你每天要吃到三份全穀物，也許你會覺得有點多，但當你看見建議食用量的真實份量，就會知道要吃到三份根本易如反掌（一盤義大利麵大約就有六份了）。除了把燕麥粥當成一天的開始，你可以選擇其他快速易煮的全穀物，幫你全天候對抗慢性病的風險。

第27章——飲料不止解渴，還能讓你變聰明

不少飲食指南都教我們怎麼吃，卻沒教我們怎麼喝。成立飲料指導專家組（Beverage Guidance Panel）就是為了提供「各種飲料的健康建議，認識其營養益處及風險」，該組織成員還包括一個重量級人物，也就是哈佛大學公衛學院的營養系主任華特．威利（Walter Willett）。

飲料指導專家組的營養學專家以最高六級的評分標準，評比各飲料的優劣。不意外的，汽水吊車尾，全脂牛乳與啤酒同名次，每日建議食用量是零盎司。他們的理由包括喝牛奶與攝護腺癌及侵略性卵巢癌的關聯性，或許「這跟第一型類胰島素生長因子（IGF-1）的濃度效應有關」（參見第十三章）。茶和咖啡（最好不加奶精和糖）是第二健康的飲品，僅次於第一名的水。

兩千多年前，希波克拉底曾經說過：「如果我們能告訴每個人剛剛好的滋養與運動量是多少，我們就找到了通往健

葛雷格醫師最愛的飲料

紅茶、印度奶茶、香草菊花茶、咖啡、伯爵茶、綠茶、洛神花茶、熱巧克力、茉莉花茶、香蜂草茶、抹茶、杏仁花烏龍茶、薄荷茶、南非國寶茶（rooibos tea）、水和白茶

飲用量

1杯（12盎司；340毫升）

每日建議飲用量

一天五杯

康的安全之路。」水是最健康的飲料，但要喝多少才算剛剛好，太少或太多又要怎樣計算？水被形容是「沒人重視、沒人了解也少有研究」的主題，但許多鼓吹需要補充水分的研究都是瓶裝水業者出錢做的，大家常掛在嘴邊的「一天至少喝八杯水」其實沒有科學佐證。

一天八杯水的建議可以回溯至一九二一年的某篇論文，作者測量自己排出的尿液和汗水，確定他一天流失的水分等於體重的三％，也就是八杯水的量。結果搞了半天，人類的水分攝取指南其實只是某個人一天的尿液和汗水的總量。

但現在出現更多證據後，證明水喝不夠可能跟各種毛病有關，包括跌倒和骨折、中暑、心臟病、肺部問題、腎臟病、腎結石、膀胱癌、大腸癌、尿道感染、便祕、乾眼症、蛀牙、免疫力下降和白內障等。[1]雖然有這麼多相關研究，但還是有個問題，那就是水喝得少其實跟幾個不健康的行為與習慣有關，比如蔬果攝取不足、吃大量速食，甚至比較不常去「市場買菜」也算一個。想想看，哪些人水喝得最多？答案是經常運動的人。所以大量喝水的人會少生病，或許也沒什麼好意外的。

只有花錢的大型隨機試驗，才能確實回答這些問題。但我們不能用專利把水統包下來，所以這種花大錢的試驗似乎不可行，結果我們就只剩下把疾病跟水分攝取劃上等號的研究。然而，生病是因為水喝得不夠嗎？還是因為生病，水才喝得不多？有幾個很有前瞻性的大型研究，測量疾病發生前的水攝取量，例如哈佛大學一份針對四萬八千名男性進行的研究說，要是每天多喝一杯水，膀胱癌的風險就能減少七％；反之，多喝水，假設一天八杯，膀胱癌風險則可能降低五成，就可挽救好幾千人的性命。[2]

關於一天應該喝多少水，最強的證據來自針對兩萬名男女進行的「安息會教友健康研究」

（Adventist Health Study），結果發現一天至少喝五杯水的人比一天最多喝兩杯水的人，死於心臟病的風險減少了一半。這群人中約有一半的人吃素，蔬果吃得多，從中攝取的水分也多。就如哈佛大學的研究，排除控制飲食和運動等因子後，水的保護效力依然存在，說明水確實是一個有益健康的因子，也許可以降低血液「黏度」（也就是促進血流）。[3]

要是抗癌與保護心臟還不足以讓你想喝水，或許變成接吻高手會讓你有動力。研究人員拿人造皮刷過年輕女孩的嘴唇後發現，滋潤的嘴唇對觸覺更敏感。[4]

根據目前現有最厲害的證據，從歐洲的學者專家、美國國立醫學研究院到世界衛生組織等權威，都建議女性一天喝八至十一杯水、男性一天喝十至十五杯水。這指的不單是從飲料攝取的水分，還包括各種飲食來源。你吃進去的食物和身體自然產生的水分可能就有四杯，所以經過一番加減後，每日建議飲水量是女性四至七杯、男性六至十一杯（在環境溫度適度，進行的活動也適度的情況下）。[5]

除了喝水，你從其他飲料也能獲取水分，包括含咖啡因的飲品，但葡萄酒和烈酒等濃烈酒精飲料不包括在內。咖啡、茶、果汁和啤酒會讓你體內的水分增加；相反的，葡萄酒會讓你流失大量水分而導致脫水。但要注意的是，先前的癌症與心臟病研究提到，健康益處是與多喝水有關，而不是喝其他飲料。

最重要的是：除非你有心臟或腎衰竭的狀況，或者醫生建議你限制水分攝取，不然我會建議你一天喝五杯開水。我偏好喝開水，不是因為省錢或環保，而是因為開水的化學物質和微生物比瓶裝水少。[6]

但你也曉得，喝水真的很無趣，所以你可以像在頂級水療中心和高級飯店一樣，往水裡加點新鮮蔬果。我喜歡拿整顆的冷凍草莓取代冰塊，有時還會加幾滴酸櫻桃或石榴等味道濃郁的濃縮果汁。小黃瓜切片、薑片、肉桂條、薰衣草和一兩片薄荷葉，都可以拿來加入白開水中，讓人提振精神。我最近愛上的口味是橘子片搭新鮮羅勒，或冷凍黑莓搭配新鮮鼠尾草。

喝水還能讓你變聰明，真的假的？

你的大腦有七五%的組成都是水，所以脫水時，大腦真的會跟著縮水。這對大腦功能會有什麼影響嗎？我們從洛杉磯和曼哈頓九至十一歲的孩童尿液抽檢結果得知，近三分之二的孩童上學時都處於輕度脫水狀態，這可能對他們的在校表現造成負面影響。如果你找來一群學童，隨機分成兩組，讓一組在測驗前喝一杯水，另一組完全不給水喝，猜猜看哪一組的表現會比較優秀？答案是喝水的那組。研究人員的結論是，這些結果意味著「即使孩子只是處於輕微缺水狀態，而且不是刻意不給水喝，也沒有中暑跡象，也不是在寒冷氣候生活，多喝水還是能夠讓他們的認知表現變得更好。」[7]

缺水可能也會影響情緒。限制水分攝取會導致睡意和疲倦、活力與警覺性下滑，更容易腦袋不清。但只要研究對象再次補充水分，警覺性、幸福感幾乎就會立刻回升，思緒也會變得清晰。水分的吸收速度很快，從嘴巴到達血液不用五分鐘，二十分鐘後達到高峰。有趣的是，冷水吸收的速度比體溫相當的水快二〇%。[8]

要怎麼判斷自己缺水？問問你的身體。如果你喝水後馬上就以尿液排出體外，代表身體的水分充足。但要是你喝下大量的水卻幾乎沒排出，表示你身體的水庫缺水了。研究人員利用這個概念，發展出一個正式的缺水評量工具：先讓膀胱排光水分，然後喝三杯水，看看你一小時後會尿出多少。要是你喝三杯水，一小時內排出不到一杯的量，表示你真的缺水了。

喔，還有氣泡水！我有個同事在辦公桌上擺了一台氣泡水機，用二十五分錢就能自製一杯氣泡水。除了喝起來比較有趣外，二氧化碳也能舒緩腸胃症狀。有個隨機試驗就在測驗含氣泡和不含氣泡的效果，他們發現飲用氣泡水或許可以改善便祕和消化不良，包括脹氣和噁心。[9]

除了白開水，你還有其他選擇。一杯黑咖啡、茶或草本茶的熱量只有兩大卡，用一點點卡路里就能讓你換得營養。想想那些含糖飲料，滿滿的卡路里，營養卻不足。話說回來，咖啡和茶到底對健康有何好處呢？

喝咖啡，請盡量喝濾泡式咖啡

我已經提過咖啡對肝臟的好處（第八章）、對心理的好處（第十二章），以及對大腦的好處（第十四章），那麼對壽命呢？喝咖啡的人會比不喝咖啡的人活得久嗎？

美國國家衛生研究院暨美國退休人員協會共同進行的前瞻性飲食與健康研究，發現喝大量咖啡跟延長壽命正相關，但效果很有限。一天至少喝六杯咖啡的人，心臟病、呼吸道疾病、中風、受傷與意外、糖尿病與發炎的死亡率都少了一〇至一五％。[10]但同樣的研究若換成五十五歲以下的人，卻發現了反效果：一天喝超過六杯咖啡會增加死亡風險。研究人員的結論是：「因此，我們應該建議年輕人喝咖啡不要過量（一週少於二十八杯，或者一天不超過四杯）。」[11]

最重要的是，目前為止的許多頂尖研究告訴我們，喝咖啡確實能稍微降低死亡率，每天一杯咖啡可以降低三％的早死機率。[12]別擔心，這些發現不是飲食指南，而是在安慰那些喝咖啡成癮的人，要他們放寬心。

但是，咖啡不是人人都能喝的，比如有胃食道逆流的人就不適合。一份人口研究發現，喝咖啡會引起火燒心、泛酸等胃食道逆流症狀不是病人自述的主觀感受，科學家把管子插入受試者的喉嚨測量pH值，發現喝咖啡似乎真的會引起嚴重的胃酸倒流，而喝茶則不會。但元凶似乎不是咖啡因，因為加入咖啡因的水不會引起這種問題。然而，去除咖啡因的咖啡似乎能減緩胃酸倒流。因此，研究人員建議胃食道逆流的患者應該換成無咖啡因的咖啡，再不然喝茶就好了。[13]

每天喝咖啡也會讓女性增加骨折的危險，但有意思的是，咖啡反而會減低男性的骨折機率。[14]然而，喝咖啡跟髖骨骨折的風險無關；相反的，茶倒是可以降低髖骨骨折的風險[15]，卻對降低一般骨折風險沒什麼效果。這個差別十分重要，因為髖骨骨折會引發各種併發症，比其他骨折更可能縮短壽命。[16]

青光眼患者，甚至只是有家族病史的人，可能都要遠離含咖啡因的咖啡。喝咖啡跟男女性的尿失禁也有關；而癲癇患者停喝咖啡後，癲癇發作的次數會變少，所以癲癇患者最好能不喝咖啡。[17]最後一點是，容易失眠的人當然就別喝太多咖啡了，就算晚上只喝一杯咖啡都可能讓睡眠品質大打折扣。

為何有些研究顯示喝咖啡會增加膽固醇，但有些研究卻不會呢？在我們知道提升膽固醇的化合物是脂溶性的，答案正式揭曉了。原來問題出在咖啡油脂所含的「咖啡醇」（cafestol），這種化合物會使血液中的膽固醇濃度增加，但使用濾紙可以濾掉大部分的咖啡醇，所以喝濾泡式咖啡比較不會讓膽固醇升高。此外，不管是烘焙或去咖啡因的咖啡，咖啡醇都不會減少。若以咖啡豆來說，羅布斯塔（Robusta）的咖啡醇比阿拉比卡（Arabica）低。如果你的膽固醇指數不太理想，可以考慮喝濾泡式咖啡或即溶咖啡（即溶咖啡沒有這些化合物）。如果還是不行，就不要喝咖啡了，因為就連濾紙濾過的咖啡多少還是會提高膽固醇濃度。

過去我們以為咖啡因可能會引發心房顫動，但這其實是來自咖啡因攝取過量的個案報告（其中一個病例還是一個「大吃巧克力」的女性）。[18]結果就這樣以訛傳訛，成了一般人的「常識」。直到最近才有一份真正的研究透露，攝取咖啡因根本不會增加心房顫動的風險。另外「低劑量」咖啡因（一天不超過六杯咖啡），甚至還對心律有保護作用。[19]

未懷孕的健康成人適量喝咖啡不但安全，還能提升活力、改善運動與認知表現。即使好處多多，還是有醫學期刊建議醫生應該「少鼓吹咖啡因對人體有益……因為能量飲料已經含有大量咖啡因」。的確，在幾個小時內喝十幾杯含咖啡因的能量飲料確實可能攝取過量而致命[20]；但話說回來，一天喝幾杯咖啡似乎真的可以延長壽命[21]，甚至降低整體罹癌的風險。[22]

但我不會建議你喝咖啡，為什麼？因為每喝一杯咖啡就表示你又少了一次機會去喝比咖啡更健康的飲料。我說的就是綠茶。

喝茶很好，喝綠茶更好

不管是紅茶、綠茶或白茶都是茶樹葉片製成的，而草本茶則是藥用植物沖泡的飲料。

茶樹的特別之處在哪裡？茶樹特有的植物性營養素強效到可以逆轉疾病，即使只是皮膚外用都有效果。例如，茶樹藥膏局部塗抹在尖型濕疣（genital warts）患部，接受測試的病人過半數完全痊癒。[23]這種神奇治療，現在已正式成為美國疾病管制局性病治療指南的療法。還有個值得注意的個案，一位皮膚癌女病患在塗抹外用綠茶藥膏後，皮膚癌竟然好了。[24]要是綠茶外用都有如此的效果，那麼喝下去會怎樣呢？

除了我在第十一章曾提過綠茶有防治乳癌的功效，喝茶還能對抗婦科疾病的卵巢癌和子宮內膜癌等惡性腫瘤，也能降低膽固醇、血壓、血糖和體脂肪。喝茶還能保護腦部，遠離認知退化和中風，降低糖尿病及掉牙風險[25, 26]，死於肺炎的機率也跟著減半。[27]對季節性過敏的人來說，喝茶也有幫助，隨機試驗顯示，在花粉季節到來之前的六至十週，每天喝三杯日本紅富貴綠茶（Benifuuki green tea）能大幅減緩過敏症狀。[28, 29]

白茶和綠茶的製茶工序比紅茶少，要喝最好就喝這兩種茶。白茶的茶葉和茶芽都比較稚嫩，因綠色的葉子表面覆被白色茸毛而得名；而綠茶則是未經發酵製成的茶，所以比紅茶保留了更多的天然成分。

心情煩躁，你需要來一杯茶

為了測試腦波活動而發明的腦電波圖，被形容為「臨床神經學史上最驚奇的重大發展」。科學家發現，人類有四種主要的精神狀態，其中兩種發生在睡眠期間，另兩種則是清醒時。δ波指的是腦電流每秒波動一次的慢速波，只出現在深層睡眠時；θ波是做夢時的心智狀態，頻率約每秒五次週期；而清醒著的精神狀態則分別是α波和β波。α波是放鬆、有知覺和警醒的狀態，例如閉眼靜坐時；β波是受刺激的忙碌狀態，許多人的生活都是處於這個狀態。

你想要達到的狀態應該是α波，在警覺專注的同時又能保持心靈的平靜。這要怎麼做到？如果你在一個愉悅平靜的地方放鬆下來，九十分鐘後就會開始處於α波狀態（佛教僧侶會更快達到這個狀態，甚至眼睛都不用閉）。想要擁有這種能力，你可以連續幾年每天都練習靜坐沉思，或是喝點茶也可以。喝茶後過了幾分鐘，每個人都能達到放鬆又警覺的腦電波狀態。大腦活動會呈現出這樣的劇烈變化，這或許可以解釋茶為何會如此受歡迎。

哪種比較健康？這要看你有沒有加檸檬。如果喝茶不加檸檬，綠茶顯然比白茶好，但加檸檬的話，白茶就遙遙領先了。因為白茶的植物性營養素雖然比較高，卻唯有達到某個pH值，白茶才會釋出營養素。[30]

至於防癌功效，我們從試管實驗得知，綠茶和白茶都能保護DNA，抵擋異環胺化合物PhIP，也就是我在第十一章提到烹煮肉類產生的致癌物質。不過白茶更勝一籌，能百分之百防止DNA受損，而同樣濃度的綠茶只能有一半功效。「比綠茶強效的白茶抗突變活性」在泡茶一分鐘後釋出，至於其他測試的多種茶就算泡超過一分鐘，效果也不會更好。但要講到抗氧化能力，最好還是不要用熱水泡茶。[31]

台灣人常用冷泡方式泡茶，尤其是夏天。冷泡茶不是指傳統的冰茶，並非先用熱水泡再冷卻冰鎮，而是直接將茶葉丟進冷水中，以室溫浸泡或放入冰箱至少兩個小時，這種泡法能降低咖啡因含量，減少茶葉的澀味，逼出更棒的香氣。但冷泡對營養素有什麼作用？你可能會認為冷泡不會產生太多的抗氧化物，畢竟營養素不是本來就是從熱水沖泡萃取的嗎？有一組科學家決定比較看看冷水和熱水沖泡的茶，抗氧化能力有何差別。他們先混合LDL壞膽固醇和自由基，然後分別喝下熱水泡的茶與冷泡茶，計算膽固醇氧化的時間。

令人意外的是，冷泡的白茶讓膽固醇的氧化速度減緩很多[32]；而水溫卻對綠茶的抗氧化能力沒什麼影響。研究人員推測傳統泡茶的水溫應該太高了，會破壞白茶中敏感的抗氧化物。所以，現在我都是用冷水泡茶後放在冰箱裡一夜，冷泡茶省了準備的時間，也更健康。

如果能夠直接把茶葉拿來吃，就不用去管會萃取出多少營養素。你可以把抹茶粉加在其他東西一起吃，也可以把泡完茶後的茶包拿來回收使用。我是直接把茶葉跟其他食材一起打成果昔，如果空腹喝茶會覺得胃部不適，用這種方式把茶葉融入飲食也不錯。如果你喜歡抹茶（我是覺得帶點草味），可以帶小包裝的抹茶在身邊，出門在外只要在水瓶裡加一點，搖一搖就能喝了。自己泡的茶幾乎零熱量，所以整天喝也沒問題。

如果綠茶這麼優，那麼吃綠茶萃取的保健食品不更好？你錯了，有很多肝中毒病例都跟吃這種保健品有關[33]，更說明吃天然食物有多重要，而不是吞一兩顆誇大效果的濃縮「活性成分」。還有一種茶飲，是我敬而遠之的，那就是風行一時的康普茶（Kombucha），這是一種帶點酸味的發酵茶，有幾件嚴重威脅人命的病例都跟康普茶有關，其中一個案例說，有人喝了這種茶後陷入昏迷，所以建議「消費者別再飲用」。

那麼，喝茶有什麼限制嗎？茶的氟化物是個問題。茶樹會吸收土壤的氟化物，這也是喝茶能夠預防蛀牙的原因，但氟化物攝取太多會有毒。《新英格蘭醫學期刊》有個近期的個案說有個女人連續十七年每天喝一壺由一百至一百五十包茶包泡製的茶後，開始出現骨頭疼痛的情況。[34]但，這未免也喝太濃了吧。

為了避免因為攝取過高濃度的氟化物而導致氟骨症，建議成人二十年內每天不能喝超過二十包紅茶或三十包綠茶或八十包白茶。為了避免氟斑牙這種無害卻會讓牙齒染色的情況，孩童一天不應喝超過三包紅茶（或四包綠茶或十二包白茶），因為他們的牙齒在九歲前還沒長好。[35]

最好的甜味劑

我在第十二章提過一份研究，說飲料中加糖可能沒有好處，加入阿斯巴甜或糖精等人工甜味劑更糟糕。那麼，有沒有對健康有益的糖？黑糖蜜和棗糖，可能是唯二的綠燈濃縮甜味劑。

比起棗糖這種天然健康食品，蜂蜜、蔗糖和楓糖漿、龍舌蘭糖漿和糙米糖漿這些含熱量的天然甜味劑似乎沒能提供多少營養素[36]。加入飲料調味的話，黑糖蜜的味道可能太濃烈，而且這種天然的甜味劑也無法完全溶解。

甜菊糖呢？九〇年代日本的研究發現，甜菊糖裡的「活性」成分似乎無害，但在老鼠的腸子裡，腸菌會把甜菊糖轉換成一種有毒物質甜菊醇（在試管實驗中，甜菊醇會大幅增加致突變性DNA受損。[37]不幸的是，人類的腸道活動也跟老鼠一樣，但致毒主因還是用量，世界衛生組織認為相對於一百磅（四十五公斤）的體重，一．八毫克的甜菊糖化合物還算是安全值。但美國人嗜甜，要是吃什麼都加甜菊糖，可能會超過安全限制。不過，每天若只喝兩杯加了甜菊糖的飲料，被認為不會對健康造成危害。[38]

山梨醇和木糖醇等糖醇類的天然甜味劑本身無害，但由於不被人體吸收，最後會留在大腸而導致腹瀉，所以一般不會在飲料裡加糖醇，只有薄荷糖或口香糖等商品才會少量使用。還有一種赤藻醣醇可能跟木糖醇一樣無害，吸收後不至於讓人跑廁所。

赤藻醣醇天然存在於梨子與葡萄裡，但工業界是用酵母來生產赤藻醣醇。赤藻醣醇不會引起蛀牙，也不像其他低卡路里的甜味劑會導致纖維肌痛、早產、頭痛、高血壓、腦部疾病或血小板疾病，而且還含有抗氧化成分。但跟高度加工的產品一樣，赤藻醣醇只是一種讓你多吃綠燈食物的權宜做法，如果非要加點糖才肯吃葡萄柚，那麼加赤藻醣醇會比加糖好。

但要小心，有三種原因說明即使是無害的甜味劑，理論上對健康都可能是一種危害。幾年來有幾個大規模的研究發現，使用人工代糖會讓體重增加。對於這個違反直覺的發現，至少有三種解釋。首先是「本來預期卡路里攝取會減少，卻因此變成過度補償」。如果你在對方不知道的情況下，把普通汽水換成無糖汽水，他們攝取的卡路里會減少。這很有道理，因為他們喝下的糖減少了。但要是你老實說呢？一旦知道自己喝的是人工代糖，就可能會不自覺地攝取更多卡路里，因為他們可能會想反正喝的飲料熱量很低，所以多吃兩份派餅也無妨。

研究後發現情況確實如上述，例如你讓受試者吃加阿斯巴甜的早餐麥片，卻只告訴一半的人麥片裡加的是人工代糖，午餐時間一到，知道自己吃加阿斯巴甜麥片的那組人就會吃得比不知情的那組還要多。每次我在速食餐廳看見有人點無糖汽水時，都會想到這個例子。

我的洛神花茶飲

二〇一〇年，有份針對三百種飲料的抗氧化分析出爐，從紅牛能量飲到紅酒，各種飲料一應俱全。[39]結果抗氧化力的贏家，就是洛神花茶！我在第七章曾講過洛神花茶的抗高血壓效果，以美國標準來說，我的血壓一直都很正常，但我想要更健康，所以洛神花成了我的每日必備食物之一。你可以試試下面這道茶飲：

在八杯水裡加入一把洛神花或四包洛神花茶包，然後倒入一整顆檸檬汁和三湯匙的赤藻醣醇，放在冰箱裡冷泡過夜。早上撈起洛神花或取出茶包，均勻搖晃後整天都能喝。

想要健康升級，可以加入綠色蔬菜：把一杯洛神花茶倒入攪拌機，再加上一堆新鮮薄荷葉高速攪拌，就是地球上抗氧化能力最強的飲料。喝起來的味道很像水果混合飲料，連小孩都愛喝！

就像其他酸的食物或飲料，喝完洛神花茶記得要**漱口**（不是刷牙），以免腐蝕琺瑯質。但要記得，吃完或喝完酸的食物後，由於琺瑯質會變軟，一小時內都不要刷牙，以免傷到牙齒。如果你要一整天慢慢喝洛神花茶，建議你用吸管喝，別讓牙齒接觸到飲料。[40]

其次，人工代糖其實是根據人類進化的原則運作：當大腦察覺舌尖上的甜味時，幾百萬年的演化就會提醒大腦要增加食欲。當你喝的是無糖汽水，你的大腦會以為你找到一株野生的藍莓灌木，就會釋出緊急信號，要你趁別人搶走戰利品前趕快大吃一頓。另外，你的身體會知道吃進太多卡路里可能會過胖，無法跑贏劍齒虎，所以當你的腸子察覺你已吸收足夠的卡路里，就會向你的大腦發出信號，要你別再吃下去了。但要是你攝取低熱量的甜味劑，會因為舌尖上的甜味而產生飢餓感，卻沒有卡路里進入腸道讓你止飢，結果就造成食欲大增，吃下本來不該吃的份量。這是無糖汽水違反直覺而讓你增胖的另一個原因。

第三個解釋，就是你對甜食的依賴。由於你長期食用甜味劑，不管有沒有熱量，甜食都會讓你無法改變對自己的偏好。假設你在家用慣了赤藻醣醇，當你出門度假無法買到赤藻醣醇時會怎樣？偏重甜食的習慣，就會讓你可能吃下更多不健康的食物。

重點是什麼？赤藻醣醇似乎很安全，但你不能把它當成吃下更多垃圾食物的藉口，這樣才是真正的安全。糖越好，責任就越大。★

一天五杯水，不論是白開水，或是以水果、茶葉或香草增添風味的水都好。身體保水度高可以提振你的心情和活力、改善思考能力，甚至能減少心臟病、膀胱癌以及其他疾病的風險。所以，記得多喝水！

★ With great sweetness comes great responsibility，此句改編自蜘蛛人的名言：「能力越強，責任越大（With great power, comes great responsibility.）」。

第28章｜健康運動處方：怎麼運動？頻率如何？

美國有超過三分之二的成人過重。[1]想想看，每三人之中只有不到一人努力維持健康體重，另外到了二〇三〇年，全美國有超過一半的人口很可能被臨床診斷出過胖。過去三十年，美國兒童的肥胖症已經三倍成長，多數過胖的小孩會一路胖到長大。如我先前所說的，我們現在養的孩子，未來可能是美國第一代比父母還短壽的人。[2]

食品業者往往會推說過胖是因為不愛運動，好像他們刺

強度適中的活動

騎單車、划獨木舟、跳舞、躲避球、下坡滑雪、擊劍、健行、做家事、溜冰、直排輪、拋接球、跳彈簧床、踩腳踏船、玩飛盤、四輪溜冰、投籃、玩滑板、浮潛、衝浪、游泳、雙人網球、立泳踢水、健走（一小時四英里）、水中有氧運動、滑水、整理庭院，以及瑜伽

劇烈活動

背包旅行、打籃球、單車爬坡、循環重訓、越野滑雪、美式足球、曲棍球、慢跑、開合跳、跳繩、袋棍球、伏地挺身和引體向上、短柄牆球（racquetball）、攀岩、橄欖球、跑步、潛水、單人網球、足球、競速滑冰、壁球、階梯有氧運動、來回游泳、快走上坡，以及水中慢跑

運動量

強度適中的活動 90 分鐘

劇烈活動 40 分鐘

每日建議運動量

一天一份

激大家吃高熱量產品都跟肥胖無關似的。但研究結果卻相反，過去幾十年間美國人的運動量其實不降反升，我們都知道就算住在運動量大的地區，美國人仍持續變胖，主要原因可能是飲食量超過運動量。[3]

比起七〇年代的飲食習慣，我們的孩子每天吃進去的卡路里多了一杯汽水和一小份薯條，大人們則多了一份大麥克的熱量。想要抵銷美國人比往年多吃進肚子裡的熱量，我們一週下來每天得多走兩小時路才行。[4]

研究指出，多數人相信控制飲食和足夠的運動是體重控制的兩大要素，但少吃比多動容易，想要甩掉一小塊奶油或人造黃油的熱量，晚間散步時你得多走半英里。吃凱薩沙拉時多出來的那塊沙丁魚，需要多慢跑四分之一英里才甩得掉。吃兩根雞腿需要你跑三英里才能消耗掉，這裡說的還只是去皮燉雞。[5]

收了可口可樂給的錢所做的研究，宣稱運動不足是「二十一世紀最嚴重的公共衛生問題」。但運動不足只是美國死亡風險因子的第五名、致殘風險因子的第六名，在全球還差點擠不進前十名，我們都知道飲食才是健康最可怕的殺手，第二名是抽菸。[6]

當然，我的意思不是要你整天坐著不動。這一章要說的是，運動除了能幫你維持健康的體重，還能預防甚至可能逆轉輕度的認知功能下降、強化免疫系統、預防及治療高血壓，還可能提振心情、改善睡眠品質，好處非常多。要是美國人集體運動，只要減去一％的ＢＭＩ，就能避免兩百萬個糖尿病例、一百五十萬件心臟病例，以及高達十二萬七千件的癌症病例。[7]

為了健康站起來

看來你父母說得沒錯，電視看太多真的不好，但電視腐蝕的不只是你的腦袋，還有你的身體。根據一份針對九千名成人所做的七年研究，研究人員算出每天多看一小時電視可能增加一一％死亡率。[8]一般來說，看電視（打電動也算）是早死的風險因子，所以要趁電視和電玩丟了你的健康前先甩了它們嗎？

其實，這不是電子產品的錯，而是你使用電子產品的態度。當然不是所有的不動都不好，想想看，你最靜止不動的狀態不就是睡覺嗎？主要的問題是跟久坐有關，十四年追蹤超過十萬名美國人的健康後，美國癌症協會發現，一天坐超過六小時以上的男性，死亡率比一天坐不到三小時的男性高兩成，而久坐六小時的女性死亡率則高出四成。[9]四十三份類似研究的統合分析指出，久坐跟短命有關，而且可能跟「身體活動量」無關。換句話說，即使是下班後有上健身房習慣的人，要是整天都坐著還是有可能縮短壽命。就算一週七天每天都跑步或游泳一小時，每天久坐超過六小時，死亡率一樣會升高。

我沒有要你辭掉坐辦公室的工作，你還有其他選擇，例如換成升降式辦公桌，不但能提升心率，每小時還能多燃燒五十大卡的熱量。雖然聽起來不多，但一天工作站三小時，等於一年多燃燒了三萬大卡的熱量，跟跑十場馬拉松一樣。無論你在辦公室工作、在家讀報紙或看電視，都可以找到方法站著做。事實上，我幾乎是全程站在升降式辦公桌的跑步機上寫完這本書的，每天總共走十五英里。這種跑步機書桌不便宜，或許你可以找到二手的或拼裝一下來用，比如我的「跑步機書桌」也不過把跑步機擺在塑膠書架底下而已。

久坐不動會要人命，你該怎麼辦？

為什麼一直坐著對健康有害？其中一個理由就是內皮細胞機能失調，血管內壁無法對動脈發出信號，讓動脈配合血流正常放鬆。這就像要是你長期不使用肌肉，肌肉就會萎縮一樣，「不用就荒廢」也能用在動脈功能上。血流增加，內皮細胞也會跟著健康，畢竟血流是維持動脈血管內壁穩定和完整的關鍵。要不是每次心跳不斷地刺激血流，動脈機能失調遲早會找上你。

要是你的工作必須整天坐著呢？研究指出跑步機辦公桌能改善辦公室員工的健康，卻不至於影響工作表現，但你的辦公室或許沒有這類辦公桌，那麼坐一段時間就固定起來走一走對身體有好處，休息時間只要一分鐘，也不需要費勁運動，爬幾階樓梯就已足夠。還有另一個選擇，那就是開「漫步會議」，開會時不需要墨守成規地坐著。

要是工作時無法時常中斷休息呢？比如長途貨車的司機？要是一直坐著，還有辦法提升內皮機能嗎？首先，你要先擺脫掉屁股——我指的是菸屁股。抽一根菸可能會破壞內皮功能[11]，而每兩小時喝一杯綠茶則可以讓內皮功能正常運作，吃綠色蔬菜和其他富含硝酸鹽的蔬菜也有幫助（參見第七章）。薑黃也有用，有項一對一研究發現，攝取薑黃的薑黃素成分能夠改善內皮機能，效果就跟每天做一個小時的有氧運動一樣好。[12]難不成你可以邊吃咖哩馬鈴薯，邊繼續躺在沙發上當馬鈴薯嗎？不是的，你還是得盡量動起來，薑黃素加上運動，會比只吃薑黃素或只運動更有效。

如果你已經久坐很長一段時間，可以慢慢改變習慣。你一定聽過這句話：「開始進行任何運動前，請先諮詢醫師。」但有個安全的做法是從一天走路十或十五分鐘開始，一天走個幾次。不過，如果腳步不穩或頭暈目眩，或有慢性病、健康狀態不穩等，還是先問過專業醫師比較好。

吃蔬食治療運動後肌肉痠痛

有效解決運動造成的肌肉痠痛是運動學一向追求的目標，固定運動健身的人都知道肌肉痠痛是怎麼回事，可能跟肌肉累積的乳酸有關。還有一種叫延遲性肌肉痠痛，在激烈運動過後幾天才會發生。延遲性肌肉痠痛就是微小撕裂傷所引起的發炎，在強度健身後幾天所產生的副作用。要是你已經有發炎反應，抗發炎的植物性營養素對你還是有幫助。柑橘類的生物類黃酮對堆積的乳酸有幫助，但同時也要多攝取漿果的花青素類黃酮，才能對抗發炎。

切片檢查運動員的肌肉證實，食用藍莓可以大大減緩運動引起的發炎。[13]櫻桃研究也顯示，櫻桃的抗發炎效果可以加速恢復，在接下來四天裡，男大學生原本因為二頭肌彎舉過度耗損的肌力會從二二％降到剩下四％。[14]漿果舒緩肌肉的功效不只對舉重員有用，追蹤研究顯示，櫻桃可以減少長跑運動員的肌肉痠痛，幫助他們在跑完馬拉松後盡快恢復。[15]

激烈運動前吃兩杯西瓜也能大幅減低肌肉痠痛，研究人員的結論是，蔬果中的機能性化合物在「設計天然、機能性的新產品時扮演重要角色」，比如機能性飲料、果汁和能量棒等。[16]但既然大自然都幫你準備好你需要的東西了，又何必多此一舉再去設計出新產品呢？

預防運動引發的氧化壓力

我們在第一部探討過，氧氣燃燒身體能量時會產生自由基，就像汽車燃燒汽油會產生廢氣一樣。就算你每天一動也不動，一樣會產生自由基。那麼，如果你動起來，真正燃燒能量，可能會製造出更多的氧化壓力，然後需要吃更多富含抗氧化物的食物嗎？

研究說明超級馬拉松選手在比賽中或結束後兩週內，細胞裡約有一〇%的ＤＮＡ受損。但大部分的人都不是超級馬拉松選手，所以短程運動會損害ＤＮＡ嗎？

是的。經過五分鐘適度或強度的騎單車運動後，ＤＮＡ受損的狀況會更嚴重。製藥和保健食品公司沒放過這種大好機會，他們用抗氧化劑研究，找出方法阻絕運動引起的氧化傷害。但諷刺的是，這反而可能引起促氧化，像是二頭肌彎舉後，男性若服用一千毫克的維生素Ｃ片，可能會促成更嚴重的肌肉傷害和氧化壓力。[17]

如果不是吃保健食品，而是吃富含抗氧化物的食物來抑制自由基呢？研究人員要受試者去跑跑步機，並增加跑步強度直到他們跑不下去為止。運動前兩小時食用西洋菜的人，跑完後產生的自由基比運動前少，而對照組的自由基濃度卻驟升了。兩個月下來每天都吃西洋菜，就算受試者沒命似地在跑步機上跑步，都不再發現ＤＮＡ受損情況。[18]所以要是飲食健康，就能從食物與運動中獲得最佳效果——在自由基不過度損害的情況下，享受運動的好處。《運動科學期刊》（*Journal of Sports Sciences*）的評論說，吃蔬食會自然而然地強化你的「抗氧化抵禦系統，對抗運動引起的氧化壓力」。不論是想運動得更久或活得更久，科學都說得很清楚了：選吃綠燈食物，生活品質就會改善。

我的運動量應該多少才正確？

目前正式的身體活動指南建議成人一週至少進行一百五十分鐘的適度有氧運動，也就是一天運動二十多分鐘。[19]這個數據其實來自美國疾病管制局和美國運動醫學學會（American College of Sports Medicine），他們建議每天至少運動三十分鐘，運動專家似乎也跟營養專家掉入同樣的陷阱：建議他們覺得民眾可以做到的運動量，而不是告訴民眾真正的運動科學，讓民眾自己決定。運動專家強調身體有動總比沒動好，既然如此，直接告訴大家真相不就好了？

每週走一百五十分鐘的路確實比走六十分鐘好。比起完全不動，運動一百五十分鐘能夠降低七％整體死亡率，一週走六十分鐘只會降低三％死亡率，但一週走三百分鐘卻能降低一四％。所以，多花一倍的時間走路（原本一天走二十分鐘，換成一天走四十分鐘），帶來的好處也會多一倍。每天走路一個小時，可以減少二四％死亡率！[20]（我用走路當例子，是因為幾乎每個人都做得到，你也可以改成園藝活動或騎單車等其他強度適中的活動。）

根據身體活動量與長壽的統合分析指出，每天快走約一小時比快走九十分鐘，對身體更好[21]。那麼，超過九十分鐘會怎樣？可惜的是，很少有人每天做這麼多的運動，所以無法收集到更多資料。要是我們知道運動九十分鐘比六十分鐘好，而運動六十分鐘又比三十分鐘好，為何專家只建議我們運動二十分鐘？我了解只有一半的美國人能做到每日二十分鐘的運動量，所以專家鼓勵大家朝這個數字努力邁進。但是，就像飲食指南告訴我們「少吃糖」的道理一樣，直接告訴我們事實不是更快嗎？

這，正是我寫這本書的理由。

結語

我朋友亞瑟是人人都喜歡親近的人，他一手打造天然食品王國，為人慷慨、善良又幽默，一向說到做到，或甚至說到「跑」到。亞瑟熱愛滑雪和登山，吃天然健康食品和蔬食二十多年，是我見過最健康的人之一。

我寫這本書時，他已經過世了。他在自己經營的水療中心洗澡時過世，得年才四十六歲。我無法承受失去好友的傷痛，腦袋和心智不住打轉，想著出事的可能死因。要是能找出原因，我或許能給他家人一個交代。

我想過所有可能導致年輕運動員猝死的罕見先天性心臟病，我記得有一位馬拉松選手就是因為這種罕見先天性疾病而倒下[1]，又或許是水溫太高引發死亡[2]。我查過資料，確實有洗熱水死亡的案例，所以「熱」確實可能就是奪走亞瑟性命的主因。結果真是如此，但跟我想的不太一樣。當週警長打電話通知我們，也有人在同一個淋浴間暈倒，但這些人被直升機及時送到附近醫院，謝天謝地活過來了。原來亞瑟是死於一氧化碳中毒，剛裝好的熱水器肯定還沒完全排氣。

亞瑟的死讓我了解到，無論我們飲食或生活習慣有多健康，還是有可能被任何意外奪走性命。人生路上，我們在過馬路前一定要先左顧右盼；在車上時繫好安全帶，騎車出門一定要戴安全帽，進行安全的性行為……做好自我保護的一切措施。

此外，我們也要讓每一天過得充實，呼吸新鮮的空氣、開懷大笑、好好愛自己也愛別人，以及愛我們在這寶貴一生所做的事。亞瑟教會了我這門課。

追求快樂或追求健康，會有衝突嗎？

預防保健就是指「現在開始保養，以後就不會生病」。使用牙線不是因為這麼做讓你開心，而是因為這樣做，你哪天才不會不開心。你可以把這本書裡談的健康習慣當成打預防針，現在吃得健康，以後就不生病了。但健康飲食的用意，不止如此。食品業操控你腦部的快樂中樞，利用多巴胺回饋系統累積了上億的財富。多巴胺是大腦的一種神經傳導物質，以快樂的行為回饋你，刺激你對食物、水和性愛的本能需求——這些都是為了讓人類能夠成功繁衍的必需品。但這種自然反應一直被濫用，當作牟取利益的工具，而今後也將會持續下去。

就像菸草商和賣毒品的藥頭，他們利用多巴胺回饋系統，讓人們繼續抽菸和吸食古柯鹼。過去八百年以來都有人咀嚼古柯葉，卻沒有成癮的跡象，但一旦某些成分被單獨提煉出來，濃縮成古柯鹼，問題就來了。糖也一樣，畢竟很少人會濫吃香蕉，從天然健康食物萃取的糖可能就是讓你選擇喝汽水、不吃地瓜的原因，或者這也解釋了為何你不會吃太多玉米，但高果糖的玉米糖漿卻讓你停不下來。

加糖食物攝取過量，常被拿來跟藥物成癮做比較。一直到近期，這類對比依舊是道聽塗說的多，經過正統科學印證的少。可是，現在我們有了正子掃描，這種影像科技讓醫生能即時偵測腦部的活動。第一份研究顯示肥胖者的多巴胺敏感度較低，要是研究對象越胖，多巴胺的回饋就越弱[3]；而古柯鹼成癮和酒精中毒的人，多巴胺敏感度同樣會下滑。在過度刺激下，大腦就會試著調降多巴胺的濃度。

食物不充足時，靈長類動物的大腦會驅使我們吃香蕉，這是為了健康和適應環境，但現在你攝取的水果，可能是早餐麥片裡的水果圈圈餅，這種演化適應反而變成了對身體不利的因子。最開始，可口可樂的配方裡含有古柯葉，但現在糖可能取代了古柯葉，成為讓人上癮的始作俑者。

大腦對脂肪也有類似的反饋，食用含有奶油脂肪的優格不到三十分鐘，受試者的大腦活動就會類似直接喝糖水的人[4, 5]。習慣吃冰淇淋（糖跟脂肪）的人，喝奶昔時，大腦的多巴胺也不會有任何反應。濫用藥物的人藥量會越用越重才能達到同樣的興奮，道理是一樣的。神經影像研究發現，常吃冰淇淋「會導致快樂中樞的反應降低，就跟藥物上癮的耐受性一樣。等到你的多巴胺回饋麻痺後，要達到過去的滿足感，最後會導致不健康的體重增加」。[6]

高脂肪和高糖食品有何共通點？兩者的熱量都很高，這可能跟卡路里數沒太大關係，反而跟濃度有關。食用卡路里本來就稀薄的綠燈食物，不會導致多巴胺回饋麻痺，而卡路里數相當的高熱量飲食卻會。這就像古柯鹼和快克的差別：兩者的化學成分相同，但因為快克純度更高，會更快到達大腦，遠較一般的古柯鹼強勁。

對於食物成癮有了基本的生物認識後，肥胖就被當成一種心理疾病：就算知道健康會越來越差，還是會讓人無法克制自己的行為，而這正是定義物質濫用的標準之一（這個現象被稱為「快樂的陷阱」）。[6]當然，把肥胖定義為成癮症，對製藥公司只有好處，因為他們專門製造琳琅滿目、搗亂人類大腦化學物質的藥品。例如，當研究人員給狂食症患者鴉片拮抗劑時（海洛因上癮者偶爾會服用鴉片拮抗劑，來減少麻醉效應），狂食症患者就會大量少吃致胖的甜食零嘴，一旦他們的鴉片類受體遭到阻斷，零食對他們似乎就沒有吸引力了。[7]除了新藥外，成癮專家還要想方法刺激「食品業者研發美味又便宜的低熱量食品，讓大眾持續遵守健康飲食」。[8]但這麼做根本多此一舉，因為美味又便宜的低熱量食物，大自然早就幫我們準備好了，這正是超市設立農產品專區的用意啊！

與其吞藥控制，持續吃綠燈食物就能避免快樂中樞麻痺，你對多巴胺的敏感會回歸正常，光吃簡單的食物就能讓你感到滿足。相反的，如果你經常吃高卡路里的動物製品和冰淇淋等垃圾食物，不但會改變味蕾，就連大腦裡的化學物質都會跟著改變。吃了一堆棒棒糖後，你的舌頭再也吃不出成熟桃子的甜味，因為你的大腦會下調多巴胺受體，以彌補脂肪和糖的不足。事實上，吃慣了大魚大肉的豐盛美食，會讓你更難享受其他事物的樂趣。

古柯鹼成癮的人因為神經受損，無法接受到性刺激是有原因的，這跟老菸槍無法回應愉悅的刺激是一樣的道理。[9]這些感覺都是由相關的大腦迴路負責，而它們又跟多巴胺重疊的路徑有關。你吃進體內的東西，會影響你平常生活裡的愉悅感受。試試看，去感受其中的差別。

吃健康的天然蔬食，讓大腦的多巴胺敏感性回到正常健康的水準，讓你更能細微體驗人生，從你做的每件事之中獲得更多的快樂、滿足和愉悅。人生，不只是吃！

讓我來幫你

我希望我能說服你一件事：營養學不是你國中上家政課時那個乏味無趣的科目。營養學豐富又有趣，充滿讓生命更美好的可能性。但這種豐富也會帶來問題，光是過去這一年就發表超過兩萬五千篇關於營養學的醫學文獻，誰有時間看呢？不過，每年我會和我的團隊一起讀遍全球所有的英文營養學期刊，然後彙整最有趣、具突破性和最實用的發現，挖出新的影片和文章，放在我的非營利網站 NutritionFacts.org 上。NutritionFacts.org 完全免費，你不用付會員費就能享受拯救你性命的資訊。

我們不賣商品、不做廣告，也不接受贊助，那錢由誰來付呢？NutritionFacts.org 是美國 501(c)(3) 非營利組織，以維基百科的商業模式經營，我們只接受欣賞網站內容的訪客捐款，目前網站已經累積好幾百萬名訪客，只要一千人中有一人捐出小筆減稅款項，我們就能支付員工薪水及伺服器的費用。（我個人不接受 NutritionFacts.org 給付的費用，我很慶幸自己能把時間花在熱愛的事情上。）我只希望能提供大眾寶貴的服務，並看到訪客發自內心的支持，讓這個能改變人生、拯救人命的資源繼續免費下去。

竭誠歡迎你上 NutritionFacts.org 好好利用，讓這個網站成為你生活的一部分。每天網站都會更新與營養知識相關的最新影片和文章，都是有證據支持的，你可以申請訂閱每日、每週或每個月的電子郵件。

肩負起守護健康的責任

我的目標就是提供你資訊，讓你可以主動為自己及家人的健康做出改變，但最終的決定權依舊握在你手上。但千萬要記得，只有一種是經過證實能逆轉許多心臟疾病的飲食，那就是天然蔬食。如果有人想要你相信某種全新的飲食法，你只需要問一個簡單的問題：「有切實證據可以證明能逆轉心臟病嗎？」沒有的話，你又何必花時間考慮呢？

事實上，健康天然的蔬食不僅能防治心臟病，還能有效預防、治療並終止其他的健康殺手。所以，你還要對全食物蔬食飲食說不嗎？試試吧！這真的可以救你一命。原文書名「How Not to

Die」聽起來很奇怪，畢竟每個人都難逃一死，但這本書是要告訴你怎樣才不會早死。要是這本書有個訊息讓你能帶著走，那就是健康由你掌握，只要簡單做出飲食和生活的變化，就能預防許多會早死的情況發生。

換言之，健康長壽是個人選擇的結果。二〇一五年，金·威廉斯（Kim Williams）出任美國心臟病學會的會長，被問到為何他要嚴格遵守全食物蔬食飲食時，他這樣回答：「我不是怕死，我只是不希望死亡是我自己一手促成的錯誤。」[10]

這就是這本書的用意：從現在起，為你和家人的健康負起責任吧！

誌謝

我要感謝的人很多。首先，感謝我的合作夥伴和編輯：Gene、Jennifer、Miranda、Miyun、Nick 及 Whitney，感謝你們幫我把零散紛亂的科學，變成前後一致的四菜餐點。同時也要感謝幫我查證資料的朋友，包括 Alissa、Allison、Frances、Helena、Martin、Michelle、Seth、Stephanie 及 Valerie。當然，還有協助本書出版的 NutritionFacts.org 志工們：Brad、Cassie、Emily、Giang、Jerold、Kari、Kimberley、Laura、Lauren、Luis、Tracy。尤其是珍妮佛（Jennifer），沒有哪個醫生像我如此幸運，能擁有一個比你更好的「廣播電台」友人。另外，要大力感謝提供我精闢看法和廣泛知識的布蘭達（Brenda）和維桑托（Vesanto）。

接著，我要感謝我最棒的員工：Joe、Katie、Liz 及 Tommasina。這本書要是沒有你們，就沒有完成的一天。謝謝所有在工作前線支持我的美國慈善協會（HSUS）朋友。謝謝我親愛的人生伴侶安德莉雅（Andrea），以及全力支持我的可愛家人。如果沒有傑西與茱莉・拉許基金會（Jesse & Julie Rasch Foundation）、天才設計與編碼專家克里斯提・理察（Christi Richards），還有成千上萬捐款讓我能傳遞資訊給百萬人的朋友，NutritionFacts.org 就不可能存在。

雖然促成我成為醫生的人是我祖母，但拉拔我長大、栽培我，讓我今天能站在這裡的人是我的母親。媽，我愛您！

【附錄】營養補充品建議

從綠燈食物攝取營養素，不僅能降低接觸鈉、飽和脂肪及膽固醇等有害的食物成分，還能增加幾乎所有人體需要的營養素，包括維生素A類胡蘿蔔素、維生素C、維生素E，以及包括硫胺素、核黃素和葉酸在內的維生素B群，還有微量元素鎂、鐵和鉀，當然還有重要的纖維質。一直以來，飲食品質評量表都是以蔬食含量來評分，蔬食比重越高的飲食，就越健康。[1]

然而，我們是生活在現代的世界，過的是現代的生活形態，營養素攝取不足的問題必須調整過來。

比如說，維生素B_{12}不是來自植物，而是來自於覆蓋土壤的微生物，但講究消毒殺菌的現代世界，會加氯消毒水源、消滅細菌。因此，我們再也無法從水中攝取到維生素B_{12}，但所幸我們也不會染上霍亂！同樣的，人類在演化過程中，都是從曬太陽攝取所需要的維生素D，但我們許多人已不像以往一樣，有機會在烈日下光裸著身子。現代人穿衣服，還躲在遮陽的室內，因此需要特別從飲食中補充這種「陽光維生素」。所以，這兩種維生素都有必要在本章中另行討論。

每週至少一次兩千五百微克的維生素B_{12}

按照現代的保健標準，規律穩定地攝取維生素B_{12}（氰鈷胺）對每個蔬食者都很重要。[2]剛開始蔬食飲食的人，體內維生素B_{12}的庫存還算充足，需要幾年時間才會出現營養素缺乏的情形[3]。但是缺乏維生素B_{12}的後果堪慮，可能有癱瘓、精神失常、失明的情況，甚至是死亡案例。要是新生兒的母親是蔬食者，卻沒適當補充維生素B_{12}，新生兒發展出營養缺乏症的速度可能更快，後果不堪設想。[4]

對六十五歲以下的成人來說，攝取維生素B_{12}最簡單的方式，就是每週食用兩千五百微克的維生素B_{12}補充品。維生素B_{12}會隨著尿液排出體外，所以攝取過多除了傷荷包外，對健康不會造成影響。但其實，五年份的維生素B_{12}補充品可能也不用花你二十美元。如果你想要每天服用，每日一次的劑量是兩百五十微克。請注意這裡的劑量指的是氰鈷胺，這也是比較常見的維生素B_{12}，至於其他種類的維生素B_{12}（例如甲鈷胺），還沒有足夠的證據證實其效果。[5]

人體對維生素B_{12}的吸收力可能會隨著年齡增長而下滑，因此六十五歲以上的蔬食者，可能要增加劑量，從每週至少兩千五百微克（或每天兩百五十微克）增加到每日一千微克。[6, 7]

要是不想吞維生命B_{12}營養補充品，也可從添加維生素B_{12}成分的食物攝取到足夠的營養素：每天吃三份維生素B_{12}「每人每日攝取量」至少為二五％的食物（可查看包裝上的營養標示）[8]，每一份至少要間隔四至六小時。我唯一知道的綠燈食物來源，是添加維生素B_{12}的營養酵母，每日三次，每次兩茶匙就夠了。但對多數人來說，更划算更方便的做法是吞營養補充品。

我在本章建議的其他營養補充品可以視情況補充，唯獨維生素B_{12}是以綠燈食物為主的蔬食者必須補充足夠的。

補充維生素D：多曬太陽或吞營養補充品

我建議沒有經常曬太陽的人，每日要攝取兩千國際單位的維生素D補充品，最好是跟每天份量最大的那一餐配服。[9]

在北半球大約北緯三十度以下的地區（洛杉磯南部、達拉斯或亞特蘭大），每天正午在不塗抹防曬乳的情況下，讓前臂與臉部曬太陽十五分鐘，應該就能讓六十歲以下的高加索白人產生足夠的維生素D；膚色較黑或年紀較大的人，可能需要曬上三十分鐘以上。[10, 11]

在更偏北的北緯四十度地區（波特蘭、芝加哥或紐約市），十一月到二月的陽光因角度偏斜，恐怕無法讓人體產生維生素D。比如說，不論你元旦在時代廣場做多久的日光浴，都無法製造出維生素D。

至於高於北緯五十度的地區（大約是倫敦、柏林、莫斯科和加拿大的艾德蒙頓一帶），「維生素D嚴冬」每年可能長達六個月。

因此，住在高緯度地區的人，我就很推薦在冬季期間補充維生素D保健食品；至於一整年都很少有機會曬太陽的人，我也建議他們要補充維生素D。同樣的，居住在霧霾嚴重、陽光無法穿透的城市，例如洛杉磯或聖地牙哥，也需要另外補充維生素D。

我不建議使用日曬機，不僅可能沒有效果，甚至還有致癌風險。機器的燈光發散的紫外線幾乎以A型（UVA，長波紫外線）為主，既不能產生維生素D，長期照射還會增加罹患黑色素瘤皮膚癌的風險。[12]

補充碘：多吃富含碘的食物

碘，是甲狀腺運作正常的必需礦物質，主要來自於海洋，世界各地的土壤也有各種不同程度的含碘量。為了讓人人都能攝取到足夠的碘，從一九二〇年代起，就在調味鹽裡添加這種礦物質。所以，如果你習慣在食物裡加鹽，記得選用含碘食鹽（不是海鹽或天然鹽，這類鹽的碘含量比含碘食鹽低六十倍）。然而，有鑑於鈉是飲食中排名第二的健康殺手（食鹽中一般含有四〇％的鈉），因此含碘食鹽應該視為紅燈食物來源。

不過，碘有兩種黃燈食物來源：海鮮與牛奶（用來消毒母牛乳頭、預防乳腺炎的含碘抗菌化學藥劑，會滲入牛奶中）。含碘量最高的綠燈食物來源則是海藻類（最常見的就是海帶），海藻中有海鮮裡的碘，卻沒有水生食物鏈中累積的脂溶性污染物質。

這些生長在海洋的深綠色食用藻類，含碘量豐富。我鼓勵你多多嘗試不同吃法，把這些海洋蔬菜加入日常飲食中。碘的每日建議攝取量是一百五十微克，差不多就是兩片製作壽司用的海苔。現在市面上有各式各樣的這一類加工零嘴，但絕大多數（我不敢說全部）都有添加紅燈食材，所以我會買無加工的海苔回家自己調味，塗上薑汁或撒些芥末粉，然後放進烤箱以攝氏一五〇度烤五分鐘，就能烤得香脆美味。

烹調時，也可以撒半茶匙的荒布（arame，一種深咖啡色的海帶）或食用紅皮藻（dulse），這一天碘的攝取量就夠了。市售的紫紅藻是一種顏色漂亮的粉紫色海藻片，可以在食物上撒一些。不過，要提醒你的是，選購鹿尾菜（hijiki）要注意，因為這種海藻曾經遭到砷污染。我也會謹慎吃海帶，海帶的碘含量可能過高，半茶匙的海帶就會超出每日最高的碘攝取上限；同樣的理由，你一天也不應吃超過十五片的海苔，一湯匙的荒布和紫紅藻也太多了。攝取過多的碘，可能會導致甲狀腺亢進。

不喜歡海藻的人，可以試試伊甸（Eden）這個牌子的罐裝豆，裡面添加了微量的海帶，每半杯豆子的碘含量平均落在三十六．三微克（北美腰豆）至七十一．二微克（白豆）之間。碘的含量安全（你要一天吃超過二十罐才會超標），還能用伊甸牌豆子做成三份餐點，滿足你一天的碘需求。

最後還有一件關於碘的事要提醒你：雖然不吃海鮮和乳製品的人似乎沒有出現甲狀腺功能受損的現象，但懷孕期間還是不要冒險，畢竟碘對胎兒的腦部發育非常重要。我同意美國甲狀腺協會的建議，所有北美孕婦及授乳媽媽每天都要補充一顆含有一百五十微克碘的孕婦維他命。[13]

考慮攝取兩百五十毫克無污染的長鏈ω－3不飽和脂肪酸

根據世界衛生組織及歐洲食品安全局這兩大最具威信的營養學權威，你應該從α－亞麻酸這種短鏈ω－3不飽和脂肪酸攝取至少一半的卡路里，要做到這點很容易——只要在每日十二清單裡加一湯匙亞麻粉就夠了。你的身體能從亞麻籽（或奇亞籽或胡桃）獲取短鏈ω－3不飽和脂肪酸，轉換成魚類脂肪裡的長鏈ω－3不飽和脂肪酸EPA（帶有五個雙鍵的脂肪酸）和DHA（帶有六個雙鍵的脂肪酸）。但有個問題是，我們的身體能否製造出最有利大腦健康的足夠份量。我認為，除非我們對此有更多了解，否則我建議直接攝取兩百五十毫克、無污染（由酵母或藻類萃取的植物性產品）的長鏈ω－3不飽和脂肪酸。

我不建議吃魚油，即使是淨化或提煉過的魚油，都可能有多氯聯苯及其他污染物質殘留的問題。如果是直接食用鮭魚、鯡魚和鮪魚油，毒性更會超過每日的耐受量[14]，這點或許可以解釋，為何有研究指出吃魚會對成人與孩童的認知功能造成反效果。不過，這一類的研究很多都是在汞污染嚴重的金礦區下游完成的（採礦過程會用到汞）[15]；再不然就是受試者吃過鯨魚肉，或是吃過捕自化工廠或有毒廢料附近的魚。[16]那麼，我們在一般餐廳吃到或在魚鋪買來的魚呢？

有一份研究是以佛羅里達州的精英圈（大都是公司主管）為測試對象。他們食用的海鮮非常多，其中至少有四三％的含汞量超過美國國家環境保護局的汞安全限制量，顯然這對他們造成了影響。研究人員發現過量攝取海鮮，也就是他們所說的每月超過三至四份的鮪魚或真鯛等魚類，會提高汞的攝取量，明顯導致認知障礙。雖然造成的效果不大——認知表現大約僅降低五％——即便如此，「沒有人會樂見大腦執行功能有絲毫閃失，更別提是最在乎健康和成就的人。」[17]

謝天謝地，你可以不用冒此風險，只要選擇萃取自海藻的長鏈 ω－3不飽和脂肪酸，同樣能夠有吃魚油的效果。[18]我們跳過食物鏈中間的魚類，直接從源頭攝取ＥＰＡ和ＤＨＡ，就不必擔心污染問題。事實上，用來製成健康補給品的海藻幾乎都是人工在水族箱裡培植出來的，從來沒有直接接觸過海水，這也是我建議挑選無污染來源的原因，既可攝取健康的 ω－3不飽和脂肪酸來保養腦部，還能降低接觸工業污染源的風險。

那麼，接下來是……？

採行全食物蔬食飲食可以攝取到大量的營養素，除了以上特別要補充的營養素之外，幾乎能顧及到其他維生素、礦物質和營養素的身體需求。在全食物蔬食飲食中獲得的營養素，很多都是美國人日常飲食中普遍攝取不足的，包括維生素A、C和E，以及鎂和鉀等礦物質，還有纖維質。高達九三％的美國人維生素E攝取不足、九七％的美國成人纖維質攝取不足、九八％的美國人日常飲食中缺乏鉀元素。[19]而你，我的朋友，你將會成為千人之中，唯一一個吃得健康的人。

如果你對某種冷門的營養素有疑問，比如你問我：「那麼鉬跟維生素K2呢？」為了不讓其他讀者為了這個問題打呵欠，我推薦你去看一本厲害的蔬食營養工具書，作者是素食營養師布蘭達・戴維斯（Brenda Davis）和維珊多・瑪琳娜（Vesanto Melina）。這本書內容詳盡，甚至還有關於懷孕、授乳和育兒等章節。

在蔬食飲食中補充維生素B_{12}，能為每個人生階段帶來健康益處。[20]德高望重的小兒科醫師班傑明・斯波克（Benjamin Spock）有一本暢銷數十年的經典：《育兒寶典》（*The Common Sense Book of Baby and Child Care*）。他在九十四歲高齡辭世前修訂的最後一版（第七版）中，提倡應該用蔬食飲食來養育孩子，不要讓他們食用肉類或乳製品。斯波克醫師行醫多年，臨床經驗豐富，曾親眼見證美國孩童肥胖症一發不可收拾的過程。他寫道：「在成長過程中從蔬食獲取營養的孩子，擁有極高的健康優勢，隨著年齡增長所引發的健康問題也會跟著大幅降低。」[21]

原書註釋

【作者序】這條路任重道遠，前景卻日漸光明

1. Monte T, Pritikin I. *Pritikin: The Man Who Healed America's Heart*. Emmaus, PA: Rodale Press; 1988.
2. Gould KL, Ornish D, Scherwitz L 等人，Changes in myocardial perfusion abnormalities by positron emission tomography after long- term, intense risk factor modification. *JAMA*. 1995;274: 894–901.
3. Ornish D, Scherwitz L, Billings J 等人，Intensive lifestyle changes for reversal of coronary heart disease. Five-year follow-up of the Lifestyle Heart Trial. *JAMA*. 1998;280:2001–7.
4. Ornish DM, Scherwitz LW, Doody RS 等人，Effects of stress management training and dietary changes in treating ischemic heart disease. *JAMA*. 1983;249:54–9.
5. Ornish D. Intensive lifestyle changes and health reform. *Lancet Oncol*. 2009;10(7):638–9.
6. Adams KM, Kohlmeier M, Zeisel SH. Nutrition education in U.S. medical schools: latest update of a national survey. *Acad Med*. 2010;85(9):1537–42.
7. Jamal A, Dube SR, Malarcher AM, Shaw L, Engstrom MC. Tobacco use screening and counseling during physician office visits among adults. 全美醫院門診醫療照護調查暨全美國民健康訪問調查 , 2005–2009. *MMWR Morb Mortal Wkly Rep*. 2012; 61 Suppl:38–45.

第 1 部【前言】

1. Berzlanovich AM, Keil W, Waldhoer T, Sim E, Fasching P, Fazeny-Dörner B. Do centenarians die healthy? 解剖研究。*J Gerontol A Biol Sci Med Sci*. 2005;60(7):862–5.
2. Kohn RR. Cause of death in very old people. *JAMA*. 1982;247(20):2793–7.
3. Berzlanovich AM, Keil W, Waldhoer T, Sim E, Fasching P, Fazeny-Dörner B. Do centenarians die healthy? 解剖研究。*J Gerontol A Biol Sci Med Sci*. 2005;60(7):862–5.
4. Lenders C, Gorman K, Milch H 等人，A novel nutrition medicine education model: the Boston University experience. *Adv Nutr*. 2013;4(1):1–7.
5. Murray CJ, Atkinson C, Bhalla K 等人，The state of US health, 1990–2010: burden of diseases, injuries, and risk factors. *JAMA*. 2013;310(6):591–608.
6. Kris-Etherton PM, Akabas SR, Bales CW 等人，The need to advance nutrition education in the training of health care professionals and recommended research to evaluate implementation and eff ectiveness. *Am J Clin Nutr*. 2014;99(5 Suppl):1153S–66S.
7. Swift CS. Nutrition trends: implications for diabetes health care professionals. *Diabetes Spectr*. 2009;29(1):23–5.
8. Vetter ML, Herring SJ, Sood M, Shah NR, Kalet AL. What do resident physicians know about nutrition? An evaluation of attitudes, self-perceived proficiency and knowledge. *J Am Coll Nutr*. 2008;27(2):287–98.
9. Lazarus K, Weinsier RL, Boker JR. Nutrition knowledge and practices of physicians in a family-practice residency program: the effect of an education program provided by a physician nutrition specialist. *Am J Clin Nutr*. 1993;58(3):319–25.
10. Senate Committee on Business, Professions and Economic Development. Bill Analysis on SB 380. http:// www.

leginfo.ca .gov /pub/11 - 12 /bill /sen /sb_0351-0400/sb_380_cfa_ 20110421_125358 _sen_comm.html. Hearing held April 25, 2011. Accessed March 31, 2015.
11. The Medical Board of California. Continuing Medical Education. http://www.mbc.ca.gov/Licensees/Continuing_Education / .Nd. Accessed March 31, 2015.
12. Wizard Edison 說：「未來醫生將不再開藥⋯⋯」*Newark Advocate*. January 2, 1903.
13. Stange KC, Zyzanski SJ, Jaén CR 等人，Illuminating the "black box." A description of 4454 patient visits to 138 family physicians. *J Fam Pract*. 1998;46(5):377–89.
14. Aitken M, Johns Hopkins Bloomberg School of Public Health. The trillion dollar market for medicines: characteristics, dynamics and outlook. http://www.jhsph.edu/research/centers-and -institutes/center-for-drug-safety-and-effectiveness/academic-training/seminar-series/ MUrray%20Aikten .pdf. February 24, 2014. Accessed March 29, 2015.
15. Willett WC. Balancing life-style and genomics research for disease prevention. *Science*. 2002;296(5568):695–8.
16. Willett WC. Balancing life-style and genomics research for disease prevention. *Science*. 2002;296(5568):695–8.
17. Robertson TL, Kato H, Rhoads GG 等人，Epidemiologic studies of coronary heart disease and stroke in Japanese men living in Japan, Hawaii and California. Incidence of myocardial infarction and death from coronary heart disease. *Am J Cardiol*. 1977;39(2):239–43.
18. 梅奧診所新聞網：將近十分之七的美國人有服處方藥。Mayo Clinic, Olmsted Medical Center Find. http://newsnetwork.mayoclinic.org /discussion/nearly-7-in-10 -americans-take-prescription-drugs-mayo-clinic-olmsted-medical-center-find /. June 19, 2013. Accessed March 31, 2015.
19. Murray CJ, Atkinson C, Bhalla K 等人，The state of US health, 1990–2010: burden of diseases, injuries, and risk factors. *JAMA*. 2013;310(6):591–608.
20. Crimmins EM, Beltrán- Sánchez H. Mortality and morbidity trends: is there compression of morbidity? *J Gerontol B Psychol Sci Soc Sci*. 2011;66(1):75–86.
21. Crimmins EM, Beltrán- Sánchez H. Mortality and morbidity trends: is there compression of morbidity? *J Gerontol B Psychol Sci Soc Sci*. 2011;66(1):75–86.
22. Olshansky SJ, Passaro DJ, Hershow RC 等人，A potential decline in life expectancy in the United States in the 21st century. *N Engl J Med*. 2005;352(11):1138–45.
23. Offord DR. Selection of levels of prevention. *Addict Behav*. 2000;25(6):833–42.
24. Gofrit ON, Shemer J, Leibovici D, Modan B, Shapira SC. Quaternary prevention: a new look at an old challenge. *Isr Med Assoc J*. 2000;2(7):498–500.
25. Strasser T. Reflections on cardiovascular diseases. *Interdiscip Sci Rev*. 1978;3(3):225–30.
26. Lloyd- Jones DM, Hong Y, Labarthe D 等人，Defining and setting national goals for cardiovascular health promotion and disease reduction: the American Heart Association's strategic Impact Goal through 2020 and beyond. *Circulation*. 2010;121(4):586–613.
27. Yancy CW. Is ideal cardiovascular health attainable? *Circulation*. 2011;123(8):835–7.
28. Lloyd- Jones DM, Hong Y, Labarthe D 等人，Defining and setting national goals for cardiovascular health promotion and disease reduction: the American Heart Association's strategic Impact Goal through 2020 and beyond. *Circulation*. 2010;121(4):586–613.
29. Yusuf S, Hawken S, Ounpuu S 等人，Effect of potentially modifiable risk factors associated with myocardial infarction in 52 countries (the INTERHEART study): case-control study. *Lancet*. 2004;364(9438):937–52.
30. Lloyd- Jones DM, Hong Y, Labarthe D 等人，Defining and setting national goals for cardiovascular health promotion and disease reduction: the American Heart Association's strategic Impact Goal through 2020 and beyond. *Circulation*. 2010;121(4):586–613.
31. Shay CM, Ning H, Allen NB 等人，Status of cardiovascular health in US adults: prevalence estimates from the National Health and Nutrition Examination Surveys (NHANES) 2003–2008. *Circulation*. 2012;125(1):45–56.
32. Shay CM, Ning H, Allen NB 等人，Status of cardiovascular health in US adults: prevalence estimates from the National Health and Nutrition Examination Surveys (NHANES) 2003–2008. *Circulation*. 2012;125(1):45–56.
33. Omran AR. The epidemiologic transition. A theory of the epidemiology of population change. *Milbank Mem Fund Q*. 1971;49(4):509–38.

34. 美國疾病控制與預防中心：1900–1998 主要死亡原因。http://www.cdc.gov/nchs/data/dvs/ lead1900_98. pdf. Accessed April 29, 2015.
35. Kochanek KD, Murphy SL, Xu J, Arias E. Mortality in the United States, 2013. NCHS Data Brief 2014;178.
36. Lim SS, Vos T, Flaxman AD 等人，A comparative risk assessment of burden of disease and injury attributable to 67 risk factors and risk factor clusters in 21 regions, 1990–2010: a systematic analysis for the Global Burden of Disease Study 2010. *Lancet.* 2012;380(9859): 2224–60.
37. Popkin BM. Global nutrition dynamics: the world is shifting rapidly toward a diet linked with noncommunicable diseases. *Am J Clin Nutr.* 2006;84(2):289–98.
38. Zhai F, Wang H, Du S 等人，Prospective study on nutrition transition in China. *Nutr Rev.* 2009;67 Suppl 1:S56–61.
39. Singh PN, Arthur KN, Orlich MJ 等人，Global epidemiology of obesity, vegetarian dietary patterns, and noncommunicable disease in Asian Indians. *Am J Clin Nutr.* 2014;100 Suppl 1:359S–64S.
40. Singh PN, Arthur KN, Orlich MJ 等人，Global epidemiology of obesity, vegetarian dietary patterns, and noncommunicable disease in Asian Indians. *Am J Clin Nutr.* 2014;100 Suppl 1: 359S–64S.
41. McCarty MF. Proposal for a dietary "phytochemical index." *Med Hypotheses.* 2004;63(5):813–7.
42. Mirmiran P, Bahadoran Z, Golzarand M, Shiva N, Azizi F. Association between dietary phytochemical index and 3-year changes in weight, waist circumference and body adiposity index in adults: Tehran Lipid and Glucose study. *Nutr Metab* (Lond). 2012;9(1):108.
43. Mirmiran P, Bahadoran Z, Golzarand M, Shiva N, Azizi F. Association between dietary phytochemical index and 3-year changes in weight, waist circumference and body adiposity index in adults: Tehran Lipid and Glucose study. *Nutr Metab* (Lond). 2012;9(1):108.
44. Golzarand M, Bahadoran Z, Mirmiran P, Sadeghian-Sharif S, Azizi F. Dietary phytochemical index is inversely associated with the occurrence of hypertension in adults: a 3-year follow-up (the Tehran Lipid and Glucose Study). *Eur J Clin Nutr.* 2015;69(3):392–8.
45. Golzarand M, Mirmiran P, Bahadoran Z, Alamdari S, Azizi F. Dietary phytochemical index and subsequent changes of lipid profile: a 3-year follow-up in Tehran Lipid and Glucose Study in Iran. *ARYA Atheroscler.* 2014;10(4):203–10.
46. Bahadoran Z, Karimi Z, Houshiar-Rad A, Mirzayi HR, Rashidkhani B. Dietary phytochemical index and the risk of breast cancer: a case control study in a population of Iranian women. *Asian Pac J Cancer Prev.* 2013;14(5):2747–51.
47. U.S. Department of Agriculture Economic Research Service. Loss-adjusted food availability. http://www.ers.usda.gov/datafiles/Food_Availabily_Per_Capita_Data_System / LossAdjusted _Food_Availability/calories.xls.September 30, 2014. Accessed April 29, 2015.
48. Wansink B, Kniffin KM, Shimizu M. Death row nutrition. Curious conclusions of last meals. *Appetite.* 2012;59(3):837–43.
49. Bambs C, Kip KE, Dinga A, Mulukutla SR, Aiyer AN, Reis SE. Low prevalence of "ideal cardiovascular health" in a community-based population: the heart strategies concentrating on risk evaluation (Heart SCORE) study. *Circulation.* 2011;123(8):850–7.
50. Yancy CW. Is ideal cardiovascular health attainable? *Circulation.* 2011;123(8):835–7.
51. Ford ES, Bergmann MM, Krord J, Schienkiewitz A, Weikert C, Boeing H. Healthy living is the best revenge: findings from the Euro pean Prospective Investigation Into Cancer and Nutrition- Potsdam study. *Arch Intern Med.* 2009;169(15):1355–62.
52. Platz EA, Willett WC, Colditz GA, Rimm EB, Spiegelman D, Giovannucci E. Proportion of colon cancer risk that might be preventable in a cohort of middle-aged US men. *Cancer Causes Control.* 2000;11(7):579–88.
53. Wahls TL. The seventy percent solution. *J Gen Intern Med.* 2011;26(10):1215–6.
54. Ford ES, Bergmann MM, Boeing H, Li C, Capewell S. Healthy lifestyle behaviors and all-cause mortality among adults in the United States. *Prev Med.* 2012;55(1):23–7.
55. Khaw KT, Wareham N, Bingham S, Welch A, Luben R, Day N. Combined impact of health behaviours and mortality in men and women: the EPIC-Norfolk prospective population study. *PLoS Med.* 2008;5(1):e12.
56. Jiang H, Ju Z, Rudolph KL. Telomere shortening and ageing. *Z Gerontol Geriatr.* 2007;40(5): 314–24.
57. Mather KA, Jorm AF, Parslow RA, Christensen H. Is telomere length a biomarker of aging? A review. *J Gerontol A*

Biol Sci Med Sci. 2011;66(2):202–13.
58. Tsuji A, Ishiko A, Takasaki T, Ikeda N. Estimating age of humans based on telomere shortening. *Forensic Sci Int*. 2002;126(3):197–9.
59. Shammas MA. Telomeres, lifestyle, cancer, and aging. *Curr Opin Clin Nutr Metab Care*. 2011; 14(1):28–34.
60. Huzen J, Wong LS, van Veldhuisen DJ 等人，Telomere length loss due to smoking and metabolic traits. *J Intern Med*. 2014;275(2):155–63.
61. Hou L, Savage SA, Blaser MJ 等人，Telomere length in peripheral leukocyte DNA and gastric cancer risk. *Cancer Epidemiol Biomarkers Prev*. 2009;18(11):3103–9.
62. Gu Y, Honig LS, Schupf N 等人，Mediterranean diet and leukocyte telomere length in a multi-ethnic el derly population. *Age* (Dordr). 2015;37(2):9758.
63. García- Calzón S, Moleres A, Martínez- González MA 等人，Dietary total antioxidant capacity is associated with leukocyte telomere length in a children and adolescent population. *Clin Nutr*. 2014;S0261–5614(14):00191–5.
64. García- Calzón S, Moleres A, Martínez- González MA 等人，Dietary total antioxidant capacity is associated with leukocyte telomere length in a children and adolescent population. *Clin Nutr*. 2014;S0261–5614(14):00191–5.
65. Leung CW, Laraia BA, Needham BL 等人，Soda and cell aging: associations between sugar-sweetened beverage consumption and leukocyte telomere length in healthy adults from the National Health and Nutrition Examination Surveys. *Am J Public Health*. 2014;104(12):2425–31.
66. Nettleton JA, Diez-Roux A, Jenny NS, Fitzpatrick AL, Jacobs DR. Dietary patterns, food groups, and telomere length in the Multi-Ethnic Study of Atherosclerosis (MESA). *Am J Clin Nutr*. 2008;88(5):1405–12.
67. Gu Y, Honig LS, Schupf N 等人，Mediterranean diet and leukocyte telomere length in a multi-ethnic el derly population. *Age* (Dordr). 2015;37(2):9758.
68. Flanary BE, Kletetschka G. Analysis of telomere length and telomerase activity in tree species of various life-spans, and with age in the bristlecone pine Pinus longaeva. *Biogerontology*. 2005; 6(2):101–11.
69. Ornish D, Lin J, Daubenmier J 等人，Increased telomerase activity and comprehensive lifestyle changes: a pilot study. *Lancet Oncol*. 2008;9(11):1048–57.
70. Skordalakes E. Telomerase and the benefits of healthy living. *Lancet Oncol*. 2008;9(11):1023–4.
71. Ornish D, Lin J, Chan JM 等人，Effect of comprehensive lifestyle changes on telomerase activity and telomere length in men with biopsy-proven low-risk prostate cancer: 5-year follow-up of a descriptive pilot study. *Lancet Oncol*. 2013;14(11):1112–20.
72. Mason C, Risques RA, Xiao L 等人，Inde pen dent and combined effects of dietary weight loss and exercise on leukocyte telomere length in postmenopausal women. *Obesity* (Silver Spring). 2013;21(12):E549–54.
73. Ornish D, Lin J, Daubenmier J 等人，Increased telomerase activity and comprehensive lifestyle changes: a pilot study. *Lancet Oncol*. 2008;9(11):1048–57.
74. Ornish D, Lin J, Chan JM 等人，Effect of comprehensive lifestyle changes on telomerase activity and telomere length in men with biopsy-proven low-risk prostate cancer: 5-year follow-up of a descriptive pilot study. *Lancet Oncol*. 2013;14(11):1112–20.
75. Artandi SE, Depinho RA. Telomeres and telomerase in cancer. *Carcinogenesis*. 2010;31(1): 9–18.
76. Mozaffarian D, Benjamin EJ, Go AS 等人，Heart disease and stroke statistics—2015 update: a report from the American Heart Association. *Circulation*. 2015;131(4):e29–322.
77. 美國癌症協會：2015 年癌症現狀與統計。亞特蘭大美國癌症協會，2015.
78. 美國國立心肺血液研究所（NHLBI）臉書，2012 年會計年度。NIH. http://www .nhlbi.nih. gov/files/docs/factbook/FactBook2012 .pdf. February 2013. Accessed March 31, 2015.
79. Mozaffarian D, Benjamin EJ, Go AS 等人，Heart disease and stroke statistics—2015 update: a report from the American Heart Association. *Circulation*. 2015;131(4):e29–322.
80. 美國疾病控制與預防中心：Deaths: final data for 2013 table 10. Number of deaths from 113 selected causes. 2016 年國家生命統計報告 64(2).
81. 美國癌症協會：2015 年癌症現狀與統計。亞特蘭大美國癌症協會，2015.
82. 美國疾病控制與預防中心：Deaths: final data for 2013 table 10. Number of deaths from 113 selected causes.

2016 年國家生命統計報告 64(2).
83. 同上
84. Mozaffarian D, Benjamin EJ, Go AS 等人，Heart disease and stroke statistics—2015 update: a report from the American Heart Association. *Circulation*. 2015;131(4):e29–322.
85. 美國疾病控制與預防中心：Deaths: final data for 2013 table 10. Number of deaths from 113 selected causes. 2016 年國家生命統計報告 64(2).
86. 美國癌症協會：2015 年癌症現狀與統計。亞特蘭大美國癌症協會，2015.
87. 美國疾病控制與預防中心：Deaths: final data for 2013 table 10. Number of deaths from 113 selected causes. 2016 年國家生命統計報告 64(2).
88. 同上
89. 同上
90. 同上
91. 同上
92. Tuso PJ, Ismail MH, Ha BP, Bartolotto C. Nutritional update for physicians: plant-based diets. *Perm J*. 2013;17(2):61–6.
93. Egger GJ, Binns AF, Rossner SR. The emergence of "lifestyle medicine" as a structured approach for management of chronic disease. *Med J Aust*. 2009;190(3):143–5.
94. Hyman MA, Ornish D, Roizen M. Lifestyle medicine: treating the causes of disease. *Altern Ther Health Med*. 2009;15(6):12–4.
95. Willett WC. Balancing life-style and genomics research for disease prevention. *Science*. 2002;296(5568):695–8.
96. Hyman MA, Ornish D, Roizen M. Lifestyle medicine: treating the causes of disease. *Altern Ther Health Med*. 2009;15(6):12–4.
97. Allen J, Anderson DR, Baun B 等人，Refl ections on developments in health promotion in the past quarter century from founding members of the American Journal of Health Promotion Editorial Board. *Am J Health Promot*. 2011;25(4):ei–eviii.
98. Tuso PJ, Ismail MH, Ha BP, Bartolotto C. Nutritional update for physicians: plant-based diets. *Perm J*. 2013;17(2):61–6.
99. Tuso PJ, Ismail MH, Ha BP, Bartolotto C. Nutritional update for physicians: plant-based diets. *Perm J*. 2013;17(2):61–6.
100. Tuso PJ, Ismail MH, Ha BP, Bartolotto C. Nutritional update for physicians: plant-based diets. *Perm J*. 2013;17(2):61–6.
101. Kono S. Secular trend of colon cancer incidence and mortality in relation to fat and meat intake in Japan. *Eur J Cancer Prev*. 2004;13(2):127–32.
102. Willett WC. Balancing life-style and genomics research for disease prevention. *Science*. 2002;296(5568):695–8.
103. Kono S. Secular trend of colon cancer incidence and mortality in relation to fat and meat intake in Japan. *Eur J Cancer Prev*. 2004;13(2):127–32.
104. Kulshreshtha A, Goyal A, Veledar E 等人，Association between ideal cardiovascular health and carotid intima- media thickness: a twin study. *J Am Heart Assoc*. 2014;3(1):e000282.
105. Corona M, Velarde RA, Remolina S 等人，Vitellogenin, juvenile hormone, insulin signaling, and queen honey bee longevity. *Proc Natl Acad Sci USA*. 2007;104(17):7128–33.
106. Kucharski R, Maleszka J, Foret S, Maleszka R. Nutritional control of reproductive status in honeybees via DNA methylation. *Science*. 2008;319(5871):1827–30.
107. Gnyszka A, Jastrzebski Z, Flis S. DNA methyltransferase inhibitors and their emerging role in epigene tic therapy of cancer. *Anticancer Res*. 2013;33(8):2989–96.
108. Joven J, Micol V, Segura-Carretero A, Alonso-Villaverde C, Menéndez JA. Polyphenols and the modulation of gene expression pathways: can we eat our way out of the danger of chronic disease? *Crit Rev Food Sci Nutr*. 2014;54(8):985–1001.
109. Fang MZ, Wang Y, Ai N 等人，Tea polyphenol (-)-epigallocatechin-3-gallate inhibits DNA methyltransferase and

reactivates methylation-silenced genes in cancer cell lines. *Cancer Res*. 2003;63(22):7563–70.
110. Myzak MC, Tong P, Dashwood WM, Dashwood RH, Ho E. Sulforaphane retards the growth of human PC-3 xenografts and inhibits HDAC activity in human subjects. *Exp Biol Med* (Maywood). 2007;232(2):227–34.
111. Dashwood RH, Ho E. Dietary histone deacetylase inhibitors: from cells to mice to man. *Semin Cancer Biol.* 2007;17(5):363–9.
112. Gryder BE, Sodji QH, Oyelere AK. Targeted cancer therapy: giving histone deacetylase inhibitors all they need to succeed. *Future Med Chem*. 2012;4(4):505–24.
113. Ornish D, Magbanua MJ, Weidner G 等人，Changes in prostate gene expression in men undergoing an intensive nutrition and lifestyle intervention. *Proc Natl Acad Sci USA*. 2008; 105(24): 8369–74.

第 1 章　如何不死於心臟病

1. Myerburg RJ, Junttila MJ. 2012. Sudden cardiac death caused by coronary heart disease. *Circulation*. 28;125(8):1043–52.
2. Campbell TC, Parpia B, Chen J. Diet, lifestyle, and the etiology of coronary artery disease: the Cornell China study. *Am J Cardiol*. 1998;82(10B):18T-21T.
3. Shaper AG, Jones KW. Serum-cholesterol, diet, and coronary heart-disease in Africans and Asians in Uganda: 1959. *Int J Epidemiol*. 2012;41(5):1221–5.
4. Thomas WA, Davies JN, O'Neal RM, Dimakulangan AA. Incidence of myocardial infarction correlated with venous and pulmonary thrombosis and embolism. A geographic study based on autopsies in Uganda, East Africa and St. Louis, U.S.A. *Am J Cardiol*. 1960;5:41–7.
5. Benfante R. Studies of cardiovascular disease and cause-specifi c mortality trends in Japanese- American men living in Hawaii and risk factor comparisons with other Japanese populations in the Pacific region: a review. *Hum Biol.* 1992;64(6):791–805.
6. Chen J, Campbell TC, Li J, Peto R. Diet, life-style and mortality in China: A study of the characteristics of 65 Chinese counties. New York: Oxford University Press; 1990.
7. Shaper AG, Jones KW. Serum-cholesterol, diet, and coronary heart-disease in Africans and Asians in Uganda: 1959. *Int J Epidemiol*. 2012;41(5):1221–5.
8. De Biase SG, Fernandes SF, Gianini RJ, Duarte JL. Vegetarian diet and cholesterol and triglycerides levels. *Arq Bras Cardiol*. 2007;88(1):35–9.
9. Stoy PJ. Dental disease and civilization. *Ulster Med J*. 1951;20(2):144–58.
10. Kris-Etherton PM, Harris WS, Appel LJ, Nutrition Committee. Fish consumption, fish oil, omega-3 fatty acids, and cardiovascular disease. *Arterioscler Thromb Vasc Biol*. 2003;23(2):e20–30.
11. Shepherd CJ, Jackson AJ. Global fishmeal and fish-oil supply: inputs, outputs and markets. *J Fish Biol.* 2013;83(4):1046–66.
12. Rizos EC, Ntzani EE, Bika E, Kostapanos MS, Elisaf MS. Association between omega-3 fatty acid supplementation and risk of major cardiovascular disease events: a systematic review and meta- analysis. *JAMA*. 2012;308(10):1024–33.
13. Kwak SM, Myung SK, Lee YJ, Seo HG. Efficacy of omega-3 fatty acid supplements (eicosapentaenoic acid and docosahexaenoic acid) in the secondary prevention of cardiovascular disease: a meta- analysis of randomized, double-blind, placebo-controlled trials. *Arch Intern Med*. 2012; 172(9): 686–94.
14. Fodor JG, Helis E, Yazdekhasti N, Vohnout B. "Fishing" for the origins of the "Eskimos and heart disease" story: facts or wishful thinking? *Can J Cardiol*. 2014;30(8):864–8.
15. Burr ML, Fehily AM, Gilbert JF 等人，Effects of changes in fat, fish, and fibre intakes on death and myocardial reinfarction: diet and reinfarction trial (DART). *Lancet*. 1989;2(8666):757–61.
16. Burr ML. Secondary prevention of CHD in UK men: the Diet and Reinfarction Trial and its sequel. *Proc Nutr Soc.* 2007;66(1):9–15.
17. Burr ML, Ashfield-Watt PAL, Dunstan FDJ 等人，Lack of benefit of dietary advice to men with angina: results of a

controlled trial. *Eur J Clin Nutr.* 2003;57(2):193–200.
18. Rizos EC, Ntzani EE, Bika E, Kostapanos MS, Elisaf MS. Association between omega-3 fatty acid supplementation and risk of major cardiovascular disease events: a systematic review and meta- analysis. *JAMA.* 2012;308(10):1024–33.
19. Smith DA. ACP Journal Club. Review: omega-3 polyunsaturated fatty acid supplements do not reduce major cardiovascular events in adults. *Ann Intern Med.* 2012;157(12):JC6–5.
20. Enos WF, Holmes RH, Beyer J. Coronary disease among United States soldiers killed in action in Korea; preliminary report. *JAMA.* 1953;152(12):1090–3.
21. Strong JP. Landmark perspective: Coronary atherosclerosis in soldiers. A clue to the natural history of atherosclerosis in the young. *JAMA.* 1986;256(20):2863–6.
22. Voller RD, Strong WB. Pediatric aspects of atherosclerosis. *Am Heart J.* 1981;101(6):815–36.
23. Napoli C, D'Armiento FP, Mancini FP 等人，Fatty streak formation occurs in human fetal aortas and is greatly enhanced by maternal hypercholesterolemia. Intimal accumulation of low density lipoprotein and its oxidation precede monocyte recruitment into early atherosclerotic lesions. *J Clin Invest.* 1997;100(11):2680–90.
24. Benjamin MM, Roberts WC. Facts and principles learned at the 39th Annual Williamsburg Conference on Heart Disease. *Proc* (Bayl Univ Med Cent). 2013;26(2):124–36.
25. McMahan CA, Gidding SS, Malcom GT 等人，Pathobiological determinants of atherosclerosis in youth risk scores are associated with early and advanced atherosclerosis. *Pediatrics.* 2006; 118(4): 1447–55.
26. Trumbo PR, Shimakawa T. Tolerable upper intake levels for trans fat, saturated fat, and cholesterol. *Nutr Rev.* 2011;69(5):270–8.
27. Roberts WC. It's the cholesterol, stupid! *Am J Cardiol.* 2010;106(9):1364–6.
28. O'Keefe JH, Cordain L, Harris WH, Moe RM, Vogel R. Optimal low-density lipoprotein is 50 to 70 mg/dl: lower is better and physiologically normal. *J Am Coll Cardiol.* 2004;43(11): 2142–6.
29. Esselstyn CB. In cholesterol lowering, moderation kills. *Cleve Clin J Med.* 2000;67(8):560–4.
30. Roberts WC. The cause of atherosclerosis. *Nutr Clin Pract.* 2008;23(5):464–7.
31. 同上
32. King S. The best selling drugs since 1996- why AbbVie's Humira is set to eclipse Pfizer's Lipitor. http://www.forbes.com/sites/simonking/2013/ 07/15/the-best-selling-drugs-since-1996-why-abbvies-humira-is-set-to-eclipse-pfizers-lipitor/. July 15, 2013. Accessed May 1, 2015.
33. Ginter E, Kajaba I, Sauša M. Addition of statins into the public water supply? Risks of side effects and low cholesterol levels. *Cas Lek Cesk.* 2012;151(5):243–7.
34. Ferenczi EA, Asaria P, Hughes AD, Chaturvedi N, Francis DP. Can a statin neutralize the cardiovascular risk of unhealthy dietary choices? *Am J Cardiol.* 2010;106(4):587–92.
35. Draeger A, Monastyrskaya K, Mohaupt M 等人，Statin therapy induces ultrastructural damage in skeletal muscle in patients without myalgia. *J Pathol.* 2006;210(1):94–102.
36. Scott D, Blizzard L, Fell J, Jones G. Statin therapy, muscle function and falls risk in community-dwelling older adults. *QJM.* 2009;102(9):625–33.
37. Jefferson E. FDA announces safety changes in labeling for some cholesterol- lowering drugs. US Food and Drug Administration website. http://www.fda.gov/NewsEvents/Newsroom/ Press Announcements/ucm293623.htm. February 28, 2012. Accessed February 14, 2015.
38. McDougall JA, Malone KE, Daling JR, Cushing-Haugen KL, Porter PL, Li CI. Long- term statin use and risk of ductal and lobular breast cancer among women 55 to 74 years of age. *Cancer Epidemiol Biomarkers Prev.* 2013;22(9):1529–37.
39. Jenkins DJ, Kendall CW, Marchie A 等人，The Garden of Eden—plant based diets, the gene tic drive to conserve cholesterol and its implications for heart disease in the 21st century. *Comp Biochem Physiol, Part A Mol Integr Physiol.* 2003;136(1):141–51.
40. Esselstyn CB. Is the present therapy for coronary artery disease the radical mastectomy of the twenty- first century? *Am J Cardiol.* 2010;106(6):902–4.

41. Kadoch MA. The power of nutrition as medicine. *Prev Med.* 2012;55(1):80.
42. Wakai K, Marugame T, Kuriyama S 等人，Decrease in risk of lung cancer death in Japanese men after smoking cessation by age at quitting: pooled analysis of three large-scale cohort studies. *Cancer Sci.* 2007;98(4):584–9.
43. Vogel RA, Corretti MC, Plotnick GD. Effect of a single high- fat meal on endothelial function in healthy subjects. *Am J Cardiol.* 1997;79(3):350–4.
44. Erridge C. The capacity of foodstuffs to induce innate immune activation of human monocytes in vitro is dependent on food content of stimulants of Toll-like receptors 2 and 4. *Br J Nutr.* 2011;105(1):15–23.
45. Ornish D, Scherwitz LW, Billings JH 等人，Intensive lifestyle changes for reversal of coronary heart disease. *JAMA.* 1998;280(23):2001–7.
46. Ornish D, Scherwitz LW, Doody RS 等人，Effects of stress management training and dietary changes in treating ischemic heart disease. *JAMA.* 1983;249(1):54–9.
47. Ornish D, Scherwitz LW, Billings JH 等人，Intensive lifestyle changes for reversal of coronary heart disease. *JAMA.* 1998;280(23):2001–7.
48. Ellis FR, Sanders TA. Angina and vegan diet. *Am Heart J.* 1977;93(6):803–5.
49. Sweeney M. Effects of very low- fat diets on anginal symptoms. *Med Hypotheses.* 2004;63(3):553.
50. Savarese G, Rosano G, D'amore C 等人，Effects of ranolazine in symptomatic patients with stable coronary artery disease. A systematic review and meta- analysis. *Int J Cardiol.* 2013; 169(4):262–70.
51. Colpo E, Vilanova CD, Brenner Reetz LG 等人，A single consumption of high amounts of the Brazil nuts improves lipid profile of healthy volunteers. *J Nutr Metab.* 2013;2013:1–7.
52. Stern RH, Yang BB, Hounslow NJ 等人，Pharmacodynamics and pharmacokineticpharmacodynamic relationships of atorvastatin, an HMG-CoA reductase Inhibitor. *J Clin Pharmacol.* 2000;40(6):616–3.
53. Hegsted M. Dietary Guidelines. Food Politics website. www.foodpolitics.com/wp-content/ uploads/Hegsted . pdf. nd. Accessed February 14, 2015.
54. Campbell TC. *The Low-Carb Fraud.* Dallas, TX: BenBella Books, Inc.; 2014.
55. Herman J. Saving U.S. dietary advice from conflicts of interest. *Food and Drug Law Journal* 2010; 65(20):285–316.
56. 同上
57. Goodwin JS, Goodwin JM. The tomato effect. Rejection of highly efficacious therapies. *JAMA.* 1984;251(18):2387–90.
58. Adams KM, Kohlmeier M, Zeisel SH. Nutrition education in U.S. medical schools: latest update of a national survey. *Acad Med.* 2010;85(9):1537–42.
59. Hearing of California Senate Bill 380. Vimeo website. http://vimeo.com/23744792. April 25, 2011. Accessed February 14, 2015.
60. Murray JL. Coke and the AAFP—the real thing or a dangerous liaison? *Fam Med.* 2010; 42(1):57–8.
61. Blum A. AAFP-Coke editorial was music to [our] ears. *J Fam Pract.* 2010;59(2):74.
62. Brownell KD, Warner KE. The perils of ignoring history: Big Tobacco played dirty and millions died. How similar is Big Food? *Milbank Q.* 2009;87(1):259–94.
63. 同上
64. Simon, M. AND now a word from our sponsors. Eat Drinks Politics website. http://www. eatdrinkpolitics com/wp-content/uploads/AND_Corporate_Sponsorship_Report . pdf. January 22, 2013. Accessed February 14, 2015.
65. Bruckert E, Pouchain D, Auboiron S, Mulet C. Cross-analysis of dietary prescriptions and adherence in 356 hypercholesterolaemic patients. *Arch Cardiovasc Dis.* 2012;105(11): 557–65.
66. Barnard ND. The physician's role in nutrition- related disorders: from bystander to leader. *Virtual Mentor.* 2013;15(4):367–72.

第 2 章　如何不死於肺部疾病

1. 美國癌症協會：2015 年癌症現狀與統計。亞特蘭大美國癌症協會，2015
2. Howlader N, Noone AM, Krapcho M 等人，eds. SEER Cancer Statistics Review, 1975–2011, National Cancer In-

stitute. http://seer.cancer.gov/csr/1975_2011/. April 2014. Accessed February 27, 2015.
3. 美國肺臟協會：肺癌現況與統計 . http://www.lung.org/lung-disease/lung-cancer/resources/facts-figures/lung-cancer-fact-sheet.html. 2015. Accessed February 14, 2015.
4. Moodie R, Stuckler D, Monteiro C 等人，Profits and pandemics: prevention of harmful effects of tobacco, alcohol, and ultra-processed food and drink industries. *Lancet*. 2013;381(9867): 670–9.
5. 美國癌症協會：戒菸後，會隨時間出現哪些好處？ http://www.cancer.org/healthy/stayawayfromtobacco/guidetoquittingsmoking/guide-to- quitting-smoking-benefits. 6 February 2015. Accessed February 26, 2015.
6. 美國公共衛生總署署長《抽菸與健康》報告：「抽菸如何引發疾病，這對你有何意義？」亞特蘭大：美國衛生和公共服務部、疾病控制與預防中心、國立慢性病預防與健康促進中心，2010.
7. Riso P, Martini D, Møller P 等人，DNA damage and repair activity after broccoli intake in young healthy smokers. *Mutagenesis*. 2010;25(6):595–602.
8. Gupta GP, Massagué J. Cancer metastasis: building a framework. *Cell*. 2006;127(4):679–95.
9. Wu X, Zhu Y, Yan H, et al. Isothiocyanates induce oxidative stress and suppress the metastasis potential of human non-small cell lung cancer cells. *BMC Cancer*. 2010;10:269.
10. Kim SY, Yoon S, Kwon SM, Park KS, Lee-Kim YC. Kale juice improves coronary artery disease risk factors in hyper-cholesterolemic men. *Biomed Environ Sci*. 2008;21(2):91–7.
11. Dressendorfer RH, Wade CE, Hornick C, Timmis GC. High-density lipoprotein-cholesterol in marathon runners during a 20-day road race. *JAMA*. 1982;247(12):1715–7.
12. Park W, Amin AR, Chen ZG, Shin DM. New perspectives of curcumin in cancer prevention. *Cancer Prev Res* (Phila). 2013;6(5):387–400.
13. Park W, Amin AR, Chen ZG, Shin DM. New perspectives of curcumin in cancer prevention. *Cancer Prev Res* (Phila). 2013;6(5):387–400.
14. Nagabhushan M, Amonkar AJ, Bhide SV. In vitro antimutagenicity of curcumin against environmental mutagens. *Food Chem Toxicol*. 1987;25(7):545–7.
15. Polasa K, Raghuram TC, Krishna TP, Krishnaswamy K. Effect of turmeric on urinary mutagens in smokers. *Mutagenesis*. 1992;7(2):107–9.
16. Ravindran J, Prasad S, Aggarwal BB. Curcumin and cancer cells: how many ways can curry kill tumor cells selectively? *AAPS J*. 2009;11(3):495–510.
17. Wu SH, Hang LW, Yang JS 等人，Curcumin induces apoptosis in human non-small cell lung cancer NCI-H460 cells through ER stress and caspase cascade- and mitochondria-dependent pathways. *Anticancer Res*. 2010;30(6):2125–33.
18. Su CC, Lin JG, Li TM 等人，Curcumin- induced apoptosis of human colon cancer colo 205 cells through the production of ROS, Ca2+ and the activation of caspase-3. *Anticancer Res*. 2006; 26(6B):4379–89.
19. Ravindran J, Prasad S, Aggarwal BB. Curcumin and cancer cells: how many ways can curry kill tumor cells selectively? *AAPS J*. 2009;11(3):495–510.
20. Ravindran J, Prasad S, Aggarwal BB. Curcumin and cancer cells: how many ways can curry kill tumor cells selectively? *AAPS J*. 2009;11(3):495–510.
21. Pallis AG, Syrigos KN. Lung cancer in never smokers: disease characteristics and risk factors. *Crit Rev Oncol Hematol*. 2013;88(3):494–503.
22. Chiang TA, Wu PF, Wang LF, Lee H, Lee CH, Ko YC. Mutagenicity and polycyclic aromatic hydrocarbon content of fumes from heated cooking oils produced in Taiwan. *Mutat Res*. 1997; 381(2):157–61.
23. Katragadda HR, Fullana A, Sidhu S, Carbonell-Barrachina AA. Emissions of volatile aldehydes from heated cooking oils. *Food Chem*. 2010;120(1):59–65.
24. Jin ZY, Wu M, Han RQ 等人，Household ventilation may reduce effects of indoor air pollutants for prevention of lung cancer: a case-control study in a Chinese population. *PLoS ONE*. 2014;9(7):e102685.
25. Seow A, Poh WT, Teh M 等人，Fumes from meat cooking and lung cancer risk in Chinese women. *Cancer Epidemiol Biomarkers Prev*. 2000;9(11):1215–21.
26. Jedrychowski W, Perera FP, Tang D 等人，Impact of barbecued meat consumed in pregnancy on birth outcomes

accounting for personal prenatal exposure to airborne polycyclic aromatic hydrocarbons: birth cohort study in Poland. *Nutrition*. 2012;28(4):372–7.
27. Perera FP, Li Z, Whyatt R 等人，Prenatal airborne polycyclic aromatic hydrocarbon exposure and child IQ at age 5 years. *Pediatrics*. 2009;124(2):e195–202.
28. Chen JW, Wang SL, Hsieh DP, Yang HH, Lee HL. Carcinogenic potencies of polycyclic aromatic hydrocarbons for back-door neighbors of restaurants with cooking emissions. *Sci Total Environ*. 2012;417–418:68–75.
29. Yang SC, Jenq SN, Kang ZC, Lee H. Identification of benzo[a]pyrene 7,8-diol 9,10-epoxide N2- deoxyguanosine in human lung adenocarcinoma cells exposed to cooking oil fumes from frying fish under domestic conditions. *Chem Res Toxicol*. 2000;13(10):1046–50.
30. Chen JW, Wang SL, Hsieh DP, Yang HH, Lee HL. Carcinogenic potencies of polycyclic aromatic hydrocarbons for back-door neighbors of restaurants with cooking emissions. *Sci Total Environ*. 2012 Feb 15;417–418:68–75.
31. Lijinsky W. N-Nitroso compounds in the diet. *Mutat Res*. 1999 Jul 15;443(1–2):129–38.
32. Thiébaud HP, Knize MG, Kuzmicky PA, Hsieh DP, Felton JS. Airborne mutagens produced by frying beef, pork and a soy-based food. *Food Chem Toxicol*. 1995;33(10):821–8.
33. 同上
34. Mitsakou C, Housiadas C, Eleftheriadis K, Vratolis S, Helmis C, Asimakopoulos D. Lung deposition of fine and ultrafine particles outdoors and indoors during a cooking event and a no activity period. *Indoor Air*. 2007;17(2):143–52.
35. 全美國慢性阻塞性肺病統計，慢性阻塞性肺病（COPD）基金會網址 http://www.copdfoundation.org/What-is-COPD/COPD-Facts/Statistics.aspx. 2015. Accessed February 14, 2015.
36. Tabak C, Smit HA, Räsänen L 等人，Dietary factors and pulmonary function: a cross sectional study in middle aged men from three Euro pean countries. *Thorax*. 1999;54(11):1021–6.
37. Walda IC, Tabak C, Smit HA 等人，Diet and 20-year chronic obstructive pulmonary disease mortality in middle-aged men from three Euro pean countries. *Eur J Clin Nutr*. 2002;56(7):638–43.
38. Varraso R, Jiang R, Barr RG, Willett WC, Camargo CA, Jr. Prospective study of cured meats consumption and risk of chronic obstructive pulmonary disease in men. *Am J Epidemiol*. 2007 Dec 15;166(12):1438–45.
39. Jiang R, Paik DC, Hankinson JL, Barr RG. Cured meat consumption, lung function, and chronic obstructive pulmonary disease among United States adults. *Am J Respir Crit Care Med*. 2007 Apr 15;175(8):798–804.
40. Jiang R, Camargo CA, Varraso R, Paik DC, Willett WC, Barr RG. Consumption of cured meats and prospective risk of chronic obstructive pulmonary disease in women. *Am J Clin Nutr*. 2008; 87(4):1002–8.
41. Keranis E, Makris D, Rodopoulou P 等人，Impact of dietary shift to higher-antioxidant foods in COPD: a randomised trial. *Eur Respir J*. 2010;36(4):774–80.
42. Warner JO. Worldwide variations in the prevalence of atopic symptoms: what does it all mean? *Thorax*. 1999;54 Suppl 2:S46–51.
43. 何謂氣喘？美國國家心肺與血液研究所 http://www.nhlbi.nih.gov/health/health-topics/topics/asthma/. August 4, 2014. Accessed February 14, 2015.
44. Warner JO. Worldwide variations in the prevalence of atopic symptoms: what does it all mean? *Thorax*. 1999;54 Suppl 2:S46–51.
45. Aït-Khaled N, Pearce N, Anderson HR 等人，Global map of the prevalence of symptoms of rhinoconjunctivitis in children: The International Study of Asthma and Allergies in Childhood (ISAAC) Phase Three. *Allergy*. 2009;64(1):123–48.
46. Asher MI, Stewart AW, Mallol J 等人，Which population level environmental factors are associated with asthma, rhinoconjunctivitis and eczema? Review of the ecological analyses of ISAAC Phase One. *Respir Res*. 2010;11:8.
47. Ellwood P, Asher MI, Björkstén B, Burr M, Pearce N, Robertson CF. Diet and asthma, allergic rhinoconjunctivitis and atopic eczema symptom prevalence: an ecological analysis of the International Study of Asthma and Allergies in Childhood (ISAAC) data. ISAAC Phase One Study Group. *Eur Respir J*. 2001;17(3):436–43.
48. Protudjer JL, Sevenhuysen GP, Ramsey CD, Kozyrskyj AL, Becker AB. Low vegetable intake is associated with allergic asthma and moderate-to-severe airway hyperresponsiveness. *Pediatr Pulmonol*. 2012;47(12):1159–69.

49. Bime C, Wei CY, Holbrook J, Smith LJ, Wise RA. Association of dietary soy genistein intake with lung function and asthma control: a post- hoc analysis of patients enrolled in a prospective multicentre clinical trial. *Prim Care Respir J.* 2012;21(4):398–404.
50. Agrawal S, Pearce N, Ebrahim S. Prevalence and risk factors for self- reported asthma in an adult Indian population: a cross-sectional survey. *Int J Tuberc Lung Dis.* 2013 17(2):275–82.
51. Tsai HJ, Tsai AC. The association of diet with respiratory symptoms and asthma in schoolchildren in Taipei, Taiwan. *J Asthma.* 2007;44(8):599–603.
52. Yusoff NA, Hampton SM, Dickerson JW, Morgan JB. The effects of exclusion of dietary egg and milk in the management of asthmatic children: a pilot study. *J R Soc Promot Health.* 2004; 124(2):74–80.
53. Wood LG, Garg ML, Blake RJ, Garcia-Caraballo S, Gibson PG. Airway and circulating levels of carotenoids in asthma and healthy controls. *J Am Coll Nutr.* 2005;24(6):448–55.
54. Miller ER, Appel LJ, Risby TH. Effect of dietary patterns on measures of lipid peroxidation: results from a randomized clinical trial. *Circulation.* 1998;98(22):2390–5.
55. Wood LG, Garg ML, Smart JM, Scott HA, Barker D, Gibson PG. Manipulating antioxidant intake in asthma: a randomized controlled trial. *Am J Clin Nutr.* 2012;96(3):534–43.
56. 同上
57. Patel S, Murray CS, Woodcock A, Simpson A, Custovic A. Dietary antioxidant intake, allergic sensitization and allergic diseases in young children. *Allergy.* 2009;64(12):1766–72.
58. Troisi RJ, Willett WC, Weiss ST, Trichopoulos D, Rosner B, Speizer FE. A prospective study of diet and adult-onset asthma. *Am J Respir Crit Care Med.* 1995;151(5):1401–8.
59. Wood LG, Garg ML, Smart JM, Scott HA, Barker D, Gibson PG. Manipulating antioxidant intake in asthma: a randomized controlled trial. *Am J Clin Nutr.* 2012;96(3):534–43.
60. Lindahl O, Lindwall L, Spångberg A, Stenram A, Ockerman PA. Vegan regimen with reduced medication in the treatment of bronchial asthma. *J Asthma.* 1985;22(1):45–55.
61. 同上
62. 同上

第3章　如何不死於腦部疾病

1. Mozaffarian D, Benjamin EJ, Go AS 等人，Heart disease and stroke statistics—2015 update: a report from the American Heart Association. *Circulation.* 2015;131(4):e29–322.
2. 美國疾病控制與預防中心，2016 年全國生命統計報告 64(2).
3. Mozaffarian D, Benjamin EJ, Go AS 等人，Heart disease and stroke statistics—2015 update: a report from the American Heart Association. *Circulation.* 2015;131(4):e29–322.
4. Grau-Olivares M, Arboix A. Mild cognitive impairment in stroke patients with ischemic cerebral small-vessel disease: a forerunner of vascular dementia? *Expert Rev Neurother.* 2009; 9(8):1201–17.
5. Aune D, Chan DS, Lau R 等人，Dietary fibre, whole grains, and risk of colorectal cancer: systematic review and dose-response meta-analysis of prospective studies. *BMJ.* 2011;343:d6617.
6. Aune D, Chan DS, Greenwood DC 等人，Dietary fiber and breast cancer risk: a systematic review and meta-analysis of prospective studies. *Ann Oncol.* 2012;23(6):1394–402.
7. Yao B, Fang H, Xu W. 等人，Dietary fiber intake and risk of type 2 diabetes: a dose- response analysis of prospective studies. *Eur J Epidemiol.* 2014;29(2):79–88.
8. Threapleton DE, Greenwood DC, Evans CE 等人，Dietary fibre intake and risk of cardiovascular disease: systematic review and meta-analysis. *BMJ.* 2013;347:f6879.
9. Maskarinec G, Takata Y, Pagano I 等人，Trends and dietary determinants of overweight and obesity in a multiethnic population. *Obesity* (Silver Spring). 2006;14(4):717–26.
10. Kim Y, Je Y. Dietary fiber intake and total mortality: a meta-analysis of prospective cohort studies. *Am J Epidemiol.* 2014;180(6):565–73.

11. Threapleton DE, Greenwood DC, Evans CE 等人，Dietary fiber intake and risk of first stroke: a systematic review and meta-analysis. *Stroke.* 2013;44(5):1360–8.
12. Clemens R, Kranz S, Mobley AR 等人，Filling America's fiber intake gap: summary of a roundtable to probe realistic solutions with a focus on grain-based foods. *J Nutr.* 2012;142(7):1390S –401S.
13. 同註釋 11
14. Whitehead A, Beck EJ, Tosh S, Wolever TM. Cholesterol- lowering effects of oat β- glucan: a meta-analysis of randomized controlled trials. *Am J Clin Nutr.* 2014;100(6):1413–21.
15. Silva FM, Kramer CK, De Almeida JC, Steemburgo T, Gross JL, Azevedo MJ. Fiber intake and glycemic control in patients with type 2 diabetes mellitus: a systematic review with metaanalysis of randomized controlled trials. *Nutr Rev.* 2013;71(12):790–801.
16. Streppel MT, Arends LR, van 't Veer P, Grobbee DE, Geleijnse JM. Dietary fiber and blood pressure: a meta- analysis of randomized placebo-controlled trials. *Arch Intern Med.* 2005; 165(2):150–6.
17. 同註釋 2.
18. van de Laar RJ, Stehouwer CDA, van Bussel BCT 等人，Lower lifetime dietary fiber intake is associated with carotid artery stiffness: the Amsterdam Growth and Health Longitudinal Study. *Am J Clin Nutr.* 2012;96(1):14–23.
19. 同上
20. Casiglia E, Tikhonoff V, Caffi S 等人，High dietary fi ber intake prevents stroke at a population level. *Clin Nutr.* 2013;32(5):811–8.
21. Tikhonoff V, Palatini P, Casiglia E. Letter by Tikhonoff et al regarding article, "Dietary fiber intake and risk of first stroke: a systematic review and meta-analysis," *Stroke.* 2013;44(9): e109.
22. Threapleton DE, Greenwood DC, Burley VJ. Response to letter regarding article, "Dietary fi ber intake and risk of first stroke: a systematic review and meta-analysis," *Stroke.* 2013; 44(9):e110.
23. Eaton SB, Konner M. Paleolithic nutrition. A consideration of its nature and current implications. *N Engl J Med.* 1985;312(5):283–9.
24. Cogswell ME, Zhang Z, Carriquiry AL 等人，Sodium and potassium intakes among US adults: NHANES 2003–2008. *Am J Clin Nutr.* 2012;96(3):647–57.
25. 同上
26. D'Elia L, Barba G, Cappuccio FP 等人，Potassium intake, stroke, and cardiovascular disease a meta-analysis of prospective studies. *J Am Coll Cardiol.* 2011;57(10):1210–9.
27. 美國農業部國家營養標準參考資料庫 http://ndb.nal.usda.gov/ndb/nutrients/index?fg=&nutrient1=306&nutrient2=&nutrient3=&subset=0&sort=c&totCount=0&offset=0&measureby=g. 2011. Accessed April 1, 2015.
28. 美國農業部 2005 年美國人飲食指南附錄 B-1「鉀的食物來源」http://www.health.gov/dietaryguidelines/dga2005/ document/html/appendixb.htm. July 9, 2008. Accessed May 1, 2015.
29. Hu D, Huang J, Wang Y, Zhang D, Qu Y. Fruits and vegetables consumption and risk of stroke: a meta-analysis of prospective cohort studies. *Stroke.* 2014;45(6):1613–9.
30. Morand C, Dubray C, Milenkovic D 等人，Hesperidin contributes to the vascular protective effects of orange juice: a randomized crossover study in healthy volunteers. *Am J Clin Nutr.* 2011;93(1):73–80.
31. Takumi H, Nakamura H, Simizu T 等人，Bioavailability of orally administered waterdispersible hesperetin and its effect on peripheral vasodilatation in human subjects: implication of endothelial functions of plasma conjugated metabolites. *Food Funct.* 2012;3(4):389–98.
32. Patyar S, Patyar RR. Correlation between sleep duration and risk of stroke. *J Stroke Cerebrovasc Dis.* 2015;24(5):905–11.
33. Ikehara S, Iso H, Date C 等人，JACC Study Group. Association of sleep duration with mortality from cardiovascular disease and other causes for Japanese men and women: the JACC study. *Sleep.* 2009;32(3):295–301.
34. Fang J, Wheaton AG, Ayala C. Sleep duration and history of stroke among adults from the USA. *J Sleep Res.* 2014;23(5):531–7.
35. von Ruesten A, Weikert C, Fietze I 等人，Association of sleep duration with chronic diseases in the Euro pean Prospective Investigation into Cancer and Nutrition (EPIC)-Potsdam study. *PLoS ONE.* 2012;7(1):e30972.

36. Pan A, De Silva DA, Yuan JM 等人，Sleep duration and risk of stroke mortality among Chinese adults: Singapore Chinese health study. *Stroke*. 2014;45(6):1620–5.
37. Leng Y, Cappuccio FP, Wainwright NW 等人，Sleep duration and risk of fatal and nonfatal stroke: a prospective study and meta-analysis. *Neurology*. 2015;84(11):1072–9.
38. Sansevero TB. *The Profit Machine*. Madrid: Cultiva Libros. 2009;59.
39. Harman D. The biologic clock: the mitochondria? *J Am Geriatr Soc*. 1972;20(4):145–7.
40. Chance B, Sies H, Boveris A. Hydroperoxide metabolism in mammalian organs. *Physiol Rev*. 1979;59(3):527–605.
41. Emerit I. Reactive oxygen species, chromosome mutation, and cancer: possible role of clastogenic factors in carcinogenesis. *Free Radic Biol Med*. 1994;16(1):99–109.
42. Rautiainen S, Larsson S, Virtamo J 等人，Total antioxidant capacity of diet and risk of stroke: a population-based prospective cohort of women. *Stroke*. 2012;43(2):335–40.
43. Del Rio D, Agnoli C, Pellegrini N 等人，Total antioxidant capacity of the diet is associated with lower risk of ischemic stroke in a large Italian cohort. *J Nutr*. 2011;141(1):118–23.
44. Satia JA, Littman A, Slatore CG, Galanko JA, White E. Long- term use of beta-carotene, retinol, lycopene, and lutein supplements and lung cancer risk: results from the VITamins And Lifestyle (VITAL) study. *Am J Epidemiol*. 2009;169(7):815–28.
45. Hankey GJ. Vitamin supplementation and stroke prevention. *Stroke*. 2012;43(10):2814–8.
46. Carlsen MH, Halvorsen BL, Holte K 等人，The total antioxidant content of more than 3100 foods, beverages, spices, herbs and supplements used worldwide. *Nutr J*. 2010 Jan 22;9:3.
47. Yang M, Chung SJ, Chung CE 等人，Estimation of total antioxidant capacity from diet and supplements in US adults. *Br J Nutr*. 2011;106(2):254–63.
48. Carlsen MH, Halvorsen BL, Holte K 等人，The total antioxidant content of more than 3100 foods, beverages, spices, herbs and supplements used worldwide. *Nutr J*. 2010 Jan 22;9:3.
49. Bastin S, Henken K. Water Content of Fruits and Vegetables. ENRI-129. University of Kentucky College of Agriculture Cooperative Extension Ser vice. http://www2.ca.uky.edu/enri/pubs/enri129 . pdf. December 1997. Accessed March 3, 2015.
50. 同註釋 48
51. 同上
52. Kelly PJ, Morrow JD, Ning M 等人，Oxidative stress and matrix metalloproteinase-9 in acute ischemic stroke: the Biomarker Evaluation for Antioxidant Therapies in Stroke (BEAT-Stroke) study. *Stroke*. 2008;39(1):100–4.
53. Lilamand M, Kelaiditi E, Guyonnet S 等人，Flavonoids and arterial stiffness: promising perspectives. *Nutr Metab Cardiovasc Dis*. 2014;24(7):698–704.
54. Santhakumar AB, Bulmer AC, Singh I. A review of the mechanisms and effectiveness of dietary polyphenols in reducing oxidative stress and thrombotic risk. *J Hum Nutr Diet*. 2014;27(1):1–21.
55. Stoclet JC, Chataigneau T, Ndiaye M 等人，Vascular protection by dietary polyphenols. *Eur J Pharmacol*. 2004;500 (1–3):299–313.
56. Moylan S, Berk M, Dean OM 等人，Oxidative & nitrosative stress in depression: why so much stress?. *Neurosci Biobehav Rev*. 2014;45:46–62.
57. Watzl B. Anti- inflammatory effects of plant-based foods and of their constituents. *Int J Vitam Nutr Res*. 2008;78(6):293–8.
58. Franzini L, Ardigi D, Valtueña S 等人，Food selection based on high total antioxidant capacity improves endothelial function in a low cardiovascular risk population. *Nutr Metab Cardiovasc Dis*. 2012;22(1):50–7.
59. 阿茲海默症協會簡報 http://www.alz.org/documents_custom/2013_facts_figures_fact_sheet . pdf. March 2013. Accessed April 3, 2015.
60. de la Torre JC. A turning point for Alzheimer's disease? *Biofactors*. 2012;38(2):78–83.
61. de la Torre JC. Alzheimer's disease is incurable but preventable. *J Alzheimers Dis*. 2010; 20(3):861–70.
62. Barnes DE, Yaffe K. The projected effect of risk factor reduction on Alzheimer's disease prevalence. *Lancet Neurol*. 2011;10(9):819–28.

63. Singh-Manoux A, Kivimaki M, Glymour MM 等人，Timing of onset of cognitive decline: results from Whitehall II prospective cohort study. *BMJ*. 2012;344:d7622.
64. Roher AE, Tyas SL, Maarouf CL 等人，Intracranial atherosclerosis as a contributing factor to Alzheimer's disease dementia. *Alzheimers Dement*. 2011;7(4):436–44.
65. Barnard ND, Bush AI, Ceccarelli A 等人，Dietary and lifestyle guidelines for the prevention of Alzheimer's disease. *Neurobiol Aging*. 2014;35 Suppl 2:S74–8.
66. Ramirez-Bermudez J. Alzheimer's disease: critical notes on the history of a medical concept. *Arch Med Res*. 2012;43(8):595–9.
67. Alzheimer A, Stelzmann RA, Schnitzlein HN, Murtagh FR. An English translation of Alzheimer's 1907 paper, "Uber eine eigenartige Erkankung der Hirnrinde." *Clin Anat*. 1995; 8(6):429–31.
68. Kovacic JC, Fuster V. Atherosclerotic risk factors, vascular cognitive impairment, and Alzheimer disease. *Mt Sinai J Med*. 2012;79:664–73.
69. Cardiogenic Dementia. *Lancet*. 1977;1(8001):27–8.
70. Roher AE, Tyas SL, Maarouf CL 等人，Intracranial atherosclerosis as a contributing factor to Alzheimer's disease dementia. *Alzheimers Dement*. 2011;7(4):436–44.
71. 同上
72. Yarchoan M, Xie SX, Kling MA 等人，Cerebrovascular atherosclerosis correlates with Alzheimer pathology in neurodegenerative dementias. *Brain*. 2012;135(Pt 12):3749–56.
73. Honig LS, Kukull W, Mayeux R. Atherosclerosis and AD: analysis of data from the US National Alzheimer's Coordinating Center. *Neurology*. 2005;64(3):494–500.
74. de la Torre JC. Vascular risk factors: a ticking time bomb to Alzheimer's disease. *Am J Alzheimers Dis Other Demen*. 2013;28(6):551–9.
75. Roher AE, Tyas SL, Maarouf CL 等人，Intracranial atherosclerosis as a contributing factor to Alzheimer's disease dementia. *Alzheimers Dement*. 2011;7(4):436–44.
76. de la Torre JC. Vascular basis of Alzheimer's pathogenesis. *Ann N Y Acad Sci*. 2002;977:196–215.
77. Zhu J, Wang Y, Li J, 等人，Intracranial artery stenosis and progression from mild cognitive impairment to Alzheimer disease. *Neurology*. 2014;82(10):842–9.
78. Deschaintre Y, Richard F, Leys D, Pasquier F. Treatment of vascular risk factors is associated with slower decline in Alzheimer disease. *Neurology*. 2009;73(9):674–80.
79. Mizuno T, Nakata M, Naiki H 等人，Cholesterol-dependent generation of a seeding amyloid beta-protein in cell culture. *J Biol Chem*. 1999;274(21):15110–4.
80. Trumbo PR, Shimakawa T. Tolerable upper intake levels for trans fat, saturated fat, and cholesterol. *Nutr Rev*. 2011;69(5):270–8.
81. Benjamin MM, Roberts WC. Facts and principles learned at the 39th Annual Williamsburg Conference on Heart Disease. *Proc* (Bayl Univ Med Cent). 2013;26(2):124–36.
82. Corsinovi L, Biasi F, Poli G 等人，Dietary lipids and their oxidized products in Alzheimer's disease. *Mol Nutr Food Res*. 2011;55 Suppl 2:S161–72.
83. Harris JR, Milton NGN. Cholesterol in Alzheimer's disease and other amyloidogenic disorders. *Subcell Biochem*. 2010;51:47–75.
84. Puglielli L, Tanzi RE, Kovacs DM. Alzheimer's disease: the cholesterol connection. *Nat Neurosci*. 2003;6(4):345–51.
85. 同註釋 83
86. Reed B, Villeneuve S, Mack W 等人，Associations between serum cholesterol levels and cerebral amyloidosis. *JAMA Neurol*. 2014;71(2):195–200.
87. 美國食品藥物管理局：Important safety label changes to cholesterol- lowering statin drugs. Silver Spring, MD: US Department of Health and Human Services; 2012. http://www.fda.gov /Drugs/DrugSafety/ucm293101.htm. July 7, 2012. Accessed April 2, 2015.
88. Rojas-Fernandez CH, Cameron JC. Is statin-associated cognitive impairment clinically relevant? A narrative review and clinical recommendations. *Ann Pharmacother*. 2012;46(4): 549–57.

89. Grant WB. Dietary links to Alzheimer's disease. *Alzheimer Dis Rev.* 1997;2:42–55.
90. Chandra V, Pandav R, Dodge HH 等人，Incidence of Alzheimer's disease in a rural community in India: the Indo-US study. *Neurology.* 2001;57(6):985–9.
91. White L, Petrovitch H, Ross GW 等人，Prevalence of dementia in older Japanese-American men in Hawaii: The Honolulu-Asia aging study. *JAMA.* 1996;276(12):955–60.
92. 同註釋 89
93. Grant WB. Trends in diet and Alzheimer's disease during the nutrition transition in Japan and developing countries. *J Alzheimers Dis.* 2014;38(3):611–20.
94. Chan KY, Wang W, Wu JJ 等人，Epidemiology of Alzheimer's disease and other forms of dementia in China, 1990–2010: A systematic review and analysis. *Lancet.* 2013;381(9882): 2016–23.
95. 同註釋 93
96. Chandra V, Ganguli M, Pandav R 等人，Prevalence of Alzheimer's disease and other dementias in rural India: the Indo-US study. *Neurology.* 1998;51(4):1000–8.
97. Shetty PS. Nutrition transition in India. *Public Health Nutr.* 2002;5(1A):175–82.
98. Giem P, Beeson WL, Fraser GE. The incidence of dementia and intake of animal products: preliminary findings from the Adventist Health Study. *Neuroepidemiology.* 1993;12(1):28–36.
99. Roses AD, Saunders AM. APOE is a major susceptibility gene for Alzheimer's disease. *Curr Opin Biotechnol.* 1994;5(6):663–7.
100. Puglielli L, Tanzi RE, Kovacs DM. Alzheimer's disease: the cholesterol connection. *Nat Neurosci.* 2003;6(4):345–51.
101. Chen X, Hui L, Soliman ML, Geiger JD. Altered cholesterol intracellular trafficking and the development of pathological hallmarks of sporadic AD. *J Parkinsons Dis Alzheimers Dis.* 2014;1(1).
102. Sepehrnia B, Kamboh MI, Adams-Campbell LL 等人，Gene tic studies of human apolipoproteins.X. The effect of the apolipoprotein E polymorphism on quantitative levels of lipoproteins in Nigerian blacks. *Am J Hum Genet.* 1989;45(4):586–91.
103. 同註釋 89
104. 同註釋 102
105. Hendrie HC, Murrell J, Gao S, Unverzagt FW, Ogunniyi A, Hall KS. International studies in dementia with particular emphasis on populations of African origin. *Alzheimer Dis Assoc Disord.* 2006;20(3 Suppl 2):S42–6.
106. Kivipelto M, Helkala EL, Laakso MP, et al. Apolipoprotein E epsilon4 allele, elevated midlife total cholesterol level, and high midlife systolic blood pressure are in de pen dent risk factors for late-life Alzheimer disease. *Ann Intern Med.* 2002;137(3):149–55.
107. Kivipelto M, Helkala EL, Laakso MP 等人，Apolipoprotein E epsilon4 allele, elevated midlife total cholesterol level, and high midlife systolic blood pressure are in de pen dent risk factors for late-life Alzheimer disease. *Ann Intern Med.* 2002;137(3):149–55.
108. Jost BC, Grossberg GT. The natural history of Alzheimer's disease: a brain bank study. *J Am Geriatr Soc.* 1995;43(11):1248–55.
109. Del Tredici K, Braak H. Neurofibrillary changes of the Alzheimer type in very el derly individuals: neither inevitable nor benign: Commentary on 'No disease in the brain of a 115-year-old woman.' *Neurobiol Aging.* 2008;29(8):1133–6.
110. Barnard ND, Bush AI, Ceccarelli A 等人，Dietary and lifestyle guidelines for the prevention of Alzheimer's disease. *Neurobiol Aging.* 2014;35 Suppl 2:S74–8.
111. Lourida I, Soni M, Thompson-Coon J 等人，Mediterranean diet, cognitive function, and dementia: a systematic review. *Epidemiology.* 2013;24(4):479–89.
112. Roberts RO, Geda YE, Cerhan JR 等人，Vegetables, unsaturated fats, moderate alcohol intake, and mild cognitive impairment. *Dementia and Geriatric Cognitive Disorders.* 2010;29(5):413–23.
113. Okereke OI, Rosner BA, Kim DH 等人，Dietary fat types and 4-year cognitive change in community-dwelling older women. *Ann Neurol.* 2012;72(1):124–34.
114. Parletta N, Milte CM, Meyer BJ. Nutritional modulation of cognitive function and mental health. *J Nutr Biochem.*

2013;24(5):725–43.
115. Essa MM, Vijayan RK, Castellano-Gonzalez G, Memon MA, Braidy N, Guillemin GJ. Neuroprotective effect of natural products against Alzheimer's disease. *Neurochem Res*. 2012; 37(9):1829–42.
116. Shukitt-Hale B. Blueberries and neuronal aging. *Gerontology*. 2012;58(6):518–23.
117. Cherniack EP. A berry thought-provoking idea: the potential role of plant polyphenols in the treatment of age-related cognitive disorders. *Br J Nutr*. 2012;108(5):794–800.
118. Johnson EJ. A possible role for lutein and zeaxanthin in cognitive function in the elderly. *Am J Clin Nutr*. 2012;96(5):1161S–5S.
119. Krikorian R, Shidler MD, Nash TA 等人，Blueberry supplementation improves memory in older adults. *J Agric Food Chem*. 2010;58(7):3996–4000.
120. Devore EE, Kang JH, Breteler MMB 等人，Dietary intakes of berries and flavonoids in relation to cognitive decline. *Ann Neurol*. 2012;72(1):135–43.
121. Dai Q, Borenstein AR, Wu Y 等人，Fruit and vegetable juices and Alzheimer's disease: the Kame Project. *Am J Med*. 2006;119(9):751–9.
122. Krikorian R, Nash TA, Shidler MD, Shukitt-Hale B, Joseph JA. Concord grape juice supplementation improves memory function in older adults with mild cognitive impairment. *Br J Nutr*. 2010;103(5):730–4.
123. Nurk E, Refsum H, Drevon CA 等人，Cognitive performance among the el derly in relation to the intake of plant foods. The Hordaland Health Study. *Br J Nutr*. 2010;104(8):1190–201.
124. Mullen W, Marks SC, Crozier A. Evaluation of phenolic compounds in commercial fruit juices and fruit drinks. *J Agric Food Chem*. 2007;55(8):3148–57.
125. Tarozzi A, Morroni F, Merlicco A 等人，Neuroprotective effects of cyanidin 3-O-glucopyranoside on amyloid beta (25–35) oligomer- induced toxicity. *Neurosci Lett*. 2010;473(2):72–6.
126. Hattori M, Sugino E, Minoura K 等人，Different inhibitory response of cyanidin and methylene blue for filament formation of tau microtubule-binding domain. *Biochem Biophys Res Commun*. 2008;374(1):158–63.
127. Mandel SA, Weinreb O, Amit T, Youdim MB. Molecular mechanisms of the neuroprotective/neurorescue action of multi- target green tea polyphenols. *Front Biosci* (Schol Ed). 2012; 4:581–98.
128. Ward RJ, Zucca FA, Duyn JH, Crichton RR, Zecca L. The role of iron in brain ageing and neurodegenerative disorders. *Lancet Neurol*. 2014;13(10):1045–60.
129. Hishikawa N, Takahashi Y, Amakusa Y 等人，Effects of turmeric on Alzheimer's disease with behavioral and psychological symptoms of dementia. *Ayu*. 2012;33(4):499–504.
130. Akhondzadeh S, Sabet MS, Harirchian MH 等人，Saffron in the treatment of patients with mild to moderate Alzheimer's disease: a 16-week, randomized and placebo-controlled trial. *J Clin Pharm Ther*. 2010;35(5):581–8.
131. Akhondzadeh S, Shafiee Sabet M, Harirchian MH, 等人，A 22-week, multicenter, randomized, double-blind controlled trial of Crocus sativus in the treatment of mild- to- moderate Alzheimer's disease. *Psychopharmacology* (Berl). 2010;207(4):637–43.
132. Hyde C, Peters J, Bond M 等人，Evolution of the evidence on the effectiveness and cost-effectiveness of acetylcholinesterase inhibitors and memantine for Alzheimer's disease: systematic review and economic model. *Age Ageing*. 2013;42(1):14–20.
133. 美國食品藥物管理局 ARICEPT® (Donepezil Hydrochloride Tablets) package insert. http:// www.fda.gov/downloads/Drugs/GuidanceComplianceRegulatoryInformation/Surveillance/ DrugMarketingAdvertisingandCommunications/UCM368444 . pdf. Accessed April 2, 2015.
134. Toledo C, Saltsman K. Genetics by the Numbers. Inside Life Science, Bethesda, MD: National Institute of General Medical Sciences. http://publications.nigms.nih.gov/insidelifescience/genetics-numbers.html. June 11, 2012. Accessed March 3, 2015.
135. Mostoslavsky R, Esteller M, Vaquero A. At the crossroad of lifespan, calorie restriction, chromatin and disease: meeting on sirtuins. *Cell Cycle*. 2010;9(10):1907–12.
136. Julien C, Tremblay C, Emond V 等人，Sirtuin 1 reduction parallels the accumulation of tau in Alzheimer disease. *J Neuropathol Exp Neurol*. 2009;68(1):48–58.

137. Cai W, Uribarri J, Zhu L 等人，Oral glycotoxins are a modifiable cause of dementia and the metabolic syndrome in mice and humans. *Proc Natl Acad Sci USA*. 2014;111(13):4940–5.
138. 同上
139. Rahmadi A, Steiner N, Münch G. Advanced glycation endproducts as gerontotoxins and biomarkers for carbonyl-based degenerative processes in Alzheimer's disease. *Clin Chem Lab Med*. 2011;49(3):385–91.
140. Semba RD, Nicklett EJ, Ferrucci L. Does accumulation of advanced glycation end products contribute to the aging phenotype? *J Gerontol A Biol Sci Med Sci*. 2010;65(9):963–75.
141. Srikanth V, Westcott B, Forbes J 等人，Methylglyoxal, cognitive function and cerebral atrophy in older people. *J Gerontol A Biol Sci Med Sci*. 2013;68(1):68–73.
142. 同註釋 137
143. Beeri MS, Moshier E, Schmeidler J 等人，Serum concentration of an inflammatory glycotoxin, methylglyoxal, is associated with increased cognitive decline in el derly individuals. *Mech Ageing Dev*. 2011;132(11–12):583–7.
144. Yaffe K, Lindquist K, Schwartz AV 等人，Advanced glycation end product level, diabetes, and accelerated cognitive aging. *Neurology*. 2011;77(14):1351–6.
145. Angeloni C, Zambonin L, Hrelia S. Role of methylglyoxal in Alzheimer's disease. *Biomed Res Int*. 2014;2014:238485.
146. Vlassara H, Cai W, Goodman S 等人，Protection against loss of innate defenses in adulthood by low advanced glycation end products (AGE) intake: role of the antiinflammatory AGE receptor-1. *J Clin Endocrinol Metab*. 2009;94(11):4483–91.
147. Cerami C, Founds H, Nicholl I 等人，Tobacco smoke is a source of toxic reactive glycation products. *Proc Natl Acad Sci USA*. 1997;94(25):13915–20.
148. Uribarri J, Cai W, Sandu O, Peppa M, Goldberg T, Vlassara H. Diet-derived advanced glycation end products are major contributors to the body's AGE pool and induce inflammation in healthy subjects. *Ann N Y Acad Sci*. 2005;1043:461–6.
149. 同上
150. Uribarri J, Woodruff S, Goodman S 等人，Advanced glycation end products in foods and a practical guide to their reduction in the diet. *J Am Diet Assoc*. 2010;110(6):911–6.e12.
151. 同上
152. 同上
153. Cai W, Uribarri J, Zhu L 等人，Oral glycotoxins are a modifiable cause of dementia and the metabolic syndrome in mice and humans. *Proc Natl Acad Sci USA*. 2014;111(13):4940–5.
154. Baker LD, Frank LL, Foster-Schubert K 等人，Effects of aerobic exercise on mild cognitive impairment: a controlled trial. *Arch Neurol*. 2010;67(1):71–9.
155. 同上
156. Erickson KI, Voss MW, Prakash RS 等人，Exercise training increases size of hippocampus and improves memory. *Proc Natl Acad Sci USA*. 2011;108(7):3017–22.
157. ten Brinke LF, Bolandzadeh N, Nagamatsu LS 等人，Aerobic exercise increases hippocampal volume in older women with probable mild cognitive impairment: a 6-month randomised controlled trial. *Br J Sports Med*. 2015;49(4):248–54.

第 4 章　如何不死於消化道癌

1. Liu PH, Wang JD, Keating NL. Expected years of life lost for six potentially preventable cancers in the United States. *Prev Med*. 2013;56(5):309–13.
2. Bertram JS, Kolonel LN, Meyskens FL. Rationale and strategies for chemoprevention of cancer in humans. *Cancer Res*. 1987;47(11):3012–31.
3. Hasleton PS. The internal surface area of the adult human lung. *J Anat*. 1972;112(Pt 3):391–400.
4. Macdonald TT, Monteleone G. Immunity, inflammation, and allergy in the gut. *Science*. 2005;307(5717):1920–5.
5. 「關於結腸直腸癌的主要統計數字」，美國癌症協會網址 http://www.cancer.org/cancer/colonandrectumcan-

cer/detailedguide/colorectal-cancer-key -statistics. Accessed March 3, 2015.
6. 「關於胰臟癌的主要統計數字」，美國癌症協會網址 http:// www.cancer.org/cancer/pancreaticcancer/detailedguide /pancreatic-cancer-key- statistics. Accessed March 3, 2015.
7. 美國癌症協會 2014 年癌症現況與統計。亞特蘭大美國癌症協會，2014.
8. 「關於大腸直腸癌的主要統計數字」，美國癌症協會網址 http://www.cancer.org/cancer /colonandrectumcancer/detailedguide/colorectal-cancer-key-statistics. Accessed March 3, 2015.
9. 同註釋 7
10. 大腸直腸癌篩檢，美國預防醫學工作小組網址 http://www.uspreventiveservicestaskforce. org/Home/GetFile/1/467/ colcancsumm/ pdf. Accessed March 3, 2015.
11. 國際貨幣基金組織世界經濟展望數據庫 http://bit.ly/1bNdlWu. April 2015. Accessed May 2, 2015.
12. 世界銀行「世界發展指標」http://data.worldbank.org/country/india.2011. Accessed May 2, 2015.
13. Bengmark S, Mesa MD, Gill A. Plant-derived health: the effects of turmeric and curcuminoids. *Nutr Hosp*. 2009;24(3):273–81.
14. Hutchins-Wolfbrandt A, Mistry AM. Dietary turmeric potentially reduces the risk of cancer. *Asian Pac J Cancer Prev*. 2011;12(12):3169–73.
15. Sharma RA, Euden SA, Platton SL 等人，Phase I clinical trial of oral curcumin: biomarkers of systemic activity and compliance. *Clin Cancer Res*. 2004;10(20):6847–54.
16. Carroll RE, Benya RV, Turgeon DK 等人，Phase IIa clinical trial of curcumin for the prevention of colorectal neoplasia. *Cancer Prev Res* (Phila). 2011;4(3):354–64.
17. Cruz-Correa M, Shoskes DA, Sanchez P 等人，Combination treatment with curcumin and quercetin of adenomas in familial adenomatous polyposis. *Clin Gastroenterol Hepatol*. 2006; 4(8): 1035–8.
18. Sharma RA, McLelland HR, Hill KA 等人，Pharmacodynamic and pharmacokinetic study of oral Curcuma extract in patients with colorectal cancer. *Clin Cancer Res*. 2001;7(7):1894–900.
19. Singh S. From exotic spice to modern drug? *Cell*. 2007;130(5):765–8.
20. International Institute for Population Sciences & Macro International: National Family Health Survey (NFHS-3), 2005–06: India: Vol. I. Mumbai: IIPS; 2007.
21. Cummings JH, Bingham SA, Heaton KW, Eastwood MA. Fecal weight, colon cancer risk, and dietary intake of nonstarch polysaccharides (dietary fiber). *Gastroenterology*. 1992;103(6): 1783–9.
22. Gear JS, Brodribb AJ, Ware A, Mann JI. Fibre and bowel transit times. *Br J Nutr*. 1981;45(1): 77–82.
23. Burkitt DP, Walker AR, Painter NS. Effect of dietary fibre on stools and the transit-times, and its role in the causation of disease. *Lancet*. 1972;2(7792):1408–12.
24. Sonnenberg A, Koch TR. Physician visits in the United States for constipation: 1958 to 1986. *Dig Dis Sci*. 1989;34(4):606–11.
25. Burkitt DP. A deficiency of dietary fiber may be one cause of certain colonic and venous disorders. *Am J Dig Dis*. 1976;21(2):104 8.
26. Fox A, Tietze PH, Ramakrishnan K. Anorectal conditions: anal fissure and anorectal fistula. *FP Essent*. 2014;419:20–7.
27. 同註釋 25
28. Sanjoaquin MA, Appleby PN, Spencer EA, Key TJ. Nutrition and lifestyle in relation to bowel movement frequency: a cross-sectional study of 20630 men and women in EPIC-Oxford. *Public Health Nutr*. 2004;7(1):77–83.
29. 同註釋 8
30. Doll R. The geographical distribution of cancer. *Br J Cancer*. 1969;23(1):1–8.
31. Lipski E. Traditional non-Western diets. *Nutr Clin Pract*. 2010;25(6):585–93.
32. Burkitt DP. Epidemiology of cancer of the colon and rectum.1971. *Dis. Colon Rectum*. 1993; 36(11): 1071–82.
33. Shaper AG, Jones KW. Serum-cholesterol, diet, and coronary heart-disease in Africans and Asians in Uganda: 1959. *Int J Epidemiol*. 2012;41(5):1221–5.
34. Malila N, Hakulinen T. Epidemiological trends of colorectal cancer in the Nordic countries. *Scand J Surg*. 2003;92(1):5–9.

35. Englyst HN, Bingham SA, Wiggins HS 等人，Nonstarch polysaccharide consumption in four Scandinavian populations. *Nutr Cancer.* 1982;4(1):50–60.
36. Graf E, Eaton JW. Dietary suppression of colonic cancer. Fiber or phytate? *Cancer.* 1985;56(4): 717–8.
37. Fonseca-Nunes A, Jakszyn P, Agudo A. Iron and cancer risk—a systematic review and meta- analysis of the epidemiological evidence. *Cancer Epidemiol Biomarkers Prev.* 2014;23(1):12–31.
38. Mellanby E. The rickets-producing and anti-calcifying action of phytate. *J Physiol.* 1949; 109(3–4):488–533.
39. House WA, Welch RM, Van Campen DR. Effect of phytic acid on the absorption, distribution, and endogenous excretion of zinc in rats. *J Nutr.* 1982;112(5):941–53.
40. Urbano G, López-Jurado M, Aranda P, Vidal-Valverde C, Tenorio E, Porres J. The role of phytic acid in legumes: antinutrient or beneficial function? *J Physiol Biochem.* 2000;56(3):283–94.
41. López- González AA, Grases F, Roca P, Mari B, Vicente-Herrero MT, Costa-Bauzá A. Phytate (myo- inositol hexaphosphate) and risk factors for osteoporosis. *J Med Food.* 2008;11(4): 747–52.
42. López- González AA, Grases F, Monroy N 等人，Protective effect of myo-inositol hexaphosphate (phytate) on bone mass loss in postmenopausal women. *Eur J Nutr.* 2013;52(2): 717–26.
43. Arriero Mdel M, Ramis JM, Perelló J, Monjo M. Inositol hexakisphosphate inhibits osteoclastogenesis on RAW 264.7 cells and human primary osteoclasts. *PLoS ONE.* 2012;7(8):e43187.
44. Khosla S, Burr D, Cauley J 等人，Bisphosphonate-associated osteonecrosis of the jaw: report of a task force of the American Society for Bone and Mineral Research. *J Bone Miner Res.* 2007; 22(10):1479–91.
45. Singh PN, Fraser GE. Dietary risk factors for colon cancer in a low- risk population. *Am J Epidemiol.* 1998;148(8):761–74.
46. Manousos O, Day NE, Trichopoulos D, Gerovassilis F, Tzonou A, Polychronopoulou A. Diet and colorectal cancer: A case-control study in Greece. *Int J Cancer.* 1983;32(1):1–5.
47. Lanza E, Hartman TJ, Albert PS 等人，High dry bean intake and reduced risk of advanced colorectal adenoma recurrence among participants in the polyp prevention trial. *J Nutr.* 2006; 136(7):1896–1903.
48. Vucenik I, Shamsuddin AM. Protection against cancer by dietary IP6 and inositol. *Nutr Cancer.* 2006;55(2):109–25.
49. Vucenik I, Shamsuddin AM. Cancer inhibition by inositol hexaphosphate (IP6) and inositol: from laboratory to clinic. *J Nutr.* 2003;133(11-Suppl-1):3778S–84S.
50. Ogawa S, Kobayashi H, Amada S 等人，Sentinel node detection with (99m)Tc phytate alone is satisfactory for cervical cancer patients undergoing radical hysterectomy and pelvic lymphadenectomy. *Int J Clin Oncol.* 2010;15(1):52–8.
51. Vucenik I, Shamsuddin AM. Protection against cancer by dietary IP6 and inositol. *Nutr Cancer.* 2006;55(2):109–25.
52. Vucenik I, Passaniti A, Vitolo MI, Tantivejkul K, Eggleton P, Shamsuddin AM. Anti-angiogenic activity of inositol hexaphosphate (IP6). *Carcinogenesis.* 2004;25(11):2115–23.
53. Wang H, Khor TO, Shu L 等人，Plants vs. cancer: a review on natural phytochemicals in preventing and treating cancers and their druggability. *Anticancer Agents Med Chem.* 2012;12(10): 1281–305.
54. Yang GY, Shamsuddin AM. IP6-induced growth inhibition and differentiation of HT-29 human colon cancer cells: involvement of intracellular inositol phosphates. *Anticancer Res.* 1995;15 (6B): 2479–87.
55. Shamsuddin AM, Yang GY, Vucenik I. Novel anti-cancer functions of IP6: growth inhibition and differentiation of human mammary cancer cell lines in vitro. *Anticancer Res.* 1996;16(6A): 3287–92.
56. Vucenik I, Tantivejkul K, Zhang ZS, Cole KE, Saied I, Shamsuddin AM. IP6 in treatment of liver cancer. I. IP6 inhibits growth and reverses transformed phenotype in HepG2 human liver cancer cell line. *Anticancer Res.* 1998;18(6A):4083–90.
57. Shamsuddin AM, Yang GY. Inositol hexaphosphate inhibits growth and induces diff erentiation of PC-3 human prostate cancer cells. *Carcinogenesis.* 1995;16(8):1975–9.
58. Shamsuddin AM. Anti-cancer function of phytic acid. *Int J Food Sci Tech.* 2002;37(7):769–82.
59. Sun J, Chu YF, Wu X, Liu RH. Antioxidant and antiproliferative activities of common fruits. *J Agric Food Chem.* 2002;50(25):7449–54.
60. Olsson ME, Andersson CS, Oredsson S, Berglund RH, Gustavsson KE. Antioxidant levels and inhibition of cancer

cell proliferation in vitro by extracts from organically and conventionally cultivated strawberries. *J Agric Food Chem.* 2006;54(4):1248–55.
61. Graham DJ, Campen D, Hui R 等人，Risk of acute myocardial infarction and sudden cardiac death in patients treated with cyclo-oxygenase 2 selective and non-selective non-steroidal anti-inflammatory drugs: nested case-control study. *Lancet.* 2005;365(9458):475–81.
62. Wang LS, Burke CA, Hasson H 等人，A phase Ib study of the effects of black raspberries on rectal polyps in patients with familial adenomatous polyposis. *Cancer Prev Res* (Phila). 2014;7(7): 666–74.
63. Wang LS, Burke CA, Hasson H 等人，A phase Ib study of the effects of black raspberries on rectal polyps in patients with familial adenomatous polyposis. *Cancer Prev Res* (Phila). 2014;7(7): 666–74.
64. Pan A, Sun Q, Bernstein AM 等人，Red meat consumption and mortality: Results from 2 prospective cohort studies. *Arch Intern Med.* 2012;172(7):555–63.
65. Sinha R, Cross AJ, Graubard BI, Leitzmann MF, Schatzkin A. Meat intake and mortality: a prospective study of over half a million people. *Arch Intern Med.* 2009;169(6):562–71.
66. Popkin BM. Reducing meat consumption has multiple benefits for the world's health. *Arch Intern Med.* 2009;169(6):543.
67. Dixon SJ, Stockwell BR. The role of iron and reactive oxygen species in cell death. *Nat Chem Biol.* 2014;10(1):9–17.
68. Hurrell R, Egli I. Iron bioavailability and dietary reference values. *Am J Clin Nutr.* 2010;91(5): 1461S–7S.
69. Cook JD. Adaptation in iron metabolism. *Am J Clin Nutr.* 1990;51(2):301–8.
70. Fonseca-Nunes A, Jakszyn P, Agudo A. Iron and cancer risk—a systematic review and meta- analysis of the epidemiological evidence. *Cancer Epidemiol Biomarkers Prev.* 2014;23(1):12–31.
71. Yang W, Li B, Dong X 等人，Is heme iron intake associated with risk of coronary heart disease? A meta-analysis of prospective studies. *Eur J Nutr.* 2014;53(2):395–400.
72. Bao W, Rong Y, Rong S, Liu L. Dietary iron intake, body iron stores, and the risk of type 2 diabetes: a systematic review and meta-analysis. *BMC Med.* 2012;10:119.
73. Zacharski LR, Chow BK, Howes PS 等人，Decreased cancer risk after iron reduction in patients with peripheral arterial disease: results from a randomized trial. *J Natl Cancer Inst.* 2008;100(14):996–1002.
74. Edgren G, Nyrén O, Melbye M. Cancer as a ferrotoxic disease: are we getting hard stainless evidence? *J Natl Cancer Inst.* 2008;100(14):976–7.
75. Corpet DE. Red meat and colon cancer: should we become vegetarians, or can we make meat safer? *Meat Sci.* 2011;89(3):310–6.
76. Farmer B, Larson BT, Fulgoni VL 3rd, Rainville AJ, Liepa GU. A vegetarian dietary pattern as a nutrient-dense approach to weight management: an analysis of the national health and nutrition examination survey 1999–2004. *J Am Diet Assoc.* 2011;111(6):819–27.
77. 鐵質攝取不足：美國，1999–2000. MMWR Morb Mortal Wkly Rep. 2002;51(40): 897–9.
78. Craig WJ, Mangels AR. Position of the American Dietetic Association: vegetarian diets. *J Am Diet Assoc.* 2009;109(7):1266–82.
79. Tiwari AK, Mahdi AA, Chandyan S 等人，Oral iron supplementation leads to oxidative imbalance in anemic women: a prospective study. *Clin Nutr.* 2011;30(2):188–93.
80. Saunders AV, Craig WJ, Baines SK, Posen JS. Iron and vegetarian diets. *Med J Aust.* 2013;199(4 Suppl): S11–6.
81. 同註釋 7
82. Iodice S, Gandini S, Maisonneuve P, Lowenfels AB. Tobacco and the risk of pancreatic cancer: a review and meta-analysis. *Langenbecks Arch Surg.* 2008;393(4):535–45.
83. Kolodecik T, Shugrue C, Ashat M, Thrower EC. Risk factors for pancreatic cancer: underlying mechanisms and potential targets. *Front Physiol.* 2013;4:415.
84. Thiébaut AC, Jiao L, Silverman DT 等人，Dietary fatty acids and pancreatic cancer in the NIHAARP diet and health study. *J Natl Cancer Inst.* 2009;101(14):1001–11.
85. Landrigan PJ. Preface. *Ann N Y Acad Sci.* 1991;643:xv–xvi.
86. Weiner R, Rees D, Lunga FJ, Felix MA. Third wave of asbestos- related disease from secondary use of asbestos. A

case report from industry. *S Afr Med J*. 1994;84(3):158–60.

87. Johnson ES, Zhou Y, Lillian Yau C 等人，Mortality from malignant diseases- update of the Baltimore union poultry cohort. *Cancer Causes Control*. 2010;21(2):215–21.
88. Felini M, Johnson E, Preacely N, Sarda V, Ndetan H, Bangara S. A pilot case-cohort study of liver and pancreatic cancers in poultry workers. *Ann Epidemiol*. 2011;21(10):755–66.
89. Lynch SM, Vrieling A, Lubin JH 等人，Cigarette smoking and pancreatic cancer: a pooled analysis from the pancreatic cancer cohort consortium. *Am J Epidemiol*. 2009;170(4): 403–13.
90. Rohrmann S, Linseisen J, Nöthlings U 等人，Meat and fish consumption and risk of pancreatic cancer: results from the Euro pean Prospective Investigation into Cancer and Nutrition. *Int J Cancer*. 2013;132(3):617–24.
91. Rohrmann S, Linseisen J, Jakobsen MU 等人，Consumption of meat and dairy and lymphoma risk in the Euro pean Prospective Investigation into Cancer and Nutrition. *Int J Cancer*. 2011; 128(3):623–34.
92. Lotti M, Bergamo L, Murer B. Occupational toxicology of asbestos- related malignancies. *Clin Toxicol* (Phila). 2010;48(6):485–96.
93. Marvisi M, Balzarini L, Mancini C, Mouzakiti P. A new type of hypersensitivity pneumonitis: salami brusher's disease. *Monaldi Arch Chest Dis*. 2012;77(1):35–7.
94. Yang ZY, Yuan JQ, Di MY 等人，Gemcitabine plus erlotinib for advanced pancreatic cancer: a systematic review with meta-analysis. *PLoS ONE*. 2013;8(3):e57528.
95. Li L, Aggarwal BB, Shishodia S, Abbruzzese J, Kurzrock R. Nuclear factor- kappaB and IkappaB kinase are constitutively active in human pancreatic cells, and their down- regulation by curcumin (diferuloylmethane) is associated with the suppression of proliferation and the induction of apoptosis. *Cancer*. 2004;101(10):2351–62.
96. Dhillon N, Aggarwal BB, Newman RA 等人，Phase II trial of curcumin in patients with advanced pancreatic cancer. *Clin Cancer Res*. 2008;14(14):4491–9.
97. Bosetti C, Bravi F, Turati F 等人，Nutrient-based dietary patterns and pancreatic cancer risk. *Ann Epidemiol*. 2013; 23(3):124–8.
98. Mills PK, Beeson WL, Abbey DE, Fraser GE, Phillips RL. Dietary habits and past medical history as related to fatal pancreas cancer risk among Adventists. *Cancer*. 1988;61(12):2578–85.
99. 同註釋 7
100. Bagnardi V, Rota M, Botteri E 等人，Light alcohol drinking and cancer: a meta-analysis. *Ann Oncol*. 2013;24(2): 301–8.
101. Rubenstein JH, Chen JW. Epidemiology of gastroesophageal reflux disease. *Gastroenterol Clin North Am*. 2014;43(1):1–14.
102. Lagergren J, Bergström R, Lindgren A, Nyrén O. Symptomatic gastroesophageal reflux as a risk factor for esophageal adenocarcinoma. *N Engl J Med*. 1999;340(11):825–31.
103. Pohl H, Welch HG. The role of overdiagnosis and reclassifi cation in the marked increase of esophageal adenocarcinoma incidence. *J Natl Cancer Inst*. 2005;97(2):142–6.
104. Parasa S, Sharma P. Complications of gastro-oesophageal reflux disease. *Best Pract Res Clin Gastroenterol*. 2013;27(3):433–42.
105. El-Serag HB. Time trends of gastroesophageal reflux disease: a systematic review. *Clin Gastroenterol Hepatol*. 2007;5(1):17–26.
106. De Ceglie A, Fisher DA, Filiberti R, Blanchi S, Conio M. Barrett's esophagus, esophageal and esophagogastric junction adenocarcinomas: the role of diet. *Clin Res Hepatol Gastroenterol*. 2011;35(1):7–16.
107. Navarro Silvera SA, Mayne ST, Risch H 等人，Food group intake and risk of subtypes of esophageal and gastric cancer. *Int J Cancer*. 2008;123(4):852–60.
108. Nebel OT, Castell DO. Lower esophageal sphincter pressure changes after food ingestion. *Gastroenterology*. 1972;63(5):778–83.
109. Becker DJ, Sinclair J, Castell DO, Wu WC. A comparison of high and low fat meals on postprandial esophageal acid exposure. *Am J Gastroenterol*. 1989;84(7):782–6.
110. Charlton KE, Tapsell LC, Batterham MJ 等人，Pork, beef and chicken have similar effects on acute satiety and hor-

monal markers of appetite. *Appetite*. 2011;56(1):1–8.
111. Mitsukawa T, Takemura J, Ohgo S 等人，Gallbladder function and plasma cholecystokinin levels in diabetes mellitus. *Am J Gastroenterol*. 1990;85(8):981–5.
112. Matsuki N, Fujita T, Watanabe N 等人，Lifestyle factors associated with gastroesophageal reflux disease in the Japanese population. *J Gastroenterol*. 2013;48(3):340–9.
113. Jung JG, Kang HW, Hahn SJ 等人，Vegetarianism as a protective factor for reflux esophagitis: a retrospective, cross-sectional study between Buddhist priests and general population. *Dig Dis Sci*. 2013;58(8):2244–52.
114. Fashner J, Gitu AC. Common gastrointestinal symptoms: risks of long- term proton pump inhibitor therapy. *FP Essent*. 2013;413:29–39.
115. Terry P, Lagergren J, Ye W, Nyrén O, Wolk A. Antioxidants and cancers of the esophagus and gastric cardia. *Int J Cancer*. 2000;87(5):750–4.
116. Ekström AM, Serafi ni M, Nyrén O, Hansson LE, Ye W, Wolk A. Dietary antioxidant intake and the risk of cardia cancer and noncardia cancer of the intestinal and diffuse types: a population-based case-control study in Sweden. *Int J Cancer*. 2000;87(1):133–40.
117. Nilsson M, Johnsen R, Ye W, Hveem K, Lagergren J. Lifestyle related risk factors in the aetiology of gastro-oesophageal reflux. *Gut*. 2004;53(12):1730–5.
118. Coleman HG, Murray LJ, Hicks B 等人，Dietary fiber and the risk of precancerous lesions and cancer of the esophagus: a systematic review and meta-analysis. *Nutr Rev*. 2013;71(7): 474–82.
119. Burkitt DP. Hiatus hernia: is it preventable? *Am J Clin Nutr*. 1981;34(3):428–31.
120. Burkitt DP, James PA. Low- residue diets and hiatus hernia. *Lancet*. 1973;2(7821):128–30.
121. 同上
122. Burkitt DP. Two blind spots in medical knowledge. *Nurs Times*. 1976;72(1):24–7.
123. 同註釋 119
124. 同註釋 7
125. Polednak AP. Trends in survival for both histologic types of esophageal cancer in US surveillance, epidemiology and end results areas. *Int J Cancer*. 2003;105(1):98–100.
126. Chen T, Yan F, Qian J 等人，Randomized phase II trial of lyophilized strawberries in patients with dysplastic precancerous lesions of the esophagus. *Cancer Prev Res* (Phila). 2012;5(1): 41–50.
127. 同上
128. Eaton SB, Konner M, Shostak M. Stone agers in the fast lane: chronic degenerative diseases in evolutionary perspective. *Am J Med*. 1988;84(4):739–49.
129. King DE, Mainous AG, Lambourne CA. Trends in dietary fiber intake in the United States, 1999–2008. *J Acad Nutr Diet*. 2012;112(5):642–8.
130. Zhang N, Huang C, Ou S. In vitro binding capacities of three dietary fibers and their mixture for four toxic elements, cholesterol, and bile acid. *J Hazard Mater*. 2011;186(1):236–9.
131. Moshfegh A, Goldman J, Cleveland I. *What We Eat in America, NHANES 2001–2002: Usual Nutrient Intakes from Food Compared to Dietary Reference Intakes*. 華府美國農業部農業研究署，2005.

第 5 章 如何不死於感染

1. Civil Practice And Remedies Code. Title 4. Liability in Tort. Chapter 96. False Disparagement of Perishable Food Products. Texas Constitution and Statutes. http://www.statutes.legis.state.tx.us/Docs/CP/htm/CP.96.htm. Accessed March 3, 2015.
2. 同上
3. Oppel Jr RA. Taping of farm cruelty is becoming the crime. *New York Times*. http://www. nytimes.com/2013/04/07/us/taping-of-farm-cruelty-is-becoming-the-crime.html. April 6, 2013. Accessed March 3, 2015.
4. Shrestha SS, Swerdlow DL, Borse RH 等人，Estimating the burden of 2009 pandemic influenza A (H1N1) in the United States (April 2009–April 2010). *Clin Infect Dis*. 2011;52 Suppl 1:S75–82.

5. Woolhouse ME, Gowtage-Sequeria S. Host range and emerging and reemerging pathogens. *Emerging Infect Dis.* 2005;11(12):1842–7.
6. Epstein PR, Chivian E, Frith K. Emerging diseases threaten conservation. *Environ Health Perspect.* 2003;111(10):A506–7.
7. Espinosa de los Monteros LE, Galán JC, Gutiérrez M 等人，Allele-specific PCR method based on pncA and oxyR sequences for distinguishing Mycobacterium bovis from Mycobacterium tuberculosis: intraspecific M. bovis pncA sequence polymorphism. *J Clin Microbiol.* 1998;36(1): 239–42.
8. Esmail H, Barry CE, Young DB, Wilkinson RJ. The ongoing challenge of latent tuberculosis. *Philos Trans R Soc Lond, B, Biol Sci.* 2014;369(1645):20130437.
9. Daszak P, Cunningham AA. Emerging infectious diseases: a key role for conservation medicine. In: Aguirre AA, Ostfeld RS, Tabor GM 等人，*Conservation Medicine: Ecological Health in Practice.* Oxford: Oxford University Press; 2002: 40–61.
10. McMichael AJ. *Human Frontiers, Environments and Disease, Past Patterns, Uncertain Futures.* Cambridge: Cambridge University Press; 2001.
11. Torrey EF, Yolken RH. *Beasts of the Earth, Animals, Humans, and Disease.* New Brunswick, NJ: Rutgers University Press; 2005.
12. McMichael AJ. *Human Frontiers, Environments and Disease, Past Patterns, Uncertain Futures.* Cambridge: Cambridge University Press; 2001.
13. Van Heuverswyn F, Peeters M. The origins of HIV and implications for the global epidemic. *Curr Infect Dis Rep.* 2007;9(4):338–46.
14. Whon TW, Kim MS, Roh SW, Shin NR, Lee HW, Bae JW. Metagenomic characterization of airborne viral DNA diversity in the near-surface atmosphere. *J Virol.* 2012;86(15):8221–31.
15. USDA. Microbiological testing of AMS purchased meat, poultry and egg commodities. http://www.ams.usda.gov/AMSv1.0/ams.fetchTemplateData .do ? template=TemplateA &navID=MicrobialTestingofCommodities&rightNav1 =MicrobialTestingofCommodities &topNav=&leftNav=& page=FPPMicroDataReports & resultType= & acct=lsstd. Accessed March 3, 2015.
16. 美國疾病控制與預防中心「2016 年全國生命統計報告」 64(2)
17. Barker J, Stevens D, and Bloomfield SF. Spread and prevention of some common viral infections in community facilities and domestic homes. *J Appl Microbiol.* 2001;91(1):7–21.
18. Boone SA, Gerba CP. The occurrence of influenza A virus on household and day care center fomites. *J Infect.* 2005;51(2):103–9.
19. 世界衛生組織：WHO Guidelines on Hand Hygiene in Health Care. Geneva: World Health Organization; 2009. http://www.ncbi.nlm .nih.gov/books/n/whohand/pdf/ . Accessed April 4, 2015.
20. 免疫系統如何用運作？ PubMed Health. http://www.ncbi.nlm.nih.gov/pubmedhealth / PMH0010386/ . Accessed March 3, 2015.
21. 美國疾病控制與預防中心，Prevention of pneumococcal disease: recommendations of the Advisory Committee on Immunization Practices (ACIP). MMWR 1997; 46(RR-08):1–24.
22. Gibson A, Edgar J, Neville C 等人，Eff ect of fruit and vegetable consumption on immune function in older people: a randomized controlled trial. *Am J Clin Nutr.* 2012;96(6):1429–36.
23. 美國農業部，Food availability (per capita) Data System. Fresh kale: per capita availability adjusted for loss. http://www.ers.usda.gov/datafiles/Food_Availabily_Per _Capita_Data_System/Loss Adjusted_Food_Availability/veg.xls. Accessed March 3, 2015.
24. Nishi K, Kondo A, Okamoto T 等 人，Immunostimulatory in vitro and in vivo effects of a water-soluble extract from kale. *Biosci Biotechnol Biochem.* 2011;75(1):40–6.
25. 同上
26. Macdonald TT, Monteleone G. Immunity, inflammation, and allergy in the gut. *Science.* 2005;307(5717):1920–5.
27. 美國人口調查局，Median and average square feet of floor area in new single- family houses completed by location. https://www.census.gov/const/C25Ann/ sftotalmedavgsqft . pdf. Accessed April 3, 2015.

28. Sheridan BS, Lefrançois L. Intraepithelial lymphocytes: To serve and protect. *Curr Gastroenterol Rep.* 2010;12(6):513–21.
29. Hooper LV. You AhR what you eat: linking diet and immunity. *Cell.* 2011;147(3):489–91.
30. Esser C. Biology and function of the aryl hydrocarbon receptor: report of an international and interdisciplinary conference. *Arch Toxicol.* 2012;86(8):1323–9.
31. Veldhoen M. Direct interactions between intestinal immune cells and the diet. *Cell Cycle.* 2012 Feb 1;11(3):426–7.
32. Hooper LV. You AhR what you eat: linking diet and immunity. *Cell.* 2011;147(3):489–91.
33. Savouret JF, Berdeaux A, Casper RF. The aryl hydrocarbon receptor and its xenobiotic ligands: A fundamental trigger for cardiovascular diseases. *Nutr Metab Cardiovasc Dis.* 2003; 13(2):104–13.
34. Ashida H, Fukuda I, Yamashita T, Kanazawa K. Flavones and flavonols at dietary levels inhibit a transformation of aryl hydrocarbon receptor induced by dioxin. *FEBS Lett.* 2000;476 (3): 213–7.
35. Ashida H, Fukuda I, Yamashita T, Kanazawa K. Flavones and flavonols at dietary levels inhibit a transformation of aryl hydrocarbon receptor induced by dioxin. *FEBS Lett.* 2000;476(3): 213–7.
36. Alhaider AA, El Gendy MAM, Korashy HM, El-Kadi AOS. Camel urine inhibits the cytochrome P450 1a1 gene expression through an AhR-dependent mechanism in Hepa 1c1c7 cell line. *J Ethnopharmacol.* 2011;133(1):184–90.
37. Watts AR, Lennard MS, Mason SL, Tucker GT, Woods HF. Beeturia and the biological fate of beetroot pigments. *Pharmacoge ne tics.* 1993;3(6):302–11.
38. Yalindag-Ozturk N, Ozdamar M, Cengiz P. Trial of garlic as an adjunct therapy for multidrug resistant Pseudomonas aeruginosa pneumonia in a critically ill infant. *J Altern Complement Med.* 2011;17(4):379–80. Epub 2011 Apr 11.
39. Seeram NP. Recent trends and advances in berry health benefits research. *J Agric Food Chem.* 2010;58(7):3869–70.
40. Seeram NP. Berry fruits for cancer prevention: Current status and future prospects. *J Agric Food Chem.* 2008;56(3):630–5.
41. Caligiuri MA. Human natural killer cells. *Blood.* 2008;112(3):461–9.
42. McAnulty LS, Nieman DC, Dumke CL 等人，Effect of blueberry ingestion on natural killer cell counts, oxidative stress, and inflammation prior to and after 2. 5 H of running. *Appl Physiol Nutr Metab.* 2011;36(6):976–84.
43. Majdalawieh AF, Carr RI. In vitro investigation of the potential immunomodulatory and anti- cancer activities of black pepper (Piper nigrum) and cardamom (Elettaria cardamomum). *J Med Food.* 2010;13(2):371–81.
44. Bager P, Wohlfahrt J, Westergaard T. Caesarean delivery and risk of atopy and allergic disease: Meta- analyses. *Clin Exp Allergy.* 2008;38(4):634–42
45. Benn CS, Thorsen P, Jensen JS 等人，Maternal vaginal microflora during pregnancy and the risk of asthma hospitalization and use of antiasthma medication in early childhood. *J Allergy Clin Immunol.* 2002;110(1):72–7
46. Sheih YH, Chiang BL, Wang LH, Liao CK, Gill HS. Systemic immunity-enhancing effects in healthy subjects following dietary consumption of the lactic acid bacterium Lactobacillus rhamnosus HN001. *J Am Coll Nutr.* 2001;20(Suppl 2):149–56
47. Berggren A, Lazou Ahrhiang BL, Wang LH, Liao G. Randomised, double-blind and placebo- controlled study using new probiotic lactobacilli for strengthening the body immune defence against viral infections. *Eur J Nutr.* 2011;50(3):203–10.
48. Hao Q, Lu Z, Dong BR, Huang CQ, Wu T. Probiotics for preventing acute upper respiratory tract infections. *Cochrane Database Syst Rev.* 2011;9:1–42
49. Homayoni Rad A, Akbarzadeh F, Mehrabany EV. Which are more important: prebiotics or probiotics? *Nutrition.* 2012;28(11–12):1196–7.
50. Vitali B, Minervini G, Rizzello CG 等人，Novel probiotic candidates for humans isolated from raw fruits and vegetables. *Food Microbiol.* 2012;31(1):116–25.
51. Nieman DC. Moderate exercise improves immunity and decreases illness rates. *Am J Lifestyle Med.* 2011;5(4):338–45.
52. Schwindt CD, Zaldivar F, Wilson L 等人，Do circulating leucocytes and lymphocyte subtypes increase in response to brief exercise in children with and without asthma? *Br J Sports Med.* 2007;41(1):34–40.
53. Nieman DC, Henson DA, Gusewitch G 等人，Physical activity and immune function in elderly women. *Med Sci*

Sports Exerc. 1993;25(7):823–31.
54. Neville V, Gleeson M, Folland JP. Salivary IgA as a risk factor for upper respiratory infections in elite professional athletes. *Med Sci Sports Exerc*. 2008;40(7):1228–36.
55. Otsuki T, Shimizu K, Iemitsu M, Kono I. Salivary secretory immunoglobulin A secretion increases after 4-weeks ingestion of chlorella-derived multicomponent supplement in humans: a randomized cross over study. *Nutr J*. 2011 Sep 9;10:91.
56. Klentrou P, Cieslak T, MacNeil M, Vintinner A, Plyley M. Effect of moderate exercise on salivary immunoglobulin A and infection risk in humans. *Eur J Appl Physiol*. 2002;87(2): 153–8.
57. 同註釋 51
58. Walsh NP, Gleeson M, Shephard RJ 等人，Position statement. Part one: immune function and exercise. *Exerc Immunol Rev*. 2011;17:6–63.
59. Akimoto T, Nakahori C, Aizawa K, Kimura F, Fukubayashi T, Kono I. Acupuncture and responses of immunologic and endocrine markers during competition. *Med Sci Sports Exerc*. 2003; 35(8):1296–302.
60. 同註釋 54
61. Nieman DC. Exercise effects on systemic immunity. *Immunol Cell Biol*. 2000;78(5):496–501.
62. 同註釋 55
63. Halperin SA, Smith B, Nolan C, Shay J, Kralovec J. Safety and immunoenhancing effect of a Chlorella-derived dietary supplement in healthy adults undergoing influenza vaccination: randomized, double-blind, placebo-controlled trial. *CMAJ*. 2003 Jul 22;169(2):111–7.
64. Otsuki T, Shimizu K, Iemitsu M, Kono I. Chlorella intake attenuates reduced salivary SIgA secretion in kendo training camp participants. *Nutr J*. 2012 Dec 11;11:103.
65. Selvaraj V, Singh H, Ramaswamy S. Chlorella- induced psychosis. *Psychosomatics*. 2013;54(3): 303–4.
66. 同上
67. Carpenter KC, Breslin WL, Davidson T, Adams A, McFarlin BK. Baker's yeast β - glucan supplementation increases monocytes and cytokines post-exercise: implications for infection risk? *Br J Nutr*. 2013;109(3):478–86.
68. 同上
69. Talbott S, Talbott J. Effect of BETA 1, 3/1, 6 GLUCAN on upper respiratory tract infection symptoms and mood state in marathon athletes. *J Sports Sci Med*. 2009 Dec 1;8(4):509–15.
70. Merrill RM, Isakson RT, Beck RE. The association between allergies and cancer: what is currently known? *Ann Allergy Asthma Immunol*. 2007;99(2):102–16.
71. Wakchaure GC. Production and marketing of mushrooms: global and national scenario. In: Singh M, ed. *Mushrooms: Cultivation, Marketing and Consumption*. Indian Council of Agricultural Research Directorate of Mushroom Research; 2011.
72. Jeong SC, Koyyalamudi SR, Pang G. Dietary intake of Agaricus bisporus white button mushroom accelerates salivary immunoglobulin A secretion in healthy volunteers. *Nutrition*. 2012; 28(5):527–31.
73. 同上
74. Moro C, Palacios I, Lozano M 等人，Anti-inflammatory activity of methanolic extracts from edible mushrooms in LPS activated RAW 264. 7 macrophages. *Food Chemistry*. 2012; 130:350–5.
75. Jesenak M, Hrubisko M, Majtan J, Rennerova Z, Banovcin P. Anti-allergic effect of Pleuran (β -glucan from Pleurotus ostreatus) in children with recurrent respiratory tract infections. *Phytother Res*. 2014;28(3):471–4.
76. 美國疾病控制與預防中心，Estimates of foodborne illness in the United States. http://www . cdc.gov/foodborneburden/.Accessed March 3, 2015.
77. Batz MB, Hoffmann S, Morris Jr JG. Ranking the disease burden of 14 pathogens in food sources in the United States using attribution data from outbreak investigations and expert elicitation. *J Food Prot*. 2012;75(7):1278–91.
78. Park S, Navratil S, Gregory A 等人，Multifactorial effects of ambient temperature, precipitation, farm management, and environmental factors determine the level of generic Escherichia coli contamination on preharvested spinach. *Appl Environ Microbiol*. 2015;81(7): 2635–50.
79. Hoffmann S, Batz MB, Morris Jr JG. Annual cost of illness and quality-adjusted life year losses in the United States

due to 14 foodborne pathogens. *J Food Prot.* 2012;75(7):1292–302.
80. Chai SJ, White PL. Salmonella enterica Serotype Enteritidis: increasing incidence of domestically acquired infections. *Clin Infect Dis.* 2012;54(Sup5): 488–97.
81. 沙門氏菌，美國疾病控制與預防中心 . http://www.cdc.gov/salmonella/ . Accessed March 3, 2015.
82. Baura GD. The incredible inedible egg. *IEEE Pulse.* 2010 Nov–Dec;1(3):56, 62.
83. Krouse B. Opposing view on food safety: committed to safety. *USA Today.* http://usatoday 30. usatoday .com/news/opinion/editorials/2010-08-30-editorial30_ST1 _N. htm. Accessed March 3, 2015.
84. Davis AL, Curtis PA, Conner DE, McKee SR, Kerth LK. Validation of cooking methods using shell eggs inoculated with Salmonella serotypes Enteritidis and Heidelberg. *Poult Sci.* 2008; 87(8):1637–42.
85. Stadelman WJ, Muriana PM, Schmieder H. The effectiveness of traditional egg-cooking practices for elimination of Salmonella enteritidis. *Poult Sci.* 1995;74(s1):119.
86. Humphrey TJ, Greenwood M, Gilbert RJ, Rowe B, Chapman PA. The survival of salmonellas in shell eggs cooked under simulated domestic conditions. *Epidemiol Infect.* 1989;103:35–45.
87. 美國食品藥物管理局，Playing it safe with eggs. http://www.fda.gov/food/resourcesforyou/ Consumers/ucm077342.htm. Accessed March 3, 2015.
88. Batz MB, Hoffmann S, Morris Jr JG. Ranking the disease burden of 14 pathogens in food sources in the United States using attribution data from outbreak investigations and expert elicitation. *J Food Prot.* 2012;75(7):1278–91.
89. 美國疾病控制與預防中心，Multistate outbreak of multidrug- resistant Salmonella Heidelberg infections linked to Foster Farms brand chicken. http://www.cdc.gov/salmonella / heidelberg-10-13/ . Accessed March 3, 2015.
90. 美國農業部，Notice of Intended Enforcement. http://www.marlerblog.com/files/2013/10/foster-farms-est-6137a-p1. pdf. Accessed March 3, 2015.
91. Voetsch AC, Van Gilder TJ, Angulo FJ 等人，FoodNet estimate of the burden of illness caused by nontyphoidal Salmonella infections in the United States. *Clin Infect Dis.* 2004;38(Supplement-3): S127– S134.
92. 同註釋 90
93. Pierson D. Mexico blocks Foster Farms chicken imports amid salmonella fears. *LA Times.* http://articles.latimes.com/2013/oct/24/business/la-fi-foster-farms-mexico - 20131025. Accessed March 3, 2015.
94. Supreme Beef Processors, Inc v United States Dept. of Agriculture, 275 F. 3d 432 (5th Cir 2001).
95. Fravalo P, Laisney MJ, Gillard MO, Salvat G, Chemaly M. Campylobacter transfer from naturally contaminated chicken thighs to cutting boards is inversely related to initial load. *J Food Prot.* 2009;72(9):1836–40.
96. Guyard-Nicodème M, Tresse O, Houard E 等人，Characterization of Campylobacter spp. transferred from naturally contaminated chicken legs to cooked chicken slices via a cutting board. *Int J Food Microbiol.* 2013 Jun 3;164(1):7–14.
97. Foster Farms Provides Food Safety Update. Close Up Media Website. http://closeupmedia . com/food/Foster-Farms-Provides-Food-Safety-Update.html. 2013. Accessed March 5, 2015.
98. Hoffmann S, Batz MB, Morris Jr JG. Annual cost of illness and quality- adjusted life year losses in the United States due to 14 foodborne pathogens. *J Food Prot.* 2012;75(7):1292–302.
99. Karapetian A. Model EU. *Meatingplace.* March 2010:91.
100. The high cost of cheap chicken. *Consumer Reports.* http://www. consumerreports.org/cro/ magazine/2014/02/the-high-cost-of-cheap-chicken/index .htm. February 2014. Accessed March 5, 2015.
101. 抗生素抗藥性對美國的威脅 (2013)，美國疾病控制與預防中心 http://www. cdc. gov/drugresistance/threat-report-2013/pdf/ar- threats-2013-508.pdf. Accessed March 3, 2015.
102. Mayo Clinic Staff. Salmonella infection. The Mayo Clinic. http://www.mayoclinic.org /diseases-conditions/salmonella/basics/causes/con-20029017. Accessed March 3, 2015.
103. 美國食品藥物管理局，NARMS 2011 retail meat annual report. http://www. fda.gov/downloads/AnimalVeterinary/SafetyHealth/AntimicrobialResistance/NationalAnti microbialResistanceMonitoringSystem/UCM334834.pdf. Accessed April 3, 2015.
104. 同上
105. NA. Vital signs: incidence and trends of infection with pathogens transmitted commonly through food—foodborne

diseases active surveillance network, 10 U.S. Sites, 1996–2010. *MMWR Morb Mortal Wkly Rep*. 2011;60(22):749–55.
106. Chai SJ, White PL, Lathrop SL 等人，Salmonella enterica serotype Enteritidis: increasing incidence of domestically acquired infections. *Clin Infect Dis*. 2012;54-Suppl-5(NA): S488–97.
107. Hoffmann S, Batz MB, Morris Jr JG. Annual cost of illness and quality- adjusted life year losses in the United States due to 14 foodborne pathogens. *J Food Prot*. 2012;75(7):1292–302.
108. 511 F. 2d 331- American Public Health Association v. Butz. http://openjurist.org/511/f2d / 331/american-public-health-association-v-butz. Accessed March 3, 2015.
109. Supreme Beef Processors v. U.S. Dept. of Agriculture. United States Court of Appeals, Fifth Circuit. http://www.leagle.com/decision/2001707275F3d432_1672. Accessed March 3, 2015.
110. Stamey TA, Timothy M, Millar M, Mihara G. Recurrent urinary infections in adult women. The role of introital enterobacteria. *Calif Med*. 1971;115(1):1–19.
111. Yamamoto S, Tsukamoto T, Terai A, Kurazono H, Takeda Y, Yoshida O. Gene tic evidence supporting the fecal-perineal-urethral hypothesis in cystitis caused by Escherichia coli. *J Urol*. 1997;157(3):1127–9.
112. Bergeron CR, Prussing C, Boerlin P 等人，Chicken as reservoir for extraintestinal pathogenic Escherichia coli in humans, Canada. *Emerging Infect Dis*. 2012;18(3):415–21.
113. Jakobsen L, Garneau P, Bruant G 等人，Is Escherichia coli urinary tract infection a zoonosis? Proof of direct link with production animals and meat. *Eur J Clin Microbiol Infect Dis*. 2012;31(6): 1121–9.
114. Foxman B, Barlow R, D'arcy H, Gillespie B, Sobel JD. Urinary tract infection: self- reported incidence and associated costs. *Ann Epidemiol*. 2000;10(8):509–15.
115. Platell JL, Johnson JR, Cobbold RN, Trott DJ. Multidrug- resistant extraintestinal pathogenic Escherichia coli of sequence type ST131 in animals and foods. *Vet Microbiol*. 2011;153(1–2): 99–108.
116. Linton AH, Howe K, Bennett PM, Richmond MH, Whiteside EJ. The colonization of the human gut by antibiotic resistant Escherichia coli from chickens. *J Appl Bacteriol*. 1977;43(3): 465–9.
117. 同上
118. Rusin P, Orosz-Coughlin P, Gerba C. Reduction of faecal coliform, coliform and heterotrophic plate count bacteria in the household kitchen and bathroom by disinfection with hypo-chlorite cleaners. *J Appl Microbiol*. 1998;85(5):819–28.
119. Cogan TA, Bloomfield SF, Humphrey TJ. The effectiveness of hygiene procedures for prevention of cross-contamination from chicken carcases in the domestic kitchen. *Lett Appl Microbiol*. 1999;29(5):354–8.
120. 同上
121. 同上
122. Linton AH, Howe K, Bennett PM, Richmond MH, Whiteside EJ. The colonization of the human gut by antibiotic resistant Escherichia coli from chickens. *J Appl Bacteriol*. 1977;43(3): 465–9.
123. Scallan E, Hoekstra RM, Angulo FJ 等人，Foodborne illness acquired in the United States— major pathogens. *Emerging Infect Dis*. 2011;17:7–15.
124. Batz MB, Hoffmann S, Morris Jr JG. Ranking the disease burden of 14 pathogens in food sources in the United States using attribution data from outbreak investigations and expert elicitation. *J Food Prot*. 2012;75:1278–91.
125. Zheng H, Sun Y, Lin S, Mao Z, Jiang B. Yersinia enterocolitica infection in diarrheal patients. *Eur J Clin Microbiol Infect Dis*. 2008;27:741–52.
126. Bari ML, Hossain MA, Isshiki K, Ukuku D. Behavior of Yersinia enterocolitica in foods. *J Pathog*. 2011;2011:420732.
127. Ternhag A, Törner A, Svensson A, Ekdahl K, Giesecke J. Short- and long-term effects of bacterial gastrointestinal infections. *Emerging Infect Dis*. 2008;14:143–8.
128. Brix TH, Hansen PS, Hegedüs L, Wenzel BE. Too early to dismiss Yersinia enterocolitica infection in the aetiology of Graves' disease: evidence from a twin case-control study. *Clin Endocrinol* (Oxf). 2008;69:491–6.
129. What's in that pork? *Consumer Reports*. http://www.consumerreports.org/cro/magazine /2013/01/what-s-in-that-pork/index.htm. Accessed March 3, 2015.

130. Bari ML, Hossain MA, Isshiki K, Ukuku D. Behavior of Yersinia enterocolitica in foods. *J Pathog.* 2011;2011:420732.
131. Crowding pigs pays—if it's managed properly. *National Hog Farmer.* November 15, 1993;62.
132. Poljak Z, Dewey CE, Martin SW 等人，Prevalence of Yersinia enterocolitica shedding and bioserotype distribution in Ontario finisher pig herds in 2001, 2002, and 2004. *Prev Vet Med.* 2010;93:110–20.
133. Hoffmann S, Batz MB, Morris Jr JG. Annual cost of illness and quality- adjusted life year losses in the United States due to 14 foodborne pathogens. *J Food Prot.* 2012;75:1292–1302.
134. 同註釋 101
135. Eyre DW, Cule ML, Wilson DJ 等人，Diverse sources of C. difficile infection identified on whole- genome sequencing. *N Engl J Med.* 2013 Sep 26;369(13):1195–205.
136. Songer JG, Trinh HT, Killgore GE, Thompson AD, McDonald LC, Limbago BM. Clostridium difficile in retail meat products, USA, 2007. *Emerg Infect Dis.* 2009;15(5):819–21.
137. Rupnik M, Songer JG. Clostridium difficile: its potential as a source of foodborne disease. *Adv Food Nutr Res.* 2010;60:53–66.
138. Rodriguez-Palacios A, Borgmann S, Kline TR, LeJeune JT. Clostridium difficile in foods and animals: history and measures to reduce exposure. *Anim Health Res Rev.* 2013;14(1):11–29.
139. Hensgrens MPM, Keessen EC, Squire MM 等人，European Society of Clinical Microbiology and Infectious Diseases Study Group for Clostridium difficile (ESGCD).Clostridium difficile infection in the community: a zoonotic disease? *Clin Microbiol Infect.* 2012;18(7):635–45.
140. 同註釋 137
141. Sayedy L, Kothari D, Richards RJ. Toxic megacolon associated Clostridium difficile colitis. *World J Gastrointest Endosc.* 2010;2(8):293–7.
142. Gweon TG, Lee KJ, Kang DH 等人，A case of toxic megacolon caused by Clostridium difficile infection and treated with fecal microbiota transplantation. *Gut Liver.* 2015;9(2):247–50.
143. Weese JS. Clostridium difficile in food—innocent bystander or serious threat? *Clin Microbiol Infect.* 2010;16:3–10.
144. Jabbar U, Leischner J, Kasper D 等人，Effectiveness of alcohol-based hand rubs for removal of Clostridium difficile spores from hands. *Infect Control Hosp Epidemiol.* 2010;31(6):565–70.
145. Bhargava K, Wang X, Donabedian S, Zervos M, de Rocha L, Zhang Y. Methicillin-resistant Staphylococcus aureus in retail meat, Detroit, Michigan, USA. *Emerging Infect Dis.* 2011;17(6): 1135–7.
146. Reinberg S. Scientists find MRSA germ in supermarket meats. http://usatoday30.usatoday . com / news / health / medical / health / medical / story / 2011 / 05 / Scientists - find - MRSA - germ - in - supermarket - meats / 47105974 / 1. May 12, 2011. Accessed April 4, 2015.
147. Chan M. Antimicrobial resistance in the Euro pean Union and the world. Talk presented at: Conference on combating antimicrobial resistance: time for action. March 14, 2012; Copenhagen, Denmark. http:// www . who.int/dg/speeches/2012/amr_20120314/en/. Accessed March 6, 2015.
148. Love DC, Halden RU, Davis MF, Nachman KE. Feather meal: a previously unrecognized route for reentry into the food supply of multiple pharmaceuticals and personal care products (PPCPs). *Environ Sci Technol.* 2012;46(7):3795–802.
149. Ji K, Kho Y, Park C, et al. Influence of water and food consumption on inadvertent antibiotics intake among general population. *Environ Res.* 2010;110(7):641–9.
150. Ji K, Lim Kho YL, Park Y, Choi K. Infl uence of a fi ve-day vegetarian diet on urinary levels of antibiotics and phthalate metabolites: a pilot study with "Temple Stay" participants. *Environ Res.* 2010;110(4):375–82.
151. Keep Antibiotics Working. http://www. keepantibioticsworking.com/new/indepth_groups. php. Accessed March 3, 2015.
152. Hayes DJ, Jenson HH. Technology choice and the economic effects of a ban on the use of antimicrobial feed additives in swine rations. *Food Control.* 2002;13(2):97–101.
153. Rival diet doc leaks Atkins death report. http://www.thesmokinggun.com/file/rival-diet- doc- leaks- atkins- death-report?page=3. Accessed March 3, 2015.

154. Corporate Threat. http://www. atkinsexposed.org/Corporate_Threat.htm. Accessed June 14, 2015.

第 6 章 如何不死於糖尿病

1. Matthews DR, Matthews PC. Banting Memorial Lecture 2010. Type 2 diabetes as an 'infectious' disease: is this the Black Death of the 21st century? *Diabet Med.* 2011;28(1):2–9.
2. 美國疾病控制與預防中心，Number (in millions) of civilian, noninstitutionalized persons with diagnosed diabetes, United States, 1980–2011. http://www.cdc.gov/dia betes/statistics/prev/national/figpersons.htm. March 28, 2013. Accessed May 3, 2015.
3. Boyle JP, Thompson TJ, Gregg EW, Barker LE, Williamson DF. Projection of the year 2050 burden of diabetes in the US adult population: dynamic modeling of incidence, mortality, and prediabetes prevalence. *Popul Health Metr.* 2010;8:29.
4. 美國疾病控制與預防中心，National Diabetes Statistics Report: Estimates of Diabetes and Its Burden in the United States, 2014. Atlanta, GA: U.S. Department of Health and Human Services; 2014.
5. 美國疾病控制與預防中心，Deaths: final data for 2013 table 10. Number of deaths from 113 selected causes. National Vital Statistics Report 2016;64(2).
6. 美國疾病控制與預防中心「2014 年統計報告」http://www.cdc.gov/dia betes/data/statistics/2014Statistics Report.html. Updated October 24, 2014. Accessed March 3, 2015.
7. Lempainen J, Tauriainen S, Vaarala O 等人，Interaction of enterovirus infection and cow's milk-based formula nutrition in type 1 diabetes-associated autoimmunity. *Diabetes Metab Res Rev.* 2012;28(2):177–85.
8. 同註釋 6
9. Rachek LI. Free fatty acids and skeletal muscle insulin resistance. *Prog Mol Biol Transl Sci.* 2014;121:267–92.
10. 同註釋 6
11. Sweeney JS. Dietary factors that influence the dextrose tolerance test. *Arch Intern Med.* 1927; 40(6):818–30.
12. Roden M, Price TB, Perseghin G 等人，Mechanism of free fatty acid- induced insulin resistance in humans. *J Clin Invest.* 1996;97(12):2859–65.
13. Roden M, Krssak M, Stingl H 等人，Rapid impairment of skeletal muscle glucose transport/ phosphorylation by free fatty acids in humans. *Diabetes.* 1999;48(2):358–64.
14. Santomauro AT, Boden G, Silva ME 等人，Overnight lowering of free fatty acids with Acipimox improves insulin resistance and glucose tolerance in obese diabetic and nondiabetic subjects. *Diabetes.* 1999;48(9):1836–41.
15. Krssak M, Falk Petersen K, Dresner A 等人，Intramyocellular lipid concentrations are correlated with insulin sensitivity in humans: a 1HNMR spectroscopy study. *Diabetologia.* 1999;42(1):113–6.
16. Lee S, Boesch C, Kuk JL, Arslanian S. Eff ects of an overnight intravenous lipid infusion on intramyocellular lipid content and insulin sensitivity in African-American versus Caucasian adolescents. *Metab Clin Exp.* 2013;62(3):417–23.
17. 同註釋 13
18. Himsworth HP. Dietetic factors influencing the glucose tolerance and the activity of insulin. *J Physiol* (Lond). 1934;81(1):29–48.
19. Tabák AG1, Herder C, Rathmann W, Brunner EJ, Kivimäki M. Prediabetes: a high- risk state for diabetes. *Lancet.* 2012;379(9833):2279–90.
20. Pratley RE. The early treatment of type 2 diabetes. *Am J Med.* 2013;126(9 Suppl 1):S2–9.
21. Reinehr T. Type 2 diabetes mellitus in children and adolescents. *World J Diabetes.* 2013;4(6):270–81.
22. Pihoker C, Scott CR, Lensing SY, Cradock MM, Smith J. Non- insulin dependent diabetes mellitus in African-American youths of Arkansas. *Clin Pediatr* (Phila). 1998;37(2):97–102.
23. Dean H, Flett B. Natural history of type 2 diabetes diagnosed in childhood: long term follow-up in young adult years. *Diabetes.* 2002;51(s1):A24.
24. Hannon TS, Rao G, Arslanian SA. Childhood obesity and type 2 diabetes mellitus. *Pediatrics.* 2005;116(2):473–80.
25. Rocchini AP. Childhood obesity and a diabetes epidemic. *N Engl J Med.* 2002;346(11):854–5.

26. Lifshitz F. Obesity in children. *J Clin Res Pediatr Endocrinol.* 2008;1(2):53–60.
27. Must A, Jacques PF, Dallal GE, Bajema CJ, Dietz WH. Long- term morbidity and mortality of overweight adolescents. A follow-up of the Harvard Growth Study of 1922 to 1935. *N Engl J Med.* 1992;327(19):1350–5.
28. Sabaté J, Wien M. Vegetarian diets and childhood obesity prevention. *Am J Clin Nutr.* 2010; 91(5):1525S–1529S.
29. Tonstad S, Butler T, Yan R, Fraser GE. Type of vegetarian diet, body weight, and prevalence of type 2 diabetes. *Diabetes Care.* 2009;32(5):791–6.
30. Sabaté J, Lindsted KD, Harris RD, Sanchez A. Attained height of lacto-ovo vegetarian children and adolescents. *Eur J Clin Nutr.* 1991;45(1):51–8.
31. 同註釋 28
32. Cali AM, Caprio S. Prediabetes and type 2 diabetes in youth: an emerging epidemic disease? *Curr Opin Endocrinol Diabetes Obes.* 2008;15(2):123–7.
33. Ginter E, Simko V. Type 2 diabetes mellitus, pandemic in 21st century. *Adv Exp Med Biol.* 2012;771:42–50.
34. Spalding KL, Arner E, Westermark PO 等人，Dynamics of fat cell turnover in humans. *Nature.* 2008;453(7196):783–7.
35. Roden M. How free fatty acids inhibit glucose utilization in human skeletal muscle. *News Physiol Sci.* 2004;19:92–6.
36. Fraser GE. Vegetarian diets: what do we know of their effects on common chronic diseases? *Am J Clin Nutr.* 2009;89(5):1607S–1612S.
37. Tonstad S, Stewart K, Oda K, Batech M, Herring RP, Fraser GE. Vegetarian diets and incidence of diabetes in the Adventist Health Study-2. *Nutr Metab Cardiovasc Dis.* 2013;23(4):292–9.
38. Nolan CJ, Larter CZ. Lipotoxicity: why do saturated fatty acids cause and monounsaturates protect against it? *J Gastroenterol Hepatol.* 2009;24(5):703–6.
39. Evans WJ. Oxygen-carrying proteins in meat and risk of diabetes mellitus. *JAMA Intern Med.* 2013;173(14):1335–6.
40. Egnatchik RA, Leamy AK, Jacobson DA, Shiota M, Young JD. ER calcium release promotes mitochondrial dysfunction and hepatic cell lipotoxicity in response to palmitate overload. *Mol Metab.* 2014;3(5):544–53.
41. Estadella D, da Penha Oller do Nascimento CM, Oyama LM, Ribeiro EB, Dâmaso AR, de Piano A. Lipotoxicity: effects of dietary saturated and transfatty acids. *Mediators Inflamm.* 2013; 2013:137579.
42. Perseghin G, Scifo P, De Cobelli F 等人，Intramyocellular triglyceride content is a determinant of in vivo insulin resistance in humans: a 1H-13C nuclear magnetic resonance spectroscopy assessment in offspring of type 2 diabetic parents. *Diabetes.* 1999;48(8):1600–6.
43. Nolan CJ, Larter CZ. Lipotoxicity: why do saturated fatty acids cause and monounsaturates protect against it? *J Gastroenterol Hepatol.* 2009;24(5):703–6.
44. Goff LM, Bell JD, So PW, Dornhorst A, Frost GS. Veganism and its relationship with insulin resistance and intramyocellular lipid. *Eur J Clin Nutr.* 2005;59(2):291–8.
45. Gojda J, Patková J, Ja ek M, et al. Higher insulin sensitivity in vegans is not associated with higher mitochondrial density. *Eur J Clin Nutr.* 2013;67(12):1310–5.
46. 同註釋 44
47. Papanikolaou Y, Fulgoni VL. Bean consumption is associated with greater nutrient intake, reduced systolic blood pressure, lower body weight, and a smaller waist circumference in adults: results from the National Health and Nutrition Examination Survey 1999–2002. *J Am Coll Nutr.* 2008;27(5):569–76.
48. Mollard RC, Luhovyy BL, Panahi S, Nunez M, Hanley A, Anderson GH. Regular consumption of pulses for 8 weeks reduces metabolic syndrome risk factors in overweight and obese adults. *Br J Nutr.* 2012;108 Suppl 1:S111–22.
49. Cnop M, Hughes SJ, Igoillo-Esteve M 等人，The long lifespan and low turnover of human islet beta cells estimated by mathematical modelling of lipofuscin accumulation. *Diabetologia.* 2010; 53(2):321–30.
50. Taylor R. Banting Memorial lecture 2012: reversing the twin cycles of type 2 diabetes. *Diabet Med.* 2013;30(3):267–75.
51. Cunha DA, Igoillo-Esteve M, Gurzov EN 等人，Death protein 5 and p53- upregulated modulator of apoptosis mediate the endoplasmic reticulum stress- mitochondrial dialog triggering lipotoxic rodent and human β - cell apoptosis.

Diabetes. 2012;61(11):2763–75.
52. Cnop M, Hannaert JC, Grupping AY, Pipeleers DG. Low density lipoprotein can cause death of islet beta-cells by its cellular uptake and oxidative modification. *Endocrinology*. 2002;143(9): 3449–53.
53. Maedler K, Oberholzer J, Bucher P, Spinas GA, Donath MY. Monounsaturated fatty acids prevent the deleterious effects of palmitate and high glucose on human pancreatic beta-cell turnover and function. *Diabetes*. 2003;52(3):726–33.
54. Xiao C, Giacca A, Carpentier A, Lewis GF. Differential effects of monounsaturated, polyunsaturated and saturated fat ingestion on glucose-stimulated insulin secretion, sensitivity and clearance in overweight and obese, non-diabetic humans. *Diabetologia*. 2006;49(6):1371–9.
55. Wang L, Folsom AR, Zheng ZJ, Pankow JS, Eckfeldt JH. Plasma fatty acid composition and incidence of diabetes in middle-aged adults: the Atherosclerosis Risk in Communities (ARIC) Study. *Am J Clin Nutr*. 2003;78(1):91–8.
56. Cunha DA, Igoillo-Esteve M, Gurzov EN 等人，Death protein 5 and p53- upregulated modulator of apoptosis mediate the endoplasmic reticulum stress- mitochondrial dialog triggering lipotoxic rodent and human β - cell apoptosis. *Diabetes*. 2012;61(11):2763–75.
57. Welch RW. Satiety: have we neglected dietary non- nutrients? *Proc Nutr Soc*. 2011;70(2):145–54.
58. Barnard ND, Cohen J, Jenkins DJ 等人，A low- fat vegan diet improves glycemic control and cardiovascular risk factors in a randomized clinical trial in individuals with type 2 diabetes. *Diabetes Care*. 2006;29(8):1777–83.
59. Trapp CB, Barnard ND. Usefulness of vegetarian and vegan diets for treating type 2 diabetes. *Curr Diab Rep*. 2010;10(2):152–8.
60. Pratley RE. The early treatment of type 2 diabetes. *Am J Med*. 2013;126(9 Suppl 1):S2–9.
61. Juutilainen A, Lehto S, Rönnemaa T, Pyörälä K, Laakso M. Type 2 diabetes as a "coronary heart disease equivalent": an 18-year prospective population-based study in Finnish subjects. *Diabetes Care*. 2005;28(12):2901–7.
62. Kahleova H, Matoulek M, Malinska H 等人，Vegetarian diet improves insulin resistance and oxidative stress markers more than conventional diet in subjects with type 2 diabetes. *Diabet Med*. 2011;28(5):549–59.
63. Ornish D. Statins and the soul of medicine. *Am J Cardiol*. 2002;89(11):1286–90.
64. Kahleova H, Hrachovinova T, Hill M 等人，Vegetarian diet in type 2 diabetes—improvement in quality of life, mood and eating behaviour. *Diabet Med*. 2013;30(1):127–9.
65. Chiu THT, Huang HY, Chiu YF 等人，Taiwanese vegetarians and omnivores: dietary composition, prevalence of diabetes and IFG. *PLoS One*. 2014;9(2):e88547.
66. 同上
67. Magliano DJ, Loh VHY, Harding JL 等人，Persistent organic pollutants and diabetes: a review of the epidemiological evidence. *Diabetes Metab*. 2014;40(1):1–14.
68. Lee DH, Lee IK, Song K 等人，A strong dose- response relation between serum concentrations of persistent organic pollutants and diabetes: results from the National Health and Examination Survey 1999–2002. *Diabetes Care*. 2006;29(7):1638–44.
69. Wu H, Bertrand KA, Choi AL 等人，Persistent organic pollutants and type 2 diabetes: a prospective analysis in the Nurses' Health Study and meta-analysis. *Environ Health Perspect*. 2013; 121(2):153–61.
70. Schecter A, Colacino J, Haffner D 等人，Perfluorinated compounds, polychlorinated biphenyls, and organochlorine pesticide contamination in composite food samples from Dallas, Texas, USA. *Environ Health Perspect*. 2010;118(6):796–802.
71. Crinnion WJ. The role of persistent organic pollutants in the worldwide epidemic of type 2 diabetes mellitus and the possible connection to farmed Atlantic salmon (Salmo salar). *Altern Med Rev*. 2011;16(4):301–13.
72. Lee DH, Lee IK, Song K 等人，A strong dose- response relation between serum concentrations of persistent organic pollutants and diabetes: results from the National Health and Examination Survey 1999–2002. *Diabetes Care*. 2006;29(7):1638–44.
73. 同註釋 71
74. Farmer B, Larson BT, Fulgoni VL III 等人，A vegetarian dietary pattern as a nutrient-dense approach to weight management: an analysis of the National Health and Nutrition Examination Survey 1999–2004. *J Am Diet Assoc*.

2011;111(6):819–27.
75. 同上
76. Toth MJ, Poehlman ET. Sympathetic nervous system activity and resting metabolic rate in vegetarians. *Metabolism.* 1994;43(5):621–5.
77. Karlic H, Schuster D, Varga F 等人，Vegetarian diet aff ects genes of oxidative metabolism and collagen synthesis. *Ann Nutr Metab.* 2008;53(1):29–32.
78. Vergnaud AC, Norat T, Romaguera D 等人，Meat consumption and prospective weight change in participants of the EPIC-PANACEA study. *Am J Clin Nutr.* 2010;92(2):398–407.
79. The Action to Control Cardiovascular Risk in Diabetes Study Group, Gerstein HC, Miller ME, et al. Effects of intensive glucose lowering in type 2 diabetes. *N Engl J Med.* 2008;358(24): 2545–59.
80. 同上
81. Luan FL, Nguyen K. Intensive glucose control in type 2 diabetes. *N Engl J Med.* 2008;359(14): 1519–20.
82. Blagosklonny MV. Prospective treatment of age- related diseases by slowing down aging. *Am J Pathol.* 2012;181(4):1142–6.
83. Madonna R, Pandolfi A, Massaro M 等人，Insulin enhances vascular cell adhesion molecule-1 expression in human cultured endothelial cells through a pro-atherogenic pathway mediated by p38 mitogen-activated protein- kinase. *Diabetologia.* 2004;47(3):532–6.
84. Lingvay I, Guth E, Islam A 等人，Rapid improvement in diabetes after gastric bypass surgery: is it the diet or surgery? *Diabetes Care.* 2013;36(9):2741–7.
85. 同上
86. Taylor R. Type 2 diabetes: etiology and reversibility. *Diabetes Care.* 2013;36(4):1047–55.
87. Lim EL, Hollingsworth KG, Aribisala BS, Chen MJ, Mathers JC, Taylor R. Reversal of type 2 diabetes: normalisation of beta cell function in association with decreased pancreas and liver triacylglycerol. *Diabetologia.* 2011;54(10):2506–14.
88. Taheri S, Tahrani A, Barnett A. Bariatric surgery: a cure for diabetes? *Pract Diabetes Int.* 2009; 26:356–8.
89. Vergnaud AC, Norat T, Romaguera D 等人，Meat consumption and prospective weight change in participants of the EPIC-PANACEA study. *Am J Clin Nutr.* 2010;92(2):398–407.
90. Gilsing AM, Weijenberg MP, Hughes LA 等人，Longitudinal changes in BMI in older adults are associated with meat consumption differentially, by type of meat consumed. *J Nutr.* 2012; 142(2):340–9.
91. Wang Y, Lehane C, Ghebremeskel K 等人，Modern organic and broiler chickens sold for human consumption provide more energy from fat than protein. *Public Health Nutr.* 2010;13(3): 400–8.
92. National Cattlemen's Beef Association, Young MK, Redson BA. New USDA data show 29 beef cuts now meet government guidelines for lean. http://www.beef.org/udocs/29leancuts. pdf. 2005. Accessed March 6, 2015.
93. Steven S, Lim EL, Taylor R. Dietary reversal of type 2 diabetes motivated by research knowledge. *Diabet Med.* 2010;27(6):724–5.
94. Taylor R. Pathogenesis of type 2 diabetes: tracing the reverse route from cure to cause. *Diabetologia.* 2008;51(10):1781–9.
95. American Diabetes Association. Standards of medical care in diabetes—2015. *Diabetes Care.* 2015;38(suppl 1):S1–S93.
96. Dunaief DM, Fuhrman J, Dunaief JL 等人，Glycemic and cardiovascular param e ters improved in type 2 diabetes with the high nutrient density (HND) diet. *Open Journal of Preventive Medicine.* 2012;2(3):364–71.
97. Lim EL, Hollingsworth KG, Aribisala BS, Chen MJ, Mathers JC, Taylor R. Reversal of type 2 diabetes: normalisation of beta cell function in association with decreased pancreas and liver triacylglycerol. *Diabetologia.* 2011;54(10):2506–14.
98. Steven S, Lim EL, Taylor R. Population response to information on reversibility of Type 2 diabetes. *Diabet Med.* 2013;30(4):e135–8.
99. Dunaief DM, Fuhrman J, Dunaief JL 等人，Glycemic and cardiovascular parameters improved in type 2 diabetes with the high nutrient density (HND) diet. *Open J Prev Med.* 2012;2(3):364–71.

100. Anderson JW, Ward K. High-carbohydrate, high-fiber diets for insulin-treated men with diabetes mellitus. *Am J Clin Nutr*. 1979;32(11):2312–21.
101. 同上
102. Callaghan BC, Cheng H, Stables CL 等人，Diabetic neuropathy: clinical manifestations and current treatments. *Lancet Neurol*. 2012;11(6):521–34.
103. Said G. Diabetic neuropathy—a review. *Nat Clin Pract Neurol*. 2007;3(6):331–40.
104. Crane MG, Sample C. Regression of diabetic neuropathy with total vegetarian (vegan) diet. *J Nutr Med*. 1994;4(4):431–9.
105. 同上
106. Rabinowitch IM. Effects of the high carbohydrate- low calorie diet upon carbohydrate tolerance in diabetes mellitus. *Can Med Assoc J*. 1935;33(2):136–44.
107. Newborg B, Kempner W. Analysis of 177 cases of hypertensive vascular disease with papilledema; one hundred twenty-six patients treated with rice diet. *Am J Med*. 1955;19(1): 33–47.
108. 同註釋 104
109. 同上
110. 同上
111. Crane MG, Zielinski R, Aloia R. Cis and trans fats in omnivores, lacto-ovo vegetarians and vegans. *Am J Clin Nutr*. 1988;48:920.
112. Tesfaye S, Chaturvedi N, Eaton SEM 等人，Vascular risk factors and diabetic neuropathy. *N Engl J Med*. 2005;352 (4):341–50.
113. Newrick PG, Wilson AJ, Jakubowski J 等人，Sural nerve oxygen tension in diabetes. *Br Med J* (Clin Res Ed). 1986; 293(6554):1053–4.
114. McCarty MF. Favorable impact of a vegan diet with exercise on hemorheology: implications for control of diabetic neuropathy. *Med Hypotheses*. 2002;58(6):476–86.
115. Kempner W, Peschel RL, Schlayer C. Effect of rice diet on diabetes mellitus associated with vascular disease. *Postgrad Med*. 1958;24(4):359–71.
116. 同註釋 114
117. Browning LM, Hsieh SD, Ashwell M. A systematic review of waist-to-height ratio as a screening tool for the prediction of cardiovascular disease and diabetes: 0·5 could be a suitable global boundary value. *Nutr Res Rev*. 2010;23(2):247–69.
118. Bigaard J, Tjønneland A, Thomsen BL, Overvad K, Heitmann BL, S, Sørensen TI. Waist circumference, BMI, smoking, and mortality in middle-aged men and women. *Obes Res*. 2003; 11(7): 895–903.
119. 同上
120. Leitzmann MF, Moore SC, Koster A 等人，Waist circumference as compared with body- mass index in predicting mortality from specific causes. *PLoS One*. 2011;6(4):e18582.
121. 同註釋 117
122. 美國疾病控制與預防中心，National Diabetes Statistics Report: Estimates of Diabetes and Its Burden in the United States, 2014. Atlanta, GA: U.S. Department of Health and Human Services; 2014. http://www.cdc.gov/diabetes/data/statistics/2014StatisticsReport.html. Updated October 24, 2014. Accessed March 6, 2015.
123. Nathan DM, Davidson MB, Defronzo RA 等人，Impaired fasting glucose and impaired glucose tolerance: implications for care. *Diabetes Care*. 2007;30(3):753–9.
124. Karve A, Hayward RA. Prevalence, diagnosis, and treatment of impaired fasting glucose and impaired glucose tolerance in nondiabetic U.S. adults. *Diabetes Care*. 2010;33(11):2355–9.
125. Cardona-Morrell M, Rychetnik L, Morrell SL, Espinel PT, Bauman A. Reduction of diabetes risk in routine clinical practice: are physical activity and nutrition interventions feasible and are the outcomes from reference trials replicable? A systematic review and meta-analysis. *BMC Public Health*. 2010;10:653.
126. Holman H. Chronic disease—the need for a new clinical education. *JAMA*. 2004;292(9):1057–9.
127. 美國國立醫學研究院，Crossing the Quality Chasm: A New Health System for the 21st Century. Washington,

D.C.: The National Academies Press, 2001:213. http://www.iom.edu/ Reports/2001/Crossing-the-Quality-Chasm-A-New-Health-System-for-the-21st- Century .aspx.

第 7 章　如何不死於高血壓

1. Lozano R, Naghavi M, Foreman K 等人，Global and regional mortality from 235 causes of death for 20 age groups in 1990 and 2010: a systematic analysis for the Global Burden of Disease Study 2010. *Lancet*. 2012;380(9859):2095–128.
2. Das P, Samarasekera U. The story of GBD 2010: a "super-human" effort. *Lancet*. 2012;380 (9859):2067–70.
3. Lim SS, Vos T, Flaxman AD 等人，A comparative risk assessment of burden of disease and injury attributable to 67 risk factors and risk factor clusters in 21 regions, 1990–2010: a systematic analysis for the Global Burden of Disease Study 2010. *Lancet*. 2012;380(9859):2224–60.
4. Lim SS, Vos T, Flaxman AD 等人，A comparative risk assessment of burden of disease and injury attributable to 67 risk factors and risk factor clusters in 21 regions, 1990–2010: a systematic analysis for the Global Burden of Disease Study 2010. *Lancet*. 2012;380(9859):2224–60.
5. 同上
6. Bromfield S, Muntner P. High blood pressure: the leading global burden of disease risk factor and the need for worldwide prevention programs. *Curr Hypertens Rep*. 2013;15(3):134–6.
7. 同註釋 4
8. 美國心臟協會，Understanding Blood Pressure Readings. http://www.heart.org/ HEARTORG/Conditions/HighBloodPressure/AboutHighBloodPressure/UnderstandingBlood-Pressure-Readings_UCM_301764_Article.jsp. March 11, 2015. Accessed March 11, 2015.
9. Go AS, Bauman MA, Coleman King SM 等人，An effective approach to high blood pressure control: a science advisory from the American Heart Association, the American College of Cardiology, and the Centers for Disease Control and Prevention. *J Am Coll Cardiol*. 2014;63(12): 1230–8.
10. Nwankwo T, Yoon SS, Burt V, Gu Q. Hypertension among adults in the United States: National Health and Nutrition Examination Survey, 2011–2012. *NCHS Data Brief*. 2013;(133):1–8.
11. Walker AR, Walker BF. High high-density-lipoprotein cholesterol in African children and adults in a population free of coronary heart diseae. *Br Med J*. 1978;2(6148):1336–7.
12. Donnison CP. Blood pressure in the African native. *Lancet*. 1929;213(5497):6–7.
13. Macmahon S, Neal B, Rodgers A. Hypertension—time to move on. *Lancet*. 2005;365(9464): 1108–9.
14. Law MR, Morris JK, Wald NJ. Use of blood pressure lowering drugs in the prevention of cardiovascular disease: meta-analysis of 147 randomised trials in the context of expectations from prospective epidemiological studies. *BMJ*. 2009;338:b1665.
15. 同註釋 12
16. 同註釋 3
17. 同上
18. Karppanen H, Mervaala E. Sodium intake and hypertension. *Prog Cardiovasc Dis*. 2006;49(2): 59–75.
19. Delahaye F. Should we eat less salt? *Arch Cardiovasc Dis*. 2013;106(5):324–32.
20. Jenkins DJ, Kendall CW. The garden of Eden: plant-based diets, the gene tic drive to store fat and conserve cholesterol, and implications for epidemiology in the 21st century. *Epidemiology*. 2006;17(2):128–30.
21. Roberts WC. High salt intake, its origins, its economic impact, and its effect on blood pressure. *Am J Cardiol*. 2001;88(11):1338–46.
22. 同上
23. Celermajer DS, Neal B. Excessive sodium intake and cardiovascular disease: a-salting our vessels. *J Am Coll Cardiol*. 2013;61(3):344–5.
24. Whelton PK, Appel LJ, Sacco RL 等人，Sodium, blood pressure, and cardiovascular disease: further evidence supporting the American Heart Association sodium reduction recommendations. *Circulation*. 2012;126(24):2880–9.

25. Centers for Disease Control and Prevention. Sodium intake among adults-United States, 2005– 2006. *MMWR Morb Mortal Wkly Rep*. 2010;59(24):746–9.
26. Beaglehole R, Bonita R, Horton R 等人，Priority actions for the non-communicable disease crisis. *Lancet*. 2011; 377(9775):1438–47.
27. Law MR, Frost CD, Wald NJ. By how much does dietary salt reduction lower blood pressure? III—Analysis of data from trials of salt reduction. *BMJ*. 1991;302(6780):819–24.
28. Bibbins-Domingo K, Chertow GM, Coxson PG 等人，Projected effect of dietary salt reductions on future cardiovascular disease. *N Engl J Med*. 2010 Feb 18;362(7):590–9.
29. MacGregor GA, Markandu ND, Best FE 等人，Double-blind randomised crossover trial of moderate sodium restriction in essential hypertension. *Lancet*. 1982;1(8268):351–5.
30. MacGregor GA, Markandu ND, Sagnella GA, Singer DR, Cappuccio FP. Double-blind study of three sodium intakes and long- term effects of sodium restriction in essential hypertension. *Lancet*. 1989;2(8674):1244–7.
31. 同上
32. Rudelt A, French S, Harnack L. Fourteen-year trends in sodium content of menu offerings at eight leading fast- food restaurants in the USA. *Public Health Nutr*. 2014;17(8):1682–8.
33. Suckling RJ, He FJ, Markandu ND, MacGregor GA. Dietary salt influences postprandial plasma sodium concentration and systolic blood pressure. *Kidney Int*. 2012;81(4):407–11.
34. He FJ, Li J, MacGregor GA. Effect of longer term modest salt reduction on blood pressure: Cochrane systematic review and meta-analysis of randomised trials. *BMJ*. 2013;346:f1325.
35. Celermajer DS, Neal B. Excessive sodium intake and cardiovascular disease: a-salting our vessels. *J Am Coll Cardiol*. 2013;61(3):344–5.
36. Oliver WJ, Cohen EL, Neel JV. Blood pressure, sodium intake, and sodium related hormones in the Yanomamo Indians, a "no-salt" culture. *Circulation*. 1975;52(1):146–51.
37. Mancilha-Carvalho J de J, de Souza e Silva NA. The Yanomami Indians in the INTERSALT Study. *Arq Bras Cardiol*. 2003;80(3):289–300.
38. 同註釋 35
39. Mancilha-Carvalho J de J, de Souza e Silva NA. The Yanomami Indians in the INTERSALT Study. *Arq Bras Cardiol*. 2003;80(3):289–300.
40. Mancilha-Carvalho J de J, Crews DE. Lipid profiles of Yanomamo Indians of Brazil. *Prev Med*. 1990;19(1):66–75.
41. Kempner W. Treatment of heart and kidney disease and of hypertensive and arteriosclerotic vascular disease with the rice diet. *Ann Intern Med*. 1949;31(5):821–56.
42. Klemmer P, Grim CE, Luft FC. Who and what drove Walter Kempner? The rice diet revisited. *Hypertension*. 2014;64(4):684–8.
43. 同註釋 41
44. Roberts WC. High salt intake, its origins, its economic impact, and its effect on blood pressure. *Am J Cardiol*. 2001;88(11):1338–46.
45. Dickinson KM, Clifton PM, Keogh JB. Endothelial function is impaired after a high-salt meal in healthy subjects. *Am J Clin Nutr*. 2011;93(3):500–5.
46. DuPont JJ, Greaney JL, Wenner MM 等人，High dietary sodium intake impairs endothelium- dependent dilation in healthy salt- resistant humans. *J Hypertens*. 2013;31(3):530–6.
47. 同註釋 45
48. Greaney JL, DuPont JJ, Lennon-Edwards SL, Sanders PW, Edwards DG, Farquhar WB. Dietary sodium loading impairs microvascular function inde pen dent of blood pressure in humans: role of oxidative stress. *J Physiol* (Lond). 2012;590(Pt 21):5519–28.
49. Jablonski KL, Racine ML, Geolfos CJ 等人，Dietary sodium restriction reverses vascular endothelial dysfunction in middle-aged/older adults with moderately elevated systolic blood pressure. *J Am Coll Cardiol*. 2013;61(3):335–43.
50. McCord JM. Analysis of superoxide dismutase activity. *Curr Protoc Toxicol*. 1999;Chapter 7: Unit 7.3.
51. Dickinson KM, Clifton PM, Burrell LM, Barrett PHR, Keogh JB. Postprandial effects of a high salt meal on serum

sodium, arterial stiffness, markers of nitric oxide production and markers of endothelial function. *Atherosclerosis*. 2014;232(1):211–6.
52. *Huang Ti Nei Ching Su Wua* [*The Yellow Emperor's Classic of Internal Medicine*] (Veith I, Trans.) Oakland, CA: University of California Press; 1972:141.
53. Hanneman RL, Satin M. Comments to the Dietary Guidelines Committee on behalf of the Salt Institute. Comment ID: 000447. April 23, 2009.
54. Vital signs: food categories contributing the most to sodium consumption- United States, 2007– 2008. *MMWR Morb Mortal Wkly Rep*. 2012;61(5):92–8.
55. Miller GD. Comments to the Dietary Guidelines Committee on behalf of the National Dairy Council, July 27, 2009.
56. 同註釋 44
57. MacGregor G, de Wardener HE. Salt, blood pressure and health. *Int J Epidemiol*. 2002; 31(2):320–7.
58. Appel LJ, Anderson CAM. Compelling evidence for public health action to reduce salt intake. *N Engl J Med*. 2010;362(7):650–2.
59. 同註釋 44
60. Buying this chicken? *Consum Rep*. June 2008;7.
61. Drewnowski A, Rehm CD. Sodium intakes of US children and adults from foods and beverages by location of origin and by specific food source. *Nutrients*. 2013;5(6):1840–55.
62. 美國農業部農業研究署「2014 年國家營養標準參考資料庫」, Release 27. Pizza Hut 14" pepperoni pizza, pan crust. http://ndb.nal.usda.gov/ndb/foods/show /6800. Accessed March 22, 2015.
63. Drewnowski A, Rehm CD. Sodium intakes of US children and adults from foods and beverages by location of origin and by specific food source. *Nutrients*. 2013;5(6):1840–55.
64. Blais CA, Pangborn RM, Borhani NO, Ferrell MF, Prineas RJ, Laing B. Effect of dietary sodium restriction on taste responses to sodium chloride: a longitudinal study. *Am J Clin Nutr*. 1986;44(2):232–43.
65. Tucker RM, Mattes RD. Are free fatty acids effective taste stimuli in humans? Presented at the symposium "The Taste for Fat: New Discoveries on the Role of Fat in Sensory Perception, Metabolism, Sensory Pleasure and Beyond" held at the Institute of Food Technologists 2011 Annual Meeting, New Orleans, LA, June 12, 2011. *J Food Sci*. 2012;77(3):S148–51.
66. Grieve FG, Vander Weg MW. Desire to eat high-and low- fat foods following a low- fat dietary intervention. *J Nutr Educ Behav*. 2003;35(2):98–102.
67. Stewart JE, Newman LP, Keast RS. Oral sensitivity to oleic acid is associated with fat intake and body mass index. *Clin Nutr*. 2011;30(6):838–44.
68. Stewart JE, Keast RS. Recent fat intake modulates fat taste sensitivity in lean and overweight subjects. *Int J Obes* (Lond). 2012;36(6):834–42.
69. Roberts WC. High salt intake, its origins, its economic impact, and its effect on blood pressure. *Am J Cardiol*. 2001;88(11):1338–46.
70. Newson RS, Elmadfa I, Biro G 等人，Barriers for progress in salt reduction in the general population. An international study. *Appetite*. 2013;71:22–31.
71. Cappuccio FP, Capewell S, Lincoln P, McPherson K. Policy options to reduce population salt intake. *BMJ*. 2011;343:d4995.
72. Toldrá F, Barat JM. Strategies for salt reduction in foods. *Recent Pat Food Nutr Agric*. 2012; 4(1):19–25.
73. Lin B-H, Guthrie J. Nutritional Quality of Food Prepared at Home and Away from Home, 1977–2008. USDA, Economic Research Service, December 2012.
74. Newson RS, Elmadfa I, Biro G, et al. Barriers for progress in salt reduction in the general population. An international study. *Appetite*. 2013;71:22–31.
75. 同註解 69
76. 美國農業部及部暨美國衛生與公共服務部「2010 年美國飲食指南」第 7 版，美國政府印務局，December 2010.

77. Karppanen H, Mervaala E. Sodium intake and hypertension. *Prog Cardiovasc Dis.* 2006;49(2): 59–75.
78. 同註釋 14
79. Tighe P, Duthie G, Vaughan N, et al. Eff ect of increased consumption of whole-grain foods on blood pressure and other cardiovascular risk markers in healthy middle-aged persons: a randomized controlled trial. *Am J Clin Nutr.* 2010;92(4):733–40.
80. Diaconu CC, Balaceanu A, Bartos D. Diuretics, first-line antihypertensive agents: are they always safe in the elderly? *Rom J Intern Med.* 2014;52(2):87–90.
81. Li CI, Daling JR, Tang MT, Haugen KL, Porter PL, Malone KE. Use of antihypertensive medications and breast cancer risk among women aged 55 to 74 years. *JAMA Intern Med.* 2013; 173(17):1629–37.
82. Kaiser EA, Lotze U, Schiser HH. Increasing complexity: which drug class to choose for treatment of hypertension in the elderly? *Clin Interv Aging.* 2014;9:459–75.
83. Rasmussen ER, Mey K, Bygum A. Angiotensin-converting enzyme inhibitor- induced angioedema—a dangerous new epidemic. *Acta Derm Venereol.* 2014;94(3):260–4.
84. Tinetti ME, Han L, Lee DS 等人，Antihypertensive medications and serious fall injuries in a nationally representative sample of older adults. *JAMA Intern Med.* 2014;174(4):588–95.
85. Ye EQ, Chacko SA, Chou EL, Kugizaki M, Liu S. Greater whole-grain intake is associated with lower risk of type 2 diabetes, cardiovascular disease, and weight gain. *J Nutr.* 2012;142(7): 1304–13.
86. Aune D, Chan DS, Lau R 等人，Dietary fibre, whole grains, and risk of colorectal cancer: systematic review and dose-response meta-analysis of prospective studies. *BMJ.* 2011;343:d6617.
87. 同註釋 79
88. Sun Q, Spiegelman D, van Dam RM 等人，White rice, brown rice, and risk of type 2 diabetes in US men and women. *Arch Intern Med.* 2010;170(11):961–9.
89. 同註釋 85
90. Mellen PB, Liese AD, Tooze JA, Vitolins MZ, Wagenknecht LE, Herrington DM. Whole-grain intake and carotid artery atherosclerosis in a multiethnic cohort: the Insulin Resistance Atherosclerosis Study. *Am J Clin Nutr.* 2007;85(6):1495–502.
91. Erkkilä AT, Herrington DM, Mozaffarian D 等人， Cereal fiber and whole-grain intake are associated with reduced progession of coronary-artery atherosclerosis in postmenopausal women with coronary artery disease. *Am Heart J.* 2005;150(1):94–101.
92. Go AS, Bauman MA, Coleman King SM 等人，An effective approach to high blood pressure control: a science advisory from the American Heart Association, the American College of Cardiology, and the Centers for Disease Control and Prevention. *J Am Coll Cardiol.* 2014;63(12):1230–8.
93. Mahmud A, Feely J. Low-dose quadruple antihypertensive combination: more efficacious than individual agents—a preliminary report. *Hypertension.* 2007;49(2):272–5.
94. Kronish IM, Woodward M, Sergie Z, Ogedegbe G, Falzon L, Mann DM. Meta-analysis: impact of drug class on adherence to antihypertensives. *Circulation.* 2011;123(15):1611–21.
95. Messerli FH, Bangalore S. Half a century of hydrochlorothiazide: facts, fads, fiction, and follies. *Am J Med.* 2011;124(10):896–9.
96. 同註釋 14
97. Donnison CP. Blood pressure in the African native. *Lancet.* 1929;213(5497):6–7.
98. Morse WR, McGill MD, Beh YT. Blood pressure amongst aboriginal ethnic groups of Szechwan Province, West China. *Lancet.* 1937;229(5929):966–8.
99. Sacks FM, Kass EH. Low blood pressure in vegetarians: effects of specific foods and nutrients. *Am J Clin Nutr.* 1988;48(3 Suppl):795–800.
100. 同註釋 92
101. Sharma AM, Schorr U. Dietary patterns and blood pressure. *N Engl J Med.* 1997;337(9):637.
102. Chen Q, Turban S, Miller ER, Appel LJ. The effects of dietary patterns on plasma renin activity: results from the Dietary Approaches to Stop Hypertension trial. *J Hum Hypertens.* 2012; 26(11):664–9.

103. Sacks FM, Rosner B, Kass EH. Blood pressure in vegetarians. *Am J Epidemiol.* 1974;100(5): 390–8.
104. Donaldson AN. The relation of protein foods to hypertension. *Cal West Med.* 1926;24(3):328–31.
105. Appel LJ, Brands MW, Daniels SR 等人，Dietary approaches to prevent and treat hypertension: a scientific statement from the American Heart Association. *Hypertension.* 2006;47(2): 296–308.
106. Sacks FM, Obarzanek E, Windhauser MM, et al. Rationale and design of the Dietary Approaches to Stop Hypertension trial (DASH). A multicenter controlled- feeding study of dietary patterns to lower blood pressure. *Ann Epidemiol.* 1995;5(2):108–18.
107. Karanja NM, Obarzanek E, Lin PH 等人，Descriptive characteristics of the dietary patterns used in the Dietary Approaches to Stop Hypertension trial. DASH Collaborative Research Group. *J Am Diet Assoc.* 1999;99(8 Suppl):S19–27.
108. 同註釋 99
109. de Paula TP, Steemburgo T, de Almeida JC, Dall'Alba V, Gross JL, de Azevedo MJ. The role of Dietary Approaches to Stop Hypertension (DASH) diet food groups in blood pressure in type 2 diabetes. *Br J Nutr.* 2012;108(1):155–62.
110. Yokoyama Y, Nishimura K, Barnard ND 等人，Vegetarian diets and blood pressure: a meta- analysis. *JAMA Intern Med.* 2014;174(4):577–87.
111. Le LT, SabatéJ. Beyond meatless, the health effects of vegan diets: findings from the Adventist cohorts. *Nutrients.* 2014;6(6):2131–47.
112. Fraser GE. Vegetarian diets: what do we know of their effects on common chronic diseases? *Am J Clin Nutr.* 2009;89(5):1607S–1612S.
113. Tonstad S, Stewart K, Oda K, Batech M, Herring RP, Fraser GE. Vegetarian diets and incidence of diabetes in the Adventist Health Study-2. *Nutr Metab Cardiovasc Dis.* 2013;23(4):292–9.
114. Fraser GE. Vegetarian diets: what do we know of their effects on common chronic diseases? *Am J Clin Nutr.* 2009;89(5):1607S–1612S.
115. Fontana L, Meyer TE, Klein S, Holloszy JO. Long- term low-calorie low-protein vegan diet and endurance exercise are associated with low cardiometabolic risk. *Rejuvenation Res.* 2007; 10(2):225–34.
116. Rodriguez-Leyva D, Weighell W, Edel AL 等人，Potent antihypertensive action of dietary flaxseed in hypertensive patients. *Hypertension.* 2013;62(6):1081–9.
117. Cornelissen VA, Buys R, Smart NA. Endurance exercise beneficially affects ambulatory blood pressure: a systematic review and meta-analysis. *J Hypertens.* 2013;31(4):639–48.
118. Geleijnse JM. Relation of raw and cooked vegetable consumption to blood pressure: the INTERMAP study. *J Hum Hypertens.* 2014;28(6):343–4.
119. Jayalath VH, de Souza RJ, Sievenpiper JL 等人，Effect of dietary pulses on blood pressure: a systematic review and meta-analysis of controlled feeding trials. *Am J Hypertens.* 2014; 27(1): 56–64.
120. Chiva-Blanch G, Urpi-Sarda M, Ros E 等人，Dealcoholized red wine decreases systolic and diastolic blood pressure and increases plasma nitric oxide: short communication. *Circ Res.* 2012;111(8):1065–8.
121. Figueroa A, Sanchez-Gonzalez MA, Wong A, Arjmandi BH. Watermelon extract supplementation reduces ankle blood pressure and carotid augmentation index in obese adults with pre-hypertension or hypertension. *Am J Hypertens.* 2012;25(6):640–3.
122. Gammon CS, Kruger R, Brown SJ, Conlon CA, von Hurst PR, Stonehouse W. Daily kiwifruit consumption did not improve blood pressure and markers of cardiovascular function in men with hypercholesterolemia. *Nutr Res.* 2014;34(3):235–40.
123. Anderson JW, Weiter KM, Christian AL, Ritchey MB, Bays HE. Raisins compared with other snack eff ects on glycemia and blood pressure: a randomized, controlled trial. *Postgrad Med.* 2014;126(1):37–43.
124. Akhtar S, Ismail T, Riaz M. Flaxseed - a miraculous defense against some critical maladies. *Pak J Pharm Sci.* 2013;26(1):199–208.
125. Rodriguez-Leyva D, Weighell W, Edel AL 等人，Potent antihypertensive action of dietary flaxseed in hypertensive patients. *Hypertension.* 2013;62(6):1081–9.

126. Ninomiya T, Perkovic V, Turnbull F 等人，Blood pressure lowering and major cardiovascular events in people with and without chronic kidney disease: meta-analysis of randomised controlled trials. *BMJ*. 2013;347:f5680.
127. Goyal A, Sharma V, Upadhyay N, Gill S, Sihag M. Flax and flaxseed oil: an ancient medicine & modern functional food. *J Food Sci Technol*. 2014;51(9):1633–53.
128. Carlsen MH, Halvorsen BL, Holte K 等人，The total antioxidant content of more than 3100 foods, beverages, spices, herbs and supplements used worldwide. *Nutr J*. 2010;9:3.
129. Frank T, Netzel G, Kammerer DR 等人，Consumption of Hibiscus sabdariffa L. aqueous extract and its impact on systemic antioxidant potential in healthy subjects. *J Sci Food Agric*. 2012; 92(10):2207–18.
130. Chang HC, Peng CH, Yeh DM, Kao ES, Wang CJ. Hibiscus sabdariffa extract inhibits obesity and fat accumulation, and improves liver steatosis in humans. *Food Funct*. 2014;5(4):734–9.
131. Mozaffari-Khosravi H, Jalali-Khanabadi BA, Afkhami-Ardekani M, Fatehi F. Effects of sour tea (Hibiscus sabdariffa) on lipid profile and lipoproteins in patients with type II diabetes. *J Altern Complement Med*. 2009;15(8):899–903.
132. Aziz Z, Wong SY, Chong NJ. Effects of Hibiscus sabdariffa L. on serum lipids: a systematic review and meta-analysis. *J Ethnopharmacol*. 2013;150(2):442–50.
133. Lin T-L. Lin H-H, Chen C-C 等人，Hibiscus sabdariff a extract reduces serum cholesterol in men and women. *Nutr Res*. 2007;27:140–5.
134. Hopkins AL, Lamm MG, Funk JL, Ritenbaugh C. Hibiscus sabdariffa L. in the treatment of hypertension and hyperlipidemia: a comprehensive review of animal and human studies. *Fitoterapia*. 2013;85:84–94.
135. McKay DL, Chen CY, Saltzman E, Blumberg JB. Hibiscus sabdariffa L. tea (tisane) lowers blood pressure in prehypertensive and mildly hypertensive adults. *J Nutr*. 2010;140(2):298–303.
136. Chobanian AV, Bakris GL, Black HR 等人，Seventh report of the Joint National Committee on Prevention, Detection, Evaluation, and Treatment of High Blood Pressure. *Hypertension*. 2003;42(6):1206–52.
137. 同註釋 135
138. Herrera-Arellano A, Flores-Romero S, Chávez-Soto MA, Tortoriello J. Effectiveness and tolerability of a standardized extract from Hibiscus sabdariffa in patients with mild to moderate hypertension: a controlled and randomized clinical trial. *Phytomedicine*. 2004;11(5): 375–82.
139. 美國食品藥物管理局，CAPOTEN® (Captopril Tablets, USP) http://www.accessdata.fda.gov/drugsatfda_docs/label/2012/018343s084lbl.pdf. Accessed March 19, 2015.
140. Hendricks JL, Marshall TA, Harless JD, Hogan MM, Qian F, Wefel JS. Erosive potentials of brewed teas. *Am J Dent*. 2013;26(5):278–82.
141. Malik J, Frankova A, Drabek O, Szakova J, Ash C, Kokoska L. Aluminium and other elements in selected herbal tea plant species and their infusions. *Food Chem*. 2013;139(1–4):728–34.
142. Förstermann U. Janus-faced role of endothelial NO synthase in vascular disease: uncoupling of oxygen reduction from NO synthesis and its pharmacological reversal. *Biol Chem*. 2006; 387(12):1521–33.
143. Franzini L, Ardigò D, Valtueña S 等人，Food selection based on high total antioxidant capacity improves endothelial function in a low cardiovascular risk population. *Nutr Metab Cardiovasc Dis*. 2012;22(1):50–7.
144. Webb AJ, Patel N, Loukogeorgakis S 等人，Acute blood pressure lowering, vasoprotective, and antiplatelet properties of dietary nitrate via bioconversion to nitrite. *Hypertension*. 2008; 51(3):784–90.
145. Smith RE, Ashiya M. Antihypertensive therapies. *Nat Rev Drug Discov*. 2007;6(8):597–8.
146. Kapil V, Khambata RS, Robertson A, Caulfield MJ, Ahluwalia A. Dietary nitrate provides sustained blood pressure lowering in hypertensive patients: a randomized, phase 2, double- blind, placebo-controlled study. *Hypertension*. 2015;65(2):320–7.
147. Wylie LJ, Kelly J, Bailey SJ 等人，Beetroot juice and exercise: pharmacodynamic and dose- response relationships. *J Appl Physiol*. 2013;115(3):325–36.
148. Euro pean Food Safety Authority. Nitrate in vegetables: scientific opinion of the panel on contaminants in the food chain. *EFSA J*. 2008;689:1–79.
149. Murphy M, Eliot K, Heuertz RM, Weiss E. Whole beetroot consumption acutely improves running per for mance. *J Acad Nutr Diet*. 2012;112(4):548–52.

150. Clements WT, Lee SR, Bloomer RJ. Nitrate ingestion: a review of the health and physical performance effects. *Nutrients*. 2014;6(11):5224–64.
151. Hord NG, Tang Y, Bryan NS. Food sources of nitrates and nitrites: the physiologic context for potential health benefits. *Am J Clin Nutr*. 2009;90(1):1–10.
152. Bhupathiraju SN, Wedick NM, Pan A 等人，Quantity and variety in fruit and vegetable intake and risk of coronary heart disease. *Am J Clin Nutr*. 2013;98(6):1514–23.
153. Tamakoshi A, Tamakoshi K, Lin Y, Yagyu K, Kikuchi S. Healthy lifestyle and preventable death: findings from the Japan Collaborative Cohort (JACC) Study. *Prev Med*. 2009;48(5):486–92.
154. Wang F, Dai S, Wang M, Morrison H. Erectile dysfunction and fruit/vegetable consumption among diabetic Canadian men. *Urology*. 2013;82(6):1330–5.
155. Presley TD, Morgan AR, Bechtold E 等人，Acute eff ect of a high nitrate diet on brain perfusion in older adults. *Nitric Oxide*. 2011;24(1):34–42.
156. Engan HK, Jones AM, Ehrenberg F, Schagatay E. Acute dietary nitrate supplementation improves dry static apnea performance. *Respir Physiol Neurobiol*. 2012;182(2–3):53–9.
157. Bailey SJ, Winyard P, Vanhatalo A 等人，Dietary nitrate supplementation reduces the O2 cost of low- intensity exercise and enhances tolerance to high- intensity exercise in humans. *J Appl Physiol*. 2009;107(4):1144–55.
158. Murphy M, Eliot K, Heuertz RM, Weiss E. Whole beetroot consumption acutely improves running per for mance. *J Acad Nutr Diet*. 2012;112(4):548–52.
159. Lidder S, Webb AJ. Vascular effects of dietary nitrate (as found in green leafy vegetables and beetroot) via the nitrate-nitrite-nitric oxide pathway. *Br J Clin Pharmacol*. 2013;75(3):677–96.
160. Wylie LJ, Kelly J, Bailey SJ 等人，Beetroot juice and exercise: pharmacodynamic and dose- response relationships. *J Appl Physiol*. 2013;115(3):325–36.

第 8 章　如何不死於肝臟疾病

1. Chiras, DD. *Human Biology*. Burlington, MA: Jones & Bartlett Learning; 2015.
2. 美國疾病控制與預防中心：Deaths: final data for 2013 table 10. Number of deaths from 113 selected causes. 2016 年國家生命統計報告 64(2)
3. National Cancer Institute Surveillance, Epidemiology, and End Results Program. SEER stat fact sheets: liver and intrahepatic bile duct cancer. http:// seer.cancer.gov/statfacts/html/livibd. html. Accessed May 3, 2015.
4. Holubek WJ, Kalman S, Hoffman RS. Acetaminophen- induced acute liver failure: results of a United States multicenter, prospective study. *Hepatology*. 2006;43(4):880.
5. Mokdad AH, Marks JS, Stroup DF, Gerberding JL. Actual causes of death in the United States, 2000. *JAMA*. 2004;291(10):1238–45.
6. CDC Morbidity and Mortality Weekly Report. Alcohol-attributable deaths and years of potential life l—United States, 2001. http://www.cdc.gov/mmwr/preview/mmwrhtml/mm5337a2 .htm. September 24, 2004. Accessed March 2, 2015.
7. 美國疾病控制與預防中心，Fact sheets - alcohol use and your health. http:// www.cdc.gov/alcohol/fact-sheets/alcohol- use.htm. November 7, 2014. Accessed March 2, 2015.
8. Schwartz JM, Reinus JF. Prevalence and natural history of alcoholic liver disease. *Clin Liver Dis*. 2012;16(4):659–66.
9. Lane BP, Lieber CS. Ultrastructural alterations in human hepatocytes following ingestion of ethanol with adequate diets. *Am J Pathol*. 1966;49(4):593–603.
10. Mendenhall CL. Anabolic steroid therapy as an adjunct to diet in alcoholic hepatic steatosis. *Am J Dig Dis*. 1968;13(9):783–91.
11. O'Shea RS, Dasarathy S, McCullough AJ. Alcoholic liver disease. *Hepatology*. 2010;51(1): 307–28.
12. Mandayam S, Jamal MM, Morgan TR. Epidemiology of alcoholic liver disease. *Semin Liver Dis*. 2004;24(3):217–32.
13. Galambos JT. Natural history of alcoholic hepatitis. 3. Histological changes. *Gastroenterology*. 1972;63(6):1026–35.

14. Woerle S, Roeber J, Landen MG. Prevalence of alcohol dependence among excessive drinkers in New Mexico. *Alcohol Clin Exp Res*. 2007;31(2):293–8.
15. Kaskutas LA. Alcoholics anonymous effectiveness: faith meets science. *J Addict Dis*. 2009; 28(2):145–57.
16. Grønbaek M. The positive and negative health effects of alcohol and the public health implications. *J Intern Med*. 2009;265(4):407–20.
17. Britton A, Marmot MG, Shipley M. Who benefits most from the cardioprotective properties of alcohol consumption—health freaks or couch potatoes? *J Epidemiol Community Health*. 2008;62(10):905–8.
18. Agarwal DP. Cardioprotective effects of light- moderate consumption of alcohol: a review of putative mechanisms. *Alcohol Alcohol*. 2002;37(5):409–15.
19. 同註釋 17
20. 同上
21. Kechagias S, Ernersson Å, Dahlqvist O 等人，Fast- food-based hyper-alimentation can induce rapid and profound elevation of serum alanine aminotransferase in healthy subjects. *Gut*. 2008;57(5):649–54.
22. McCarthy EM, Rinella ME. The role of diet and nutrient composition in nonalcoholic fatty liver disease. *J Acad Nutr Diet*. 2012;112(3):401–9.
23. Silverman JF, Pories WJ, Caro JF. Liver pathology in diabetes mellitus and morbid obesity: clinical, pathological and biochemical considerations. *Pathol Annu*. 1989;24:275–302.
24. Singh S, Allen AM, Wang Z, Prokop LJ, Murad MH, Loomba R. Fibrosis progression in nonalcoholic fatty liver vs nonalcoholic steatohepatitis: a systematic review and meta-analysis of paired- biopsy studies. *Clin Gastroenterol Hepatol*. 2014;S1542–3565(14):00602–8.
25. Zelber-Sagi S, Nitzan-Kaluski D, Goldsmith R 等人，Long term nutritional intake and the risk for non-alcoholic fatty liver disease (NAFLD): a population based study. *J Hepatol*. 2007; 47(5):711–7.
26. Zelber-Sagi S, Nitzan-Kaluski D, Goldsmith R 等人，Long term nutritional intake and the risk for non-alcoholic fatty liver disease (NAFLD): a population based study. *J Hepatol*. 2007; 47(5):711–7.
27. Longato L. Non-alcoholic fatty liver disease (NAFLD): a tale of fat and sugar? *Fibrogenesis Tissue Repair*. 2013;6(1):14.
28. Musso G, Gambino R, De Michieli F 等人，Dietary habits and their relations to insulin resistance and postprandial lipemia in nonalcoholic steatohepatitis. *Hepatology*. 2003;37(4):909–16.
29. Kontogianni MD, Tileli N, Margariti A 等人，Adherence to the Mediterranean diet is associated with the severity of non-alcoholic fatty liver disease. *Clin Nutr*. 2014;33(4):678–83.
30. Kim EJ, Kim BH, Seo HS 等人，Cholesterol- induced non-alcoholic fatty liver disease and atherosclerosis aggravated by systemic inflammation. *PLoS ONE*. 2014;9(6):e97841.
31. Yasutake K, Nakamuta M, Shima Y 等人，Nutritional investigation of non-obese patients with non-alcoholic fatty liver disease: the significance of dietary cholesterol. *Scand J Gastroenterol*. 2009;44(4):471–7.
32. Duewell P, Kono H, Rayner KJ 等人，NLRP3 inflammasomes are required for atherogenesis and activated by cholesterol crystals that form early in disease. *Nature*. 2010;464(7293): 1357– 61.
33. Ioannou GN, Haigh WG, Thorning D, Savard C. Hepatic cholesterol crystals and crown- like structures distinguish NASH from simple steatosis. *J Lipid Res*. 2013;54(5):1326–34.
34. 美國農業部農業研究署「國家營養標準參考資料庫」Basic Report: 21359, McDonald's, sausage McMuffin with egg. http://ndb.nal.usda .gov/ndb/foods/show /6845. Accessed March 2, 2015.
35. Ioannou GN, Morrow OB, Connole ML, Lee SP. Association between dietary nutrient composition and the incidence of cirrhosis or liver cancer in the United States population. *Hepatology*. 2009;50(1):175–84.
36. National Institute of Diabetes and Digestive and Kidney Diseases. Liver transplantation. http:// www.niddk.nih.gov/health-information/health-topics/liver-disease/liver-transplant /Pages/facts.aspx. June 2010. Accessed March 2, 2015.
37. Kwak JH, Baek SH, Woo Y 等人，Beneficial immunostimulatory effect of short-term Chlorella supplementation: enhancement of natural killer cell activity and early inflammatory response (randomized, double-blinded, placebo-controlled trial). *Nutr J*. 2012;11:53.
38. Azocar J, Diaz A. Efficacy and safety of Chlorella supplementation in adults with chronic hepatitis C virus infection.

World J Gastroenterol. 2013 Feb 21;19(7):1085–90.
39. Goozner M. Why Sovaldi shouldn't cost $84,000. *Mod Healthc.* 2014;44(18):26.
40. Lock G, Dirscherl M, Obermeier F 等人，Hepatitis C - contamination of toothbrushes: myth or reality? *J Viral Hepat.* 2006;13(9):571–3.
41. Bocket L, Chevaliez S, Talbodec N, Sobaszek A, Pawlotsky JM, Yazdanpanah Y. Occupational transmission of hepatitis C virus resulting from use of the same supermarket meat slicer. *Clin Microbiol Infect.* 2011;17(2):238–41.
42. Teo CG. Much meat, much malady: changing perceptions of the epidemiology of hepatitis E. *Clin Microbiol Infect.* 2010;16(1):24–32.
43. Yazaki Y, Mizuo H, Takahashi M 等人，Sporadic acute or fulminant hepatitis E in Hokkaido, Japan, may be food-borne, as suggested by the presence of hepatitis E virus in pig liver as food. *J Gen Virol.* 2003;84(Pt 9):2351–7.
44. Feagins AR, Opriessnig T, Guenette DK, Halbur PG, Meng XJ. Detection and characterization of infectious Hepatitis E virus from commercial pig livers sold in local grocery stores in the USA. *J Gen Virol.* 2007;88(Pt 3):912–7.
45. Feagins AR, Opriessnig T, Guenette DK, Halbur PG, Meng XJ. Detection and characterization of infectious Hepatitis E virus from commercial pig livers sold in local grocery stores in the USA. *J Gen Virol.* 2007;88(Pt 3):912–7.
46. Dalton HR, Bendall RP, Pritchard C, Henley W, Melzer D. National mortality rates from chronic liver disease and consumption of alcohol and pig meat. *Epidemiol Infect.* 2010;138(2): 174–82.
47. Emerson SU, Arankalle VA, Purcell RH. Thermal stability of hepatitis E virus. *J Infect Dis.* 2005 Sep 1;192(5):930–3.
48. 美國疾病控制與預防中心，What can you do to protect yourself and your family from food poisoning? http://www.cdc.gov/foodsafety/prevention.html. September 6, 2013. Accessed March 11, 2015.
49. Shinde NR, Patil TB, Deshpande AS, Gulhane RV, Patil MB, Bansod YV. Clinical profi le, maternal and fetal outcomes of acute hepatitis E in pregnancy. *Ann Med Health Sci Res.* 2014; 4(Suppl 2):S133–9.
50. Navarro VJ, Barnhart H, Bonkovsky HL 等人，Liver injury from herbals and dietary supplements in the U.S. Drug-Induced Liver Injury Network. *Hepatology.* 2014;60(4):1399–408.
51. Yu EL, Sivagnanam M, Ellis L, Huang JS. Acute hepatotoxicity after ingestion of Morinda citrifolia (Noni Berry) juice in a 14-year-old boy. *J Pediatr Gastroenterol Nutr.* 2011;52(2):222–4.
52. Licata A, Craxt A. Considerations regarding the alleged association between Herbalife products and cases of hepatotoxicity: a rebuttal. *Intern Emerg Med.* 2014;9(5):601–2.
53. Lobb AL. Science in liquid dietary supplement promotion: the misleading case of mangosteen juice. *Hawaii J Med Public Health.* 2012;71(2):46–8.
54. 同上
55. Boozer CN, Nasser JA, Heymsfield SB, Wang V, Chen G, Solomon JL. An herbal supplement containing Ma Huang-Guarana for weight loss: a randomized, double-blind trial. *Int J Obes Relat Metab Disord.* 2001;25(3):316–24.
56. 美國政府審計總署，Dietary Supplements Containing Ephedra: Health Risks and FDA's Oversight. http://www.gao.gov/assets/120/110228.pdf. July 23, 2003. Accessed March 2, 2015.
57. Preuss HG, Bagchi D, Bagchi M, Rao CV, Dey DK, Satyanarayana S. Effects of a natural extract of (-)-hydroxycitric acid (HCA-SX) and a combination of HCA-SX plus niacin-bound chromium and Gymnema sylvestre extract on weight loss. *Diabetes Obes Metab.* 2004;6(3):171–80.
58. Fong TL, Klontz KC, Canas-Coto A 等人，Hepatotoxicity due to hydroxycut: a case series. *Am J Gastroenterol.* 2010; 105(7):1561–6.
59. Ye EQ, Chacko SA, Chou EL, Kugizaki M, Liu S. Greater whole-grain intake is associated with lower risk of type 2 diabetes, cardiovascular disease, and weight gain. *J Nutr.* 2012;142(7):1304–13.
60. Karl JP, Saltzman E. The role of whole grains in body weight regulation. *Adv Nutr.* 2012; 3(5):697–707.
61. 同註釋 59
62. Chang H-C, Huang C-N, Yeh D-M, Wang S-J, Peng C-H, Wang C-J. Oat prevents obesity and abdominal fat distribution, and improves liver function in humans. *Plant Foods Hum Nutr.* 2013;68(1):18–23.
63. 同上
64. Georgoulis M, Kontogianni MD, Tileli N 等人，The impact of cereal grain consumption on the development and

severity of non-alcoholic fatty liver disease. *Eur J Nutr*. 2014;53(8):1727–35.

65. Valenti L, Riso P, Mazzocchi A, Porrini M, Fargion S, Agostoni C. Dietary anthocyanins as nutritional therapy for nonalcoholic fatty liver disease. *Oxid Med Cell Longev*. 2013;2013:145421.

66. Suda I, Ishikawa F, Hatakeyama M 等人，Intake of purple sweet potato beverage aff ects on serum hepatic biomarker levels of healthy adult men with borderline hepatitis. *Eur J Clin Nutr*. 2008;62(1):60–7.

67. Sun J, Chu YF, Wu X, Liu RH. Antioxidant and antiproliferative activities of common fruits. *J Agric Food Chem*. 2002;50(25):7449–54.

68. Ferguson PJ, Kurowska EM, Freeman DJ, Chambers AF, Koropatnick J. In vivo inhibition of growth of human tumor lines by flavonoid fractions from cranberry extract. *Nutr Cancer*. 2006;56(1):86–94.

69. Sun J, Hai Liu R. Cranberry phytochemical extracts induce cell cycle arrest and apoptosis in human MCF-7 breast cancer cells. *Cancer Lett*. 2006;241(1):124–34.

70. Ferguson PJ, Kurowska EM, Freeman DJ, Chambers AF, Koropatnick J. In vivo inhibition of growth of human tumor lines by flavonoid fractions from cranberry extract. *Nutr Cancer*. 2006; 56(1):86–94.

71. Kresty LA, Howell AB, Baird M. Cranberry proanthocyanidins mediate growth arrest of lung cancer cells through modulation of gene expression and rapid induction of apoptosis. *Molecules*. 2011;16(3):2375–90.

72. Seeram NP, Adams LS, Zhang Y 等人，Blackberry, black raspberry, blueberry, cranberry, red raspberry, and strawberry extracts inhibit growth and stimulate apoptosis of human cancer cells in vitro. *J Agric Food Chem*. 2006;54(25):9329–39.

73. Kim KK, Singh AP, Singh RK 等人，Anti-angiogenic activity of cranberry proanthocyanidins and cytotoxic properties in ovarian cancer cells. *Int J Oncol*. 2012;40(1):227–35.

74. Déziel B, MacPhee J, Patel K 等人，American cranberry (Vaccinium macrocarpon) extract affects human prostate cancer cell growth via cell cycle arrest by modulating expression of cell cycle regulators. *Food Funct*. 2012;3(5):556–64.

75. Liu M, Lin LQ, Song BB 等人， Cranberry phytochemical extract inhibits SGC-7901 cell growth and human tumor xenografts in Balb/c nu/nu mice. *J Agric Food Chem*. 2009;57(2):762–8.

76. Seeram NP, Adams LS, Hardy ML, Heber D. Total cranberry extract versus its phytochemical constituents: antiproliferative and synergistic effects against human tumor cell lines. *J Agric Food Chem*. 2004;52(9):2512–7.

77. Grace MH, Massey AR, Mbeunkui F, Yousef GG, Lila MA. Comparison of health- relevant flavonoids in commonly consumed cranberry products. *J Food Sci*. 2012;77(8):H176–83.

78. 同上

79. Vinson JA, Bose P, Proch J, Al Kharrat H, Samman N. Cranberries and cranberry products: powerful in vitro, ex vivo, and in vivo sources of antioxidants. *J Agric Food Chem*. 2008; 56(14):5884–91.

80. White BL, Howard LR, Prior RL. Impact of different stages of juice processing on the anthocyanin, flavonol, and procyanidin contents of cranberries. *J Agric Food Chem*. 2011;59(9):4692–8.

81. Arnesen E, Huseby N-E, Brenn T, Try K. The Tromse heart study: distribution of, and determinants for, gamma-glutamyltransferase in a free- living population. *Scand J Clin Lab Invest*. 1986;46(1):63–70.

82. Ruhl CE, Everhart JE. Coffee and tea consumption are associated with a lower incidence of chronic liver disease in the United States. *Gastroenterology*. 2005;129(6):1928–36.

83. Salgia R, Singal AG. Hepatocellular carcinoma and other liver lesions. *Med Clin North Am*. 2014; 98(1):103–18.

84. Sang LX, Chang B, Li X-H, Jiang M. Consumption of coffee associated with reduced risk of liver cancer: a meta-analysis. *BMC Gastroenterol*. 2013;13:34.

85. Lai GY, Weinstein SJ, Albanes D 等人，The association of coffee intake with liver cancer incidence and chronic liver disease mortality in male smokers. *Br J Cancer*. 2013;109(5):1344–51.

86. Fujita Y, Shibata A, Ogimoto I 等人，The effect of interaction between hepatitis C virus and cigarette smoking on the risk of hepatocellular carcinoma. *Br J Cancer*. 2006;94(5):737–9.

87. Danielsson J, Kangastupa P, Laatikainen T, Aalto M, Niemelä O. Dose-and gender-dependent interactions between coffee consumption and serum GGT activity in alcohol consumers. *Alcohol Alcohol*. 2013;48(3):303–7.

88. Bravi F, Bosetti C, Tavani A, Gallus S, La Vecchia C. Coffee reduces risk for hepatocellular carcinoma: an meta-anal-

ysis. *Clin Gastroenterol Hepatol.* 2013;11(11):1413–21.e1.
89. Browning JD, Szczepaniak LS, Dobbins R 等人，Prevalence of hepatic steatosis in an urban population in the United States: impact of ethnicity. *Hepatology.* 2004;40(6):1387–95.
90. Cardin R, Piciocchi M, Martines D, Scribano L, Petracco M, Farinati F. Effects of coffee consumption in chronic hepatitis C: a randomized controlled trial. *Dig Liver Dis.* 2013;45(6): 499–504.
91. Torres DM, Harrison SA. Is it time to write a prescription for coffee? Coffee and liver disease. *Gastroenterology.* 2013;144(4):670–2.
92. Ng V, Saab S. Can daily coffee consumption reduce liver disease- related mortality? *Clin Gastroenterol Hepatol.* 2013;11(11):1422–3.
93. Torres DM, Harrison SA. Is it time to write a prescription for coffee? Coffee and liver disease. *Gastroenterology.* 2013;144(4):670–2.
94. Juliano LM, Griffiths RR. A critical review of caffeine withdrawal: empirical validation of symptoms and signs, incidence, severity, and associated features. *Psychopharmacology* (Berl). 2004; 176(1):1–29.
95. O'Keefe JH, Bhatti SK, Patil HR, DiNicolantonio JJ, Lucan SC, Lavie CJ. Effects of habitual coffee consumption on cardiometabolic disease, cardiovascular health, and all-cause mortality. *J Am Coll Cardiol.* 2013;62(12):1043–51.

第 9 章　如何不死於血液性癌症

1. Hunger SP, Lu X, Devidas M 等人，Improved survival for children and adolescents with acute lymphoblastic leukemia between 1990 and 2005: a report from the children's oncology group. *J Clin Oncol.* 2012;30(14):1663–9.
2. National Cancer Institute Surveillance, Epidemiology, and End Results Program. SEER Stat Fact Sheets: Leukemia. http:// seer.cancer.gov/statfacts/html/leuks.html. Accessed June 15, 2015.
3. 美國癌症協會「2014 年癌症現況與統計」，亞特蘭大美國癌症協會 2014.
4. 同上
5. 同上
6. Key TJ, Appleby PN, Spencer EA 等人，Cancer incidence in British vegetarians. *Br J Cancer.* 2009;101(1):192–7.
7. Vegetarians less likely to develop cancer than meat eaters [news release]. London, UK: *British Journal of Cancer*; July 1, 2009. http://www. nature.com/bjc/press_releases/p_r_jul09_6605098 .html. Accessed March 11, 2015.
8. Suppipat K, Park CS, Shen Y, Zhu X, Lacorazza HD. Sulforaphane induces cell cycle arrest and apoptosis in acute lymphoblastic leukemia cells. *PLoS One.* 2012;7(12):e51251.
9. Han X, Zheng T, Foss F 等人，Vegetable and fruit intake and non-Hodgkin lymphoma survival in Connecticut women. *Leuk Lymphoma.* 2010;51(6):1047–54.
10. Thompson CA, Cerhan JR. Fruit and vegetable intake and survival from non-Hodgkin lymphoma: does an apple a day keep the doctor away? *Leuk Lymphoma.* 2010;51(6):963–4.
11. Thompson CA, Habermann TM, Wang AH 等人，Antioxidant intake from fruits, vegetables and other sources and risk of non-Hodgkin's lymphoma: the Iowa Women's Health Study. *Int J Cancer.* 2010;126(4):992–1003.
12. Holtan SG, O'Connor HM, Fredericksen ZS 等人，Food- frequency questionnaire-based estimates of total antioxidant capacity and risk of non-Hodgkin lymphoma. *Int J Cancer.* 2012; 131(5):1158–68.
13. 同上
14. Thompson CA, Habermann TM, Wang AH 等人，Antioxidant intake from fruits, vegetables and other sources and risk of non-Hodgkin's lymphoma: the Iowa Women's Health Study. *Int J Cancer.* 2010;126(4):992–1003.
15. Bjelakovic G, Nikolova D, Simonetti RG, Gluud C. Antioxidant supplements for prevention of gastrointestinal cancers: a systematic review and meta-analysis. *Lancet.* 2004;364(9441):1219–28.
16. Jacobs DR, Tapsell LC. Food synergy: the key to a healthy diet. *Proc Nutr Soc.* 2013;72(2):200–6.
17. Elsayed RK, Glisson JK, Minor DS. Rhabdomyolysis associated with the use of a mislabeled "acai berry" dietary supplement. *Am J Med Sci.* 2011;342(6):535–8.
18. Zhang Y, Wang D, Lee RP, Henning SM, Heber D. Absence of pomegranate ellagitannins in the majority of commercial pomegranate extracts: implications for standardization and quality control. *J Agric Food Chem.*

2009;57(16):7395–400.
19. Zhang Y, Krueger D, Durst R 等人，International multidimensional authenticity specification (IMAS) algorithm for detection of commercial pomegranate juice adulteration. *J Agric Food Chem.* 2009;57(6):2550–7.
20. Del Pozo-Insfran D, Percival SS, Talcott ST. Açai (Euterpe oleracea Mart.) polyphenolics in their glycoside and aglycone forms induce apoptosis of HL-60 leukemia cells. *J Agric Food Chem.* 2006;54(4):1222–9.
21. Schauss AG, Wu X, Prior RL 等人，Antioxidant capacity and other bioactivities of the freeze- dried Amazonian palm berry, Euterpe oleraceae mart. (aSch). *J Agric Food Chem.* 2006; 54(22):8604–10.
22. Jensen GS, Ager DM, Redman KA, Mitzner MA, Benson KF, Schauss AG. Pain reduction and improvement in range of motion after daily consumption of an açai (Euterpe oleracea Mart.) pulp- fortified polyphenolic- rich fruit and berry juice blend. *J Med Food.* 2011;14(7–8):702–11.
23. Udani JK, Singh BB, Singh VJ, Barrett ML. Effects of açai (Euterpe oleracea Mart.) berry preparation on metabolic param e ters in a healthy overweight population: a pilot study. *Nutr J.* 2011;10:45.
24. Haytowitz DB, Bhagwat SA. USDA database for the oxygen radical capacity (ORAC) of selected foods, release 2. Washington, D.C.: United States Department of Agriculture; 2010.
25. 同註釋 3
26. Landgren O, Kyle RA, Pfeiffer RM 等人，Monoclonal gammopathy of undetermined significance (MGUS) consistently precedes multiple myeloma: a prospective study. *Blood.* 2009; 113(22):5412–7.
27. 同上
28. Greenberg AJ, Vachon CM, Rajkumar SV. Disparities in the prevalence, pathogenesis and progression of monoclonal gammopathy of undetermined significance and multiple myeloma between blacks and whites. *Leukemia.* 2012;26(4):609–14.
29. Kyle RA, Therneau TM, Rajkumar SV 等人，A long- term study of prognosis in monoclonal gammopathy of undetermined significance. *N Engl J Med.* 2002;346(8):564–9.
30. Bharti AC, Donato N, Singh S, Aggarwal BB. Curcumin (diferuloylmethane) down- regulates the constitutive activation of nuclear factor- kappa B and IkappaBalpha kinase in human multiple myeloma cells, leading to suppression of proliferation and induction of apoptosis. *Blood.* 2003; 101(3):1053–62.
31. Golombick T, Diamond TH, Badmaev V, Manoharan A, Ramakrishna R. The potential role of curcumin in patients with monoclonal gammopathy of undefined significance—its effect on paraproteinemia and the urinary N-telopeptide of type I collagen bone turnover marker. *Clin Cancer Res.* 2009;15(18):5917–22.
32. Golombick T, Diamond TH, Manoharan A, Ramakrishna R. Monoclonal gammopathy of undetermined significance, smoldering multiple myeloma, and curcumin: a randomized, double- blind placebo-controlled cross-over 4g study and an open- label 8g extension study. *Am J Hematol.* 2012;87(5):455–60.
33. Key TJ, Appleby PN, Spencer EA 等人，Cancer incidence in British vegetarians. *Br J Cancer.* 2009;101(1):192–7.
34. Rohrmann S, Linseisen J, Jakobsen MU 等人，Consumption of meat and dairy and lymphoma risk in the Euro pean Prospective Investigation into Cancer and Nutrition. *Int J Cancer.* 2011; 128(3):623–34.
35. 美國農業部農業研究署「國家營養標準參考資料庫」， Basic Report: 05358, Chicken, broiler, rotisserie, BBQ, breast meat and skin. http:// ndb.nal.usda.gov/ndb/foods/show/1058. Accessed March 2, 2015.
36. Rohrmann S, Linseisen J, Jakobsen MU 等人，Consumption of meat and dairy and lymphoma risk in the Euro pean Prospective Investigation into Cancer and Nutrition. *Int J Cancer.* 2011; 128(3):623–34.
37. Chiu BC, Cerhan JR, Folsom AR 等人，Diet and risk of non-Hodgkin lymphoma in older women. *JAMA.* 1996;275 (17):1315–21.
38. Daniel CR, Sinha R, Park Y 等人，Meat intake is not associated with risk of non-Hodgkin lymphoma in a large prospective cohort of U.S. men and women. *J Nutr.* 2012;142(6):1074–80.
39. Puangsombat K, Gadgil P, Houser TA, Hunt MC, Smith JS. Occurrence of heterocyclic amines in cooked meat products. *Meat Sci.* 2012;90(3):739–46.
40. 't Mannetje A, Eng A, Pearce N. Farming, growing up on a farm, and haematological cancer mortality. *Occup Environ Med.* 2012;69(2):126–32.
41. Johnson ES, Zhou Y, Yau LC 等人，Mortality from malignant diseases- update of the Baltimore union poultry co-

hort. *Cancer Causes Control.* 2010;21(2):215–21.
42. Neasham D, Sifi A, Nielsen KR 等人，Occupation and risk of lymphoma: a multicentre prospective cohort study (EPIC). *Occup Environ Med.* 2011;68(1):77–81.
43. Kalland KH, Ke XS, Øyan AM. Tumour virology—history, status and future challenges. *APMIS.* 2009;117(5-6):382–99.
44. 美國疾病控制與預防中心，Human Orf virus infection from household exposures—United States, 2009–2011. *MMWR Morb Mortal Wkly Rep.* 2012;61(14):245–8.
45. Benton EC. Warts in butchers—a cause for concern? *Lancet.* 1994;343(8906):1114.
46. Guberan, Usel M, Raymond L, Fioretta G. Mortality and incidence of cancer among a cohort of self employed butchers from Geneva and their wives. *Br J Ind Med.* 1993;50(11):1008–16.
47. Johnson ES, Zhou Y, Yau LC 等人，Mortality from malignant diseases- update of the Baltimore union poultry cohort. *Cancer Causes Control.* 2010;21(2):215–21.
48. Johnson ES, Ndetan H, Lo KM. Cancer mortality in poultry slaughtering/processing plant workers belonging to a union pension fund. *Environ Res.* 2010;110(6):588–94.
49. Choi KM, Johnson ES. Occupational exposure assessment using antibody levels: exposure to avian leukosis/sarcoma viruses in the poultry industry. *Int J Environ Health Res.* 2011;21(4): 306–16.
50. Choi KM, Johnson ES. Industrial hygiene assessment of reticuloendotheliosis viruses exposure in the poultry industry. *Int Arch Occup Environ Health.* 2011;84(4):375–82.
51. 同上
52. Johnson ES, Ndetan H, Lo KM. Cancer mortality in poultry slaughtering/processing plant workers belonging to a union pension fund. *Environ Res.* 2010;110(6):588–94.
53. 同註釋 40
54. Tranah GJ, Bracci PM, Holly EA. Domestic and farm-animal exposures and risk of nonHodgkin's lymphoma in a population-based study in the San Francisco Bay Area. *Cancer Epidemiol Biomarkers Prev.* 2008;17(9):2382–7.
55. Buehring GC, Philpott SM, Choi KY. Humans have antibodies reactive with Bovine leukemia virus. *AIDS Res Hum Retroviruses.* 2003;19(12):1105–13.
56. 美國農業部動植物健康檢疫局，Bovine Leukosis Virus (BLV) on U.S. Dairy Operations, 2007. http://www.aphis.usda.gov/animal_health/ nahms/dairy/downloads/dairy07/Dairy07_is_BLV.pdf. October 2008. Accessed March 2, 2015.
57. Buehring GC, Shen HM, Jensen HM, Choi KY, Sun D, Nuovo G. Bovine leukemia virus DNA in human breast tissue. *Emerging Infect Dis.* 2014;20(5):772–82.
58. Tranah GJ, Bracci PM, Holly EA. Domestic and farm-animal exposures and risk of nonHodgkin's lymphoma in a population-based study in the San Francisco Bay Area. *Cancer Epidemiol Biomarkers Prev.* 2008;17(9):2382–7.
59. Schernhammer ES, Bertrand KA, Birmann BM, Sampson L, Willett WC, Feskanich D. Consumption of artificial sweetener- and sugar-containing soda and risk of lymphoma and leukemia in men and women. *Am J Clin Nutr.* 2012;96(6):1419–28.
60. Lim U, Subar AF, Mouw T 等人，Consumption of aspartame-containing beverages and incidence of hematopoietic and brain malignancies. *Cancer Epidemiol Biomarkers Prev.* 2006;15(9): 1654–9.
61. McCullough ML, Teras LR, Shah R, Diver WR, Gaudet MM, Gapstur SM. Artificially and sugar-sweetened carbonated beverage consumption is not associated with risk of lymphoid neoplasms in older men and women. *J Nutr.* 2014;144(12):2041–9.

第 10 章 如何不死於腎臟疾病

1. Stokes JB. Consequences of frequent hemodialysis: comparison to conventional hemodialysis and transplantation. *Trans Am Clin Climatol Assoc.* 2011;122:124–36.
2. Coresh J, Selvin E, Stevens LA 等人，Prevalence of chronic kidney disease in the United States. *JAMA.* 2007;298 (17):2038–47.

3. Stevens LA, Li S, Wang C 等人，Prevalence of CKD and comorbid illness in elderly patients in the United States: results from the Kidney Early Evaluation Program (KEEP). *Am J Kidney Dis.* 2010;55(3 Suppl 2):S23–33.
4. Ryan TP, Sloand JA, Winters PC, Corsetti JP, Fisher SG. Chronic kidney disease prevalence and rate of diagnosis. *Am J Med.* 2007;120(11):981–6.
5. Hoerger TJ, Simpson SA, Yarnoff BO 等人，The future burden of CKD in the United States: a simulation model for the CDC CKD Initiative. *Am J Kidney Dis.* 2015;65(3):403–11.
6. Dalrymple LS, Katz R, Kestenbaum B 等人，Chronic kidney disease and the risk of end-stage renal disease versus death. *J Gen Intern Med.* 2011;26(4):379–85.
7. Kumar S, Bogle R, Banerjee D. Why do young people with chronic kidney disease die early? *World J Nephrol.* 2014;3(4):143–55.
8. Lin J, Hu FB, Curhan GC. Associations of diet with albuminuria and kidney function decline. *Clin J Am Soc Nephrol.* 2010;5(5):836–43.
9. 同上
10. Virchow, R. Cellular Pathology as Based upon Physiological and Pathological Histology. Twenty Lectures Delivered in the Pathological Institute of Berlin During the Months of February, March and April, 1858. Philadelpia, PA: J. B. Lippincott and Co.; 1863.
11. Moorhead JF, Chan MK, El-Nahas M, Varghese Z. Lipid nephrotoxicity in chronic progressive glomerular and tubulo- interstitial disease. *Lancet.* 1982;2(8311):1309–11.
12. Hartroft WS. Fat emboli in glomerular capillaries of choline-deficient rats and of patients with diabetic glomerulosclerosis. *Am J Pathol.* 1955;31(3):381–97.
13. Gyebi L, Soltani Z, Reisin E. Lipid nephrotoxicity: new concept for an old disease. *Curr Hyper-tens Rep.* 2012;14(2):177–81.
14. US Burden of Disease Collaborators. The state of US health, 1990–2010: burden of diseases, injuries, and risk factors. *JAMA.* 2013 Aug 14;310(6):591–608.
15. Odermatt A. The Western-style diet: a major risk factor for impaired kidney function and chronic kidney disease. *Am J Physiol Renal Physiol.* 2011;301(5):F919–31.
16. van den Berg E, Hospers FA, Navis G 等人，Dietary acid load and rapid progression to end- stage renal disease of diabetic nephropathy in Westernized South Asian people. *J Nephrol.* 2011;24(1):11–7.
17. Piccoli GB, Vigotti FN, Leone F 等人，Low-protein diets in CKD: how can we achieve them? A narrative, pragmatic review. *Clin Kidney J.* 2015;8(1):61–70.
18. Brenner BM, Meyer TW, Hostetter TH. Dietary protein intake and the progressive nature of kidney disease: the role of hemodynamically mediated glomerular injury in the pathogenesis of progressive glomerular sclerosis in aging, renal ablation, and intrinsic renal disease. *N Engl J Med.* 1982 Sep 9;307(11):652–9.
19. Wiseman MJ, Hunt R, Goodwin A, Gross JL, Keen H, Viberti GC. Dietary composition and renal function in healthy subjects. *Nephron.* 1987;46(1):37–42.
20. Nakamura H, Takasawa M, Kashara S 等人，Effects of acute protein loads of different sources on renal function of patients with diabetic nephropathy. *Tohoku J Exp Med.* 1989;159(2):153–62.
21. Simon AH, Lima PR, Almerinda M, Alves VF, Bottini PV, de Faria JB. Renal haemodynamic responses to a chicken or beef meal in normal individuals. *Nephrol Dial Transplant.* 1998;13(9): 2261–4.
22. Kontessis P, Jones S, Dodds R 等人，Renal, metabolic and hormonal responses to ingestion of animal and vegetable proteins. *Kidney Int.* 1990;38(1):136–44.
23. Nakamura H, Takasawa M, Kashara S 等人，Effects of acute protein loads of different sources on renal function of patients with diabetic nephropathy. *Tohoku J Exp Med.* 1989;159(2):153–62.
24. Azadbakht L, Shakerhosseini R, Atabak S, Jamshidian M, Mehrabi Y, Esmaill-Zadeh A. Beneficiary effect of dietary soy protein on lowering plasma levels of lipid and improving kidney function in type II diabetes with nephropathy. *Eur J Clin Nutr.* 2003;57(10):1292–4.
25. Kontessis PA, Bossinakou I, Sarika L 等人，Renal, metabolic, and hormonal responses to proteins of different origin in normotensive, nonproteinuric type I diabetic patients. *Diabetes Care.* 1995;18(9):1233–40.

26. Teixeira SR, Tappenden KA, Carson L 等人，Isolated soy protein consumption reduces urinary albumin excretion and improves the serum lipid profile in men with type 2 diabetes mellitus and nephropathy. *J Nutr.* 2004;134(8):1874–80.
27. Stephenson TJ, Setchell KD, Kendall CW, Jenkins DJ, Anderson JW, Fanti P. Effect of soy protein-rich diet on renal function in young adults with insulin-dependent diabetes mellitus. *Clin Nephrol.* 2005;64(1):1–11.
28. Jibani MM, Bloodworth LL, Foden E, Griffiths KD, Galpin OP. Predominantly vegetarian diet in patients with incipient and early clinical diabetic nephropathy: effects on albumin excretion rate and nutritional status. *Diabet Med.* 1991;8(10):949–53.
29. Bosch JP, Saccaggi A, Lauer A, Ronco C, Belledonne M, Glabman S. Renal functional reserve in humans. Effect of protein intake on glomerular filtration rate. *Am J Med.* 1983;75(6): 943–50.
30. Liu ZM, Ho SC, Chen YM, Tang N, Woo J. Effect of whole soy and purified isoflavone daidzein on renal function—a 6- month randomized controlled trial in equol-producing postmenopausal women with prehypertension. *Clin Biochem.* 2014;47(13–14):1250–6.
31. Fioretto P, Trevisan R, Valerio A 等人，Impaired renal response to a meat meal in insulin-dependent diabetes: role of glucagon and prostaglandins. *Am J Physiol.* 1990;258(3 Pt 2): F675–83.
32. Frassetto L, Morris RC, Sellmeyer DE, Todd K, Sebastian A. Diet, evolution and aging—the pathophysiologic effects of the post-agricultural inversion of the potassium- to-sodium and base- to-chloride ratios in the human diet. *Eur J Nutr.* 2001;40(5):200–13.
33. Banerjee T, Crews DC, Wesson DE 等人，Dietary acid load and chronic kidney disease among adults in the United States. *BMC Nephrol.* 2014 Aug 24;15:137.
34. Sebastian A, Frassetto LA, Sellmeyer DE, Merriam RL, Morris RC. Estimation of the net acid load of the diet of ancestral preagricultural Homo sapiens and their hominid ancestors. *Am J Clin Nutr.* 2002;76(6):1308–16.
35. van den Berg E, Hospers FA, Navis G 等人，Dietary acid load and rapid progression to end- stage renal disease of diabetic nephropathy in Westernized South Asian people. *J Nephrol.* 2011;24(1):11–7.
36. Uribarri J, Oh MS. The key to halting progression of CKD might be in the produce market, not in the pharmacy. *Kidney Int.* 2012;81(1):7–9.
37. Cohen E, Nardi Y, Krause I 等人，A longitudinal assessment of the natural rate of decline in renal function with age. *J Nephrol.* 2014;27(6):635–41.
38. Brenner BM, Meyer TW, Hostetter TH. Dietary protein intake and the progressive nature of kidney disease: the role of hemodynamically mediated glomerular injury in the pathogenesis of progressive glomerular sclerosis in aging, renal ablation, and intrinsic renal disease. *N Engl J Med.* 1982 Sep 9;307(11):652–9.
39. Frassetto LA, Todd KM, Morris RC, Sebastian A. Estimation of net endogenous noncarbonic acid production in humans from diet potassium and protein contents. *Am J Clin Nutr.* 1998;68(3): 576–83.
40. Wiseman MJ, Hunt R, Goodwin A, Gross JL, Keen H, Viberti GC. Dietary composition and renal function in healthy subjects. *Nephron.* 1987;46(1):37–42.
41. Kempner W. Treatment of heart and kidney disease and of hypertensive and arteriosclerotic vascular disease with the rice diet. *Ann Intern Med.* 1949;31(5):821–56.
42. Barsotti G, Morelli E, Cupisti A, Meola M, Dani L, Giovannetti S. A low-nitrogen low-phosphorus vegan diet for patients with chronic renal failure. *Nephron.* 1996;74(2):390–4.
43. Deriemaeker P, Aerenhouts D, Hebbelinck M, Clarys P. Nutrient based estimation of acid-base balance in vegetarians and non-vegetarians. *Plant Foods Hum Nutr.* 2010;65(1):77–82.
44. Goraya N, Simoni J, Jo C, Wesson DE. Dietary acid reduction with fruits and vegetables or bicarbonate attenuates kidney injury in patients with a moderately reduced glomerular filtration rate due to hypertensive nephropathy. *Kidney Int.* 2012;81(1):86–93.
45. Yaqoob MM. Treatment of acidosis in CKD. *Clin J Am Soc Nephrol.* 2013;8(3):342–3.
46. 同註釋 44
47. Wright JA, Cavanaugh KL. Dietary sodium in chronic kidney disease: a comprehensive approach. *Semin Dial.* 2010;23(4):415–21.

48. Uribarri J, Oh MS. The key to halting progression of CKD might be in the produce market, not in the pharmacy. *Kidney Int.* 2012;81(1):7–9.
49. Goldfarb S. Dietary factors in the pathogenesis and prophylaxis of calcium nephrolithiasis. *Kidney Int.* 1988;34(4):544–55.
50. Scales CD Jr, Smith AC, Hanley JM, Saigal CS; Urologic Diseases in America Project. Prevalence of kidney stones in the United States. *Eur Urol.* 2012;62(1):160–5.
51. Robertson WG, Peacock M, Hodgkinson A. Dietary changes and the incidence of urinary calculi in the U.K. between 1958 and 1976. *J Chronic Dis.* 1979;32(6):469–76.
52. Robertson WG, Heyburn PJ, Peacock M, Hanes FA, Swaminathan R. The effect of high animal protein intake on the risk of calcium stone- formation in the urinary tract. *Clin Sci* (Lond). 1979;57(3):285–8.
53. 同上
54. Robertson WG, Peacock M, Heyburn PJ 等人，Should recurrent calcium oxalate stone formers become vegetarians? *Br J Urol.* 1979;51(6):427–31.
55. Turney BW, Appleby PN, Reynard JM, Noble JG, Key TJ, Allen NE. Diet and risk of kidney stones in the Oxford cohort of the Euro pean Prospective Investigation into Cancer and Nutrition (EPIC). *Eur J Epidemiol.* 2014;29(5):363–9.
56. Tracy CR, Best S, Bagrodia A 等人，Animal protein and the risk of kidney stones: A comparative metabolic study of animal protein sources. *J Urol.* 2014 Feb 8;192:137–41.
57. Bushinsky DA. Recurrent hypercalciuric nephrolithiasis—does diet help? *N Engl J Med.* 2002 Jan 10;346(2):124–5.
58. Borghi L, Schianchi T, Meschi T 等人，Comparison of two diets for the prevention of recurrent stones in idiopathic hypercalciuria. *N Engl J Med.* 2002 Jan 10;346(2):77–84.
59. Sorensen MD, Hsi RS, Chi T 等人，Dietary intake of fiber, fruit and vegetables decreases the risk of incident kidney stones in women: a Women's Health Initiative report. *J Urol.* 2014; 192(6):1694–9.
60. Mehta TH, Goldfarb DS. Uric acid stones and hyperuricosuria. *Adv Chronic Kidney Dis.* 2012;19(6):413–8.
61. de Vries A, Frank M, Liberman UA, Sperling O. Allopurinol in the prophylaxis of uric acid stones. *Ann Rheum Dis.* 1966;25(6 Suppl):691–3.
62. Siener R, Hesse A. The effect of a vegetarian and different omnivorous diets on urinary risk factors for uric acid stone formation. *Eur J Nutr.* 2003;42(6):332–7.
63. 同上
64. Trinchieri A. Development of a rapid food screener to assess the potential renal acid load of diet in renal stone formers (LAKE score). *Arch Ital Urol Androl.* 2012;84(1):36–8.
65. Chae JY, Kim JW, Kim JW 等人，Increased fluid intake and adequate dietary modification may be enough for the successful treatment of uric acid stone. *Urolithiasis.* 2013;41(2):179–82.
66. Deriemaeker P, Aerenhouts D, Hebbelinck M, Clarys P. Nutrient based estimation of acid-base balance in vegetarians and non-vegetarians. *Plant Foods Hum Nutr.* 2010;65(1):77–82.
67. Adeva MM, Souto G. Diet- induced metabolic acidosis. *Clin Nutr.* 2011;30(4):416–21.
68. Dawson-Hughes B, Harris SS, Ceglia L. Alkaline diets favor lean tissue mass in older adults. *Am J Clin Nutr.* 2008;87(3):662–5.
69. Ritz E, Hahn K, Ketteler M, Kuhlmann MK, Mann J. Phosphate additives in food—a health risk. *Dtsch Arztebl Int.* 2012;109(4):49–55.
70. 同上
71. Calvo MS, Uribarri J. Public health impact of dietary phosphorus excess on bone and cardiovascular health in the general population. *Am J Clin Nutr.* 2013;98(1):6–15.
72. Moe SM, Zidehsarai MP, Chambers MA 等人，Vegetarian compared with meat dietary protein source and phosphorus homeostasis in chronic kidney disease. *Clin J Am Soc Nephrol.* 2011; 6(2):257–64.
73. Fukagawa M, Komaba H, Miyamoto K. Source matters: from phosphorus load to bioavailability. *Clin J Am Soc Nephrol.* 2011;6(2):239–40.
74. Murphy-Gutekunst L, Uribarri J. Hidden phosphorus-enhanced meats: Part 3. *J Ren Nutr.* 2005 15(4):E1–E4.

75. Ritz E, Hahn K, Ketteler M, Kuhlmann MK, Mann J. Phosphate additives in food—a health risk. *Dtsch Arztebl Int.* 2012;109(4):49–55.
76. Karp H, Ekholm P, Kemi V 等人，Differences among total and in vitro digestible phosphorus content of plant foods and beverages. *J Ren Nutr.* 2012;22(4):416–22.
77. Karp H, Ekholm P, Kemi V, Hirvonen T, Lamberg-Allardt C. Differences among total and in vitro digestible phosphorus content of meat and milk products. *J Ren Nutr.* 2012;22(3):344–9.
78. 同註釋 76
79. Murphy-Gutekunst L, Uribarri J. Hidden phosphorus-enhanced meats: Part 3. *J Ren Nutr.* 2005 15(4):E1– E4.
80. Sherman RA, Mehta O. Phosphorus and potassium content of enhanced meat and poultry products: implications for patients who receive dialysis. *Clin J Am Soc Nephrol.* 2009;4(8):1370–3.
81. Benini O, D'Alessandro C, Gianfaldoni D, Cupisti A. Extra-phosphate load from food additives in commonly eaten foods: a real and insidious danger for renal patients. *J Ren Nutr.* 2011;21(4): 303–8.
82. Sherman RA, Mehta O. Phosphorus and potassium content of enhanced meat and poultry products: implications for patients who receive dialysis. *Clin J Am Soc Nephrol.* 2009;4(8): 1370 –3.
83. Benini O, D'Alessandro C, Gianfaldoni D, Cupisti A. Extra-phosphate load from food additives in commonly eaten foods: a real and insidious danger for renal patients. *J Ren Nutr.* 2011;21(4): 303–8.
84. Shroff R. Phosphate is a vascular toxin. *Pediatr Nephrol.* 2013;28(4):583–93.
85. Shuto E, Taketani Y, Tanaka R 等人，Dietary phosphorus acutely impairs endothelial function. *J Am Soc Nephrol.* 2009;20(7):1504–12.
86. Gunther NW, He Y, Fratamico P. Effects of polyphosphate additives on the pH of processed chicken exudates and the survival of Campylobacter. *J Food Prot.* 2011;74(10):1735–40.
87. Sherman RA, Mehta O. Dietary phosphorus restriction in dialysis patients: potential impact of processed meat, poultry, and fish products as protein sources. *Am J Kidney Dis.* 2009;54(1): 18–23.
88. 同上
89. Sullivan CM, Leon JB, Sehgal AR. Phosphorus-containing food additives and the accuracy of nutrient databases: implications for renal patients. *J Ren Nutr.* 2007;17(5):350–4.
90. 美國食品藥物管理局「衛生和公共服務部」，Final Determination Regarding Partially Hydrogenated Oils. Docket No. FDA-2013-N-1317. https://s3.amazonaws.com/public- inspection.federalregister.gov / 2015-14883 . pdf. June 16, 2015. Accessed June 16, 2015.
91. 美國食品藥物管理局「衛生和公共服務部」，Tentative determination regarding partially hydrogenated oils; request for comments and for scientific data and information. Federal Register Docket No. D78 FR 67169-75. https://www.federalregister.gov/articles/ 2013/11/ 08/2013-26854/ tentative-determination- regarding-partially-hydrogenated-oils- request-for - comments-and-for. November 8, 2013. Accessed March 2, 2015.
92. 同上
93. Neltner TG, Kulkami NR, Alger HM 等人，Navigating the U.S. food additive regulatory program. *Compr Rev Food Sci Food Saf.* 2011;10(6):342–68.
94. Neltner TG, Alger HM, O'Reilly JT, Krimsky S, Bero LA, Maffini MV. Confl icts of interest in approvals of additives to food determined to be generally recognized as safe: out of balance. *JAMA Intern Med.* 2013;173(22):2032–6.
95. Stuckler D, Basu S, McKee M. Commentary: UN high level meeting on non-communicable diseases: an opportunity for whom? *BMJ.* 2011;343:d5336.
96. Moodie R, Stuckler D, Monteiro C 等人，Profits and pandemics: prevention of harmful eff ects of tobacco, alcohol, and ultra-processed food and drink industries. *Lancet.* 2013;381(9867):670–9.
97. 美國癌症協會「2014 年癌症現況與統計」，亞特蘭大美國癌症協會 2014.
98. Kirkali Z, Cal C. Renal Cell Carcinoma: Overview. In Nargund VH, Raghavan D, Sandler HM, eds. *Urological Oncology.* London, UK: Springer; 2008:263–80.
99. 同上
100. Ramírez N, Özel MZ, Lewis AC, Marcé RM, Borrull F, Hamilton JF. Exposure to nitrosamines in thirdhand tobacco smoke increases cancer risk in non-smokers. *Environ Int.* 2014; 71:139–47.

101. Schick SF, Farraro KF, Perrino C 等人，Thirdhand cigarette smoke in an experimental chamber: evidence of surface deposition of nicotine, nitrosamines and polycyclic aromatic hydrocarbons and de novo formation of NNK. *Tob Control.* 2014;23(2):152–9.
102. Hecht SS. It is time to regulate carcinogenic tobacco-specific nitrosamines in cigarette tobacco. *Cancer Prev Res* (Phila). 2014;7(7):639–47.
103. Rodgman A, Perfetti TA. *The Chemical Components of Tobacco and Tobacco Smoke.* Boca Raton, FL: CRC Press, Taylor & Francis Group; 2009.
104. Haorah J, Zhou L, Wang X, Xu G, Mirvish SS. Determination of total N-nitroso compounds and their precursors in frankfurters, fresh meat, dried salted fish, sauces, tobacco, and tobacco smoke particulates. *J Agric Food Chem.* 2001;49(12):6068–78.
105. Rohrmann S, Overvad K, Bueno-de-Mesquita HB 等人，Meat consumption and mortality— results from the Euro pean Prospective Investigation into Cancer and Nutrition. *BMC Med.* 2013;11:63.
106. Sinha R, Cross AJ, Graubard BI, Leitzmann MF, Schatzkin A. Meat intake and mortality: a prospective study of over half a million people. *Arch Intern Med.* 2009;169(6):562–71.
107. American Institute for Cancer Research. Recommendations for Cancer Prevention. http:// www.aicr.org/reduce-your- cancer-risk/recommendations-for-cancer- prevention/recom mendations_05_red_meat.html. April 17, 2011. Accessed March 2, 2015.
108. USDA. Additives in meat and poultry products. http://www. fsis.usda.gov/wps/portal/fsis/topics/ food-safety-education/get-answers/food-safety-fact- sheets/food-labeling/additives-in-meat-and-poultry- products/additives-in-meat-and-poultry- products. March 24, 2015. Accessed May 3, 2015.
109. Sebranek JG, Jackson-Davis AL, Myers KL, Lavieri NA. Beyond celery and starter culture: advances in natural/organic curing pro cesses in the United States. *Meat Sci.* 2012;92(3): 267–73.
110. Dellavalle CT, Daniel CR, Aschebrook-Kilfoy B 等人，Dietary intake of nitrate and nitrite and risk of renal cell carcinoma in the NIH-AARP Diet and Health Study. *Br J Cancer.* 2013; 108(1):205–12.
111. Bartsch H, Ohshima H, Pignatelli B. Inhibitors of endogenous nitrosation. Mechanisms and implications in human cancer prevention. *Mutat Res.* 1988;202(2):307–24.
112. 同註釋 110
113. Liu B, Mao Q, Wang X 等人，Cruciferous vegetables consumption and risk of renal cell carcinoma: a meta-analysis. *Nutr Cancer.* 2013;65(5):668–76.

第 11 章　如何不死於乳癌

1. 美國癌症協會「2013-2014 年乳癌現況與統計」. http://www.cancer.org/acs/groups/content/@research/documents/document/acspc-042725.pdf. 2013. Accessed March 10, 2015.
2. Sanders ME, Schuyler PA, Dupont WD, Page DL. The natural history of low-grade ductal carcinoma in situ of the breast in women treated by biopsy only revealed over 30 years of long- term follow-up. *Cancer.* 2005;103(12):2481–4.
3. Nielsen M, Thomsen JL, Primdahl S, Dyreborg U, Andersen JA. Breast cancer and atypia among young and middle-aged women: a study of 110 medicolegal autopsies. *Br J Cancer.* 1987;56(6): 814–9.
4. Soto AM, Brisken C, Schaeberle C, Sonnenschein C. Does cancer start in the womb? Altered mammary gland development and predisposition to breast cancer due to in utero exposure to endocrine disruptors. *J Mammary Gland Biol Neoplasia.* 2013;18(2):199–208.
5. Del Monte U. Does the cell number 10(9) still really fit one gram of tumor tissue? *Cell Cycle.* 2009;8(3):505–6.
6. Black WC, Welch HG. Advances in diagnostic imaging and overestimations of disease prevalence and the benefits of therapy. *N Engl J Med.* 1993;328(17):1237–43.
7. Friberg S, Mattson S. On the growth rates of human malignant tumors: implications for medical decision making. *J Surg Oncol.* 1997;65(4):284–97.
8. Philippe E, Le Gal Y. Growth of seventy-eight recurrent mammary cancers. Quantitative study. *Cancer.*

1968;21(3):461–7.

9. Kuroishi T, Tominaga S, Morimoto T 等人，Tumor growth rate and prognosis of breast cancer mainly detected by mass screening. *Jpn J Cancer Res.* 1990;81(5):454–62.
10. American Association for Cancer Research. Studies weigh cost, effectiveness of mammography. *Cancer Discov.* 2014;4(5):OF5.
11. Nielsen M, Thomsen JL, Primdahl S, Dyreborg U, Andersen JA. Breast cancer and atypia among young and middle-aged women: a study of 110 medicolegal autopsies. *Br J Cancer.* 1987;56(6): 814–9.
12. 美國癌症研究院「防癌建議書」http:// www.aicr.org/reduce-your-cancer- risk/recommendations-for-cancer-prevention/. September 12, 2014. Accessed March 10, 2015.
13. 美國癌症研究院，AICR, the China Study, and Forks Over Knives. http:// www . aicr.org/about/advocacy/the-china-study.html. January 9, 2015. Accessed March 10, 2015.
14. Hastert TA, Beresford SAA, Patterson RE, Kristal AR, White E. Adherence to WCRF/AICR cancer prevention recommendations and risk of postmenopausal breast cancer. *Cancer Epidemiol Biomarkers Prev.* 2013;22(9):1498–508.
15. Barnard RJ, Gonzalez JH, Liva ME, Ngo TH. Effects of a low- fat, high-fiber diet and exercise program on breast cancer risk factors in vivo and tumor cell growth and apoptosis in vitro. *Nutr Cancer.* 2006;55(1):28–34.
16. Ngo TH, Barnard RJ, Tymchuk CN, Cohen P, Aronson WJ. Effect of diet and exercise on serum insulin, IGF-I, and IGFBP-1 levels and growth of LNCaP cells in vitro (United States). *Cancer Causes Control.* 2002;13(10):929–35.
17. Allen NE, Appleby PN, Davey GK, Kaaks R, Rinaldi S, Key TJ. The associations of diet with serum insulin- like growth factor I and its main binding proteins in 292 women meat-eaters, vegetarians, and vegans. *Cancer Epidemiol Biomarkers Prev.* 2002;11(11):1441–8.
18. IARC. IARC Monographs on the Evaluation of Carcinogenic Risks to Humans, Vol 96, Alcohol Consumption and Ethyl Carbamate. Lyon, France: International Agency for Research on Cancer; 2010.
19. Stewart BW, Wild CP, eds. *World Cancer Report 2014.* Lyon, France: International Agency for Research on Cancer; 2014.
20. Bagnardi V, Rota M, Botteri E 等人，Light alcohol drinking and cancer: a meta-analysis. *Ann Oncol.* 2013;24(2): 301–8.
21. Linderborg K, Salaspuro M, Väkeväinen S. A single sip of a strong alcoholic beverage causes exposure to carcinogenic concentrations of acetaldehyde in the oral cavity. *Food Chem Toxicol.* 2011;49(9):2103–6.
22. Lachenmeier DW, Gumbel-Mako S, Sohnius EM, Keck-Wilhelm A, Kratz E, Mildau G. Salivary acetaldehyde increase due to alcohol-containing mouthwash use: a risk factor for oral cancer. *Int J Cancer.* 2009;125(3):730–5.
23. Chen WY, Rosner B, Hankinson SE, Colditz GA, Willett WC. Moderate alcohol consumption during adult life, drinking patterns, and breast cancer risk. *JAMA.* 2011;306(17): 1884 –90.
24. Shufelt C, Merz CN, Yang Y 等人，Red versus white wine as a nutritional aromatase inhibitor in premenopausal women: a pilot study. *J Womens Health* (Larchmt). 2012;21(3):281–4.
25. Eng ET, Williams D, Mandava U, Kirma N, Tekmal RR, Chen S. Anti-aromatase chemicals in red wine. *Ann N Y Acad Sci.* 2002;963:239–46.
26. 同註釋 24
27. Chen S, Sun XZ, Kao YC, Kwon A, Zhou D, Eng E. Suppression of breast cancer cell growth with grape juice. *Pharmaceutical Biology.* 1998;36(Suppl 1):53–61.
28. 同上
29. Adams LS, Zhang Y, Seeram NP, Heber D, Chen S. Pomegranate ellagitannin-derived compounds exhibit anti-proliferative and anti-aromatase activity in breast cancer cells in vitro. *Cancer Prev Res* (Phila). 2010;3(1):108–13.
30. Chen S, Oh SR, Phung S 等人，Anti-aromatase activity of phytochemicals in white button mushrooms (Agaricus bisporus). *Cancer Res.* 2006;66(24):12026–34.
31. Mishal AA. Effects of different dress styles on vitamin D levels in healthy young Jordanian women. *Osteoporos Int.* 2001;12(11):931–5.
32. Cardinali DP, Pévet P. Basic aspects of melatonin action. *Sleep Med Rev.* 1998;2(3):175–90.
33. Blask DE, Dauchy RT, Sauer LA. Putting cancer to sleep at night: the neuroendocrine/circadian melatonin signal.

Endocrine. 2005;27(2):179–88.
34. Flynn-Evans EE, Stevens RG, Tabandeh H, Schernhammer ES, Lockley SW. Total visual blindness is protective against breast cancer. *Cancer Causes Control*. 2009;20(9):1753–6.
35. He C, Anand ST, Ebell MH, Vena JE, Robb SW. Circadian disrupting exposures and breast cancer risk: a meta-analysis. *Int Arch Occup Environ Health*. 2015 Jul;88(5):533–47.
36. Hurley S, Goldberg D, Nelson D 等人，Light at night and breast cancer risk among California teachers. *Epidemiology*. 2014;25(5):697–706.
37. Bauer SE, Wagner SE, Burch J, Bayakly R, Vena JE. A case- referent study: light at night and breast cancer risk in Georgia. *Int J Health Geogr*. 2013;12:23.
38. Kloog I, Haim A, Stevens RG, Barchana M, Portnov BA. Light at night co-distributes with incident breast but not lung cancer in the female population of Israel. *Chronobiol Int*. 2008;25(1):65–81.
39. Li Q, Zheng T, Holford TR, Boyle P, Zhang Y, Dai M. Light at night and breast cancer risk: results from a population-based case-control study in Connecticut, USA. *Cancer Causes Control*. 2010;21(12):2281–5.
40. Basler M, Jetter A, Fink D, Seifert B, Kullak-Ublick GA, Trojan A. Urinary excretion of melatonin and association with breast cancer: meta-analysis and review of the literature. *Breast Care* (Basel). 2014;9(3):182–7.
41. Nagata C, Nagao Y, Shibuya C, Kashiki Y, Shimizu H. Association of vegetable intake with urinary 6-sulfatoxymelatonin level. *Cancer Epidemiol Biomarkers Prev*. 2005;14(5):1333–5.
42. Schernhammer ES, Feskanich D, Niu C, Dopfel R, Holmes MD, Hankinson SE. Dietary correlates of urinary 6-sulfatoxymelatonin concentrations in the Nurses' Health Study cohorts. *Am J Clin Nutr*. 2009;90(4):975–85.
43. Gonçalves AK, Dantas Florencio GL, Maisonnette de Atayde Silva MJ, Cobucci RN, Giraldo PC, Cote NM. Effects of physical activity on breast cancer prevention: a systematic review. *J Phys Act Health*. 2014;11(2):445–54.
44. Friedenreich CM, Woolcott CG, McTiernan A 等人，Alberta physical activity and breast cancer prevention trial: sex hormone changes in a year- long exercise intervention among postmenopausal women. *J Clin Oncol*. 2010;28(9):1458–66.
45. Kossman DA, Williams NI, Domchek SM, Kurzer MS, Stopfer JE, Schmitz KH. Exercise lowers estrogen and progesterone levels in premenopausal women at high risk of breast cancer. *J Appl Physiol*. 2011;111(6):1687–93.
46. Thune I, Furberg AS. Physical activity and cancer risk: dose- response and cancer, all sites and site- specific. *Med Sci Sports Exerc*. 2001;33(6 Suppl):S530–50.
47. Carpenter CL, Ross RK, Paganini-Hill A, Bernstein L. Lifetime exercise activity and breast cancer risk among postmenopausal women. *Br J Cancer*. 1999;80(11):1852–8.
48. Peters TM, Moore SC, Gierach GL 等人，Intensity and timing of physical activity in relation to postmenopausal breast cancer risk: the prospective NIH-AARP diet and health study. *BMC Cancer*. 2009;9:349.
49. Friedenreich CM, Cust AE. Physical activity and breast cancer risk: impact of timing, type and dose of activity and population subgroup effects. *Br J Sports Med*. 2008;42(8):636–47.
50. Hildebrand JS, Gapstur SM, Campbell PT, Gaudet MM, Patel AV. Recreational physical activity and leisure-time sitting in relation to postmenopausal breast cancer risk. *Cancer Epidemiol Biomarkers Prev*. 2013;22(10):1906–12.
51. Widmark, EMP. Presence of cancer-producing substances in roasted food. *Nature*. 1939;143:984.
52. 美國癌症協會，Chemicals in Meat Cooked at High Temperatures and Cancer Risk. http:// www.cancer.gov/cancertopics/factsheet/Risk/cooked-meats. Reviewed October 15, 2010. Accessed March 10, 2015.
53. Shaughnessy DT, Gangarosa LM, Schliebe B 等人，Inhibition of fried meat- induced colorectal DNA damage and altered systemic genotoxicity in humans by crucifera, chlorophyllin, and yogurt. *PLoS ONE*. 2011;6(4):e18707.
54. Zaidi R, Kumar S, Rawat PR. Rapid detection and quantification of dietary mutagens in food using mass spectrometry and ultra performance liquid chromatography. *Food Chem*. 2012; 135(4):2897–903.
55. Thiébaud HP, Knize MG, Kuzmicky PA, Hsieh DP, Felton JS. Airborne mutagens produced by frying beef, pork and a soy-based food. *Food Chem Toxicol*. 1995;33(10):821–8.
56. Zheng W, Lee SA. Well-done meat intake, heterocyclic amine exposure, and cancer risk. *Nutr Cancer*. 2009;61(4):437–46.
57. Goldfinger SE. By the way, doctor. In your May issue you say that eating medium or well-done beef increases one's

risk for stomach cancer. But what about the dangers of eating rare beef?. *Harv Health Lett.* 1999;24(5):7.

58. Frandsen H, Frederiksen H, Alexander J. 2- Amino-1- methyl-6- (5-hydroxy-)phenylimidazo [4,5-b]pyridine (5-OH-PhIP), a biomarker for the genotoxic dose of the heterocyclic amine, 2- amino-1- methyl-6- phenylimidazo[4,5- b]pyridine (PhIP). *Food Chem Toxicol.* 2002;40(8): 1125–30.
59. Frandsen H. Biomonitoring of urinary metabolites of 2-amino-1-methyl-6-phenylimidazo[4,5 -b]pyridine (PhIP) following human consumption of cooked chicken. *Food Chem Toxicol.* 2008; 46(9):3200–5.
60. Steck SE, Gaudet MM, Eng SM 等人，Cooked meat and risk of breast cancer—lifetime versus recent dietary intake. *Epidemiology.* 2007;18(3):373–82.
61. Zheng W, Gustafson DR, Sinha R 等人，Well-done meat intake and the risk of breast cancer. *J Natl Cancer Inst.* 1998;90(22):1724–9.
62. Rohrmann S, Lukas Jung SU, Linseisen J, Pfau W. Dietary intake of meat and meat-derived heterocyclic aromatic amines and their correlation with DNA adducts in female breast tissue. *Mutagenesis.* 2009;24(2):127–32.
63. Santella RM, Gammon M, Terry M 等人，DNA adducts, DNA repair genotype/phenotype and cancer risk. *Mutat Res.* 2005;592(1–2):29–35.
64. Lauber SN, Ali S, Gooderham NJ. The cooked food derived carcinogen 2-amino-1-methyl-6- phenylimidazo[4,5-b] pyridine is a potent oestrogen: a mechanistic basis for its tissue-specific carcinogenicity. *Carcinogenesis.* 2004;25(12):2509–17.
65. Debruin LS, Martos PA, Josephy PD. Detection of PhIP (2-amino-1-methyl-6-phenylimidazo [4,5-b]pyridine) in the milk of healthy women. *Chem Res Toxicol.* 2001;14(11):1523–8.
66. 同註釋 64
67. 同註釋 65
68. Bessette EE, Yasa I, Dunbar D, Wilkens LR, Le Marchand L, Turesky RJ. Biomonitoring of carcinogenic heterocyclic aromatic amines in hair: a validation study. *Chem Res Toxicol.* 2009; 22(8): 1454–63.
69. Grose KR, Grant JL, Bjeldanes LF 等人，Isolation of the carcinogen IQ from fried egg patties. *J Agric Food Chem.* 1986;34(2):201–2.
70. Holland RD, Gehring T, Taylor J, Lake BG, Gooderham NJ, Turesky RJ. Formation of a mutagenic heterocyclic aromatic amine from creatinine in urine of meat eaters and vegetarians. *Chem Res Toxicol.* 2005;18(3):579–90.
71. Magagnotti C, Orsi F, Bagnati R 等人，Effect of diet on serum albumin and hemoglobin adducts of 2- amino-1-methyl-6- phenylimidazo[4,5- b]pyridine (PhIP) in humans. *Int J Cancer.* 2000; 88(1): 1–6.
72. Lauber SN, Gooderham NJ. The cooked meat-derived mammary carcinogen 2-amino-1- methyl -6-phenylimidazo[4,5-b]pyridine promotes invasive behaviour of breast cancer cells. *Toxicology.* 2011;279(1–3):139–45.
73. 同上
74. Vergnaud AC, Romaguera D, Peeters PH 等人，Adherence to the World Cancer Research Fund/ American Institute for Cancer Research guidelines and risk of death in Europe: results from the Euro pean Prospective Investigation into Nutrition and Cancer cohort study. *Am J Clin Nutr.* 2013;97(5):1107–20.
75. Danilo C, Frank PG. Cholesterol and breast cancer development. *Current Opinion in Pharmacology.* 2012;12(6):677.
76. Firestone RA. Low-density lipoprotein as a vehicle for targeting antitumor compounds to cancer cells. *Bioconjug Chem.* 1994 5(2):105–13.
77. Rudling MJ, Ståhle L, Peterson CO, Skoog L. Content of low density lipoprotein receptors in breast cancer tissue related to survival of patients. *Br Med J* (Clin Res Ed). 1986;292(6520): 580–2.
78. Danilo C, Frank PG. Cholesterol and breast cancer development. *Current Opinion in Pharmacology.* 2012;12(6):677–82.
79. Antalis CJ, Arnold T, Rasool T, Lee B, Buhman KK, Siddiqui RA. High ACAT1 expression in estrogen receptor negative basal-like breast cancer cells is associated with LDL-induced proliferation. *Breast Cancer Res Treat.* 2010;122(3):661–70.
80. Firestone RA. Low-density lipoprotein as a vehicle for targeting antitumor compounds to cancer cells. *Bioconjug Chem.* 1994;5(2):105–13.

81. Kitahara CM, Berrington de González A, Freedman ND 等人，Total cholesterol and cancer risk in a large prospective study in Korea. *J Clin Oncol.* 2011;29(12):1592–8.
82. Undela K, Srikanth V, Bansal D. Statin use and risk of breast cancer: a meta-analysis of observational studies. *Breast Cancer Res Treat.* 2012;135(1):261–9.
83. McDougall JA, Malone KE, Daling JR, Cushing-Haugen KL, Porter PL, Li CI. Long- term statin use and risk of ductal and lobular breast cancer among women 55 to 74 years of age. *Cancer Epidemiol Biomarkers Prev.* 2013;22(9):1529–37.
84. 美國疾病控制與預防中心，Data table for Figure 17. Statin drug use in the past 30 days among adults 45 years of age and over, by sex and age: United States, 1988–1994, 1999– 2002, and 2005–2008. National Health and Nutrition Examination Survey. Chartbook: Centers for Disease Control; 2010. http://www.cdc.gov/nchs/data/hus/2010/fig17.pdf. Accessed March 25, 2015.
85. Maunsell E, Drolet M, Brisson J, Robert J, Deschell L. Dietary change after breast cancer: extent, predictors, and relation with psychological distress. *J Clin Oncol.* 2002;20(4): 1017–25.
86. Pierce JP, Stefanick ML, Flatt SW 等人，Greater survival after breast cancer in physically active women with high vegetable-fruit intake regardless of obesity. *J Clin Oncol.* 2007;25(17): 2345–51.
87. Li Q, Holford TR, Zhang Y 等人，Dietary fiber intake and risk of breast cancer by menopausal and estrogen receptor status. *Eur J Nutr.* 2013;52(1):217–23.
88. 同上
89. Howe GR, Hirohata T, Hislop TG 等人，Dietary factors and risk of breast cancer: combined analysis of 12 case-control studies. *J Natl Cancer Inst.* 1990;82(7):561–9.
90. Dong J-Y, He K, Wang P, Qin LQ. Dietary fiber intake and risk of breast cancer: a meta-analysis of prospective cohort studies. *Am J Clin Nutr.* 2011;94(3):900–5.
91. Aune D, Chan DS, Greenwood DC 等人，Dietary fiber and breast cancer risk: a systematic review and meta-analysis of prospective studies. *Ann Oncol.* 2012;23(6):1394–402.
92. Clemens R, Kranz S, Mobley AR 等人，Filling America's fiber intake gap: summary of a roundtable to probe realistic solutions with a focus on grain-based foods. *J Nutr.* 2012;142(7): 1390S–401S.
93. Farmer B, Larson BT, Fulgoni VL, Rainville AJ, Liepa GU. A vegetarian dietary pattern as a nutrient-dense approach to weight management: an analysis of the National Health and Nutrition Examination Survey 1999–2004. *J Am Diet Assoc.* 2011;111(6):819–27.
94. Rizzo NS, Jaceldo-Siegl K, Sabate J, Fraser GE. Nutrient profiles of vegetarian and nonvegetarian dietary patterns. *J Acad Nutr Diet.* 2013;113(12):1610–9.
95. Dewell A, Weidner G, Sumner MD, Chi CS, Ornish D. A very- low- fat vegan diet increases intake of protective dietary factors and decreases intake of pathogenic dietary factors. *J Am Diet Assoc.* 2008;108(2):347–56.
96. Gallus S, Talamini R, Giacosa A 等 人，Does an apple a day keep the oncologist away? *Ann Oncol.* 2005;16(11): 1841–4.
97. Wolfe K, Wu X, Liu RH. Antioxidant activity of apple peels. *J Agric Food Chem.* 2003;51(3): 609–14.
98. Sun J, Liu RH. Apple phytochemical extracts inhibit proliferation of estrogen-dependent and estrogen- independent human breast cancer cells through cell cycle modulation. *J Agric Food Chem.* 2008;56(24):11661–7.
99. 同註釋 97
100. Reagan-Shaw S, Eggert D, Mukhtar H, Ahmad N. Antiproliferative effects of apple peel extract against cancer cells. *Nutr Cancer.* 2010;62(4):517–24.
101. Steck SE, Gaudet MM, Eng SM 等人，Cooked meat and risk of breast cancer—lifetime versus recent dietary intake. *Epidemiology.* 2007;18(3):373–82.
102. Murray S, Lake BG, Gray S 等人，Effect of cruciferous vegetable consumption on heterocyclic aromatic amine metabolism in man. *Carcinogenesis.* 2001;22(9):1413–20.
103. 同上
104. 同上
105. Thiébaud HP, Knize MG, Kuzmicky PA, Hsieh DP, Felton JS. Airborne mutagens produced by frying beef, pork and

a soy-based food. *Food Chem Toxicol.* 1995;33(10):821–8.
106. Boggs DA, Palmer JR, Wise LA 等人，Fruit and vegetable intake in relation to risk of breast cancer in the Black Women's Health Study. *Am J Epidemiol.* 2010;172(11):1268–79.
107. 同上
108. Tiede B, Kang Y. From milk to malignancy: the role of mammary stem cells in development, pregnancy and breast cancer. *Cell Res.* 2011;21(2):245–57.
109. Clevers H. The cancer stem cell: premises, promises and challenges. *Nat Med.* 2011;17(3):313–9.
110. Karrison TG, Ferguson DJ, Meier P. Dormancy of mammary carcinoma after mastectomy. *J Natl Cancer Inst.* 1999;91(1):80–5.
111. Aguirre-Ghiso JA. Models, mechanisms and clinical evidence for cancer dormancy. *Nat Rev Cancer.* 2007;7(11):834–46.
112. 同註釋 109
113. Li Y, Zhang T, Korkaya H 等人，Sulforaphane, a dietary component of broccoli/broccoli sprouts, inhibits breast cancer stem cells. *Clin Cancer Res.* 2010;16(9):2580–90.
114. Cornblatt BS, Ye L, Dinkova-Kostova AT 等人，Preclinical and clinical evaluation of sulforaphane for chemoprevention in the breast. *Carcinogenesis.* 2007;28(7):1485–90.
115. Fahey JW, Zhang Y, Talalay P. Broccoli sprouts: an exceptionally rich source of inducers of enzymes that protect against chemical carcinogens. *Proc Natl Acad Sci USA.* 1997;94(19): 10367–72.
116. Goyal A, Sharma V, Upadhyay N, Gill S, Sihag M. Flax and flaxseed oil: an ancient medicine & modern functional food. *J Food Sci Technol.* 2014;51(9):1633–53.
117. Smeds AI, Eklund PC, Sjöholm RE 等人，Quantification of a broad spectrum of lignans in cereals, oilseeds, and nuts. *J Agric Food Chem.* 2007;55(4):1337–46.
118. Rosolowich V, Saettler E, Szuck B 等人，Mastalgia. *J Obstet Gynaecol Can.* 2006;170:49–57.
119. Phipps WR, Martini MC, Lampe JW, Slavin JL, Kurzer MS. Effect of flax seed ingestion on the menstrual cycle. *J Clin Endocrinol Metab.* 1993;77(5):1215–9.
120. Kelsey JL, Gammon MD, John EM. Reproductive factors and breast cancer. *Epidemiol Rev.* 1993;15(1):36–47.
121. Knekt P, Adlercreutz H, Rissanen H, Aromaa A, Teppo L, Heliövaara M. Does antibacterial treatment for urinary tract infection contribute to the risk of breast cancer? *Br J Cancer.* 2000;82(5):1107–10.
122. Buck K, Zaineddin AK, Vrieling A, Linseisen J, Chang-Claude J. Meta-analyses of lignans and enterolignans in relation to breast cancer risk. *Am J Clin Nutr.* 2010;92(1):141–53.
123. Abarzua S, Serikawa T, Szewczyk M, Richter DU, Piechulla B, Briese V. Antiproliferative activity of lignans against the breast carcinoma cell lines MCF 7 and BT 20. *Arch Gynecol Obstet.* 2012;285(4):1145–51.
124. Fabian CJ, Kimler BF, Zalles CM 等人，Reduction in Ki-67 in benign breast tissue of high- risk women with the lignan secoisolariciresinol diglycoside. *Cancer Prev Res* (Phila). 2010;3(10): 1342–50.
125. Buck K, Vrieling A, Zaineddin AK 等人，Serum enterolactone and prognosis of postmenopausal breast cancer. *J Clin Oncol.* 2011;29(28):3730–8.
126. Guglielmini P, Rubagotti A, Boccardo F. Serum enterolactone levels and mortality outcome in women with early breast cancer: a retrospective cohort study. *Breast Cancer Res Treat.* 2012; 132(2):661–8.
127. McCann SE, Thompson LU, Nie J 等人，Dietary lignan intakes in relation to survival among women with breast cancer: the Western New York Exposures and Breast Cancer (WEB) Study. *Breast Cancer Res Treat.* 2010;122(1):229–35.
128. Åberg UW, Saarinen N, Abrahamsson A, Nurmi T, Engblom S, Dabrosin C. Tamoxifen and flaxseed alter angiogenesis regulators in normal human breast tissue in vivo. *PLoS ONE.* 2011;6(9):e25720.
129. Thompson LU, Chen JM, Li T, Strasser-Weippl K, Goss PE. Dietary flaxseed alters tumor biological markers in postmenopausal breast cancer. *Clin Cancer Res.* 2005;11(10):3828–35.
130. Mueller SO, Simon S, Chae K, Metzler M, Korach KS. Phytoestrogens and their human metabolites show distinct agonistic and antagonistic properties on estrogen receptor alpha (ERalpha) and ERbeta in human cells. *Toxicol Sci.* 2004;80(1):14–25.

131. Oseni T, Patel R, Pyle J, Jordan VC. Selective estrogen receptor modulators and phytoestrogens. *Planta Med.* 2008;74(13):1656–65.
132. Oseni T, Patel R, Pyle J, Jordan VC. Selective estrogen receptor modulators and phytoestrogens. *Planta Med.* 2008;74(13):1656–65.
133. Nagata C, Mizoue T, Tanaka K 等人，Soy intake and breast cancer risk: an evaluation based on a systematic review of epidemiologic evidence among the Japanese population. *Jpn J Clin On-col.* 2014;44(3):282–95.
134. Chen MN, Lin CC, Liu CF. Efficacy of phytoestrogens for menopausal symptoms: a metaanalysis and systematic review. *Climacteric.* 2015;18(2):260–9.
135. Chi F, Wu R, Zeng YC, Xing R, Liu Y, Xu ZG. Post-diagnosis soy food intake and breast cancer survival: a meta-analysis of cohort studies. *Asian Pac J Cancer Prev.* 2013;14(4):2407–12.
136. Bhagwat S, Haytowitz DB, Holden JM. USDA Database for the Isoflavone Content of Selected Foods, Release 2.0. http://www.ars.usda.gov/SP2UserFiles/Place/12354500/Data/isoflav /Isoflav_R2.pdf. September 2008. Accessed March 26, 2015.
137. Nechuta SJ, Caan BJ, Chen WY 等人，Soy food intake after diagnosis of breast cancer and survival: an in-depth analysis of combined evidence from cohort studies of US and Chinese women. *Am J Clin Nutr.* 2012;96(1):123–32.
138. Chi F, Wu R, Zeng YC, Xing R, Liu Y, Xu ZG. Post-diagnosis soy food intake and breast cancer survival: a meta-analysis of cohort studies. *Asian Pac J Cancer Prev.* 2013;14(4): 2407–12.
139. Kang HB, Zhang YF, Yang JD, Lu KL. Study on soy isoflavone consumption and risk of breast cancer and survival. *Asian Pac J Cancer Prev.* 2012;13(3):995–8.
140. Bosviel R, Dumollard E, Déchelotte P, Bignon YJ, Bernard-Gallon D. Can soy phytoestrogens decrease DNA methylation in BRCA1 and BRCA2 oncosuppressor genes in breast cancer? *OMICS.* 2012;16(5):235–44.
141. National Breast Cancer Coalition. National Breast Cancer Coalition survey reveals that heightened breast cancer awareness has insufficient impact on knowledge. http://www. prnewswire.com/news-releases/national-breast-cancer-coalition-survey-reveals-that-heightened-breast-cancer-awareness-has-insufficient-impact-on-knowledge-58248962.html. October 1, 2007. Accessed March 23, 2015.
142. Colditz GA, Willett WC, Hunter DJ 等人，Family history, age, and risk of breast cancer. Prospective data from the Nurses' Health Study. *JAMA.* 1993;270(3):338–43.
143. Bal A, Verma S, Joshi K 等人，BRCA1- methylated sporadic breast cancers are BRCA-like in showing a basal phenotype and absence of ER expression. *Virchows Arch.* 2012;461(3): 305–12.
144. Bosviel R, Dumollard E, Déchelotte P, Bignon YJ, Bernard-Gallon D. Can soy phytoestrogens decrease DNA methylation in BRCA1 and BRCA2 oncosuppressor genes in breast cancer? *OMICS.* 2012;16(5):235–44.
145. Magee PJ, Rowland I. Soy products in the management of breast cancer. *Curr Opin Clin Nutr Metab Care.* 2012;15(6):586–91.
146. Parkin DM, Fernández LM. Use of statistics to assess the global burden of breast cancer. *Breast J.* 2006;12 Suppl 1:S70–80.
147. Wu AH, Butler LM. Green tea and breast cancer. *Mol Nutr Food Res.* 2011;55(6):921–30.
148. Korde LA, Wu AH, Fears T 等人，Childhood soy intake and breast cancer risk in Asian American women. *Cancer Epidemiol Biomarkers Prev.* 2009;18(4):1050–9.
149. Wakchaure GC. Chapter 3: Production and marketing of mushrooms: Global and national scenario. In : Mushrooms: Singh N, Cijay B, Kamal S, Wakchaure GC, eds. *Cultivation, Marketing and Consumption.* Himachal Pradesh-173213, India: Directorate of Mushroom Research; 2014:15–22.
150. Zhang M, Huang J, Xie X, Holman CD. Dietary intakes of mushrooms and green tea combine to reduce the risk of breast cancer in Chinese women. *Int J Cancer.* 2009;124(6):1404–8.
151. Ganz PA. A teachable moment for oncologists: cancer survivors, 10 million strong and growing! *J Clin Oncol.* 2005;23(24):5458–60.
152. 同上

第 12 章 如何不死於自殺性憂鬱症

1. 美國疾病控制與預防中心「國家衛生統計中心」，Deaths: Final Data for 2013, table 18. http://www.cdc.gov/nchs/data/nvsr/nvsr64/nvsr64_02.pdf. Accessed March 20, 2015.
2. Sartorius N. The economic and social burden of depression. *J Clin Psychiatry*. 2001;62 Suppl 15: 8–11.
3. 世界衛生組織對健康的定義，1946 年 6 月 22 日經 61 個國家的代表簽署（世界衛生組織官方紀錄 no. 2, p. 100），並於 1948 年 4 月 7 日生效。.
4. Kessler RC, Chiu WT, Demler O, Merikangas KR, Walters EE. Prevalence, severity, and comorbidity of 12- month DSM-IV disorders in the National Comorbidity Survey Replication. *Arch Gen Psychiatry*. 2005;62(6):617–27.
5. Chida Y, Steptoe A. Positive psychological well-being and mortality: a quantitative review of prospective observational studies. *Psychosom Med*. 2008;70(7):741–56.
6. 同上
7. Grant N, Wardle J, Steptoe A. The relationship between life satisfaction and health behavior: a cross-cultural analysis of young adults. *Int J Behav Med*. 2009;16(3):259–68.
8. Cohen S, Doyle WJ, Turner RB, Alper CM, Skoner DP. Emotional style and susceptibility to the common cold. *Psychosom Med*. 2003;65(4):652–7.
9. Cohen S, Alper CM, Doyle WJ, Treanor JJ, Turner RB. Positive emotional style predicts resistance to illness after experimental exposure to rhinovirus or influenza A virus. *Psychosom Med*. 2006;68(6):809–15.
10. Beezhold BL, Johnston CS, Daigle DR. Vegetarian diets are associated with healthy mood states: a cross-sectional study in Seventh Day Adventist adults. *Nutr J*. 2010;9:26.
11. 同上
12. Knutsen SF. Lifestyle and the use of health services. *Am J Clin Nutr*. 1994;59(5 Suppl):1171S–1175S.
13. Beezhold BL, Johnston CS, Daigle DR. Vegetarian diets are associated with healthy mood states: a cross-sectional study in Seventh Day Adventist adults. *Nutr J*. 2010;9:26.
14. Fisher M, Levine PH, Weiner B 等人，The effect of vegetarian diets on plasma lipid and platelet levels. *Arch Intern Med*. 1986;146(6):1193–7.
15. Institute of Medicine. *Dietary Reference Intakes: The Essential Guide to Nutrient Requirements*. Washington, D.C.: National Academies Press; 2006.
16. Vaz JS, Kac G, Nardi AE, Hibbeln JR. Omega-6 fatty acids and greater likelihood of suicide risk and major depression in early pregnancy. *J Affect Disord*. 2014;152–154:76–82.
17. 美國癌症協會，. Table 4: Food Sources of Arachidonic Acid. http://appliedresearch.cancer . gov/diet/foodsources/fatty_ acids/table4.html. Modified October 18, 2013. Accessed March 11, 2015.
18. Hirota S, Adachi N, Gomyo T, Kawashima H, Kiso Y, Kawabata T. Low-dose arachidonic acid intake increases erythrocytes and plasma arachidonic acid in young women. *Prostaglandins Leukot Essent Fatty Acids*. 2010;83(2):83–8.
19. Beezhold BL, Johnston CS, Daigle DR. Vegetarian diets are associated with healthy mood states: a cross-sectional study in Seventh Day Adventist adults. *Nutr J*. 2010;9:26.
20. Beezhold BL, Johnston CS. Restriction of meat, fish, and poultry in omnivores improves mood: a pilot randomized controlled trial. *Nutr J*. 2012;11:9.
21. Beezhold BL, Johnston CS, Daigle DR. Restriction of flesh foods in omnivores improves mood: a pilot randomized controlled trial. American Public Health Association Annual Conference, November 7–11, 2009. Philadelphia, PA.
22. Katcher HI, Ferdowsian HR, Hoover VJ, Cohen JL, Barnard ND. A worksite vegan nutrition program is well-accepted and improves health- related quality of life and work productivity. *Ann Nutr Metab*. 2010;56(4):245–52.
23. Katcher HI, Ferdowsian HR, Hoover VJ, Cohen JL, Barnard ND. A worksite vegan nutrition program is well-accepted and improves health- related quality of life and work productivity. *Ann Nutr Metab*. 2010;56(4):245–52.
24. Mishra S, Xu J, Agarwal U, Gonzales J, Levin S, Barnard ND. A multicenter randomized controlled trial of a plant-based nutrition program to reduce body weight and cardiovascular risk in the corporate setting: the GEICO study. *Eur J Clin Nutr*. 2013;67(7):718–24.

25. Agarwal U, Mishra S, Xu J, Levin S, Gonzales J, Barnard ND. A multicenter randomized controlled trial of a nutrition intervention program in a multiethnic adult population in the corporate setting reduces depression and anxiety and improves quality of life: The GEICO Study. *Am J Health Promot.* 2015;29(4):245–54.
26. Tsai AC, Chang T-L, Chi S-H. Frequent consumption of vegetables predicts lower risk of depression in older Taiwanese—results of a prospective population-based study. *Public Health Nutr.* 2012;15(6):1087–92.
27. Gomez-Pinilla F, Nguyen TTJ. Natural mood foods: the actions of polyphenols against psychiatric and cognitive disorders. *Nutr Neurosci.* 2012;15(3):127–33.
28. Meyer JH, Ginovart N, Boovariwala A 等人，Elevated monoamine oxidase A levels in the brain: an explanation for the monoamine imbalance of major depression. *Arch Gen Psychiatry.* 2006; 63(11):1209–16.
29. de Villiers JC. Intracranial haemorrhage in patients treated with monoamineoxidase inhibitors. *Br J Psychiatry.* 1966;112(483):109–18.
30. Dixon Clarke SE, Ramsay RR. Dietary inhibitors of monoamine oxidase A. *J Neural Transm.* 2011;118(7):1031–41.
31. Lai JS, Hiles S, Bisquera A, Hure AJ, McEvoy M, Attia J. A systematic review and meta-analysis of dietary patterns and depression in community-dwelling adults. *Am J Clin Nutr.* 2014;99(1): 181–97.
32. White BA, Horwath CC, Conner TS. Many apples a day keep the blues away—daily experiences of negative and positive aff ect and food consumption in young adults. *Br J Health Psychol.* 2013;18(4):782–98.
33. Odjakova M, Hadjiivanova C. Animal neurotransmitter substances in plants. *Bulg J Plant Physiol.* 1997;23:94–102.
34. Ghirri A, Cannella C, Bignetti E. The psychoactive effects of aromatic amino acids. *Curr Nutr Food Science.* 2011;7(1):21–32.
35. Allen JA, Peterson A, Sufit R 等人，Post-epidemic eosinophilia- myalgia syndrome associated with L-tryptophan. *Arthritis Rheum.* 2011;63(11):3633–9.
36. Fernstrom JD, Faller DV. Neutral amino acids in the brain: changes in response to food ingestion. *J Neurochem.* 1978;30(6):1531–8.
37. Wurtman RJ, Wurtman JJ, Regan MM, McDermott JM, Tsay RH, Breu JJ. Effects of normal meals rich in carbohydrates or proteins on plasma tryptophan and tyrosine ratios. *Am J Clin Nutr.* 2003;77(1):128–32.
38. Wurtman JJ, Brzezinski A, Wurtman RJ, Laferrere B. Effect of nutrient intake on premenstrual depression. *Am J Obstet Gynecol.* 1989;161(5):1228–34.
39. Brinkworth GD, Buckley JD, Noakes M, Clifton PM, Wilson CJ. Long- term effects of a very low-carbohydrate diet and a low- fat diet on mood and cognitive function. *Arch Intern Med.* 2009;169(20):1873–80.
40. Fernstrom JD, Wurtman RJ. Brain serotonin content: physiological regulation by plasma neutral amino acids. *Science.* 1972;178(4059):414–6.
41. Hudson C, Hudson S, MacKenzie J. Protein-source tryptophan as an efficacious treatment for social anxiety disorder: a pilot study. *Can J Physiol Pharmacol.* 2007;85(9):928–32.
42. Schweiger U, Laessle R, Kittl S, Dickhaut B, Schweiger M, Pirke KM. Macronutrient intake, plasma large neutral amino acids and mood during weight- reducing diets. *J Neural Transm.* 1986;67(1–2):77–86.
43. Ferrence SC, Bendersky G. Therapy with saffron and the goddess at Thera. *Perspect Biol Med.* 2004;47(2):199–226.
44. Noorbala AA, Akhondzadeh S, Tahmacebi-Pour N, Jamshidi AH. Hydro-alcoholic extract of Crocus sativus L. versus fluoxetine in the treatment of mild to moderate depression: a double-blind, randomized pilot trial. *J Ethnopharmacol.* 2005;97(2):281–4.
45. Gohari AR, Saeidnia S, Mahmoodabadi MK. An overview on saffron, phytochemicals, and medicinal properties. *Pharmacogn Rev.* 2013;7(13):61–6.
46. Fukui H, Toyoshima K, Komaki R. Psychological and neuroendocrinological effects of odor of saffron (Crocus sativus). *Phytomedicine.* 2011;18(8–9):726–30.
47. Lucas M, O'Reilly EJ, Pan A 等人，Coffee, caffeine, and risk of completed suicide: results from three prospective cohorts of American adults. *World J Biol Psychiatry.* 2014;15(5): 377–86.
48. Klatsky AL, Armstrong MA, Friedman GD. Coffee, tea, and mortality. *Ann Epidemiol.* 1993; 3(4):375–81.
49. Tanskanen A, Tuomilehto J, Viinamnen H, Vartiainen E, Lehtonen J, Puska P. Heavy coffee drinking and the risk of suicide. *Eur J Epidemiol.* 2000;16(9):789–91.

50. Guo X, Park Y, Freedman ND 等人，Sweetened beverages, coff ee, and tea and depression risk among older US adults. *PLoS One*. 2014;9(4):e94715.
51. Maher TJ, Wurtman RJ. Possible neurologic effects of aspartame, a widely used food additive. *Environ Health Perspect*. 1987;75:53–7.
52. Walton RG, Hudak R, Green-Waite RJ. Adverse reactions to aspartame: double-blind challenge in patients from a vulnerable population. *Biol Psychiatry*. 1993;34(1–2):13–7.
53. Lindseth GN, Coolahan SE, Petros TV, Lindseth PD. Neurobehavioral effects of aspartame consumption. *Res Nurs Health*. 2014;37(3):185–93.
54. 美國食品藥物管理局，Aspartame: Commissioner's final decision. *Fed Reg*. 1981;46: 38285–308.
55. Lindseth GN, Coolahan SE, Petros TV, Lindseth PD. Neurobehavioral effects of aspartame consumption. *Res Nurs Health*. 2014;37(3):185–93.
56. Whitehouse CR, Boullata J, McCauley LA. The potential toxicity of artificial sweeteners. *AAOHN J*. 2008;56(6):251–9.
57. Aspartame Information Center: Consumer Products. Aspartame website. http://www . aspartame.org/about/consumer-products/#.VF_cyr74tSU. Updated 2015. Accessed March 11, 2015.
58. Whitehouse CR, Boullata J, McCauley LA. The potential toxicity of artificial sweeteners. *AAOHN J*. 2008;56(6):251–9.
59. Yeung RR. The acute effects of exercise on mood state. *J Psychosom Res*. 1996;40(2):123–41.
60. Goodwin RD. Association between physical activity and mental disorders among adults in the United States. *Prev Med*. 2003;36(6):698–703.
61. Blumenthal JA, Babyak MA, Moore KA 等人，Effects of exercise training on older patients with major depression. *Arch Intern Med*. 1999;159(19):2349–56.
62. Blumenthal JA, Babyak MA, Doraiswamy PM 等人，Exercise and pharmacotherapy in the treatment of major depressive disorder. *Psychosom Med*. 2007;69(7):587–96.
63. Pandya CD, Howell KR, Pillai A. Antioxidants as potential therapeutics for neuropsychiatric disorders. *Prog Neuropsychopharmacol Biol Psychiatry*. 2013;46:214–23.
64. Michel TM, Pülschen D, Thome J. The role of oxidative stress in depressive disorders. *Curr Pharm Des*. 2012;18(36):5890–9.
65. McMartin SE, Jacka FN, Colman I. The association between fruit and vegetable consumption and mental health disorders: evidence from five waves of a national survey of Canadians. *Prev Med*. 2013;56(3–4):225–30.
66. Beydoun MA, Beydoun HA, Boueiz A, Shroff MR, Zonderman AB. Antioxidant status and its association with elevated depressive symptoms among US adults: National Health and Nutrition Examination Surveys 2005–6. *Br J Nutr*. 2013;109(9):1714–29.
67. Niu K, Guo H, Kakizaki M 等人，A tomato- rich diet is related to depressive symptoms among an el derly population aged 70 years and over: a population-based, cross-sectional analysis. *J Affect Disord*. 2013;144(1–2):165–70.
68. Payne ME, Steck SE, George RR, Steffens DC. Fruit, vegetable, and antioxidant intakes are lower in older adults with depression. *J Acad Nutr Diet*. 2012;112(12):2022–7.
69. Gilbody S, Lightfoot T, Sheldon T. Is low folate a risk factor for depression? A meta-analysis and exploration of heterogeneity. *J Epidemiol Community Health*. 2007;61(7):631–7.
70. Tolmunen T, Hintikka J, Ruusunen A 等人，Dietary folate and the risk of depression in Finnish middle-aged men. A prospective follow-up study. *Psychother Psychosom*. 2004;73(6):334–9.
71. Sharpley AL, Hockney R, McPeake L, Geddes JR, Cowen PJ. Folic acid supplementation for prevention of mood disorders in young people at familial risk: a randomised, double blind, placebo controlled trial. *J Aff ect Disord*. 2014;167:306–11.
72. Penn E, Tracy DK. The drugs don't work? Antidepressants and the current and future pharmacological management of depression. *Ther Adv Psychopharmacol*. 2012;2(5):179–88.
73. Turner EH, Matthews AM, Linardatos E, Tell RA, Rosenthal R. Selective publication of antidepressant trials and its influence on apparent effi cacy. *N Engl J Med*. 2008;358(3):252–60.

74. Kirsch I. Antidepressants and the placebo effect. *Z Psychol.* 2014;222(3):128–34.
75. Kirsch I. Antidepressants and the placebo response. *Epidemiol Psichiatr Soc.* 2009;18(4): 318–22.
76. Spence D. Are antidepressants overprescribed? Yes. *BMJ.* 2013;346:f191.
77. Sugarman MA, Loree AM, Baltes BB, Grekin ER, Kirsch I. The efficacy of paroxetine and placebo in treating anxiety and depression: a meta-analysis of change on the Hamilton Rating Scales. *PLoS ONE.* 2014;9(8):e106337.
78. Kirsch I. Antidepressants and the placebo effect. *Z Psychol.* 2014;222(3):128–34.
79. Blease C. Deception as treatment: the case of depression. *J Med Ethics.* 2011;37(1):13–6.
80. 同註釋 78
81. 同上

第 13 章　如何不死於攝護腺癌

1. Jahn JL, Giovannucci EL, Stampfer MJ. The high prevalence of undiagnosed prostate cancer at autopsy: implications for epidemiology and treatment of prostate cancer in the Prostate-specific Antigen- era. *Int J Cancer.* 2014;Dec 29.
2. Draisma G, Etzioni R, Tsodikov A 等人，Lead time and overdiagnosis in prostate-specific antigen screening: importance of methods and context. *J Natl Cancer Inst.* 2009;101(6):374–83.
3. 美國疾病控制與預防中心「攝護腺癌統計」http://www.cdc.gov/cancer/prostate/statistics/index.htm. Updated September 2, 2014. Accessed March 11, 2015.
4. Maruyama K, Oshima T, Ohyama K. Exposure to exogenous estrogen through intake of commercial milk produced from pregnant cows. *Pediatr Int.* 2010;52(1):33–8.
5. Danby FW. Acne and milk, the diet myth, and beyond. *J Am Acad Dermatol.* 2005;52(2):360–2.
6. Afeiche M, Williams PL, Mendiola J, et al. Dairy food intake in relation to semen quality and reproductive hormone levels among physically active young men. *Hum Reprod.* 2013;28(8): 2265–75.
7. Maruyama K, Oshima T, Ohyama K. Exposure to exogenous estrogen through intake of commercial milk produced from pregnant cows. *Pediatr Int.* 2010;52(1):33–8.
8. Steinman G. Mechanisms of twinning: VII. Effect of diet and heredity on the human twinning rate. *J Reprod Med.* 2006;51(5):405–10.
9. Melnik BC, John SM, Schmitz G. Milk is not just food but most likely a gene tic transfection system activating mTORC1 signaling for postnatal growth. *Nutr J.* 2013;12:103.
10. Ludwig DS, Willett WC. Three daily servings of reduced- fat milk: an evidence-based recommendation? *JAMA Pediatr.* 2013;167(9):788–9.
11. Ludwig DS, Willett WC. Three daily servings of reduced- fat milk: an evidence-based recommendation? *JAMA Pediatr.* 2013;167(9):788–9.
12. Tate PL, Bibb R, Larcom LL. Milk stimulates growth of prostate cancer cells in culture. *Nutr Cancer.* 2011;63(8):1361–6.
13. Ganmaa D, Li XM, Qin LQ, Wang PY, Takeda M, Sato A. The experience of Japan as a clue to the etiology of testicular and prostatic cancers. *Med Hypotheses.* 2003;60(5):724–30.
14. Ganmaa D, Li XM, Wang J, Qin LQ, Wang PY, Sato A. Incidence and mortality of testicular and prostatic cancers in relation to world dietary practices. *Int J Cancer.* 2002;98(2):262–7.
15. Epstein SS. Unlabeled milk from cows treated with biosynthetic growth hormones: a case of regulatory abdication. *Int J Health Serv.* 1996;26(1):173–85.
16. Tate PL, Bibb R, Larcom LL. Milk stimulates growth of prostate cancer cells in culture. *Nutr Cancer.* 2011;63(8):1361–6.
17. Qin LQ, Xu JY, Wang PY, Kaneko T, Hoshi K, Sato A. Milk consumption is a risk factor for prostate cancer: meta-analysis of case-control studies. *Nutr Cancer.* 2004;48(1):22–7.
18. Qin LQ, Xu JY, Wang PY, Tong J, Hoshi K. Milk consumption is a risk factor for prostate cancer in Western countries: evidence from cohort studies. *Asia Pac J Clin Nutr.* 2007;16(3): 467–76.
19. Aune D, Navarro Rosenblatt DA, Chan DS 等人，Dairy products, calcium, and prostate cancer risk: a systematic

review and meta-analysis of cohort studies. *Am J Clin Nutr*. 2015;101(1): 87–117.
20. Bischoff-Ferrari HA, Dawson-Hughes B, Baron JA 等人，Milk intake and risk of hip fracture in men and women: a meta-analysis of prospective cohort studies. *J Bone Miner Res*. 2011;26(4): 833–9.
21. Feskanich D, Bischoff-Ferrari HA, Frazier AL, Willett WC. Milk consumption during teenage years and risk of hip fractures in older adults. *JAMA Pediatr*. 2014;168(1):54–60.
22. Michaëlsson K, Wolk A, Langenskiöld S 等人，Milk intake and risk of mortality and fractures in women and men: cohort studies. *BMJ*. 2014;349:g6015.
23. Batey LA, Welt CK, Rohr F 等人，Skeletal health in adult patients with classic galactosemia. *Osteoporos Int*. 2013; 24(2):501–9.
24. 同註釋 22
25. Cui X, Wang L, Zuo P 等人，D-galactose-caused life shortening in Drosophila melanogaster and Musca domestica is associated with oxidative stress. *Biogerontology*. 2004;5(5):317–25.
26. Cui X, Zuo P, Zhang Q 等人，Chronic systemic D-galactose exposure induces memory loss, neurodegeneration, and oxidative damage in mice: protective effects of R-alpha-lipoic acid. *J Neurosci Res*. 2006;84(3):647–54.
27. Michaëlsson K, Wolk A, Langenskiöld S, et al. Milk intake and risk of mortality and fractures in women and men: cohort studies. *BMJ*. 2014;349:g6015.
28. 同上
29. 同上
30. 同上
31. Schooling CM. Milk and mortality. *BMJ*. 2014;349:g6205.
32. Richman EL, Stampfer MJ, Paciorek A, Broering JM, Carroll PR, Chan JM. Intakes of meat, fish, poultry, and eggs and risk of prostate cancer progression. *Am J Clin Nutr*. 2010;91(3): 712–21.
33. Richman EL, Stampfer MJ, Paciorek A, Broering JM, Carroll PR, Chan JM. Intakes of meat, fish, poultry, and eggs and risk of prostate cancer progression. *Am J Clin Nutr*. 2010;91(3): 712–21.
34. 同上
35. 同上
36. Johansson M, Van Guelpen B, Vollset SE, et al. One-carbon metabolism and prostate cancer risk: prospective investigation of seven circulating B vitamins and metabolites. *Cancer Epidemiol Biomarkers Prev*. 2009;18(5):1538–43.
37. 同註釋 33
38. Richman EL, Kenfield SA, Stampfer MJ 等人，Choline intake and risk of lethal prostate cancer: incidence and survival. *Am J Clin Nutr*. 2012;96(4):855–63.
39. Richman EL, Kenfield SA, Stampfer MJ, Giovannucci EL, Chan JM. Egg, red meat, and poultry intake and risk of lethal prostate cancer in the prostate-specific antigen-era: incidence and survival. *Cancer Prev Res* (Phila). 2011;4(12):2110–21.
40. Tang WH, Wang Z, Levison BS 等人，Intestinal microbial metabolism of phosphatidylcholine and cardiovascular risk. *N Engl J Med*. 2013;368(17):1575–84.
41. Koeth RA, Wang Z, Levison BS 等人，Intestinal microbiota metabolism of L-carnitine, a nutrient in red meat, promotes atherosclerosis. *Nat Med*. 2013;19:576–85.
42. 同註釋 40
43. Choline: there's something fishy about this vitamin. *Harv Health Lett*. 2004;30(1):3.
44. Mitch Kanter, Ph.D., e-mail communication, January 6, 2010.
45. Hubbard JD, Inkeles S, Barnard RJ. Nathan Pritikin's heart. *N Engl J Med*. 1985;313(1):52.
46. Ornish D, Weidner G, Fair WR 等人，Intensive lifestyle changes may affect the progression of prostate cancer. *J Urol*. 2005;174(3):1065–9.
47. 同上
48. Barnard RJ, Gonzalez JH, Liva ME, Ngo TH. Effects of a low- fat, high-fiber diet and exercise program on breast cancer risk factors in vivo and tumor cell growth and apoptosis in vitro. *Nutr Cancer*. 2006;55(1):28–34.
49. Barnard RJ, Ngo TH, Leung PS, Aronson WJ, Golding LA. A low-fat diet and/or strenuous exercise alters the IGF

axis in vivo and reduces prostate tumor cell growth in vitro. *Prostate*. 2003;56(3):201–6.
50. 同上
51. 同上
52. Ornish D, Weidner G, Fair WR 等人，Intensive lifestyle changes may affect the progression of prostate cancer. *J Urol*. 2005;174(3):1065–9.
53. 同上
54. Ornish D, Magbanua MJ, Weidner G 等人，Changes in prostate gene expression in men undergoing an intensive nutrition and lifestyle intervention. *Proc Natl Acad Sci USA*. 2008;105(24): 8369–74.
55. Frattaroli J, Weidner G, Dnistrian AM 等人，Clinical events in prostate cancer lifestyle trial: results from two years of follow-up. *Urology*. 2008;72(6):1319–23.
56. Frey AU, Sønksen J, Fode M. Neglected side effects after radical prostatectomy: a systematic review. *J Sex Med*. 2014;11(2):374–85.
57. Carmody JF, Olendzki BC, Merriam PA, Liu Q, Qiao Y, Ma Y. A novel measure of dietary change in a prostate cancer dietary program incorporating mindfulness training. *J Acad Nutr Diet*. 2012;112(11):1822–7.
58. Blanchard CM, Courneya KS, Stein K. Cancer survivors' adherence to lifestyle behavior recommendations and associations with health- related quality of life: results from the American Cancer Society's SCS-II. *J Clin Oncol*. 2008;26(13):2198–204.
59. 同註釋 57
60. 同上
61. 同上
62. Richman EL, Stampfer MJ, Paciorek A, Broering JM, Carroll PR, Chan JM. Intakes of meat, fish, poultry, and eggs and risk of prostate cancer progression. *Am J Clin Nutr*. 2010;91(3): 712–21.
63. Richman EL, Carroll PR, Chan JM. Vegetable and fruit intake after diagnosis and risk of prostate cancer progression. *Int J Cancer*. 2012;131(1):201–10.
64. Allen NE, Appleby PN, Key TJ 等人，Macronutrient intake and risk of urothelial cell carcinoma in the Euro pean prospective investigation into cancer and nutrition. *Int J Cancer*. 2013; 132(3):635–44.
65. Morton MS, Chan PS, Cheng C 等人，Lignans and isoflavonoids in plasma and prostatic fluid in men: samples from Portugal, Hong Kong, and the United Kingdom. *Prostate*. 1997;32(2): 122–8.
66. van Die MD, Bone KM, Williams SG, Pirotta MV. Soy and soy isoflavones in prostate cancer: a systematic review and meta-analysis of randomized controlled trials. *BJU Int*. 2014; 113(5b):E119–30.
67. 同註釋 65
68. Lin X, Switzer BR, Demark-Wahnefried W. Effect of mammalian lignans on the growth of prostate cancer cell lines. *Anticancer Res*. 2001;21(6A):3995–9.
69. Demark-Wahnefried W, Price DT, Polascik TJ 等人，Pilot study of dietary fat restriction and flaxseed supplementation in men with prostate cancer before surgery: exploring the effects on hormonal levels, prostate-specific antigen, and histopathologic features. *Urology*. 2001;58(1): 47–52.
70. Leite KR, Camara-Lopes LH, Cury J, Dall'oglio MF, Sañudo A, Srougi M. Prostate cancer detection at rebiopsy after an initial benign diagnosis: results using sextant extended prostate biopsy. *Clinics* (Sao Paulo). 2008;63(3):339–42.
71. Demark-Wahnefried W, Robertson CN, Walther PJ, Polascik TJ, Paulson DF, Vollmer RT. Pilot study to explore effects of low- fat, flaxseed-supplemented diet on proliferation of benign prostatic epithelium and prostate-specific antigen. *Urology*. 2004;63(5):900–4.
72. Demark-Wahnefried W, Polascik TJ, George SL 等人，Flaxseed supplementation (not dietary fat restriction) reduces prostate cancer proliferation rates in men presurgery. *Cancer Epidemiol Biomarkers Prev*. 2008;17(12):3577–87.
73. Wei JT, Calhoun E, Jacobsen SJ. Urologic Diseases in America Project: benign prostatic hyperplasia. *J Urol*. 2008;179(5 Suppl):S75–80.
74. Burnett AL, Wein AJ. Benign prostatic hyperplasia in primary care: what you need to know. *J Urol*. 2006;175(3 Pt 2):S19–24.
75. Taub DA, Wei JT. The economics of benign prostatic hyperplasia and lower urinary tract symptoms in the United

States. *Curr Urol Rep*. 2006;7(4):272–81.
76. Metcalfe C, Poon KS. Long- term results of surgical techniques and procedures in men with benign prostatic hyperplasia. *Curr Urol Rep*. 2011;12(4):265–73.
77. 同註釋 74
78. 同上
79. Gu F. Epidemiological survey of benign prostatic hyperplasia and prostatic cancer in China. *Chin Med J*. 2000;113(4):299–302.
80. Barnard RJ, Kobayashi N, Aronson WJ. Effect of diet and exercise intervention on the growth of prostate epithelial cells. *Prostate Cancer Prostatic Dis*. 2008;11(4):362–6.
81. Zhang W, Wang X, Liu Y 等人，Effects of dietary flaxseed lignan extract on symptoms of benign prostatic hyperplasia. *J Med Food*. 2008;11(2):207–14.
82. Galeone C, Pelucchi C, Talamini R 等人，Onion and garlic intake and the odds of benign prostatic hyperplasia. *Urology*. 2007;70(4):672–6.
83. Bravi F, Bosetti C, Dal Maso L 等人，Food groups and risk of benign prostatic hyperplasia. *Urology*. 2006;67(1):73–9.
84. Zhou Z, Wang Z, Chen C 等人，Transurethral prostate vaporization using an oval electrode in 82 cases of benign prostatic hyperplasia. *Chin Med J*. 1998;111(1):52–5.
85. Piantanelli L. Cancer and aging: from the kinetics of biological param e ters to the kinetics of cancer incidence and mortality. *Ann N Y Acad Sci*. 1988;521:99–109.
86. Salvioli S, Capri M, Bucci L 等人，Why do centenarians escape or postpone cancer? The role of IGF-1, inflammation and p53. *Cancer Immunol Immunother*. 2009;58(12):1909–17.
87. Reed JC. Dysregulation of apoptosis in cancer. *J Clin Oncol*. 1999;17(9):2941–53.
88. Rowlands MA, Gunnell D, Harris R, Vatten LJ, Holly JM, Martin RM. Circulating insulin- like growth factor peptides and prostate cancer risk: a systematic review and meta-analysis. *Int J Cancer*. 2009;124(10):2416–29.
89. Guevara-Aguirre J, Balasubramanian P, Guevara-Aguirre M 等人，Growth hormone receptor deficiency is associated with a major reduction in pro-aging signaling, cancer, and diabetes in humans. *Sci Transl Med*. 2011;3(70):70ra13.
90. Allen NE, Appleby PN, Davey GK, Kaaks R, Rinaldi S, Key TJ. The associations of diet with serum insulin- like growth factor I and its main binding proteins in 292 women meat-eaters, vegetarians, and vegans. *Cancer Epidemiol Biomarkers Prev*. 2002;11(11):1441–8.
91. Soliman S, Aronson WJ, Barnard RJ. Analyzing serum-stimulated prostate cancer cell lines after low-fat, high-fiber diet and exercise intervention. *Evid Based Complement Alternat Med*. 2011; 2011:529053.
92. Ngo TH, Barnard RJ, Tymchuk CN, Cohen P, Aronson WJ. Effect of diet and exercise on serum insulin, IGF-I, and IGFBP-1 levels and growth of LNCaP cells in vitro (United States). *Cancer Causes Control*. 2002;13(10):929–35.
93. Allen NE, Appleby PN, Davey GK, Key TJ. Hormones and diet: low insulin- like growth factor-I but normal bioavailable androgens in vegan men. *Br J Cancer*. 2000;83(1):95–7.
94. 同註釋 90

第 14 章　如何不死於帕金森氏症

1. Jafari S, Etminan M, Aminzadeh F, Samii A. Head injury and risk of Parkinson disease: a systematic review and meta-analysis. *Mov Disord*. 2013;28(9):1222–9.
2. 美國國家癌症研究所，美國總統府癌症研究小組的報告：「減少環境性癌症風險：我們能做什麼？」http:// deainfo.nci .nih.gov/advisory/pcp/ annualReports / pcp08-09rpt / PCP _ Report_08-09_ 508 . pdf. April 2010. Accessed March 12, 2015.
3. Zeliger HI. Exposure to lipophilic chemicals as a cause of neurological impairments, neurodevelopmental disorders and neurodegenerative diseases. *Interdiscip Toxicol*. 2013;6(3):103–10.
4. Woodruff TJ, Zota AR, Schwartz JM. Environmental chemicals in pregnant women in the United States: NHANES

2003–2004. *Environ Health Perspect.* 2011;119(6):878–85.

5. Woodruff TJ, Zota AR, Schwartz JM. Environmental chemicals in pregnant women in the United States: NHANES 2003–2004. *Environ Health Perspect.* 2011;119(6):878–85.
6. Mariscal-Arcas M, Lopez-Martinez C, Granada A, Olea N, Lorenzo-Tovar ML, Olea-Serrano F. Organochlorine pesticides in umbilical cord blood serum of women from Southern Spain and adherence to the Mediterranean diet. *Food Chem Toxicol.* 2010;48(5):1311–5.
7. Bjermo H, Darnerud PO, Lignell S 等人，Fish intake and breastfeeding time are associated with serum concentrations of organochlorines in a Swedish population. *Environ Int.* 2013;51:88–96.
8. Glynn A, Larsdotter M, Aune M, Darnerud PO, Bjerselius R, Bergman A. Changes in serum concentrations of polychlorinated biphenyls (PCBs), hydroxylated PCB metabolites and pentachlorophenol during pregnancy. *Chemosphere.* 2011;83(2):144–51.
9. Soechitram SD, Athanasiadou M, Hovander L, Bergman A, Sauer PJ. Fetal exposure to PCBs and their hydroxylated metabolites in a Dutch cohort. *Environ Health Perspect.* 2004;112(11): 1208–12.
10. Ulaszewska MM, Zuccato E, Davoli E. PCDD/Fs and dioxin- like PCBs in human milk and estimation of infants' daily intake: a review. *Chemosphere.* 2011;83(6):774–82.
11. Gallo MV, Schell LM, Decaprio AP, Jacobs A. Levels of persistent organic pollutant and their predictors among young adults. *Chemosphere.* 2011;83(10):1374–82.
12. Ulaszewska MM, Zuccato E, Davoli E. PCDD/Fs and dioxin- like PCBs in human milk and estimation of infants' daily intake: a review. *Chemosphere.* 2011;83(6):774–82.
13. Aliyu MH, Alio AP, Salihu HM. To breastfeed or not to breastfeed: a review of the impact of lactational exposure to polychlorinated biphenyls (PCBs) on infants. *J Environ Health.* 2010; 73(3): 8–14.
14. Vogt R, Bennett D, Cassady D, Frost J, Ritz B, Hertz-Picciotto I. Cancer and non-cancer health effects from food contaminant exposures for children and adults in California: a risk assessment. *Environ Health.* 2012;11:83.
15. 同上
16. 同上
17. Dórea JG, Bezerra VL, Fajon V, Horvat M. Speciation of methyl- and ethyl- mercury in hair of breastfed infants acutely exposed to thimerosal-containing vaccines. *Clin Chim Acta.* 2011; 412(17–18): 1563–6.
18. Zeilmaker MJ, Hoekstra J, van Eijkeren JC 等人，Fish consumption during child bearing age: a quantitative risk-benefit analysis on neurodevelopment. *Food Chem Toxicol.* 2013;54: 30–4.
19. Fromberg A, Granby K, Højgård A, Fagt S, Larsen JC. Estimation of dietary intake of PCB and organochlorine pesticides for children and adults. *Food Chem.* 2011;125:1179–87.
20. European Food Safety Authority. Results of the monitoring of non dioxin-like PCBs in food and feed. *EFSA Journal.* 2010;8(7):1701.
21. 同註釋 19
22. Zhang T, Sun HW, Wu Q, Zhang XZ, Yun SH, Kannan K. Perfluorochemicals in meat, eggs and indoor dust in China: assessment of sources and pathways of human exposure to perfluorochemicals. *Environ Sci Technol.* 2010;44(9):3572–9.
23. Schecter A, Cramer P, Boggess K 等人，Intake of dioxins and related compounds from food in the U.S. population. *J Toxicol Environ Health Part A.* 2001;63(1):1–18.
24. Aune D, De Stefani E, Ronco AL 等人，Egg consumption and the risk of cancer: a multisite case-control study in Uruguay. *Asian Pac J Cancer Prev.* 2009;10(5):869–76.
25. Yaginuma-Sakurai K, Murata K, Iwai-Shimada M 等人，Hair- to-blood ratio and biological half- life of mercury: experimental study of methylmercury exposure through fish consumption in humans. *J Toxicol Sci.* 2012;37(1):123–30.
26. Wimmerová S, Lancz K, Tihányi J 等人，Half- lives of serum PCB congener concentrations in environmentally exposed early adolescents. *Chemosphere.* 2011;82(5):687–91.
27. Hageman KJ, Hafner WD, Campbell DH, Jaffe DA, Landers DH, Simonich SL. Variability in pesticide deposition and source contributions to snowpack in Western U.S. national parks. *Environ Sci Technol.* 2010;44(12):4452–8.

28. Schecter A, Startin J, Wright C 等人，Congener-specific levels of dioxins and dibenzofurans in U.S. food and estimated daily dioxin toxic equivalent intake. *Environ Health Perspect.* 1994; 102(11):962–6.
29. Fiedler H, Cooper KR, Bergek S, Hjelt M, Rappe C. Polychlorinated dibenzo-p-dioxins and polychlorinated dibenzofurans (PCDD/PCDF) in food samples collected in southern Mississippi, USA. *Chemosphere.* 1997;34(5–7):1411–9.
30. Rappe C, Bergek S, Fiedler H, Cooper KR. PCDD and PCDF contamination in catfish feed from Arkansas, USA. *Chemosphere.* 1998;36(13):2705–20.
31. Ferrario JB, Byrne CJ, Cleverly DH. 2,3,7,8-Dibenzo-p-dioxins in mined clay products from the United States: evidence for possible natural origin. *Environ Sci Technol.* 2000;34(21): 4524–32.
32. US Department of Commerce. Broiler, turkey, and egg production: 1980 to 1999, No. 1143, p. 684. In *Statistical Abstract of the United States, 2000.* Washington, D.C.: Government Printing Offi ce, 2000.
33. Hayward DG, Nortrup D, Gardner A, Clower M. Elevated TCDD in chicken eggs and farm- raised catfish fed a diet with ball clay from a Southern United States mine. *Environ Res.* 1999; 81(3):248–56.
34. Hayward DG, Nortrup D, Gardner A, Clower M. Elevated TCDD in chicken eggs and farm- raised catfish fed a diet with ball clay from a Southern United States mine. *Environ Res.* 1999; 81(3):248–56.
35. 美國食品藥物管理局，Letter from Linda Tollefson to Producers or Users of Clay Products in Animal Feeds. https://web.archive.org/web/20081107120600/
http://www.fda .gov/cvm/Documents/ballclay.pdf. October 7, 1997. Accessed March 12, 2015.
36. Hanson T, Sites D. 2012 US catfish database. Fisheries and Allied Aquacultures Department Series No. 6. http:// aurora.auburn.edu/repo/bitstream/handle/11200/44174/2012%20Cat fi sh%20Database. pdf ? sequence=1. March 2013. Accessed March 26, 2015.
37. Huwe JK, Archer JC. Dioxin congener patterns in commercial catfish from the United States and the indication of mineral clays as the potential source. *Food Addit Contam Part A Chem Anal Control Expo Risk Assess.* 2013;30(2):331–8.
38. 同註釋 30.
39. Yaktine AL, Harrison GG, Lawrence RS. Reducing exposure to dioxins and related compounds through foods in the next generation. *Nutr Rev.* 2006;64(9):403–9.
40. 同註釋 28
41. 美國公共衛生總署署長報告「抽菸付出的健康代價：五十年的進展」。亞特蘭大：美國美國衛生和公共服務部，國家慢性病防治及健康促進中心菸害防制辦公室，2014.
42. Lee PN. 1979 Surgeon General's Report. http:// legacy.library.ucsf.edu/ tid/zkl36b00/pdf ? search=%221979%20surgeon%20general%20s%20report%20lee%22. September 2, 1979. Accessed March 12, 2015.
43. 同上
44. 公共工程和運輸委員會公共建築和基地小組委員會在聯邦大樓禁止抽菸的聽證會 . http://legacy.library.ucsf. edu/tid/fzt08h00/pdf? search-%22to%20prohibit%20smoking%20in%20federal%20 buildings%20hearings%20jd%20047710%22. March 11; April 22, 1993. Accessed March 12, 2015.
45. Noyce AJ, Bestwick JP, Silveira-Moriyama L 等人，Meta-analysis of early nonmotor features and risk factors for Parkinson disease. *Ann Neurol.* 2012;72(6):893–901.
46. Morens DM, Grandinetti A, Davis JW, Ross GW, White LR, Reed D. Evidence against the operation of selective mortality in explaining the association between cigarette smoking and reduced occurrence of idiopathic Parkinson disease. *Am J Epidemiol.* 1996;144(4):400–4.
47. 同註釋 45
48. Allam MF, Campbell MJ, Del Castillo AS, Fernández-Crehuet Navajas R. Parkinson's disease protects against smoking? *Behav Neurol.* 2004;15(3–4):65–71.
49. Tanner CM, Goldman SM, Aston DA 等人，Smoking and Parkinson's disease in twins. *Neurology.* 2002;58(4):581–8.
50. O'Reilly EJ, Chen H, Gardener H, Gao X, Schwarzschild MA, Ascherio A. Smoking and Parkinson's disease: using parental smoking as a proxy to explore causality. *Am J Epidemiol.* 2009;169(6): 678–82.
51. 同註釋 41

52. Wolf PA, D'Agostino RB, Kannel WB, Bonita R, Belanger AJ. Cigarette smoking as a risk factor for stroke. The Framingham Study. *JAMA*. 1988;259(7):1025–9.
53. Quik M, Perez XA, Bordia T. Nicotine as a potential neuroprotective agent for Parkinson's disease. *Mov Disord*. 2012;27(8):947–57.
54. Siegmund B, Leitner E, Pfannhauser W. Determination of the nicotine content of various edible nightshades (Solanaceae) and their products and estimation of the associated dietary nicotine intake. *J Agric Food Chem*. 1999;47(8):3113–20.
55. Brody AL, Mandelkern MA, London ED 等人，Cigarette smoking saturates brain alpha 4 beta 2 nicotinic acetylcholine receptors. *Arch Gen Psychiatry*. 2006;63(8):907–15.
56. Searles Nielsen S, Gallagher LG, Lundin JI 等人，Environmental tobacco smoke and Parkinson's disease. *Mov Disord*. 2012;27(2):293–6.
57. 同註釋 54
58. Nielsen SS, Franklin GM, Longstreth WT, Swanson PD, Checkoway H. Nicotine from edible Solanaceae and risk of Parkinson disease. *Ann Neurol*. 2013;74(3):472–7.
59. 同上
60. Richardson JR, Shalat SL, Buckley B 等人，Elevated serum pesticide levels and risk of Parkinson disease. *Arch Neurol*. 2009;66(7):870–5.
61. Corrigan FM, Wienburg CL, Shore RF, Daniel SE, Mann D. Organochlorine insecticides in substantia nigra in Parkinson's disease. *J Toxicol Environ Health Part A*. 2000;59(4):229–34.
62. Hatcher-Martin JM, Gearing M, Steenland K, Levey AI, Miller GW, Pennell KD. Association between polychlorinated biphenyls and Parkinson's disease neuropathology. *Neurotoxicology*. 2012; 33(5):1298–304.
63. Kanthasamy AG, Kitazawa M, Kanthasamy A, Anantharam V. Dieldrin- induced neurotoxicity: relevance to Parkinson's disease pathogenesis. *Neurotoxicology*. 2005;26(4):701–19.
64. Arguin H, Sánchez M, Bray GA 等人，Impact of adopting a vegan diet or an olestra supplementation on plasma organochlorine concentrations: results from two pilot studies. *Br J Nutr*. 2010; 103(10):1433–41.
65. Jiang W, Ju C, Jiang H, Zhang D. Dairy foods intake and risk of Parkinson's disease: a dose- response meta-analysis of prospective cohort studies. *Eur J Epidemiol*. 2014;29(9):613–9.
66. Park M, Ross GW, Petrovitch H 等人，Consumption of milk and calcium in midlife and the future risk of Parkinson disease. *Neurology*. 2005;64(6):1047–51.
67. Kotake Y, Yoshida M, Ogawa M, Tasaki Y, Hirobe M, Ohta S. Chronic administration of 1benzyl-1,2,3,4- tetrahydroisoquinoline, an endogenous amine in the brain, induces parkinsonism in a primate. *Neurosci Lett*. 1996;217(1):69–71.
68. Niwa T, Yoshizumi H, Takeda N, Tatematsu A, Matsuura S, Nagatsu T. Detection of tetrahy droisoquinoline, a parkinsonism-related compound, in parkinsonian brains and foods by gas chromatography-mass spectrometry. *Advances in Behavioral Biology*. 1990;38A:313–6.
69. Niwa T, Yoshizumi H, Tatematsu A, Matsuura S, Nagatsu T. Presence of tetrahydroisoquinoline, a parkinsonism- related compound, in foods. *J Chromatogr*. 1989;493(2):347–52.
70. Niwa T, Takeda N, Kaneda N, Hashizume Y, Nagatsu T. Presence of tetrahydroisoquinoline and 2-methyl-tetrahydroquinoline in parkinsonian and normal human brains. *Biochem Biophys Res Commun*. 1987;144(2):1084–9.
71. U amek- Kozio M, Bogucka-Kocka A, Kocki J, Pluta R. Good and bad sides of diet in Parkinson's disease. *Nutrition*. 2013;29(2):474–5.
72. 同上
73. Kistner A, Krack P. Parkinson's disease: no milk today? *Front Neurol*. 2014;5:172.
74. Chen H, Zhang SM, Hernn MA, Willett WC, Ascherio A. Diet and Parkinson's disease: a potential role of dairy products in men. *Ann Neurol*. 2002;52(6):793–801.
75. Jiang W, Ju C, Jiang H, Zhang D. Dairy foods intake and risk of Parkinson's disease: a dose- response meta-analysis of prospective cohort studies. *Eur J Epidemiol*. 2014;29(9):613–9.
76. Michaëlsson K, Wolk A, Langenskiöld S 等人，Milk intake and risk of mortality and fractures in women and men:

cohort studies. *BMJ*. 2014;349:g6015.
77. Ridel KR, Leslie ND, Gilbert DL. An updated review of the long- term neurological effects of galactosemia. *Pediatr Neurol*. 2005;33(3):153–61.
78. Marder K, Gu Y, Eberly S 等人，Relationship of Mediterranean diet and caloric intake to phenoconversion in Huntington disease. *JAMA Neurol*. 2013;70(11):1382–8.
79. Ames BN, Cathcart R, Schwiers E, Hochstein P. Uric acid provides an antioxidant defense in humans against oxidant-and radical-caused aging and cancer: a hypothesis. *Proc Natl Acad Sci USA*. 1981;78(11):6858–62.
80. Duan W, Ladenheim B, Cutler RG, Kruman II, Cadet JL, Mattson MP. Dietary folate deficiency and elevated homocysteine levels endanger dopaminergic neurons in models of Parkinson's disease. *J Neurochem*. 2002;80(1):101–10.
81. Auinger P, Kieburtz K, McDermott MP. The relationship between uric acid levels and Huntington's disease progression. *Mov Disord*. 2010;25(2):224–8.
82. Schwarzschild MA, Schwid SR, Marek K 等人，Serum urate as a predictor of clinical and radiographic progression in Parkinson disease. *Arch Neurol*. 2008;65(6):716–23.
83. Shen C, Guo Y, Luo W, Lin C, Ding M. Serum urate and the risk of Parkinson's disease: results from a meta-analysis. *Can J Neurol Sci*. 2013;40(1):73–9.
84. Fang P, Li X, Luo JJ, Wang H, Yang X. A double-edged sword: uric acid and neurological disorders. *Brain Disord Ther*. 2013;2(2):109.
85. Kutzing MK, Firestein BL. Altered uric acid levels and disease states. *J Pharmacol Exp Ther*. 2008;324(1):1–7.
86. Schmidt JA, Crowe FL, Appleby PN, Key TJ, Travis RC. Serum uric acid concentrations in meat eaters, fish eaters, vegetarians and vegans: a cross-sectional analysis in the EPIC-Oxford cohort. *PLoS ONE*. 2013;8(2):e56339.
87. Kuo CF, See LC, Yu KH, Chou IJ, Chiou MJ, Luo SF. Signifi cance of serum uric acid levels on the risk of all-cause and cardiovascular mortality. *Rheumatology* (Oxford). 2013;52(1): 127–34.
88. Arguin H, Sánchez M, Bray GA 等人，Impact of adopting a vegan diet or an olestra supplementation on plasma organochlorine concentrations: results from two pilot studies. *Br J Nutr*. 2010;103(10):1433–41.
89. Siddiqui MK, Saxena MC, Krishna Murti CR. Storage of DDT and BHC in adipose tissue of Indian males. *Int J Environ Anal Chem*. 1981;10(3–4):197–204.
90. Norén K. Levels of organochlorine contaminants in human milk in relation to the dietary habits of the mothers. *Acta Paediatr Scand*. 1983;72(6):811–6.
91. Schecter A, Papke O. Comparison of blood dioxin, dibenzofuran and coplanar PCB levels in strict vegetarians (vegans) and the general United States population. *Org Comps*. 1998;38: 179–82.
92. Schecter A, Harris TR, Päpke O, Tunga KC, Musumba A. Polybrominated diphenyl ether (PBDE) levels in the blood of pure vegetarians (vegans). *Tox Env Chem*. 2006;88(1):107–12.
93. Eskenazi B, Chevrier J, Rauch SA 等人，In utero and childhood polybrominated diphenyl ether (PBDE) exposures and neurodevelopment in the CHAMACOS study. *Environ Health Perspect*. 2013;121(2):257–62.
94. Schecter A, Päpke O, Harris TR 等人，Polybrominated diphenyl ether (PBDE) levels in an expanded market basket survey of U.S. food and estimated PBDE dietary intake by age and sex. *Environ Health Perspect*. 2006;114(10):1515–20.
95. Fraser AJ, Webster TF, McClean MD. Diet contributes significantly to the body burden of PBDEs in the general U.S. population. *Environ Health Perspect*. 2009;117(10):1520–5.
96. 同註釋 92
97. Huwe JK, West M. Polybrominated diphenyl ethers in U.S. meat and poultry from two statistically designed surveys showing trends and levels from 2002 to 2008. *J Agric Food Chem*. 2011; 59(10):5428–34.
98. Dickman MD, Leung CK, Leong MK. Hong Kong male subfertility links to mercury in human hair and fish. *Sci Total Environ*. 1998;214:165–74.
99. Srikumar TS, Johansson GK, Ockerman PA, Gustafsson JA, Akesson B. Trace element status in healthy subjects switching from a mixed to a lactovegetarian diet for 12 mo. *Am J Clin Nutr*. 1992; 55(4):885–90.
100. Wimmerová S, Lancz K, Tihányi J 等人，Half- lives of serum PCB congener concentrations in environmentally ex-

posed early adolescents. *Chemosphere.* 2011;82(5):687–91.
101. Parkinson J. *An Essay on the Shaking Palsy.* London: Whittingham and Rowland for Sherwood, Neely and Jones, 1817:7.
102. Abbott RD, Petrovitch H, White LR 等人，Frequency of bowel movements and the future risk of Parkinson's disease. *Neurology.* 2001;57(3):456–62.
103. Ueki A, Otsuka M. Life style risks of Parkinson's disease: association between decreased water intake and constipation. *J Neurol.* 2004;251 Suppl 7:vII18–23.
104. Gao X, Chen H, Schwarzschild MA, Ascherio A. A prospective study of bowel movement frequency and risk of Parkinson's disease. *Am J Epidemiol.* 2011;174(5):546–51.
105. Kamel F. Epidemiology. Paths from pesticides to Parkinson's. *Science.* 2013;341(6147): 722–3.
106. Barnhill LM, Bronstein JM. Pesticides and Parkinson's disease: is it in your genes? *Neurodegener Dis Manag.* 2014;4(3):197–200.
107. Wang A, Cockburn M, Ly TT, Bronstein JM, Ritz B. The association between ambient exposure to organophosphates and Parkinson's disease risk. *Occup Environ Med.* 2014;71(4): 275–81.
108. Narayan S, Liew Z, Paul K 等人，Household organophosphorus pesticide use and Parkinson's disease. *Int J Epidemiol.* 2013;42(5):1476–85.
109. Liu X, Ma T, Qu B, Ji Y, Liu Z. Pesticide-induced gene mutations and Parkinson disease risk: a meta-analysis. *Genet Test Mol Biomarkers.* 2013;17(11):826–32.
110. Lee SJ, Lim HS, Masliah E, Lee HJ. Protein aggregate spreading in neurodegenerative diseases: problems and perspectives. *Neurosci Res.* 2011;70(4):339–48.
111. Chorfa A, Lazizzera C, Bétemps D 等人，A variety of pesticides trigger in vitro α - synuclein accumulation, a key event in Parkinson's disease. *Arch Toxicol.* 2014.
112. Dunnett SB, Björklund SBA. Prospects for new restorative and neuroprotective treatments in Parkinson's disease. *Nature.* 1999;399(6738 Suppl):A32–9.
113. Campdelacreu J. Parkinson disease and Alzheimer disease: environmental risk factors. *Neurologia.* 2014;29(9):541–9.
114. Meng X, Munishkina LA, Fink AL, Uversky VN. Effects of various flavonoids on the α -synuclein fibrillation process. *Parkinson's Dis.* 2010;2010:650794.
115. Strathearn KE, Yousef GG, Grace MH, Roy SA 等人，Neuroprotective effects of anthocyanin and proanthocyanidin-rich extracts in cellular models of Parkinson's disease. *Brain Res.* 2014; 1555:60–77.
116. Golbe LI, Farrell TM, Davis PH. Case-control study of early life dietary factors in Parkinson's disease. *Arch Neurol.* 1988;45(12):1350–3.
117. Gao X, Cassidy A, Schwarzschild MA, Rimm EB, Ascherio A. Habitual intake of dietary flavonoids and risk of Parkinson disease. *Neurol.* 2012;78(15):1138–45.
118. Kukull WA. An apple a day to prevent Parkinson disease: reduction of risk by fl avonoids. *Neurol.* 2012;78(15):1112–3.
119. Gao X, Cassidy A, Schwarzschild MA, Rimm EB, Ascherio A. Habitual intake of dietary flavonoids and risk of Parkinson disease. *Neurology.* 2012;78(15):1138–45.
120. Serafini M, Testa MF, Villain D 等人，Antioxidant activity of blueberry fruit is impaired by association with milk. *Free Radic Biol Med.* 2009;46(6):769–74.
121. Jekanowski M. Survey says: a snapshot of rendering. *Render Magazine.* 2011;April:58–61.
122. Schepens PJ, Covaci A, Jorens PG, Hens L, Scharpé S, van Larebeke N. Surprising findings following a Belgian food contamination with polychlorobiphenyls and dioxins. *Environ Health Perspect.* 2001;109(2):101–3.
123. Dórea JG. Vegetarian diets and exposure to organochlorine pollutants, lead, and mercury. *Am J Clin Nutr.* 2004;80(1):237–8.
124. Dórea JG. Fish meal in animal feed and human exposure to persistent bioaccumulative and toxic substances. *J Food Prot.* 2006;69(11):2777–85.
125. Moser GA, McLachlan MS. The influence of dietary concentration on the absorption and excretion of persistent lipophilic organic pollutants in the human intestinal tract. *Chemosphere.* 2001;45(2):201–11.

126. Dórea JG. Vegetarian diets and exposure to organochlorine pollutants, lead, and mercury. *Am J Clin Nutr.* 2004;80(1):237–8.
127. Noyce AJ, Bestwick JP, Silveira-Moriyama L 等人，Meta-analysis of early nonmotor features and risk factors for Parkinson disease. *Ann Neurol.* 2012;72(6):893–901.
128. Barranco Quintana JL, Allam MF, Del Castillo AS, Navajas RF. Parkinson's disease and tea: a quantitative review. *J Am Coll Nutr.* 2009;28(1):1–6.
129. Palacios N, Gao X, McCullough ML 等人，Caffeine and risk of Parkinson's disease in a large cohort of men and women. *Mov Disord.* 2012;27(10):1276–82.
130. Nakaso K, Ito S, Nakashima K. Caffeine activates the PI3K/Akt pathway and prevents apoptotic cell death in a Parkinson's disease model of SH-SY5Y cells. *Neurosci Lett.* 2008;432(2):146–50.
131. Postuma RB, Lang AE, Munhoz RP 等人，Caffeine for treatment of Parkinson disease: a randomized controlled trial. *Neurology.* 2012;79(7):651–8.
132. 同上
133. Grazina R, Massano J. Physical exercise and Parkinson's disease: influence on symptoms, disease course and prevention. *Rev Neurosci.* 2013;24(2):139–52.
134. Chen J, Guan Z, Wang L, Song G, Ma B, Wang Y. Meta-analysis: overweight, obesity, and Parkinson's disease. *Int J Endocrinol.* 2014;2014:203930.

第 15 章　如何不死在醫生手上

1. Pereira TV, Horwitz RI, Ioannidis JPA. Empirical evaluation of very large treatment effects of medical interventions. *JAMA.* 2012;308(16):1676–84.
2. Lazarou J, Pomeranz BH, Corey PN. Incidence of adverse drug reactions in hospitalized patients: a meta-analysis of prospective studies. *JAMA.* 1998;279(15):1200–5.
3. Starfield B. Is US health really the best in the world? *JAMA.* 2000;284(4):483–5.
4. Klevens RM, Edwards JR, Richards CL 等人，Estimating health care-associated infections and deaths in U.S. hospitals, 2002. *Public Health Rep.* 2007;122(2):160–6.
5. Gilbert K, Stafford C, Crosby K, Fleming E, Gaynes R. Does hand hygiene compliance among health care workers change when patients are in contact precaution rooms in ICUs? *Am J Infect Control.* 2010;38(7):515–7.
6. Gilbert K, Stafford C, Crosby K, Fleming E, Gaynes R. Does hand hygiene compliance among health care workers change when patients are in contact precaution rooms in ICUs? *Am J Infect Control.* 2010;38(7):515–7.
7. Leape LL, Berwick DM. Five years after To Err Is Human: what have we learned? *JAMA.* 2005;293(19):2384–90.
8. Starfield B. Is US health really the best in the world? *JAMA.* 2000;284(4):483–5.
9. Institute of Medicine. To Err Is Human: building a safer health system. http://www. iom.edu/~/media/Files/Report%20Files/1999/To-Err-is-Human/To%20Err%20is%20 Human%201999%20%20report%20brief.pdf. November, 1999. Accessed March 12, 2015.
10. Weingart SN, Wilson RM, Gibberd RW, Harrison B. Epidemiology of medical error. *BMJ.* 2000;320(7237):774–7.
11. Millenson ML. The silence. *Health Aff* (Millwood). 2003;22(2):103–12.
12. Mills DH. Medical insurance feasibility study. A technical summary. *West J Med.* 1978; 128(4): 360–5.
13. Leape LL. Error in medicine. *JAMA.* 1994 Dec 21;272(23):1851–7.
14. 同註釋 11
15. 同註釋 9
16. 同註釋 11
17. Lockley SW, Barger LK, Ayas NT, Rothschild JM, Czeisler CA, Landrigan CP. Effects of health care provider work hours and sleep deprivation on safety and performance. *Jt Comm J Qual Patient Saf.* 2007;33(11 Suppl):7–18.
18. Barger LK, Ayas NT, Cade BE 等人，Impact of extended-duration shifts on medical errors, adverse events, and attentional failures. *PLoS Med.* 2006;3(12):e487.
19. 同註釋 11

20. Egger GJ, Binns AF, Rossner SR. The emergence of "lifestyle medicine" as a structured approach for management of chronic disease. *Med J Aust*. 2009;190(3):143–5.
21. Malone J, Guleria R, Craven C 等人，Justification of diagnostic medical exposures: some practical issues. Report of an International Atomic Energy Agency Consultation. *Br J Radiol*. 2012;85(1013):523–38.
22. Pierce DA, Shimizu Y, Preston DL, Vaeth M, Mabuchi K. Studies of the mortality of atomic bomb survivors. Report 12, part I. Cancer: 1950–1990. 1996. *Radiat Res*. 2012;178(2):AV61–87.
23. Brenner D, Elliston C, Hall E, Berdon WE. Estimated risks of radiation- induced fatal cancer from pediatric CT. *AJR Am J Roentgenol*. 2001;176(2):289–96.
24. Rogers LF. Taking care of children: check out the param e ters used for helical CT. *AJR Am J Roentgenol*. 2001;176(2):287.
25. Berrington de Gonzingt A, Mahesh M, Kim KP 等人，Projected cancer risks from computed tomographic scans performed in the United States in 2007. *Arch Intern Med*. 2009;169(22): 2071–7.
26. Institute of Medicine. *Breast cancer and the environment: a life course approach*. Washington, D.C.: The National Academies Press; 2012.
27. Picano E. Informed consent and communication of risk from radiological and nuclear medicine examinations: how to escape from a communication inferno. *BMJ*. 2004;329(7470):849–51.
28. Schmidt CW. CT scans: balancing health risks and medical benefits. *Environ Health Perspect*. 2012;120(3):A118–21.
29. Pearce MS, Salotti JA, Little MP 等人，Radiation exposure from CT scans in childhood and subsequent risk of leukaemia and brain tumours: a retrospective cohort study. *Lancet*. 2012;380(9840):499–505.
30. Limaye MR, Severance H. Pandora's boxes: questions unleashed in airport scanner debate. *J Am Osteopath Assoc*. 2011;111(2):87–8, 119.
31. Friedberg W, Copeland K, Duke FE, O'Brien K, Darden EB. Radiation exposure during air travel: guidance provided by the Federal Aviation Administration for air carrier crews. *Health Phys*. 2000;79(5):591–5.
32. Yong LC, Petersen MR, Sigurdson AJ, Sampson LA, Ward EM. High dietary antioxidant intakes are associated with decreased chromosome translocation frequency in airline pilots. *Am J Clin Nutr*. 2009;90(5):1402–10.
33. Podmore ID, Griffiths HR, Herbert KE, Mistry N, Mistry P, Lunec J. Vitamin C exhibits pro- oxidant properties. *Nature*. 1998;392(6676):559.
34. 同註釋 32
35. 同上
36. Sauvaget C, Kasagi F, Waldren CA. Dietary factors and cancer mortality among atomic-bomb survivors. *Mutat Res*. 2004;551(1–2):145–52.
37. Kordysh EA, Emerit I, Goldsmith JR 等人，Dietary and clastogenic factors in children who immigrated to Israel from regions contaminated by the Chernobyl accident. *Arch Environ Health*. 2001;56(4):320–6.
38. Langham WH, Bassett H, Harris PS, Carter RE. Distribution and excretion of plutonium administered intravenously to man. Los Alamos: Los Alamos Scientific Laboratory, LAB1151. *Health Physics*. 1980;38:1,031B1,060.
39. Loscialpo MJ. Nontherapeutic human research experiments on institutionalized mentally retarded children: civil rights and remedies. *23 New Eng J on Crim & Civ Confinement*. 1997;139:143–5.
40. Assistant to the Secretary of Defense for Nuclear and Chemical and Biological Defense Programs, Department of Defense. Report on search for human radiation experiment records 1944–1994. http://www.defense.gov/pubs/dodhre/. June 1997. Accessed March 12, 2015.
41. Kouvaris JR, Kouloulias VE, Vlahos LJ. Amifostine: the first selective- target and broad-spectrum radioprotector. *Oncologist*. 2007;12(6):738–47.
42. Rao BN, Archana PR, Aithal BK, Rao BSS. Protective effect of zingerone, a dietary compound against radiation induced gene tic damage and apoptosis in human lymphocytes. *Eur J Pharmacol*. 2011;657(1–3):59–66.
43. Arora R, Gupta D, Chawla R 等人，Radioprotection by plant products: present status and future prospects. *Phytother Res*. 2005;19(1):1–22.
44. Malekirad AA, Ranjbar A, Rahzani K 等人，Oxidative stress in radiology staff. *Environ Toxicol Pharmacol*. 2005;20(1):215–8.

45. Zeraatpishe A, Oryan S, Bagheri MH 等人，Eff ects of Melissa offi cinalis L. on oxidative status and DNA damage in subjects exposed to long-term low-dose ionizing radiation. *Toxicol Ind Health*. 2011;27(3):205–12.
46. Zhong W, Maradit-Kremers H, St Sauver JL 等人，Age and sex patterns of drug prescribing in a defined American population. *Mayo Clin Proc*. 2013;88(7):697–707.
47. Lindsley CW. The top prescription drugs of 2011 in the United States: antipsychotics and antidepressants once again lead CNS therapeutics. *ACS Chem Neurosci*. 2012;3(8):630–1.
48. 美國疾管局國家健康統計中心「全國醫院門診醫療照護調查 2010 年整合表」 http://www.cdc.gov/nchs/data/ahcd/namcs_summary /2010_namcs_web_tables.pdf. 2010. Accessed March 12, 2015.
49. Hudson B, Zarifeh A, Young L, Wells JE. Patients' expectations of screening and preventive treatments. *Ann Fam Med*. 2012;10(6):495–502.
50. Lytsy P, Westerling R. Patient expectations on lipid- lowering drugs. *Patient Educ Couns*. 2007;67(1–2):143–50.
51. Trewby PN, Reddy AV, Trewby CS, Ashton VJ, Brennan G, Inglis J. Are preventive drugs preventive enough? A study of patients' expectation of benefi t from preventive drugs. *Clin Med*. 2002;2(6):527–33.
52. 同上
53. 同上
54. 同上
55. Esselstyn CB Jr, Gendy G, Doyle J, Golubic M, Roizen MF. A way to reverse CAD? *J Fam Pract*. 2014;63(7):356–364b.
56. 同上
57. Duthie GG, Wood AD. Natural salicylates: foods, functions and disease prevention. *Food Funct*. 2011;2(9):515–20.
58. Fuster V, Sweeny JM. Aspirin: a historical and contemporary therapeutic overview. *Circulation*. 2011;123(7):768–78.
59. Pasche B, Wang M, Pennison M, Jimenez H. Prevention and treatment of cancer with aspirin: where do we stand? *Semin Oncol*. 2014;41(3):397–401.
60. Karnezis T, Shayan R, Fox S, Achen MG, Stacker SA. The connection between lymphangiogenic signalling and prostaglandin biology: a missing link in the metastatic pathway. *Oncotarget*. 2012;3(8):893–906.
61. Macdonald S. Aspirin use to be banned in under 16 year olds. *BMJ*. 2002;325(7371):988.
62. Siller-Matula JM. Hemorrhagic complications associated with aspirin: an underestimated hazard in clinical practice? *JAMA*. 2012;307(21):2318–20.
63. Sutcliffe P, Connock M, Gurung T 等人，Aspirin in primary prevention of cardiovascular disease and cancer: a systematic review of the balance of evidence from reviews of randomized trials. *PLoS ONE*. 2013;8(12):e81970.
64. Thun MJ, Jacobs EJ, Patrono C. The role of aspirin in cancer prevention. *Nat Rev Clin Oncol*. 2012;9(5):259–67.
65. McCarty MF. Minimizing the cancer-promotional activity of cox-2 as a central strategy in cancer prevention. Med *Hypotheses*. 2012;78(1):45–57.
66. Duthie GG, Wood AD. Natural salicylates: foods, functions and disease prevention. *Food Funct*. 2011;2(9):515–20.
67. Paterson JR, Blacklock C, Campbell G, Wiles D, Lawrence JR. The identification of salicylates as normal constituents of serum: a link between diet and health? *J Clin Pathol*. 1998;51(7): 502–5.
68. Rinelli S, Spadafranca A, Fiorillo G, Cocucci M, Bertoli S, Battezzati A. Circulating salicylic acid and metabolic and inflammatory responses after fruit ingestion. *Plant Foods Hum Nutr*. 2012;67(1):100–4.
69. Blacklock CJ, Lawrence JR, Wiles D 等人，Salicylic acid in the serum of subjects not taking aspirin. Comparison of salicylic acid concentrations in the serum of vegetarians, non-vegetarians, and patients taking low dose aspirin. *J Clin Pathol*. 2001;54(7):553–5.
70. Knutsen SF. Lifestyle and the use of health services. *Am J Clin Nutr*. 1994;59(5 Suppl):1171S– 1175S.
71. McCarty MF. Dietary nitrate and reductive polyphenols may potentiate the vascular benefit and alleviate the ulcerative risk of low-dose aspirin. *Med Hypotheses*. 2013;80(2):186–90.
72. Willcox BJ, Willcox DC, Todoriki H 等人，Caloric restriction, the traditional Okinawan diet, and healthy aging: the diet of the world's longest-lived people and its potential impact on morbidity and life span. *Ann N Y Acad Sci*. 2007;1114:434–55.
73. McCarty MF. Minimizing the cancer-promotional activity of cox-2 as a central strategy in cancer prevention. *Med*

Hypotheses. 2012;78(1):45–57.
74. Paterson JR, Srivastava R, Baxter GJ, Graham AB, Lawrence JR. Salicylic acid content of spices and its implications. *J Agric Food Chem*. 2006;54(8):2891–6.
75. 同上
76. Pasche B, Wang M, Pennison M, Jimenez H. Prevention and treatment of cancer with aspirin: where do we stand? *Semin Oncol*. 2014;41(3):397–401.
77. 同註釋 74
78. Baxter GJ, Graham AB, Lawrence JR, Wiles D, Paterson JR. Salicylic acid in soups prepared from organically and non-organically grown vegetables. *Eur J Nutr*. 2001;40(6):289–92.
79. Scheier L. Salicylic acid: one more reason to eat your fruits and vegetables. *J Am Diet Assoc*. 2001;101(12):1406–8.
80. Duthie GG, Wood AD. Natural salicylates: foods, functions and disease prevention. *Food Funct*. 2011;2(9):515–20.
81. Seeff LC, Richards TB, Shapiro JA 等人，How many endoscopies are performed for colorectal cancer screening? Results from CDC's survey of endoscopic capacity. *Gastroenterology*. 2004;127(6):1670–7.
82. McLachlan SA, Clements A, Austoker J. Patients' experiences and reported barriers to colonoscopy in the screening context—a systematic review of the literature. *Patient Educ Couns*. 2012;86(2):137–46.
83. Lobel EZ, Korelitz BI. Postendoscopy syndrome: "the doctor never talked to me." *J Clin Gastroenterol*. 2001;33(5):353–4.
84. 同註釋 82
85. Whitlock EP, Lin JS, Liles E, Beil TL, Fu R. Screening for colorectal cancer: a targeted, updated systematic review for the U.S. Preventive Services Task Force. *Ann Intern Med*. 2008; 149(9): 638–58.
86. Manner H, Plum N, Pech O, Ell C, Enderle MD. Colon explosion during argon plasma coagulation. *Gastrointest Endosc*. 2008;67(7):1123–7.
87. Ko CW, Dominitz JA. Complications of colonoscopy: magnitude and management. *Gastrointest Endosc Clin N Am*. 2010;20(4):659–71.
88. 同註釋 85
89. van Hees F, Habbema JD, Meester RG, Lansdorp-Vogelaar I, van Ballegooijen M, Zauber AG. Should colorectal cancer screening be considered in el derly persons without previous screening? A cost-effectiveness analysis. *Ann Intern Med*. 2014;160(11):750–9.
90. 同註釋 85
91. Brenner H, Stock C, Hoffmeister M. Effect of screening sigmoidoscopy and screening colonoscopy on colorectal cancer incidence and mortality: systematic review and meta-analysis of randomised controlled trials and observational studies. *BMJ*. 2014;348:g2467.
92. Swan H, Siddiqui AA, Myers RE. International colorectal cancer screening programs: population contact strategies, testing methods and screening rates. *Pract Gastroenter*. 2012;36(8): 20–9.
93. Ling BS, Trauth JM, Fine MJ 等人，Informed decision- making and colorectal cancer screening: is it occurring in primary care? *Med Care*. 2008;46(9 Suppl 1):S23–9.
94. 同上
95. Brett AS. Flexible sigmoidoscopy for colorectal cancer screening: more evidence, persistent ironies. *JAMA*. 2014;312(6):601–2.
96. Yabroff KR, Klabunde CN, Yuan G, et al. Are physicians' recommendations for colorectal cancer screening guideline-consistent? *J Gen Intern Med*. 2011;26(2):177–84.
97. 同註釋 92
98. 同上
99. Butterfield S. Changes coming for colon cancer screening. *ACP Internist*. 2014;34(7):10–11.
100. Rosenthal E. The $2.7 trillion medical bill: colonoscopies explain why U.S. leads the world in health expenditures. *New York Times*. http:// www.nytimes.com/2013/06/02 /health/ colonoscopies-explain-why-us-leads-the-world-in-health-expenditures.html. June 1, 2013. Accessed March 12, 2015.
101. Whoriskey P, Keating D. How a secretive panel uses data that distorts doctors' pay. *Washington Post*. http:// www.

washingtonpost.com/business/economy/how-a-secretive - panel-uses-dat a-that-distorts-doctors-pay/2013/07/20/ee134e3a- eda8-11e2-9008-61e94a7ea20d_story . html. July 20, 2013. Accessed March 12, 2015.

102. 美國政府審計總署，Medicare: action needed to address higher use of anatomic pathology services by providers who self- refer. GAO-13-445. http://www.gao.gov /products/GAO-13-445. June 24, 2013. Accessed March 12, 2015.

103. Spirling LI, Daniels IR. Botanical perspectives on health peppermint: more than just an after-dinner mint. *J R Soc Promot Health*. 2001;121(1):62–3.

104. Amato A, Liotta R, Mulè F. Effects of menthol on circular smooth muscle of human colon: analysis of the mechanism of action. *Eur J Pharmacol*. 2014;740:295–301.

105. Leicester RJ, Hunt RH. Peppermint oil to reduce colonic spasm during endoscopy. *Lancet*. 1982;2(8305):989.

106. Asao T, Mochiki E, Suzuki H 等人，An easy method for the intraluminal administration of peppermint oil before colonoscopy and its effectiveness in reducing colonic spasm. *Gastrointest Endosc*. 2001;53(2):172–7.

107. Shavakhi A, Ardestani SK, Taki M, Goli M, Keshteli AH. Premedication with peppermint oil capsules in colonoscopy: a double blind placebo-controlled randomized trial study. *Acta Gastroenterol Belg*. 2012;75(3):349–53.

108. Stange KC. Barbara Starfield: passage of the pathfinder of primary care. *Ann Fam Med*. 2011;9(4):292–6.

109. Starfield B. Is US health really the best in the world? *JAMA*. 2000;284(4):483–5.

110. Rappoport J. An exclusive interview with Dr. Barbara Starfield: medically caused death in America. Jon Rappoport's Blog. https://jonrappoport .wordpress.com/2009/12/09/an - exclusive-interview-with-dr-barbara-starfield-medically-caused-death-in-america / . December 9, 2009. Accessed March 12, 2015.

111. Millenson ML. The silence. *Health Aff* (Millwood). 2003;22(2):103–12.

112. Holtzman NA. Chronicle of an unforetold death. *Arch Intern Med*. 2012;172(15):1174–7.

113. Anand SS, Islam S, Rosengren A 等人，Risk factors for myocardial infarction in women and men: insights from the INTERHEART study. *Eur Heart J*. 2008;29(7):932–40.

第二部【前言】

1. Mozaffarian D, Willet WC, Hu FB. The authors reply. *N Engl J Med*. 2011;365(11):1059.

2. Bernstein AM, Bloom DE, Rosner BA, Franz M, Willett WC. Relation of food cost to healthfulness of diet among US women. *Am J Clin Nutr*. 2010;92(5):1197–203.

3. Atwater WO. Foods: nutritive value and cost. *U.S. Department of Agriculture Farmers' Bulletin*. 1894;23:1–30.

4. Connell CL, Zoellner JM, Yadrick MK, Chekuri SC, Crook LB, Bogle ML. Energy density, nutrient adequacy, and cost per serving can provide insight into food choices in the lower Mississippi Delta. *J Nutr Educ Behav*. 2012;44(2):148–53.

5. Lo YT, Chang YH, Wahlqvist ML, Huang HB, Lee MS. Spending on vegetable and fruit consumption could reduce all-cause mortality among older adults. *Nutr J*. 2012;11:113.

6. 美國農業部、美國衛生和公共服務部「2010 年美國飲食指南」，華府美國政府印務局， 2010.

7. 美國飲食指南諮詢委員會，2010 年美國飲食指南諮詢委員會每日飲食報告，華府美國政府印務局，2010.

8. 美國農業部、美國衛生和公共服務部「2005 年美國飲食指南」，華府美國政府印務局， 2005.

9. 同註釋 6

10. 同上

11. World Cancer Research Fund / American Institute for Cancer Research. Food, Nutrition, Physical Activity, and the Prevention of Cancer: a Global Perspective. Washington, D.C.: AICR, 2007.

12. Pork Information Gateway. Quick facts—the pork industry at a glance. http://www . porkgateway.org/FileLibrary/PIGLibrary/References/NPB%20Quick%20%20Facts%20 book.pdf. Accessed April 7, 2015.

13. Green D. *McDonald's Corporation v. Steel & Morris* [1997] EWHC QB 366.

14. 美國農業部使命宣言 http://www.usda.gov/wps/portal/usda /usdahome?navid=MISSION_STATEMENT. Accessed April 6, 2015.

15. 同註釋 6
16. 同註釋 14
17. 美國農業部綠建築總部更新 http://www.moran.senate .gov/public/index.cfm/files/serve?File_id=668d6da1-314c-4647-9f17-25edb67bb2f2. July 23, 2012. Accessed May 20, 2015.
18. USDA Retracts Meatless Monday Recommendation. http://www.meatlessmonday.com/articles /usda- misses- mark-on- meatless- monday/. July 26, 2012. Accessed April 6, 2015.
19. Herman J. 2010. Saving U.S. dietary advice from conflicts of interest. *Food and Drug Law Journal.* 65(20):285–316.
20. Institute of Medicine. Dietary Reference Intakes for Energy, Carbohydrate, Fiber, Fat, Fatty Acids, Cholesterol, Protein, and Amino Acids. Washington, D.C.: National Academies Press, 2003.
21. 同上
22. 美國農業部，Fat and fatty acid content of selected foods containing trans-fatty acids. ARS Nutrient Data Laboratory. http://www.ars.usda.gov/SP2UserFiles/ Place/12354500/Data/Classics /trans_fa.pdf. Accessed April 6, 2015.
23. Institute of Medicine. Dietary Reference Intakes for Energy, Carbohydrate, Fiber, Fat, Fatty Acids, Cholesterol, Protein, and Amino Acids. Washington, D.C.: National Academies Press, 2003.
24. Fox M. Report recommends limiting trans-fats in diet. Reuters, July 10, 2002.
25. Krebs-Smith SM, Guenther PM, Subar AF, Kirkpatrick SI, Dodd KW. Americans do not meet federal dietary recommendations. *J Nutr.* 2010;140(10):1832–8.
26. 同上
27. 同上
28. Stuckler D, McKee M, Ebrahim S, Basu S. Manufacturing epidemics: the role of global producers in increased consumption of unhealthy commodities including processed foods, alcohol, and tobacco. *PLoS Med.* 2012;9(6):e1001235.
29. Brownell KD. Thinking forward: the quicksand of appeasing the food industry. *PLoS Med.* 2012;9(7):e1001254.
30. Freedhoff Y, Hébert PC. Partnerships between health organizations and the food industry risk derailing public health nutrition. *CMAJ.* 2011;183(3):291–2.
31. Neuman W. Save the Children breaks with soda tax effort. *New York Times.* December 14, 2010. http://www.nytimes.com/2010/12/15/business/15soda.html. Accessed April 8, 2015.
32. Murray CJ, Atkinson C, Bhalla K 等人，The state of US health, 1990–2010: burden of diseases, injuries, and risk factors. *JAMA.* 2013;310(6):591–608.
33. Neal B. Fat chance for physical activity. *Popul Health Metr.* 2013;11(1):9.
34. Gilroy DJ, Kauffman KW, Hall RA, Huang X, Chu FS. Assessing potential health risks from microcystin toxins in blue-green algae dietary supplements. *Environ Health Perspect.* 2000; 108(5):435–9.
35. Parker-Pope T. Michael Pollan offers 64 ways to eat food. *New York Times*, January 8, 2010.
36. Arnold D. British India and the "beriberi problem," 1798–1942. *Med Hist.* 2010;54(3):295–314.
37. Freeman BB, Reimers K. Tomato consumption and health: emerging benefits. *Am J Lifestyle Med.* 2010; 5(2):182–91.
38. Denke MA. Effects of cocoa butter on serum lipids in humans: historical highlights. *Am J Clin Nutr.* 1994;60(6 Suppl):1014S–1016S.
39. Feingold Association of the United States. Regulations re 36 Colorants Covering 80 Countries. http://www.feingold.org/Research/PDFstudies/List-of-Colorants.pdf. Accessed June 30, 2015.
40. Galloway D. DIY bacon fat candle. http://lifehacker.com/5929854/diy-bacon-fat-candle. July 28, 2012. Accessed April 10, 2015.
41. Orlich MJ, Singh PN, Sabaté J 等人，Vegetarian dietary patterns and mortality in Adventist Health Study 2. *JAMA Intern Med.* 2013;173(13):1230–8.
42. Willcox BJ, Willcox DC, Todoriki H 等人，Caloric restriction, the traditional Okinawan diet, and healthy aging: the diet of the world's longest-lived people and its potential impact on morbidity and life span. *Ann NY Acad Sci.* 2007;1114:434–55.
43. Kaiser Permanente. The plant-based diet: a healthier way to eat. http://mydoctor. kaiser permanente.org /ncal/Imag-

es/New%20Plant%20Based%20Booklet%201214_tcm28- 781815 .pdf. 2013. Accessed April 10, 2015.
44. Campbell TC, Parpia B, Chen J. Diet, lifestyle, and the etiology of coronary artery disease: the Cornell China study. *Am J Cardiol.* 1998;82(10B):18T–21T.
45. Schane RE, Glantz SA, Ling PM. Social smoking implications for public health, clinical practice, and intervention research. *Am J Prev Med.* 2009;37(2):124–31.
46. Willard Bishop. Supermarket facts. The future of food retailing, 2014. http://www.fmi.org /research- resources/supermarket- facts. Accessed April 7, 2015.
47. Vohs KD, Heatherton TF. Self- regulatory failure: a resource-depletion approach. *Psychol Sci.* 2000;11(3):249–54.
48. Kaiser Permanente. The plant-based diet: a healthier way to eat. http://mydoctor. kaiser permanente . org / ncal / Images / New%20Plant%20Based%20Booklet%201214 _ tcm28 - 781815 .pdf. 2013. Accessed April 10, 2015.
49. Barnard N, Scialli AR, Bertron P, Hurlick D, Edmondset K. Acceptability of a therapeutic low-fat, vegan diet in premenopausal women. *J Nutr Educ.* 2000;32(6):314–9.
50. Miller KB, Hurst WJ, Payne MJ 等人，Impact of alkalization on the antioxidant and flavanol content of commercial cocoa powders. *J Agric Food Chem.* 2008;56(18):8527–33.

第 16 章　葛雷格醫師的每日十二清單

1. Kon SK, Klein A. The value of whole potato in human nutrition. *Biochem J.* 1928;22(1):258–60.
2. Cheah IK, Halliwell B. Ergothioneine; antioxidant potential, physiological function and role in disease. *Biochim Biophys Acta.* 2012;1822(5):784–93.
3. United States Supreme Court. *Nix v. Hedden*, 149 U.S. 304 (1893).
4. Arkansas Code Title 1, Chapter 4, Section 1-4-115. http:// archive.org/stream/govlawarcode 012008/govlawarcode012008_djvu . txt. Accessed April 8, 2015.

第 17 章　豆類，蛋白質的最佳來源

1. World Cancer Research Fund/American Institute for Cancer Research. Food, Nutrition, Physical Activity, and the Prevention of Cancer: a Global Perspective. Washington, D.C.: AICR, 2007.
2 Fields of gold. *Nature.* 2013;497(7447):5–6.
3. Aris A, Leblanc S. Maternal and fetal exposure to pesticides associated to genetically modifi ed foods in Eastern Townships of Quebec, Canada. *Reprod Toxicol.* 2011;31(4):528–33.
4. Bøhn T, Cuhra M, Traavik T, Sanden M, Fagan J, Primicerio R. Compositional differences in soybeans on the market: glyphosate accumulates in Roundup Ready GM soybeans. *Food Chem.* 2014;153:207–15.
5. Marc J, Mulner- Lorillon O, Boulben S, Hureau D, Durand G, Bellé R. Pesticide Roundup provokes cell division dysfunction at the level of CDK1/cyclin B activation. *Chem Res Toxicol.* 2002; 15(3):326–31.
6. Walsh LP, McCormick C, Martin C, Stocco DM. Roundup inhibits ste roidogenesis by disrupting ste roidogenic acute regulatory (StAR) protein expression. *Environ Health Perspect.* 2000; 108(8):769–76.
7. Vaughan E. Men! Save your testicles (and humanity): avoid Roundup® and GMO/GE Roundup Ready® foods. http://www.drvaughan.com/2013/07/men-save-your-testicles-and- humanity.html, July 29,2013. Accessed April 9, 2015.
8. Richard S, Moslemi S, Sipahutar H, Benachour N, Seralini GE. Differential effects of glyphosate and Roundup on human placental cells and aromatase. *Environ Health Perspect.* 2005;113(6): 716–20.
9. De Roos AJ, Blair A, Rusiecki JA 等人，Cancer incidence among glyphosate-exposed pesticide applicators in the Agricultural Health Study. *Environ Health Perspect.* 2005;113(1):49–54.
10. De Roos AJ, Zahm SH, Cantor KP 等人，Integrative assessment of multiple pesticides as risk factors for non-Hodgkin's lymphoma among men. *Occup Environ Med.* 2003;60(9):E11.
11. Garry VF, Harkins ME, Erickson LL, Long-Simpson LK, Holland SE, Burroughs BL. Birth defects, season of conception, and sex of children born to pesticide applicators living in the Red River Valley of Minnesota, USA. *Environ*

Health Perspect. 2002;110 Suppl 3:441–9.
12. Thongprakaisang S, Thiantanawat A, Rangkadilok N, Suriyo T, Satayavivad J. Glyphosate induces human breast cancer cells growth via estrogen receptors. *Food Chem Toxicol.* 2013;59: 129–36.
13. Kramkowska M, Grzelak T, Czy ewska K. Benefits and risks associated with gene tically modified food products. *Ann Agric Environ Med.* 2013;20(3):413–9.
14. Murooka Y, Yamshita M. Traditional healthful fermented products of Japan. *J Ind Microbiol Biotechnol.* 2008;35(8):791–8.
15. World Cancer Research Fund / American Institute for Cancer Research. Food, Nutrition, Physical Activity, and the Prevention of Cancer: a Global Perspective. Washington, D.C.: AICR, 2007.
16. Parkin DM. 7. Cancers attributable to dietary factors in the UK in 2010. IV. Salt. *Br J Cancer.* 2011;105 Suppl 2:S31–3.
17. Lee YY, Derakhshan MH. Environmental and lifestyle risk factors of gastric cancer. *Arch Iran Med.* 2013;16(6):358–65.
18. González CA, Jakszyn P, Pera G 等人，Meat intake and risk of stomach and esophageal adenocarcinoma within the Euro pean Prospective Investigation into Cancer and Nutrition (EPIC). *J Natl Cancer Inst.* 2006;98(5):345–54.
19. D'Elia L, Rossi G, Ippolito R, Cappuccio FP, Strazzullo P. Habitual salt intake and risk of gastric cancer: a meta-analysis of prospective studies. *Clin Nutr.* 2012;31(4):489–98.
20. Joossens JV, Hill MJ, Elliott P 等人，Dietary salt, nitrate and stomach cancer mortality in 24 countries. Euro pean Cancer Prevention (ECP) and the INTERSALT Cooperative Research Group. *Int J Epidemiol.* 1996;25(3):494–504.
21. 同註釋 19
22. Ko KP, Park SK, Yang JJ 等人，, et al. Intake of soy products and other foods and gastric cancer risk: a prospective study. *J Epidemiol.* 2013;23(5):337–43.
23. D'Elia L, Rossi G, Ippolito R, Cappuccio FP, Strazzullo P. Habitual salt intake and risk of gastric cancer: a meta-analysis of prospective studies. *Clin Nutr.* 2012;31(4):489–98.
24. Turati F, Pelucchi C, Guercio V, La Vecchia C, Galeone C. Allium vegetable intake and gastric cancer: a case-control study and meta-analysis. *Mol Nutr Food Res.* 2015;59(1):171–9.
25. He J, Gu D, Wu X 等人，Effect of soybean protein on blood pressure: a randomized, controlled trial. *Ann Intern Med.* 2005;143(1):1–9.
26. Rivas M, Garay RP, Escanero JF, Cia P, Cia P, Alda JO. Soy milk lowers blood pressure in men and women with mild to moderate essential hypertension. *J Nutr.* 2002;132(7):1900–2.
27. Kanda A, Hoshiyama Y, Kawaguchi T. Association of lifestyle param e ters with the prevention of hypertension in el derly Japanese men and women: a four-year follow-up of normotensive subjects. *Asia Pac J Public Health.* 1999;11(2):77–81.
28. Jenkins DJ, Wolever TM, Taylor RH 等人，Slow release dietary carbohydrate improves second meal tolerance. *Am J Clin Nutr.* 1982;35(6):1339– 46.
29. Mollard RC, Wong CL, Luhovyy BL, Anderson GH. First and second meal effects of pulses on blood glucose, appetite, and food intake at a later meal. *Appl Physiol Nutr Metab.* 2011;36(5): 634–42.
30. Yashin YI, Nemzer BV, Ryzhnev VY, Yashin AY, Chernousova NI, Fedina PA. Creation of a databank for content of antioxidants in food products by an amperometric method. *Molecules.* 2010;15(10):7450–66.
31. Zanovec M, O'Neil CE, Nicklas TA. Comparison of nutrient density and nutrient- to-cost between cooked and canned beans. *Food Nutr Sci.* 2011;2(2):66–73.
32. Bazzano LA, Thompson AM, Tees MT, Nguyen CH, Winham DM. Non-soy legume consumption lowers cholesterol levels: a meta-analysis of randomized controlled trials. *Nutr Metab Cardiovasc Dis.* 2011;21(2):94–103.
33. Anderson JW, Bush HM. Soy protein effects on serum lipoproteins: a quality assessment and meta-analysis of randomized, controlled studies. *J Am Coll Nutr.* 2011;30(2):79–91.
34. Winham DM, Hutchins AM, Johnston CS. Pinto bean consumption reduces biomarkers for heart disease risk. *J Am Coll Nutr.* 2007;26(3):243–9.
35. 美國農業部，2007 年抗氧化能力精選食物 http://www.orac-info- portal. de/download/ORAC_R2.pdf. Novem-

ber 2007. Accessed April 10, 2015.
36. Darmadi-Blackberry I, Wahlqvist ML, Kouris-Blazos A 等人，Legumes: the most important dietary predictor of survival in older people of different ethnicities. *Asia Pac J Clin Nutr.* 2004;13(2):217–20.
37. 同上
38. Winham DM, Hutchins AM. Perceptions of flatulence from bean consumption among adults in 3 feeding studies. *Nutr J.* 2011;10:128.
39. Levitt MD, Lasser RB, Schwartz JS, Bond JH. Studies of a flatulent patient. *N Engl J Med.* 1976;295(5):260–2.
40. Levitt MD, Furne J, Olsson S. The relation of passage of gas and abdominal bloating to colonic gas production. *Ann Intern Med.* 1996;124(4):422–4.
41. Price KR, Lewis J, Wyatt GM, Fenwick GR. Flatulence—causes, relation to diet and remedies. *Nahrung.* 1988;32(6):609–26.
42. Matthews SB, Waud JP, Roberts AG, Campbell AK. Systemic lactose intolerance: a new perspective on an old problem. *Postgrad Med J.* 2005;81(953):167–73.
43. 同註釋 39
44. McEligot AJ, Gilpin EA, Rock CL 等人，High dietary fiber consumption is not associated with gastrointestinal discomfort in a diet intervention trial. *J Am Diet Assoc.* 2002;102(4):549–51.
45. 同註釋 41
46. Savitri A, Bhavanishankar TN, Desikachar HSR. Effect of spices on in vitro gas production by Clostridium perfringens. *Food Microbiol.* 1986;3:195–9.
47. Di Stefano M, Miceli E, Gotti S, Missanelli A, Mazzocchi S, Corazza GR. The effect of oral alphagalactosidase on intestinal gas production and gas- related symptoms. *Dig Dis Sci.* 2007;52(1):78–83.
48. How you can limit your gas production. 12 tips for dealing with flatulence. *Harv Health Lett.* 2007; 32(12):3.
49. Magee EA, Richardson CJ, Hughes R, Cummings JH. Contribution of dietary protein to sulfide production in the large intestine: an in vitro and a controlled feeding study in humans. *Am J Clin Nutr.* 2000;72(6):1488–94.
50. Gorbach SL. Bismuth therapy in gastrointestinal diseases. *Gastroenterology.* 1990;99(3):863–75.
51. Suarez FL, Springfi eld J, Levitt MD. Identifi cation of gases responsible for the odour of human flatus and evaluation of a device purported to reduce this odour. *Gut.* 1998;43(1):100–4.
52. Bouchier IA. Flatulence. *Practitioner.* 1980;224(1342):373–7.
53. Fardy J, Sullivan S. Gastrointestinal gas. *CMAJ.* 1988;139(12):1137–42.

第 18 章 漿果，抗氧化物的天生好禮物

1. McCullough ML, Peterson JJ, Patel R, Jacques PF, Shah R, Dwyer JT. Flavonoid intake and cardiovascular disease mortality in a prospective cohort of US adults. *Am J Clin Nutr.* 2012;95(2): 454–64.
2. Hernandez-Marin E, Galano A, Martínez A. Cis carotenoids: colorful molecules and free radical quenchers. *J Phys Chem B.* 2013;117(15):4050–61.
3. 美國農業部，2007 年抗氧化能力精選食物 http://www.orac-info-portal. de/download/ORAC_R2.pdf. November 2007. Accessed April 10, 2015.
4. Carlsen MH, Halvorsen BL, Holte K 等人，The total antioxidant content of more than 3100 foods, beverages, spices, herbs and supplements used worldwide. *Nutr J.* 2010;9:3.
5. 同上
6. 同上
7. Dinstel RR, Cascio J, Koukel S. The antioxidant level of Alaska's wild berries: high, higher and highest. *Int J Circumpolar Health.* 2013;72.
8. 同註釋 4
9. Petta S, Marchesini G, Caracausi L 等人，Industrial, not fruit fructose intake is associated with the severity of liver fibrosis in genotype 1 chronic hepatitis C patients. *J Hepatol.* 2013;59(6): 1169–76.
10. Madero M, Arriaga JC, Jalal D 等人，The effect of two energy- restricted diets, a low-fructose diet versus a moder-

ate natural fructose diet, on weight loss and metabolic syndrome parameters: a randomized controlled trial. *Metab Clin Exp.* 2011;60(11):1551–9.

11. 美國農業部經濟研究局，美國製糖業 http:// www.ers.usda.gov/topics/crops/sugar- sweeteners/background.aspx. November 14, 2014. Accessed April 11, 2015.
12. Petta S, Marchesini G, Caracausi L 等人，Industrial, not fruit fructose intake is associated with the severity of liver fibrosis in genotype 1 chronic hepatitis C patients. *J Hepatol.* 2013;59(6):1169–76.
13. Törrönen R, Kolehmainen M, Sarkkinen E, Mykkänen H, Niskanen L. Postprandial glucose, insulin, and free fatty acid responses to sucrose consumed with blackcurrants and lingonberries in healthy women. *Am J Clin Nutr.* 2012;96(3):527–33.
14. 同上
15. Törrönen R, Kolehmainen M, Sarkkinen E, Poutanen K, Mykkänen H, Niskanen L. Berries reduce postprandial insulin responses to wheat and rye breads in healthy women. *J Nutr.* 2013; 143(4):430–6.
16. 同註釋 13
17. Manzano S, Williamson G. Polyphenols and phenolic acids from strawberry and apple decrease glucose uptake and transport by human intestinal Caco-2 cells. *Mol Nutr Food Res.* 2010; 54(12):1773–80.
18. Sievenpiper JL, Chiavaroli L, de Souza RJ 等人，"Catalytic" doses of fructose may benefit glycaemic control without harming cardiometabolic risk factors: a small meta-analysis of randomised controlled feeding trials. *Br J Nutr.* 2012;108(3):418–23.
19. Christensen AS, Viggers L, Hasselström K, Gregersen S. Effect of fruit restriction on glycemic control in patients with type 2 diabetes—a randomized trial. *Nutr J.* 2013;12:29.
20. Meyer BJ, van der Merwe M, du Plessis DG, de Bruin EJ, Meyer AC. Some physiological effects of a mainly fruit diet in man. *S Afr Med J.* 1971;45(8):191–5.
21. Meyer BJ, de Bruin EJ, du Plessis DG, van der Merwe M, Meyer AC. Some biochemical effects of a mainly fruit diet in man. *S Afr Med J.* 1971;45(10):253–61.
22. Jenkins DJ, Kendall CW, Popovich DG 等人，Effect of a very-high-fiber vegetable, fruit, and nut diet on serum lipids and colonic function. *Metab Clin Exp.* 2001;50(4):494–503.
23. 同上
24. Ou B, Bosak KN, Brickner PR, Iezzoni DG, Seymour EM. Processed tart cherry products— comparative phytochemical content, in vitro antioxidant capacity and in vitro anti- inflammatory activity. *J Food Sci.* 2012;77(5):H105–12.
25. Mullen W, Stewart AJ, Lean ME, Gardner P, Duthie GG, Crozier A. Effect of freezing and storage on the phenolics, ellagitannins, flavonoids, and antioxidant capacity of red raspberries. *J Agric Food Chem.* 2002;50(18):5197–201.
26. Marques KK, Renfroe MH, Brevard PB, Lee RE, Gloeckner JW. Differences in antioxidant levels of fresh, frozen and freeze-dried strawberries and strawberry jam. *Int J Food Sci Nutr.* 2010;61(8):759–69.
27. Blau LW. Cherry diet control for gout and arthritis. *Tex Rep Biol Med.* 1950;8(3):309–11.
28. Overman T. Pegloticase: a new treatment for gout. *Cleveland Clinic Pharmacotherapy Update.* 2011;14(2):1–3.
29. Finkelstein Y, Aks SE, Hutson JR 等人，Colchicine poisoning: the dark side of an ancient drug. *Clin Toxicol* (Phila). 2010;48(5):407–14.
30. Fritsch PO, Sidoroff A. Drug- induced Stevens-Johnson syndrome/toxic epidermal necrolysis. *Am J Clin Dermatol.* 2000;1(6):349–60.
31. Zhang Y, Chen C, Choi H 等人，Purine- rich foods intake and recurrent gout attacks. *Ann Rheum Dis.* 2012;71(9): 1448–53.
32. Kelley DS, Rasooly R, Jacob RA, Kader AA, Mackey BE. Consumption of Bing sweet cherries lowers circulating concentrations of inflammation markers in healthy men and women. *J Nutr.* 2006;136(4):981–6.
33. Zielinsky P, Busato S. Prenatal effects of maternal consumption of polyphenol- rich foods in late pregnancy upon fetal ductus arteriosus. *Birth Defects Res C.* 2013;99(4):256–74.
34. Howatson G, Bell PG, Tallent J, Middleton B, McHugh MP, Ellis J. Effect of tart cherry juice (Prunus cerasus) on melatonin levels and enhanced sleep quality. *Eur J Nutr.* 2012;51(8): 909–16.

35. Huang X, Mazza G. Application of LC and LC-MS to the analysis of melatonin and serotonin in edible plants. *Crit Rev Food Sci Nutr.* 2011;51(4):269–84.
36. Carlsen MH, Halvorsen BL, Holte K 等人，The total antioxidant content of more than 3100 foods, beverages, spices, herbs and supplements used worldwide. *Nutr J.* 2010;9:3.
37. Beatty S, Murray IJ, Henson DB, Carden D, Koh H, Boulton ME. Macular pigment and risk for age- related macular degeneration in subjects from a Northern Euro pean population. *Invest Ophthalmol Vis Sci.* 2001;42(2):439–46.
38. Cheng CY, Chung WY, Szeto YT, Benzie IF. Fasting plasma zeaxanthin response to Fructus barbarum L. (wolfberry; Kei Tze) in a food-based human supplementation trial. *Br J Nutr.* 2005;93(1):123–30.
39. Bucheli P, Vidal K, Shen L 等人，Goji berry effects on macular characteristics and plasma antioxidant levels. *Optom Vis Sci.* 2011;88(2):257–62.
40. Nakaishi H, Matsumoto H, Tominaga S, Hirayama M. Effects of black currant anthocyanoside intake on dark adaptation and VDT work- induced transient refractive alteration in healthy humans. *Altern Med Rev.* 2000;5(6):553–62.
41. Wu X, Beecher GR, Holden JM, Haytowitz DB, Gebhardt SE, Prior RL. Concentrations of anthocyanins in common foods in the United States and estimation of normal consumption. *J Agric Food Chem.* 2006;54(11):4069–75.
42. Muth ER, Laurent JM, Jasper P. The effect of bilberry nutritional supplementation on night visual acuity and contrast sensitivity. *Altern Med Rev.* 2000;5(2):164–73.
43. Rababah TM, Al-Mahasneh MA, Kilani I 等人，Effect of jam processing and storage on total phenolics, antioxidant activity, and anthocyanins of different fruits. *J Sci Food Agric.* 2011;91(6): 1096–102.
44. Marques KK, Renfroe MH, Brevard PB, Lee RE, Gloeckner JW. Differences in antioxidant levels of fresh, frozen and freeze-dried strawberries and strawberry jam. *Int J Food Sci Nutr.* 2010;61(8):759–69.
45. Vivian J. Foraging for edible wild plants: a field guide to wild berries. Mother Earth News, October/November 1999. http://ww.motherearthnews.com/organic-gardening/edible-wild -plants.aspx. Accessed April 11, 2015.

第 19 章　一日多水果，疾病真的遠離我

1. Horton R. GBD 2010: understanding disease, injury, and risk. *Lancet.* 2012;380(9859): 2053–4.
2. Murray CJ, Atkinson C, Bhalla K 等人，The state of US health, 1990–2010: burden of diseases, injuries, and risk factors. *JAMA.* 2013;310(6):591–608.
3. Lim SS, Vos T, Flaxman AD 等人，A comparative risk assessment of burden of disease and injury attributable to 67 risk factors and risk factor clusters in 21 regions, 1990–2010: a systematic analysis for the Global Burden of Disease Study 2010. *Lancet.* 2012;380(9859): 2224–60.
4. Arranz S, Silván JM, Saura-Calixto F. Nonextractable polyphenols, usually ignored, are the major part of dietary polyphenols: a study on the Spanish diet. *Mol Nutr Food Res.* 2010;54(11): 1646–58.
5. Mullen W, Marks SC, Crozier A. Evaluation of phenolic compounds in commercial fruit juices and fruit drinks. *J Agric Food Chem.* 2007;55(8):3148–57.
6. Muraki I, Imamura F, Manson JE 等人，Fruit consumption and risk of type 2 diabetes: results from three prospective longitudinal cohort studies. *BMJ.* 2013;347:f5001.
7. Li N, Shi J, Wang K. Profile and antioxidant activity of phenolic extracts from 10 crabapples (Malus wild species). *J Agric Food Chem.* 2014;62(3):574–81.
8. Vogel RA. Brachial artery ultrasound: a noninvasive tool in the assessment of triglyceride- rich lipoproteins. *Clin Cardiol.* 1999;22(6 Suppl):II34–9.
9. Rueda-Clausen CF, Silva FA, Lindarte MA 等人，Olive, soybean and palm oils intake have a similar acute detrimental effect over the endothelial function in healthy young subjects. *Nutr Metab Cardiovasc Dis.* 2007;17(1):50–7.
10. Casas-Agustench P, López-Uriarte P, Ros E, Bulló M, Salas-Salvadó J. Nuts, hypertension and endothelial function. *Nutr Metab Cardiovasc Dis.* 2011;21 Suppl 1:S21–33.
11. Vogel RA, Corretti MC, Plotnick GD. The postprandial effect of components of the Mediterranean diet on endothelial function. *J Am Coll Cardiol.* 2000;36(5):1455–60.
12. Carlsen MH, Halvorsen BL, Holte K 等人，The total antioxidant content of more than 3100 foods, beverages, spices,

herbs and supplements used worldwide. *Nutr J.* 2010;9:3.
13. Cormio L, De Siati M, Lorusso F 等人，Oral L-citrulline supplementation improves erection hardness in men with mild erectile dysfunction. *Urology*. 2011;77(1):119–22.
14. Rimando AM, Perkins-Veazie PM. Determination of citrulline in watermelon rind. *J Chromatogr A.* 2005;1078(1–2):196–200.
15. Pfizer Annual Meeting of Shareholders 2014 Financial Report. http://www.pfizer.com/system /files/pre sen tation/2014_Pfizer_Financial_Report.pdf. Accessed May 16, 2015.
16. Johnson G. Watermelon board approves officers, budget, marketing plan. The Packer. http:// www.thepacker.com/news/watermelon-board-approves-officers-budget-marketing-plan. February 24, 2015. Accessed May 16, 2015.
17. Chai SC, Hooshmand S, Saadat RL, Payton ME, Brummel-Smith K, Arjmandi BH. Daily apple versus dried plum: impact on cardiovascular disease risk factors in postmenopausal women. *J Acad Nutr Diet.* 2012;112(8):1158–68.
18. Magee E. A nutritional component to inflammatory bowel disease: the contribution of meat to fecal sulfide excretion. *Nutrition*. 1999;15(3):244–6.
19. Ananthakrishnan AN, Khalili H, Konijeti GG 等人，A prospective study of long- term intake of dietary fiber and risk of Crohn's disease and ulcerative colitis. *Gastroenterology.* 2013;145(5): 970–7.
20. Lin HH, Tsai PS, Fang SC, Liu JF. Effect of kiwifruit consumption on sleep quality in adults with sleep problems. *Asia Pac J Clin Nutr.* 2011;20(2):169–74.
21. 美國食品藥物管理局，FDA announces discontinued marketing of GI drug, Zelnorm, for safety reasons. http://www. fda.gov/NewsEvents/Newsroom/PressAnnouncements /2007/ucm108879.htm. March 30, 2007. Accessed April 11, 2015.
22. Skinner MA. Gold kiwifruit for immune support and reducing symptoms of cold and influenza. *J Food Drug Anal.* 2012;20:261–4.
23. Hunter DC, Skinner MA, Wolber FM 等人，Consumption of gold kiwifruit reduces severity and duration of selected upper respiratory tract infection symptoms and increases plasma vitamin C concentration in healthy older adults. *Br J Nutr.* 2012;108(7):1235–45.
24. Orhan F, Karakas T, Cakir M, Aksoy A, Baki A, Gedik Y. Prevalence of immunoglobulin E– mediated food allergy in 6–9-year-old urban schoolchildren in the eastern Black Sea region of Turkey. *Clin Exp Allergy.* 2009;39(7):1027–35.
25. Rancé F, Grandmottet X, Grandjean H. Prevalence and main characteristics of schoolchildren diagnosed with food allergies in France. *Clin Exp Allergy.* 2005;35(2):167–72.
26. Szeto YT, To TL, Pak SC, Kalle W. A study of DNA protective effect of orange juice supplementation. *Appl Physiol Nutr Metab.* 2013;38(5):533–6.
27. Slyskova J, Lorenzo Y, Karlsen A 等人，Both gene tic and dietary factors underlie individual differences in DNA damage levels and DNA repair capacity. *DNA Repair (Amst).* 2014;16:66–73.
28. Szeto YT, Chu WK, Benzie IF. Antioxidants in fruits and vegetables: a study of cellular availability and direct effects on human DNA. *Biosci Biotechnol Biochem.* 2006;70(10):2551–5.
29. Szeto YT, To TL, Pak SC, Kalle W. A study of DNA protective effect of orange juice supplementation. *Appl Physiol Nutr Metab.* 2013;38(5):533–6.
30. Song JK, Bae JM. Citrus fruit intake and breast cancer risk: a quantitative systematic review. *J Breast Cancer.* 2013;16(1):72–6.
31. Miller JA, Lang JE, Ley M 等人，Human breast tissue disposition and bioactivity of limonene in women with early-stage breast cancer. *Cancer Prev Res* (Phila). 2013;6(6):577–84.
32. Lorenzo Y, Azqueta A, Luna L, Bonilla F, Domínguez G, Collins AR. The carotenoid betacryptoxanthin stimulates the repair of DNA oxidation damage in addition to acting as an antioxidant in human cells. *Carcinogenesis.* 2009;30(2):308–14.
33. Hakim IA, Harris RB, Ritenbaugh C. Citrus peel use is associated with reduced risk of squamous cell carcinoma of the skin. *Nutr Cancer.* 2000;37(2):161–8.
34. Astley SB, Elliott RM, Archer DB, Southon S. Evidence that dietary supplementation with carotenoids and carotenoid- rich foods modulates the DNA damage: repair balance in human lymphocytes. *Br J Nutr.* 2004;91(1):63–72.

35. Feskanich D, Willett WC, Hunter DJ, Colditz GA. Dietary intakes of vitamins A, C, and E and risk of melanoma in two cohorts of women. *Br J Cancer.* 2003;88(9):1381–7.
36. Owira PM, Ojewole JA. The grapefruit: an old wine in a new glass? Metabolic and cardiovascular perspectives. *Cardiovasc J Afr.* 2010;21(5):280–5.
37. Fuhr U, Klittich K, Staib AH. Inhibitory effect of grapefruit juice and its bitter principal, naringenin, on CYP1A2 dependent metabolism of caffeine in man. *Br J Clin Pharmacol.* 1993; 35(4):431–6.
38. Ratain MJ, Cohen EE. The value meal: how to save $1,700 per month or more on lapatinib. *J Clin Oncol.* 2007;25(23):3397–8.
39. Aziz S, Asokumaran T, Intan G. Penetrating ocular injury by durian fruit. *Med J Malaysia.* 2009;64(3):244–5.
40. Winokur J. *The Traveling Curmudgeon.* Seattle: Sasquatch Books, 2003.

第 20 章　十字花科的子弟兵，個個是抗癌防癌高手

1. Singh K, Connors SL, Macklin EA 等人，Sulforaphane treatment of autism spectrum disorder (ASD). *Proc Natl Acad Sci USA.* 2014;111(43):15550–5.
2. Olsen H, Grimmer S, Aaby K, Saha S, Borge GI. Antiproliferative effects of fresh and thermal processed green and red cultivars of curly kale (Brassica oleracea L. convar. acephala var. sabellica). *J Agric Food Chem.* 2012;60(30):7375–83.
3. Gu Y, Guo Q, Zhang L, Chen Z, Han Y, Gu Z. Physiological and biochemical metabolism of germinating broccoli seeds and sprouts. *J Agric Food Chem.* 2012;60(1):209–13.
4. Clarke JD, Hsu A, Riedl K 等人，Bioavailability and inter-conversion of sulforaphane and erucin in human subjects consuming broccoli sprouts or broccoli supplement in a cross-over study design. *Pharmacol Res.* 2011;64(5):456–63.
5. Sestili P, Paolillo M, Lenzi M 等人，Sulforaphane induces DNA single strand breaks in cultured human cells. *Mutat Res.* 2010;689(1–2):65–73.

第 21 章　綠色蔬菜該怎麼吃？

1. Kwak CS, Moon SC, Lee MS. Antioxidant, antimutagenic, and antitumor effects of pine needles (Pinus densiflora). *Nutr Cancer.* 2006;56(2):162–71.
2. Krebs-Smith SM, Guenther PM, Subar AF, Kirkpatrick SI, Dodd KW. Americans do not meet federal dietary recommendations. *J Nutr.* 2010;140(10):1832–8.
3. Walker FB. Myocardial infarction after diet-induced warfarin resistance. *Arch Intern Med.* 1984;144(10):2089–90.
4.. Joshipura KJ, Hu FB, Manson JE 等人，The effect of fruit and vegetable intake on risk for coronary heart disease. *Ann Intern Med.* 2001;134(12):1106–14.
5. Joshipura KJ, Ascherio A, Manson JE 等人，Fruit and vegetable intake in relation to risk of ischemic stroke. *JAMA.* 1999;282(13):1233–9.
6. Patent publication number EP 1069819 B1. Method for selective increase of the anticarcinogenic glucosinolates in brassica species. http://www.google.com/patents/EP1069819B1?cl=en.July 24, 2002. Accessed April 13, 2015.
7. Pietrzak M, Halicka HD, Wieczorek Z, Wieczorek J, Darzynkiewicz Z. Attenuation of acridine mutagen ICR-191—DNA interactions and DNA damage by the mutagen interceptor chlorophyllin. *Biophys Chem.* 2008;135(1–3):69–75.
8. Jubert C, Mata J, Bench G 等人，Effects of chlorophyll and chlorophyllin on low-dose aflatoxin B(1) pharmacokinetics in human volunteers. *Cancer Prev Res* (Phila). 2009;2(12):1015–22.
9. Benaron DA, Cheong WF, Stevenson DK. Tissue optics. *Science.* 1997;276(5321):2002–3.
10. Qu J, Ma L, Zhang J, Jockusch S, Washington I. Dietary chlorophyll metabolites catalyze the photoreduction of plasma ubiquinone. *Photochem Photobiol.* 2013;89(2):310–3.
11. Brown MJ, Ferruzzi MG, Nguyen ML 等人，Carotenoid bioavailability is higher from salads ingested with full- fat

than with fat- reduced salad dressings as measured with electrochemical detection. *Am J Clin Nutr.* 2004;80(2):396–403.
12. Unlu NZ, Bohn T, Clinton SK, Schwartz SJ. Carotenoid absorption from salad and salsa by humans is enhanced by the addition of avocado or avocado oil. *J Nutr.* 2005;135(3):431–6.
13. Johnston CS, Steplewska I, Long CA, Harris LN, Ryals RH. Examination of the antiglycemic properties of vinegar in healthy adults. *Ann Nutr Metab.* 2010;56(1):74–9.
14. White AM, Johnston CS. Vinegar ingestion at bedtime moderates waking glucose concentrations in adults with well-controlled type 2 diabetes. *Diabetes Care.* 2007;30(11):2814–5.
15. Wu D, Kimura F, Takashima A 等人，Intake of vinegar beverage is associated with restoration of ovulatory function in women with polycystic ovary syndrome. *Tohoku J Exp Med.* 2013;230(1):17–23.
16. Sakakibara S, Murakami R, Takahashi M 等人，Vinegar intake enhances flow- mediated vasodilatation via upregulation of endothelial nitric oxide synthase activity. *Biosci Biotechnol Biochem.* 2010;74(5):1055–61.
17. Kajimoto O, Ohshima Y, Tayama K, Hirata H, Nishimura A, Tsukamoto Y. Hypotensive effects of drinks containing vinegar on high normal blood pressure and mild hypertensive subjects. *J Nutr Food.* 2003;6:51–68.
18. Dechet AM, Herman KM, Chen Parker C 等人，Outbreaks caused by sprouts, United States, 1998–2010: lessons learned and solutions needed. *Foodborne Pathog Dis.* 2014;11(8): 635–44.

第 22 章　換換菜色，還有哪些蔬菜值得端上桌

1. Murray CJ, Atkinson C, Bhalla K 等人，The state of US health, 1990–2010: burden of diseases, injuries, and risk factors. *JAMA.* 2013;310(6):591–608.
2. Lim SS, Vos T, Flaxman AD 等人，A comparative risk assessment of burden of disease and injury attributable to 67 risk factors and risk factor clusters in 21 regions, 1990–2010: a systematic analysis for the Global Burden of Disease Study 2010. *Lancet.* 2012;380(9859):2224–60.
3. Watzl B, Bub A, Brandstetter BR, Rechkemmer G. Modulation of human T-lymphocyte functions by the consumption of carotenoid- rich vegetables. *Br J Nutr.* 1999;82(5):383–9.
4. Dutta-Roy AK, Crosbie L, Gordon MJ. Effects of tomato extract on human platelet aggregation in vitro. *Platelets.* 2001;12(4):218–27.
5. O'Kennedy N, Crosbie L, Whelan S 等人，Effects of tomato extract on platelet function: a double-blinded crossover study in healthy humans. *Am J Clin Nutr.* 2006;84(3):561–9.
6. O'Kennedy N, Crosbie L, van Lieshout M, Broom JI, Webb DJ, Duttaroy AK. Effects of anti-platelet components of tomato extract on platelet function in vitro and ex vivo: a time-course cannulation study in healthy humans. *Am J Clin Nutr.* 2006;84(3):570–9.
7. Nurk E, Refsum H, Drevon CA 等人，Cognitive performance among the el derly in relation to the intake of plant foods. The Hordaland Health Study. *Br J Nutr.* 2010;104(8):1190–201.
8.. Cooper AJ, Sharp SJ, Lentjes MA 等人，A prospective study of the association between quantity and variety of fruit and vegetable intake and incident type 2 diabetes. *Diabetes Care.* 2012;35(6): 1293–300.
9. Lichtenstein AH, Appel LJ, Brands M 等人，Diet and lifestyle recommendations revision 2006: a scientific statement from the American Heart Association Nutrition Committee. *Circulation.* 2006;114(1):82–96.
10. Büchner FL, Bueno-de-Mesquita HB, Ros MM 等人，Variety in fruit and vegetable consumption and the risk of lung cancer in the Euro pean prospective investigation into cancer and nutrition. *Cancer Epidemiol Biomarkers Prev.* 2010;19(9):2278–86.
11. Whitehead RD, Coetzee V, Ozakinci G, Perrett DI. Cross-cultural effects of fruit and vegetable consumption on skin color. *Am J Public Health.* 2012;102(2):212–3.
12. Whitehead RD, Re D, Xiao D, Ozakinci G, Perrett DI. You are what you eat: within-subject increases in fruit and vegetable consumption confer beneficial skin-color changes. *PLoS ONE.* 2012;7(3):e32988.
13. Whitehead RD, Ozakinci G, Stephen ID, Perrett DI. Appealing to vanity: could potential appearance improvement motivate fruit and vegetable consumption? *Am J Public Health.* 2012; 102(2):207–11.

14. Nagata C, Nakamura K, Wada K 等人，Association of dietary fat, vegetables and antioxidant micronutrients with skin ageing in Japanese women. *Br J Nutr.* 2010;103(10):1493–8.
15. Paul BD, Snyder SH. The unusual amino acid L-ergothioneine is a physiologic cytoprotectant. *Cell Death Diff er.* 2010;17(7):1134–40.
16. Gry J. Mushrooms traded as food. Vol II sec 2. http://norden.diva-portal.org/smash/get / diva2:733528 / FULL-TEXT01 . pdf. July 18, 2012. Accessed April 15, 2015.
17. Wilson CD, Pace RD, Bromfield E, Jones G, Lu JY. Consumer acceptance of vegetarian sweet potato products intended for space missions. *Life Support Biosph Sci.* 1998;5(3):339– 46.
18.. Vinson JA, Demkosky CA, Navarre DA, Smyda MA. High-antioxidant potatoes: acute in vivo antioxidant source and hypotensive agent in humans after supplementation to hypertensive subjects. *J Agric Food Chem.* 2012;60(27):6749–54.
19. Carlsen MH, Halvorsen BL, Holte K 等人，The total antioxidant content of more than 3100 foods, beverages, spices, herbs and supplements used worldwide. *Nutr J.* 2010;9:3.
20. 同註釋 18
21. Isoldi KK, Dalton S, Rodriguez DP, Nestle M. Classroom "cupcake" celebrations: observations of foods offered and consumed. *J Nutr Educ Behav.* 2012;44(1):71–5.
22. Wansink B, Just DR, Payne CR, Klinger MZ. Attractive names sustain increased vegetable intake in schools. *Prev Med.* 2012;55(4):330–2.
23. Blatt AD, Roe LS, Rolls BJ. Hidden vegetables: an effective strategy to reduce energy intake and increase vegetable intake in adults. *Am J Clin Nutr.* 2011;93(4):756–63.
24. Boivin D, Lamy S, Lord-Dufour S 等人，Antiproliferative and antioxidant activities of common vegetables: a comparative study. *Food Chem.* 2009;112:374–80.
25. 同上
26. 同上
27. 同上
28. Ghavami A, Coward WA, Bluck LJ. The effect of food preparation on the bioavailability of carotenoids from carrots using intrinsic labelling. *Br J Nutr.* 2012;107(9):1350–66.
29. Bohm V, Bitsch R. Intestinal absorption of lycopene from different matrices and interactions to other carotenoids, the lipid status, and the antioxidant capacity of human plasma. *Eur J Nutr.* 1999;38:118–25.
30. Kahlon TS, Chiu MM, Chapman MH. Steam cooking significantly improves in vitro bile acid binding of collard greens, kale, mustard greens, broccoli, green bell pepper and cabbage. *Nutr Res.* 2008;28:351–7.
31. Javitt NB, Budai K, Miller DG, Cahan AC, Raju U, Levitz M. Breast-gut connection: origin of chenodeoxycholic acid in breast cyst fluid. *Lancet.* 1994;343(8898):633–5.
32. Jiménez-Monreal AM, García-Diz L, Martínez- Tomé M, Mariscal M, Murcia MA. Influence of cooking methods on antioxidant activity of vegetables. *J Food Sci.* 2009;74(3):H97–H103.
33. 同上
34. Smith-Spangler C, Brandeau ML, Hunter GE 等人，Are organic foods safer or healthier than conventional alternatives?: a systematic review. *Ann Intern Med.* 2012;157(5):348–66.
35. Bara ski M, Srednicka-Tober D, Volakakis N 等人，Higher antioxidant and lower cadmium concentrations and lower incidence of pesticide residues in organically grown crops: a systematic literature review and meta-analyses. *Br J Nutr.* 2014;112(5):794–811.
36. 同上
37. Reiss R, Johnston J, Tucker K, Desesso JM, Keen CL. Estimation of cancer risks and benefits associated with a potential increased consumption of fruits and vegetables. *Food Chem Toxicol.* 2012;50(12):4421–7.

第 23 章 亞麻籽該怎麼吃

1. Singh KK, Mridula D, Rehal J, Barnwal P. Flaxseed: a potential source of food, feed and fiber. *Crit Rev Food Sci Nutr.*

2011;51(3):210–22.
2. Davidi A, Reynolds J, Njike VY, Ma Y, Doughty K, Katz DL. The effect of the addition of daily fruit and nut bars to diet on weight, and cardiac risk profile, in overweight adults. *J Hum Nutr Diet.* 2011;24(6):543–51.
3. Chai SC, Hooshmand S, Saadat RL, Arjmandi BH. Daily apple consumption promotes cardiovascular health in postmenopausal women. *The FASEB Journal.* 2011;25:971.10.
4. Keast DR, O'Neil CE, Jones JM. Dried fruit consumption is associated with improved diet quality and reduced obesity in US adults: National Health and Nutrition Examination Survey, 1999–2004. *Nutr Res.* 2011;31(6):460–7.

第 24 章　長壽之鑰：堅果與種子

1. Fraser GE, Shavlik DJ. Ten years of life: is it a matter of choice? *Arch Intern Med.* 2001; 161(13):1645–52.
2. Lim SS, Vos T, Flaxman AD 等人，A comparative risk assessment of burden of disease and injury attributable to 67 risk factors and risk factor clusters in 21 regions, 1990–2010: a systematic analysis for the Global Burden of Disease Study 2010. *Lancet.* 2012;380(9859):2224–60.
3. Estruch R, Ros E, Salas-Salvadó J 等人，Primary prevention of cardiovascular disease with a Mediterranean diet. *N Engl J Med.* 2013;368(14):1279–90.
4. Estruch R, Ros E, Salas-Salvadó J 等人，Primary prevention of cardiovascular disease with a Mediterranean diet. *N Engl J Med.* 2013;368(14):1279–90.
5. Guasch-Ferré M, Bulló M, Martínez- González MA 等人，Frequency of nut consumption and mortality risk in the PREDIMED nutrition intervention trial. *BMC Med.* 2013;11:164.
6. Guasch-Ferré M, Hu FB, Martínez- González MA 等人，Olive oil intake and risk of cardiovascular disease and mortality in the PREDIMED Study. *BMC Med.* 2014;12:78.
7. Keys A. Olive oil and coronary heart disease. *Lancet.* 1987;1(8539):983–4.
8.. Toner CD. Communicating clinical research to reduce cancer risk through diet: walnuts as a case example. *Nutr Res Pract.* 2014;8(4):347–51.
9. Li TY, Brennan AM, Wedick NM, Mantzoros C, Rifai N, Hu FB. Regular consumption of nuts is associated with a lower risk of cardiovascular disease in women with type 2 diabetes. *J Nutr.* 2009;139(7):1333–8.
10. Su X, Tamimi RM, Collins LC 等人，Intake of fiber and nuts during adolescence and incidence of proliferative benign breast disease. *Cancer Causes Control.* 2010;21(7):1033–46.
11. Natoli S, McCoy P. A review of the evidence: nuts and body weight. *Asia Pac J Clin Nutr.* 2007;16(4):588–97.
12. Martínez- González MA, Bes-Rastrollo M. Nut consumption, weight gain and obesity: Epidemiological evidence. *Nutr Metab Cardiovasc Dis.* 2011;21 Suppl 1:S40–5.
13. Wang X, Li Z, Liu Y, Lv X, Yang W. Effects of pistachios on body weight in Chinese subjects with metabolic syndrome. *Nutr J.* 2012;11:20.
14. Murakami K, Sasaki S, Takahashi Y 等人，Hardness (difficulty of chewing) of the habitual diet in relation to body mass index and waist circumference in free- living Japanese women aged 18–22 y. *Am J Clin Nutr.* 2007;86(1):206–13.
15. McKiernan F, Lokko P, Kuevi A 等人，Effects of peanut processing on body weight and fasting plasma lipids. *Br J Nutr.* 2010;104(3):418–26.
16. Brennan AM, Sweeney LL, Liu X, Mantzoros CS. Walnut consumption increases satiation but has no effect on insulin resistance or the metabolic profile over a 4-day period. *Obesity* (Silver Spring). 2010;18(6):1176–82.
17. Tapsell L, Batterham M, Tan SY, Warensjö E. The effect of a calorie controlled diet containing walnuts on substrate oxidation during 8-hours in a room calorimeter. *J Am Coll Nutr.* 2009; 28(5):611–7.
18. Chiurlia E, D'Amico R, Ratti C, Granata AR, Romagnoli R, Modena MG. Subclinical coronary artery atherosclerosis in patients with erectile dysfunction. *J Am Coll Cardiol.* 2005;46(8): 1503–6.
19. Montorsi F, Briganti A, Salonia A 等人，Erectile dysfunction prevalence, time of onset and association with risk factors in 300 consecutive patients with acute chest pain and angiographically documented coronary artery disease. *Eur Urol.* 2003;44(3):360–4.

20. Schwartz BG, Kloner RA. How to save a life during a clinic visit for erectile dysfunction by modifying cardiovascular risk factors. *Int J Impot Res*. 2009;21(6):327–35.
21. Inman BA, Sauver JL, Jacobson DJ 等人，A population-based, longitudinal study of erectile dysfunction and future coronary artery disease. *Mayo Clin Proc*. 2009;84(2):108–13.
22. Jackson G. Erectile dysfunction and coronary disease: evaluating the link. *Maturitas*. 2012; 72(3):263–4.
23. Jackson G. Problem solved: erectile dysfunction (ED) = early death (ED). *Int J Clin Pract*. 2010;64(7):831–2.
24. Aldemir M, Okulu E, Ne elio lu S, Erel O, Kayıgil O. Pistachio diet improves erectile function parameters and serum lipid profi les in patients with erectile dysfunction. *Int J Impot Res*. 2011; 23(1):32–8.
25. Baer HJ, Glynn RJ, Hu FB 等人，Risk factors for mortality in the Nurses' Health Study: a competing risks analysis. *Am J Epidemiol*. 2011;173(3):319–29.
26. Ros E, Hu FB. Consumption of plant seeds and cardiovascular health: epidemiological and clinical trial evidence. *Circulation*. 2013;128(5):553–65
27. Strate LL, Liu YL, Syngal S, Aldoori WH, Giovannucci EL. Nut, corn, and popcorn consumption and the incidence of diverticular disease. *JAMA*. 2008;300(8):907–14.

第 25 章　哪些藥草和香料值得你擁有？

1. Carlsen MH, Halvorsen BL, Holte K 等人，The total antioxidant content of more than 3100 foods, beverages, spices, herbs and supplements used worldwide. *Nutr J*. 2010;9:3.
2.. Gupta SC, Patchva S, Aggarwal BB. Therapeutic roles of curcumin: lessons learned from clinical trials. *AAPS J*. 2013;15(1):195–218.
3. Agarwal KA, Tripathi CD, Agarwal BB, Saluja S. Efficacy of turmeric (curcumin) in pain and postoperative fatigue after laparoscopic cholecystectomy: a double-blind, randomized placebo-controlled study. *Surg Endosc*. 2011;25(12):3805–10.
4. Chandran B, Goel A. A randomized, pilot study to assess the efficacy and safety of curcumin in patients with active rheumatoid arthritis. *Phytother Res*. 2012;26(11):1719–25.
5. Khajehdehi P, Zanjaninejad B, Aflaki E 等人，Oral supplementation of turmeric decreases proteinuria, hematuria, and systolic blood pressure in patients suffering from relapsing or refractory lupus nephritis: a randomized and placebo-controlled study. *J Ren Nutr*. 2012;22(1):50–7.
6. Vecchi Brumatti L, Marcuzzi A, Tricarico PM, Zanin V, Girardelli M, Bianco AM. Curcumin and inflammatory bowel disease: potential and limits of innovative treatments. *Molecules*. 2014;19(12):21127–53.
7. Lang A, Salomon N, Wu JC 等人，Curcumin in combination with mesalamine induces remission in patients with mild-to-moderate ulcerative colitis in a randomized controlled trial. *Clin Gastroenterol Hepatol*. 2015;13(8):1444–49.e1.
8. Percival SS, Vanden Heuvel JP, Nieves CJ, Montero C, Migliaccio AJ, Meadors J. Bioavailability of herbs and spices in humans as determined by ex vivo inflammatory suppression and DNA strand breaks. *J Am Coll Nutr*. 2012;31(4):288–94.
9. Shoba G, Joy D, Joseph T, Majeed M, Rajendran R, Srinivas PS. Influence of piperine on the pharmacokinetics of curcumin in animals and human volunteers. *Planta Med*. 1998;64(4):353–6.
10. Anand P, Kunnumakkara AB, Newman RA, Aggarwal BB. Bioavailability of curcumin: problems and promises. *Mol Pharm*. 2007;4(6):807–18.
11. Anand P, Kunnumakkara AB, Newman RA, Aggarwal BB. Bioavailability of curcumin: problems and promises. *Mol Pharm*. 2007;4(6):807–18.
12. Percival SS, Vanden Heuvel JP, Nieves CJ, Montero C, Migliaccio AJ, Meadors J. Bioavailability of herbs and spices in humans as determined by ex vivo inflammatory suppression and DNA strand breaks. *J Am Coll Nutr*. 2012;31(4):288–94.
13. Arjmandi BH, Khalil DA, Lucas EA 等人，Soy protein may alleviate osteoarthritis symptoms. *Phytomedicine*. 2004; 11(7–8):567–75.

14. Kim JH, Gupta SC, Park B, Yadav VR, Aggarwal BB. Turmeric (Curcuma longa) inhibits infl ammatory nuclear factor (NF)- κ B and NF- κ B-regulated gene products and induces death receptors leading to suppressed proliferation, induced chemosensitization, and suppressed osteoclastogenesis. *Mol Nutr Food Res.* 2012;56(3):454–65.
15. Cao J, Jia L, Zhou HM, Liu Y, Zhong LF. Mitochondrial and nuclear DNA damage induced by curcumin in human hepatoma G2 cells. *Toxicol Sci.* 2006;91(2):476–83.
16. Turmeric and curcumin supplements and spices. https://www.consumerlab.com/reviews/ turmeric-curcumin-supplements-spice-review/turmeric/. March 3, 2015. Accessed April 17, 2015.
17. Rasyid A, Rahman AR, Jaalam K, Lelo A. Effect of different curcumin dosages on human gall bladder. *Asia Pac J Clin Nutr.* 2002;11(4):314–8.
18. Goel A, Kunnumakkara AB, Aggarwal BB. Curcumin as "curecumin": from kitchen to clinic. *Biochem Pharmacol.* 2008;75(4):787–809.
19. Ghosh Das S, Savage GP. Total and soluble oxalate content of some Indian spices. *Plant Foods Hum Nutr.* 2012;67(2):186–90.
20. Poole C, Bushey B, Foster C 等人，The effects of a commercially available botanical supplement on strength, body composition, power output, and hormonal profiles in resistance- trained males. *J Int Soc Sports Nutr.* 2010;7:34.
21. Eriksson N, Wu S, Do CB 等人，A gene tic variant near olfactory receptor genes influences cilantro preference. *Flavour.* 2012;1:22.
22. Rajeshwari CU, Siri S, Andallu B. Antioxidant and antiarthritic potential of coriander (Coriandrum sativum L.) leaves. *e- SPEN J.* 2012;7(6):e223–8.
23. Fusco BM, Marabini S, Maggi CA, Fiore G, Geppetti P. Preventative effect of repeated nasal applications of capsaicin in cluster headache. *Pain.* 1994;59(3):321–5.
24. Nozu T, Kudaira M. Altered rectal sensory response induced by balloon distention in patients with functional abdominal pain syndrome. *Biopsychosoc Med.* 2009;3:13.
25. Bortolotti M, Porta S. Effect of red pepper on symptoms of irritable bowel syndrome: preliminary study. *Dig Dis Sci.* 2011;56(11):3288–95.
26. Bortolotti M, Coccia G, Grossi G. Red pepper and functional dyspepsia. *N Engl J Med.* 2002;346(12):947–8.
27. Mustafa T, Srivastava KC. Ginger (Zingiber officinale) in migraine headache. *J Ethnopharmacol.* 1990;29(3):267–73.
28. Gottlieb MS. Discovering AIDS. *Epidemiology.* 1998;9(4):365–7.
29. Ghofrani HA, Osterloh IH, Grimminger F. Sildenafil: from angina to erectile dysfunction to pulmonary hypertension and beyond. *Nat Rev Drug Discov.* 2006;5(8):689–702.
30. Maghbooli M, Golipour F, Moghimi Esfandabadi A, Yousefi M. Comparison between the efficacy of ginger and sumatriptan in the ablative treatment of the common migraine. *Phytother Res.* 2014;28(3):412–5.
31. 同上
32. Kashefi F, Khajehei M, Tabatabaeichehr M, Alavinia M, Asili J. Comparison of the effect of ginger and zinc sulfate on primary dysmenorrhea: a placebo-controlled randomized trial. *Pain Manag Nurs.* 2014;15(4):826–33.
33. Rahnama P, Montazeri A, Huseini HF, Kianbakht S, Naseri M. Effect of Zingiber officinale R. rhizomes (ginger) on pain relief in primary dysmenorrhea: a placebo randomized trial. *BMC Complement Altern Med.* 2012;12:92.
34. Palatty PL, Haniadka R, Valder B, Arora R, Baliga MS. Ginger in the prevention of nausea and vomiting: a review. *Crit Rev Food Sci Nutr.* 2013;53(7):659–69.
35. Arami S, Ahmadi A, Haeri SA. The radioprotective effects of Origanum vulgare extract against genotoxicity induced by (131)I in human blood lymphocyte. *Cancer Biother Radiopharm.* 2013;28(3):201–6.
36. Berrington D, Lall N. Anticancer activity of certain herbs and spices on the cervical epithelial carcinoma (HeLa) cell line. *Evid Based Complement Alternat Med.* 2012;2012:564927.
37. Gunawardena D, Shanmugam K, Low M 等人，Determination of anti-inflammatory activities of standardised preparations of plant- and mushroom-based foods. *Eur J Nutr.* 2014;53(1): 335–43.
38. Carlsen MH, Halvorsen BL, Holte K 等人，The total antioxidant content of more than 3100 foods, beverages, spices, herbs and supplements used worldwide. *Nutr J.* 2010;9:3.
39. Darvin ME, Patzelt A, Knorr F, Blume-Peytavi U, Sterry W, Lademann J. One-year study on the variation of carot-

enoid antioxidant substances in living human skin: infl uence of dietary supplementation and stress factors. *J Biomed Opt*. 2008;13(4):044028.
40. Carlsen MH, Halvorsen BL, Holte K 等人，The total antioxidant content of more than 3100 foods, beverages, spices, herbs and supplements used worldwide. *Nutr J*. 2010;9:3.
41. Skulas-Ray AC, Kris-Etherton PM, Teeter DL, Chen CYO, Vanden Heuvel JP, West SG. A high antioxidant spice blend attenuates postprandial insulin and triglyceride responses and increases some plasma measures of antioxidant activity in healthy, overweight men. *J Nutr.* 2011;141(8): 1451–7.
42. Gomaa EA, Gray JI, Rabie S, Lopez-Bote C, Booren AM. Polycyclic aromatic hydrocarbons in smoked food products and commercial liquid smoke flavourings. *Food Addit Contam*. 1993; 10(5): 503–21.
43. Fritschi G, Prescott WR Jr. Morphine levels in urine subsequent to poppy seed consumption. *Forensic Sci Int*. 1985;27(2):111–7.
44. Hahn A, Michalak H, Begemann K 等人，Severe health impairment of a 6-week-old infant related to the ingestion of boiled poppy seeds. *Clin Toxicol*. 2008;46:607.
45. Lachenmeier DW, Sproll C, Musshoff F. Poppy seed foods and opiate drug testing—where are we today? *Ther Drug Monit*. 2010;32(1):11–8.
46. Idle JR. Christmas gingerbread (Lebkuchen) and Christmas cheer—review of the potential role of mood elevating amphetamine-like compounds formed in vivo and in furno. *Prague Med Rep*. 2005;106(1):27–38.
47. Williams EY, West F. The use of nutmeg as a psychotropic drug. Report of two cases. *J Natl Med Assoc*. 1968;60(4):289–90.
48. Davis PA, Yokoyama W. Cinnamon intake lowers fasting blood glucose: meta-analysis. *J Med Food*. 2011;14(9):884–9.
49. 同上

第 26 章　全穀物類該怎麼吃

1. Wu H, Flint AJ, Qi Q 等人，Association between dietary whole grain intake and risk of mortality: two large prospective studies in US men and women. *JAMA Intern Med*. 2015;175(3): 373–84.
2. Lim SS, Vos T, Flaxman AD 等人，A comparative risk assessment of burden of disease and injury attributable to 67 risk factors and risk factor clusters in 21 regions, 1990–2010: a systematic analysis for the Global Burden of Disease Study 2010. *Lancet*. 2012;380(9859):2224–60.
3. Lefevre M, Jonnalagadda S. Effect of whole grains on markers of subclinical inflammation. *Nutr Rev*. 2012;70(7):387–96.
4. Jacobs DR Jr, Andersen LF, Blomhoff R. Whole-grain consumption is associated with a reduced risk of noncardiovascular, noncancer death attributed to inflammatory diseases in the Iowa Women's Health Study. *Am J Clin Nutr.* 2007;85(6):1606–14.
5. Aziz I, Hadjivassiliou M, Sanders DS. Does gluten sensitivity in the absence of coeliac disease exist? *BMJ*. 2012;345:e7907.
6. Mansueto P, Seidita A, D'Alcamo A, Carroccio A. Non-celiac gluten sensitivity: literature review. *J Am Coll Nutr.* 2014;33(1):39–54.
7. Genuis SJ. Sensitivity-related illness: the escalating pandemic of allergy, food intolerance and chemical sensitivity. *Sci Total Environ*. 2010;408(24):6047–61.
8. Ferch CC, Chey WD. Irritable bowel syndrome and gluten sensitivity without celiac disease: separating the wheat from the chaff. *Gastroenterology.* 2012;142(3):664–6.
9. Carroccio A, Mansueto P, Iacono G 等人，Non-celiac wheat sensitivity diagnosed by double- blind placebo-controlled challenge: exploring a new clinical entity. *Am J Gastroenterol*. 2012; 107(12):1898–906.
10. 同上
11. Biesiekierski JR, Peters SL, Newnham ED, Rosella O, Muir JG, Gibson PR. No eff ects of gluten in patients with self-reported non-celiac gluten sensitivity after dietary reduction of fermentable, poorly absorbed, short-chain carbo-

hydrates. *Gastroenterology.* 2013;145(2):320–8.e1–3.
12. Picarelli A, Borghini R, Isonne C, Di Tola M. Reactivity to dietary gluten: new insights into differential diagnosis among gluten- related gastrointestinal disorders. *Pol Arch Med Wewn.* 2013;123(12):708–12.
13. Rubio-Tapia A, Ludvigsson JF, Brantner TL, Murray JA, Everhart JE. The prevalence of celiac disease in the United States. *Am J Gastroenterol.* 2012;107(10):1538–44.
14. Riddle MS, Murray JA, Porter CK. The incidence and risk of celiac disease in a healthy US adult population. *Am J Gastroenterol.* 2012;107(8):1248–55.
15. Gaesser GA, Angadi SS. Gluten-free diet: imprudent dietary advice for the general population? *J Acad Nutr Diet.* 2012;112(9):1330–3.
16. Horiguchi N, Horiguchi H, Suzuki Y. Effect of wheat gluten hydrolysate on the immune system in healthy human subjects. *Biosci Biotechnol Biochem.* 2005;69(12):2445–9.
17. Koerner TB, Cleroux C, Poirier C 等人，Gluten contamination of naturally gluten- free flours and starches used by Canadians with celiac disease. *Food Addit Contam Part A.* 2013;30(12): 2017–21.
18. Pintha K, Yodkeeree S, Limtrakul P. Proanthocyanidin in red rice inhibits MDA-MB-231 breast cancer cell invasion via the expression control of invasive proteins. *Biol Pharm Bull.* 2015;38(4):571–81.
19. Suttiarporn P, Chumpolsri W, Mahatheeranont S, Luangkamin S, Teepsawang S, Leardkamolkarn V. Structures of phytosterols and triterpenoids with potential anti- cancer activity in bran of black non-glutinous rice. *Nutrients.* 2015;7(3):1672–87.
20. Egilman D, Mailloux C, Valentin C. Popcorn-worker lung caused by corporate and regulatory negligence: an avoidable tragedy. *Int J Occup Environ Health.* 2007;13(1):85–98.
21. Egilman DS, Schilling JH. Bronchiolitis obliterans and consumer exposure to butter-flavored microwave popcorn: a case series. *Int J Occup Environ Health.* 2012;18(1):29–42.
22. Nelson K, Stojanovska L, Vasiljevic T, Mathai M. Germinated grains: a superior whole grain functional food? *Can J Physiol Pharmacol.* 2013;91(6):429–41.
23. Hovey AL, Jones GP, Devereux HM, Walker KZ. Whole cereal and legume seeds increase faecal short chain fatty acids compared to ground seeds. *Asia Pac J Clin Nutr.* 2003;12(4): 477–82.
24. Stephen AM, Cummings JH. The microbial contribution to human faecal mass. *J Med Microbiol.* 1980;13(1):45–56.
25. Fechner A, Fenske K, Jahreis G. Effects of legume kernel fibres and citrus fibre on putative risk factors for colorectal cancer: a randomised, double-blind, crossover human intervention trial. *Nutr J.* 2013;12:101.
26. Tan J, McKenzie C, Potamitis M, Thorburn AN, Mackay CR, Macia L. The role of short-chain fatty acids in health and disease. *Adv Immunol.* 2014;121:91–119.
27. Alexandrescu DT, Vaillant JG, Dasanu CA. Effect of treatment with a colloidal oatmeal
28. Guo W, Nie L, Wu D 等人，Avenanthramides inhibit proliferation of human colon cancer cell lines in vitro. *Nutr Cancer.* 2010;62(8):1007–16.

第 27 章　飲料不止解渴，還能讓你變聰明

1. Walsh NP, Fortes MB, Purslow C, Esmaeelpour M. Author response: is whole body hydration an important consideration in dry eye? *Invest Ophthalmol Vis Sci.* 2013;54(3):1713–4.
2. Michaud DS, Spiegelman D, Clinton SK 等人，Fluid intake and the risk of bladder cancer in men. *N Engl J Med.* 1999;340(18):1390–7.
3. Chan J, Knutsen SF, Blix GG, Lee JW, Fraser GE. Water, other fluids, and fatal coronary heart disease: the Adventist Health Study. *Am J Epidemiol.* 2002;155(9):827–33.
4. Guest S, Essick GK, Mehrabyan A, Dessirier JM, McGlone F. Effect of hydration on the tactile and thermal sensitivity of the lip. *Physiol Behav.* 2014;123:127–35.
5. Benelam B, Wyness L. Hydration and health: a review. *Nutr Bull.* 2010;35:3–25.
6. Saleh MA, Abdel-Rahman FH, Woodard BB 等人，Chemical, microbial and physical evaluation of commercial bottled waters in greater Houston area of Texas. *J Environ Sci Health A Tox Hazard Subst Environ Eng.* 2008;43(4):335–

47.
7. Edmonds CJ, Burford D. Should children drink more water?: the effects of drinking water on cognition in children. *Appetite.* 2009;52(3):776–9.
8. Bateman DN. Effects of meal temperature and volume on the emptying of liquid from the human stomach. *J Physiol* (Lond). 1982;331:461–7.
9. Cuomo R, Grasso R, Sarnelli G 等人，Effects of carbonated water on functional dyspepsia and constipation. *Eur J Gastroenterol Hepatol.* 2002;14(9):991–9.
10. Freedman ND, Park Y, Abnet CC, Hollenbeck AR, Sinha R. Association of coffee drinking with total and cause-specific mortality. *N Engl J Med.* 2012;366(20):1891–904.
11. Liu J, Sui X, Lavie CJ 等人，Association of coffee consumption with all-cause and cardiovascular disease mortality. *Mayo Clin Proc.* 2013;88(10):1066–74.
12. Malerba S, Turati F, Galeone C 等人，A meta-analysis of prospective studies of coffee consumption and mortality for all causes, cancers and cardiovascular diseases. *Eur J Epidemiol.* 2013; 28(7):527–39.
13. Wendl B, Pfeiffer A, Pehl C, Schmidt T, Kaess H. Effect of decaffeination of coffee or tea on gastro-oesophageal reflux. *Aliment Pharmacol Ther.* 1994;8(3):283–7.
14. Lee DR, Lee J, Rota M 等人，Coffee consumption and risk of fractures: a systematic review and dose-response meta-analysis. *Bone.* 2014;63:20–8.
15. Sheng J, Qu X, Zhang X 等人，Coffee, tea, and the risk of hip fracture: a meta-analysis. *Osteoporos Int.* 2014;25 (1):141–50.
16. Nazrun AS, Tzar MN, Mokhtar SA, Mohamed IN. A systematic review of the outcomes of osteoporotic fracture patients after hospital discharge: morbidity, subsequent fractures, and mortality. *Ther Clin Risk Manag.* 2014;10:937–48.
17. Bonilha L, Li LM. Heavy coffee drinking and epilepsy. *Seizure.* 2004;13(4):284–5.
18. Patanè S, Marte F, La Rosa FC, La Rocca R. Atrial fibrillation associated with chocolate intake abuse and chronic salbutamol inhalation abuse. *Int J Cardiol.* 2010;145(2):e74–6.
19. Cheng M, Hu Z, Lu X, Huang J, Gu D. Caffeine intake and atrial fibrillation incidence: dose response meta-analysis of prospective cohort studies. *Can J Cardiol.* 2014;30(4):448–54.
20. Sepkowitz KA. Energy drinks and caffeine- related adverse effects. *JAMA.* 2013;309(3): 243–4.
21. O'Keefe JH, Bhatti SK, Patil HR, DiNicolantonio JJ, Lucan SC, Lavie CJ. Effects of habitual coffee consumption on cardiometabolic disease, cardiovascular health, and all-cause mortality. *J Am Coll Cardiol.* 2013;62(12):1043–51.
22. Yu X, Bao Z, Zou J, Dong J. Coffee consumption and risk of cancers: a meta-analysis of cohort studies. *BMC Cancer.* 2011;11:96.
23. Tzellos TG, Sardeli C, Lallas A, Papazisis G, Chourdakis M, Kouvelas D. Efficacy, safety and tolerability of green tea catechins in the treatment of external anogenital warts: a systematic review and meta-analysis. *J Eur Acad Dermatol Venereol.* 2011;25(3):345–53.
24. Tjeerdsma F, Jonkman MF, Spoo JR. Temporary arrest of basal cell carcinoma formation in a patient with basal cell naevus syndrome (BCNS) since treatment with a gel containing various plant extracts. *J Eur Acad Dermatol Venereol.* 2011;25(2):244–5.
25. Yang WS, Wang WY, Fan WY, Deng Q, Wang X. Tea consumption and risk of type 2 diabetes: a dose- response meta-analysis of cohort studies. *Br J Nutr.* 2014;111(8):1329–39.
26. Koyama Y, Kuriyama S, Aida J 等人，Association between green tea consumption and tooth loss: cross-sectional results from the Ohsaki Cohort 2006 Study. *Prev Med.* 2010;50(4):173–9.
27. Watanabe I, Kuriyama S, Kakizaki 等人，Green tea and death from pneumonia in Japan: the Ohsaki cohort study. *Am J Clin Nutr.* 2009;90(3):672–9.
28. Maeda-Yamamoto M, Ema K, Monobe M 等人，The efficacy of early treatment of seasonal allergic rhinitis with benifuuki green tea containing O-methylated catechin before pollen exposure: an open randomized study. *Allergol Int.* 2009;58(3):437–44.
29. Masuda S, Maeda-Yamamoto M, Usui S, Fujisawa T. 'Benifuuki' green tea containing O-methylated catechin re-

duces symptoms of Japanese cedar pollinosis: a randomized, double- blind, placebo-controlled trial. *Allergol Int.* 2014;63(2):211–7.
30. Green RJ, Murphy AS, Schulz B, Watkins BA, Ferruzzi MG. Common tea formulations modulate in vitro digestive recovery of green tea catechins. *Mol Nutr Food Res.* 2007;51(9): 1152– 62.
31. Santana-Rios G, Orner GA, Amantana A, Provost C, Wu SY, Dashwood RH. Potent antimutagenic activity of white tea in comparison with green tea in the Salmonella assay. *Mutat Res.* 2001;495(1–2):61–74.
32. Venditti E, Bacchetti T, Tiano L, Carloni P, Greci L, Damiani E. Hot vs. cold water steeping of different teas: do they affect antioxidant activity? *Food Chem.* 2010;119(4):1597–1604.
33. Patel SS, Beer S, Kearney DL, Phillips G, Carter BA. Green tea extract: a potential cause of acute liver failure. *World J Gastroenterol.* 2013;19(31):5174–7.
34. Kakumanu N, Rao SD. Images in clinical medicine. Skeletal fluorosis due to excessive tea drinking. *N Engl J Med.* 2013;368(12):1140.
35. Quock RL, Gao JX, Chan JT. Tea fluoride concentration and the pediatric patient. *Food Chem.* 2012;130:615–7.
36. Phillips KM, Carlsen MH, Blomhoff R. Total antioxidant content of alternatives to refined sugar. *J Am Diet Assoc.* 2009;109(1):64–71.
37. Matsui M, Matsui K, Kawasaki Y 等人，Evaluation of the genotoxicity of stevioside and steviol using six in vitro and one in vivo mutagenicity assays. *Mutagenesis.* 1996;11(6):573–9.
38. Joint FAO/WHO Expert Committee on Food Additives. Evaluation of certain food additives. *World Health Organ Tech Rep Ser.* 2009;(952):1–208.
39. Carlsen MH, Halvorsen BL, Holte K 等人，The total antioxidant content of more than 3100 foods, beverages, spices, herbs and supplements used worldwide. *Nutr J.* 2010;9:3.
40. Bassiouny MA, Yang J. Influence of drinking patterns of carbonated beverages on dental erosion. *Gen Dent.* 2005;53(3):205–10.

第 28 章　健康運動處方：怎麼運動？頻率如何？

1. Centers for Disease Control and Prevention. Obesity and overweight. http://www.cdc.gov /nchs/fastats/obesity-overweight.htm. April 29, 2015. Accessed May 17, 2015.
2. Laskowski ER. The role of exercise in the treatment of obesity. *PMR.* 2012;4(11):840–4.
3. 同上
4. Swinburn B, Sacks G, Ravussin E. Increased food energy supply is more than sufficient to explain the US epidemic of obesity. *Am J Clin Nutr.* 2009;90(6):1453–6.
5. 美國農業部農業研究署「2014 年國家營養標準參考資料庫」，Release 27. Chicken, broilers or fryers, leg, meat only, cooked, stewed. http://www.ndb.nal.usda.gov/ndb/foods/show/882. Accessed April 23, 2015.
6. Murray CJ, Atkinson C, Bhalla K 等人，The state of US health, 1990–2010: burden of diseases, injuries, and risk factors. *JAMA.* 2013;310(6):591–608.
7. Wang YC, McPherson K, Marsh T, Gortmaker SL, Brown M. Health and economic burden of the projected obesity trends in the USA and the UK. *Lancet.* 2011;378(9793):815–25.
8. Dunstan DW, Barr ELM, Healy GN 等人，Television viewing time and mortality: the Australian Diabetes, Obesity and Lifestyle Study (AusDiab). *Circulation.* 2010;121(3):384–91.
9. Patel AV, Bernstein L, Deka A 等人，Leisure time spent sitting in relation to total mortality in a prospective cohort of US adults. *Am J Epidemiol.* 2010;172(4):419–29.
10. 同上
11. Esen AM, Barutcu I, Acar M 等人，Effect of smoking on endothelial function and wall thickness of brachial artery. *Circ J.* 2004;68(12):1123–6.
12. Akazawa N, Choi Y, Miyaki A 等人，Curcumin ingestion and exercise training improve vascular endothelial function in postmenopausal women. *Nutr Res.* 2012;32(10):795–9.
13. McAnulty LS, Nieman DC, Dumke CL 等人，Effect of blueberry ingestion on natural killer cell counts, oxidative

stress, and inflammation prior to and after 2.5 h of running. *Appl Physiol Nutr Metab.* 2011;36(6):976–84.
14. Connolly DA, McHugh MP, Padilla-Zakour OI, Carlson L, Sayers SP. Efficacy of a tart cherry juice blend in preventing the symptoms of muscle damage. *Br J Sports Med.* 2006;40(8): 679–83.
15. Howatson G, McHugh MP, Hill JA 等人，Influence of tart cherry juice on indices of recovery following marathon running. *Scand J Med Sci Sports.* 2010;20(6):843–52.
16. Tarazona- Díaz MP, Alacid F, Carrasco M, Martínez I, Aguayo E. Watermelon juice: potential functional drink for sore muscle relief in athletes. *J Agric Food Chem.* 2013;61(31):7522–8.
17. Childs A, Jacobs C, Kaminski T, Halliwell B, Leeuwenburgh C. Supplementation with vitamin C and N-acetyl-cysteine increases oxidative stress in humans after an acute muscle injury induced by eccentric exercise. *Free Radic Biol Med.* 2001;31(6):745–53.
18. Fogarty MC, Hughes CM, Burke G, Brown JC, Davison GW. Acute and chronic watercress supplementation attenuates exercise- induced peripheral mononuclear cell DNA damage and lipid peroxidation. *Br J Nutr.* 2013;109(2):293–301.
19. U.S. Offi ce of Disease Prevention and Health Promotion. 2008 Physical Activity Guidelines for Americans. http:// www. health.gov/paguidelines/pdf/paguide.pdf. Accessed April 22, 2015.
20. Woodcock J, Franco OH, Orsini N, Roberts I. Non-vigorous physical activity and all-cause mortality: systematic review and meta- analysis of cohort studies. *Int J Epidemiol.* 2011;40(1): 121–38.
21. Samitz G, Egger M, Zwahlen M. Domains of physical activity and all-cause mortality: systematic review and dose-response meta-analysis of cohort studies. *Int J Epidemiol.* 2011;40(5): 1382–400.

結語

1. Shimizu N, Iwamoto M, Nakano Y 等人，Long-term electrocardiographic follow-up from childhood of an adult patient with Brugada syndrome associated with sick sinus syndrome. *Circ J.* 2009;73(3):575–9.
2. Lacunza J, San Román I, Moreno S, García-Molina E, Gimeno J, Valdés M. Heat stroke, an unusual trigger of Brugada electrocardiogram. *Am J Emerg Med.* 2009;27(5):634.e1–3.
3. Iozzo P, Guiducci L, Guzzardi MA, Pagotto U. Brain PET imaging in obesity and food addiction: current evidence and hypothesis. *Obes Facts.* 2012;5(2):155–64.
4. Frank S, Linder K, Kullmann S 等人，Fat intake modulates cerebral blood flow in homeostatic and gustatory brain areas in humans. *Am J Clin Nutr.* 2012;95(6):1342–9.
5. Smeets PA, de Graaf C, Stafleu A, van Osch MJ, van der Grond J. Functional MRI of human hypothalamic responses following glucose ingestion. *Neuroimage.* 2005;24(2):363–8.
6. Burger KS, Stice E. Frequent ice cream consumption is associated with reduced striatal response to receipt of an ice cream–based milkshake. *Am J Clin Nutr.* 2012;95(4):810–7.
7. Lisle DJ, Goldhamer A. *The Pleasure Trap: Mastering the Hidden Force That Undermines Health & Happiness.* Summertown, TN: Book Publishing Company; 2007.
8. Drewnowski A, Krahn DD, Demitrack MA, Nairn K, Gosnell BA. Taste responses and preferences for sweet high-fat foods: evidence for opioid involvement. *Physiol Behav.* 1992;51(2):371–9.
9. Wang GJ, Volkow ND, Thanos PK, Fowler JS. Imaging of brain dopamine pathways: implications for understanding obesity. *J Addict Med.* 2009;3(1):8–18.
10. Martin-Sölch C, Magyar S, Künig G, Missimer J, Schultz W, Leenders KL. Changes in brain activation associated with reward processing in smokers and nonsmokers. A positron emission tomography study. *Exp Brain Res.* 2001;139(3):278–86.
11. Kelly J. Heal thyself. *University of Chicago Magazine.* Jan– Feb 2015. http:// mag.uchicago . edu/science-medicine/ heal-thyself. Accessed March 31, 2015.

【附錄】營養補充品建議

1. Clarys P, Deliens T, Huybrechts I 等人，Comparison of nutritional quality of the vegan, vegetarian, semi-vegetarian, pesco-vegetarian and omnivorous diet. *Nutrients*. 2014;6(3):1318–32.
2. Pawlak R, Parrott SJ, Raj S, Cullum-Dugan D, Lucus D. How prevalent is vitamin B(12) deficiency among vegetarians? *Nutr Rev*. 2013;71(2):110–7.
3. M dry E, Lisowska A, Grebowiec P, Walkowiak J. The impact of vegan diet on B-12 status in healthy omnivores: five-year prospective study. *Acta Sci Pol Technol Aliment*. 2012;11(2):209–13.
4. Roschitz B, Plecko B, Huemer M, Biebl A, Foerster H, Sperl W. Nutritional infantile vitamin B12 deficiency: pathobiochemical considerations in seven patients. *Arch Dis Child Fetal Neonatal Ed*. 2005;90(3):F281–2.
5. Donaldson MS. Metabolic vitamin B12 status on a mostly raw vegan diet with follow-up using tablets, nutritional yeast, or probiotic supplements. *Ann Nutr Metab*. 2000;44(5–6):229–34.
6. Eussen SJ, de Groot LC, Clarke R 等人，Oral cyanocobalamin supplementation in older people with vitamin B12 deficiency: a dose-finding trial. *Arch Intern Med*. 2005;165(10):1167–72.
7. Hill MH, Flatley JE, Barker ME 等人，A vitamin B-12 supplement of 500 μg/d for eight weeks does not normalize urinary methylmalonic acid or other biomarkers of vitamin B-12 status in el derly people with moderately poor vitamin B-12 status. *J Nutr*. 2013 Feb;143(2):142–7.
8. Bor MV, von Castel-Roberts KM, Kauwell GPA, et al. Daily intake of 4 to 7 μg dietary vitamin B-12 is associated with steady concentrations of vitamin B-12-related biomarkers in a healthy young population. *Am J Clin Nutr*. 2010;91(3):571–7.
9. Mulligan GB, Licata A. Taking vitamin D with the largest meal improves absorption and results in higher serum levels of 25-hydroxyvitamin D. *J Bone Miner Res*. 2010;25(4):928–30.
10. Harris SS. Vitamin D and African Americans. *J Nutr*. 2006;136(4):1126–9.
11. Holick MF, Matsuoka LY, Wortsman J. Age, vitamin D, and solar ultraviolet. *Lancet*. 1989; 2(8671):1104–5.
12. Moan J, Grigalavicius M, Dahlback A, Baturaite Z, Juzeniene A. Ultraviolet-radiation and health: optimal time for sun exposure. *Adv Exp Med Biol*. 2014;810:423–8.
13. Becker DV, Braverman LE, Delange F 等人，Iodine supplementation for pregnancy and lactation—United States and Canada: recommendations of the American Thyroid Association. *Thyroid*. 2006;16(10):949–51.
14. Bourdon JA, Bazinet TM, Arnason TT, Kimpe LE, Blais JM, White PA. Polychlorinated biphenyls (PCBs) contamination and aryl hydrocarbon receptor (AhR) agonist activity of omega-3 poly unsaturated fatty acid supplements: implications for daily intake of dioxins and PCBs. *Food Chem Toxicol*. 2010;48(11):3093–7.
15. Yokoo EM, Valente JG, Grattan L, Schmidt SL, Platt I, Silbergeld EK. Low level methylmercury exposure affects neuropsychological function in adults. *Environ Health*. 2003;2(1):8.
16. Chang JW, Pai MC, Chen HL, Guo HR, Su HJ, Lee CC. Cognitive function and blood methylmercury in adults living near a deserted chloralkali factory. *Environ Res*. 2008;108(3):334–9.
17. Masley SC, Masley LV, Gualtierei T. Effect of mercury levels and seafood intake on cognitive function in middle-aged adults. *Integr Med*. 2012;11(3)32–40.
18. Arterburn LM, Oken HA, Hoffman JP 等人，Bioequivalence of docosahexaenoic acid from different algal oils in capsules and in a DHA- fortified food. *Lipids*. 2007;42(11):1011–24.
19. Cogswell ME, Zhang Z, Carriquiry AL 等人，Sodium and potassium intakes among US adults: NHANES 2003–2008. *Am J Clin Nutr*. 2012;96(3):647–57.
20. Craig WJ, Mangels AR. Position of the American Dietetic Association: vegetarian diets. *J Am Diet Assoc*. 2009;109(7):1266–82.
21. Spock B. Good nutrition for kids. *Good Medicine*. 1998;7(2).

食療聖經
【最新科學實證】用全食物蔬食逆轉 15 大致死疾病
How not to Die: Discover the Foods Scientifically Proven to Prevent and Reverse Disease

作者　麥克．葛雷格醫師 (Michael Greger, MD)、金．史東 (Gene Stone)
譯者　謝宜暉．張家綺
封面設計　兒日
特約編輯　莊雪珠
校對　魏秋綢．莊雪珠
行銷企劃　蕭浩仰．江紫涓
行銷統籌　駱漢琦
營運顧問　郭其彬
業務發行　邱紹溢
責任編輯　溫芳蘭
總編輯　李亞南
出版　漫遊者文化事業股份有限公司
地址　台北市松山區復興北路331號4樓
電話　(02) 2715-2022
傳真　(02) 2715-2021
服務信箱　service@azothbooks.com
網路書店　www.azothbooks.com
臉書　www.facebook.com/azothbooks.read
營運統籌　大雁文化事業股份有限公司
地址　台北市松山區復興北路333號11樓之4
劃撥帳號　50022001
戶名　漫遊者文化事業股份有限公司
初版1刷　2017年7月
二版1刷　2023年6月
定價　台幣650元
ISBN　978-986-489-808-4

國家圖書館出版品預行編目 (CIP) 資料

食療聖經：【最新科學實證】用全食物蔬食逆轉15 大致死疾病/ 麥克. 葛雷格(Michael Greger), 金. 史東(Gene Stone) 著 ; 謝宜暉, 張家綺譯. -- 二版. -- 臺北市 : 漫遊者文化出版 : 大雁文化發行, 2023.06
592 面 ; 17x22 公分
譯自 : How not to die : discover the foods scientifically proven to prevent and reverse disease
ISBN 978-986-489-808-4(平裝)
1.CST: 營養學 2.CST: 健康飲食 3.CST: 食療
411.3　　112007877

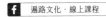